U0391857

产科诊治指南

解读·病案分析

主　编　杨慧霞

编　委　（以姓氏笔画为序）

刘　喆　北京大学第一医院

刘兴会　四川大学华西第二医院

杨慧霞　北京大学第一医院

邹　丽　华中科技大学同济医学院附属协和医院

张为远　首都医科大学附属北京妇产医院

周乙华　南京大学医学院附属鼓楼医院

胡娅莉　南京大学医学院附属鼓楼医院

贺　晶　浙江大学医学院附属妇产科医院

漆洪波　重庆医科大学附属第一医院

樊尚荣　北京大学深圳医院

秘　书　孙　笑　魏玉梅

人民卫生出版社

图书在版编目（CIP）数据

产科诊治指南解读·病案分析 / 杨慧霞主编 . —北京：
人民卫生出版社，2015

ISBN 978-7-117-20254-1

I. ①产… II. ①杨… III. ①产科病 - 诊疗②产科病 -
病案 IV. ①R714

中国版本图书馆 CIP 数据核字（2015）第 024512 号

人卫社官网	www.pmph.com	出版物查询，在线购书
人卫医学网	www.ipmph.com	医学考试辅导，医学数据库服务，医学教育资源，大众健康资讯

产科诊治指南
解读·病案分析

主　　编：杨慧霞
出版发行：人民卫生出版社（中继线 010-59780011）
地　　址：北京市朝阳区潘家园南里 19 号
邮　　编：100021
E - mail：pmph @ pmph.com
购书热线：010-59787592　010-59787584　010-65264830
印　　刷：北京铭成印刷有限公司
经　　销：新华书店
开　　本：850×1168　1/32　印张：14.5
字　　数：422 千字
版　　次：2015 年 2 月第 1 版　2018 年 8 月第 1 版第 6 次印刷
标准书号：ISBN 978-7-117-20254-1/R·20255
定　　价：49.00 元

打击盗版举报电话：010-59787491　E-mail：WQ @ pmph.com
（凡属印装质量问题请与本社市场营销中心联系退换）

前　言

　　2013年4月人民卫生出版社出版了《中华妇产科杂志临床指南荟萃》一书，在短短的时间内已经几次印刷，受到广大中青年医师和基层医师的广泛好评。这短小而精悍的32个指南包含了中华医学会妇产科学分会各学组在近几年内工作的精华，但由于篇幅所限，对指南编写的历史、背景、细则的解读均无法体现。产科领域发展迅速，中华医学会产科学组自2007年在《中华妇产科杂志》发布第一部指南以来，迄今已经陆续发布十余部指南，并且于2014年11月29日启动了全国巡讲。为了更好地让广大年轻医师认识到我国产科临床指南制定的契机、老一辈妇产科专家的辛勤劳动、改版的原因以及参考国内外指南和经典文献的使用的具体情况，产科学组再次组织参与指南与共识撰写的专家编写了产科领域指南或共识的解读与案例分析。

　　指南，比喻指导或指导者，借用古语"不以规矩，不成方圆"来体现指南的重要性，而往往"大家知其然不知其所以然"，故推出此书。希望读者由指南的解读与病案分析加深对各指南的理解，从而更深刻地理解"大医生做指南，小医生读指南"的重要性。

　　这本书对产科的三个亚学科领域进行了解读。首先是围产保健内容即孕前、孕期保健、妊娠晚期宫颈成熟与引产方面进行阐述，目前我国各地各级医院水平相差甚远，围产保健水平参差不齐，很多产前保健往往仅注重产科超声的应用与经济利益，而忽略了产前保健的质量，很难真正做到经济而有效的保健。妊娠晚期宫颈成熟与引产是产科的经典性问题，是所有产科医师均需要面对的问题，引产的时机与指征如果不能很好地掌握，会导致过多干预，从而浪费医疗资源，最终导致剖宫产率升高。其次，对产科最常见的合并症如糖尿病、高血压的临床处理以及孕期的传染性疾病如梅毒和乙肝病毒的预防与诊治方面进行解读，这些合并症均会对母儿的健康造成严重的影响，如果能按照指南规范处理，不仅可以增进母儿健康，还可以极大地降低乙肝、梅毒的母婴传播几率，提高我国下一代人口的健康。最后也涉及妊娠特有的并发症如早产、肝内胆汁淤积综合征、前置胎盘、胎盘早剥和产后出血的临床处理,这几个方面的临床处理均体现了我国现代产科临床水平。

在今天的中国医学界,循证医学,顾名思义为"遵循证据的医学",即为"慎重、准确和明智地应用当前所能获得的最好的研究证据,同时结合临床医生的个人专业技能和多年临床经验,考虑患者的价值和愿望,将三者完美的结合,制订出患者的治疗措施"。但是,国内的大多数医师,包括产科医师往往仅凭自己多年的临床经验,往往忽略了国内外已经获得的临床证据与指南。仅以此书,将近年来中华医学会妇产科学分会产科学组的工作分享给大家,并再次感谢全国产科学组各位专家的辛勤努力。

由于时间的仓促,书中难免有不足之处请广大读者斧正。

杨慧霞
2014 年末于北京

目　　录

第一章

《妊娠合并糖尿病诊治指南》解读·病案分析

魏玉梅　杨慧霞

北京大学第一医院

引　言

妊娠合并糖尿病（diabetes mellitus，DM）是我国最常见的妊娠合并症之一。基于 2007 年以前我国妊娠合并糖尿病的诊断和治疗尚不统一，中华医学会妇产科学分会产科学组组织国内有关专家于 2007 年制定了我国《妊娠合并糖尿病临床诊断与治疗推荐指南（草案）》（以下简称**《指南（草案）》**）[1]，诊断标准依然沿用传统的诊断标准。2008 年，高血糖与妊娠不良结局关系的研究（the hyperglycemia and adverse pregnancy outcome study，HAPO）[2-3]发表了对全球 9 个国家 15 个研究中心参与的研究结果，国际糖尿病与妊娠研究组[4]（International Association of Diabetes and Pregnancy Study Groups，IADPSG）基于其研究结果进行分析，建议妊娠期糖尿病（gestational diabetes mellitus，GDM）采用新的诊断模式和诊断标准。基于我国的相关研究也支持采纳该诊断标准，于 2014 年再次组织专家进行修订并出台《妊娠合并糖尿病诊治指南（2014）》（以下简称《指南》）[5]。《指南》自 2014 年 8 月出台以来，受到国内广大医务工作者的重视，对改进长期以来我国妊娠合并糖尿病诊治相对混乱的临床管理局面大有裨益。2014 年对以往 GDM 临床指南（草案）进行修改，主要参考了我国 GDM 诊断标准[6]、IADPSG[4]、国际糖尿病联盟（International Diabetes Federation，IDF）[7]、英国[8]、澳大利亚[9]

和加拿大[10]制定的 GDM 指南，以及国内、外临床研究得到的大量循证医学的证据。因此有必要对《指南》进行解读，并增加一些成功和失败的案例分析，期望对临床产科医生有所帮助，对妊娠合并糖尿病的诊治有一个更广泛和更深入的理解。

解 读 细 则

一、GDM 定义解读

2007 年《指南（草案）》中描述：

GDM 是指妊娠期首次发生或发现的糖尿病，包含了一部分妊娠前已患有糖尿病但孕期首次被诊断的患者。

2014 年《指南》中描述：

GDM 指妊娠期发生的糖代谢异常，孕期首次产前检查被诊断的糖尿病患者，如果血糖升高程度已经达到非孕期 DM 标准，应将其诊断为 DM 而非 GDM。

解读：

2007 年《指南（草案）》中 GDM 的定义，不仅包含了妊娠期发生的糖尿病，还包括了一部分妊娠前已存在但在孕期首次被诊断的糖尿病，即孕前糖尿病。而孕前糖尿病诊断和治疗及并发症发生情况与 GDM 有所不同[11]，且孕前糖尿病患者产后需要继续接受治疗。将二者进行混淆有一定的不合理之处，同时，不利于产后随诊时准确了解 GDM 将来发展成为糖尿病的比例。

2014 年《指南》对 GDM 的定义进行了更正，仅包含妊娠期发生的糖代谢异常。如果孕前未进行血糖检查，在孕期首次产检时发现孕妇血糖异常，并且能够达到非孕期 DM 诊断标准，应考虑该部分孕妇为孕前漏诊的 DM。在此定义下诊断出的 GDM 产后近期糖代谢恢复正常，随着年龄增长一部分人也会发展成为 2 型糖尿病。

二、诊断标准解读

（一）糖尿病合并妊娠诊断标准解读

2007 年《指南（草案）》中描述：

妊娠前从未进行过血糖检查，孕期有以下表现者亦应高度怀疑为孕前糖尿病，待产后进行血糖检查进一步确诊：①孕期出现多饮、多食、多尿，体重不升或下降，甚至并发酮症酸中毒，伴血糖明显升高，随机血糖≥11.1mmol/L（200mg/dl）者。②妊娠20周之前，空腹血糖（fasting plasma glucose，FPG）≥7.0mmol/L（126mg/dl）。

2014年《指南》中描述：

1. 妊娠前已确诊为DM患者。

2. 妊娠前未进行过血糖检查孕妇，存在DM高危因素者，首次产前检查时明确是否存在孕前糖尿病，孕期血糖升高达到以下任何一项标准应诊断为DM合并妊娠。

（1）FPG≥7.0mmol/L（126mg/dl）。

（2）75g葡萄糖耐量试验（oral glucose tolerance test，OGTT），服糖后2小时血糖≥11.1mmol/L（200mg/dl）。

（3）伴有典型的高血糖或高血糖危象症状，同时任意血糖≥11.1mmol/L（200mg/dl）。

（4）糖化血红蛋白（GHbA1c）≥6.5%（采用NGSP/DCCT标化的方法），但不推荐孕期常规采用检测GHbA1c用于糖尿病的筛查。

解读：

孕前糖尿病，无论有无症状，都将明显增加不良妊娠结局。由于孕前糖尿病合并妊娠在多个方面与GDM均存在差异，如：子代先天畸形、流产及糖尿病合并微血管并发症（肾病和视网膜病变）风险增加，为了保证孕妇血糖恢复达到正常水平，孕期需要尽快进行治疗和密切随访，产后进一步确诊并适当地治疗糖尿病。

与2007年《指南（草案）》相比，2014年《指南》对糖尿病合并妊娠的诊断标准做了一定程度修改：

（1）加强早孕期对孕前DM的筛查。强调有DM高危因素的孕妇首次产检应进行FPG筛查，以检出孕前漏诊的DM，及早诊断和治疗。

（2）将GHbA1c增加为DM诊断标准之一，与2011年ADA[12]推荐的DM诊断标准统一。但不推荐孕期常规采用检测GHbA1c用于DM的筛查。

（二）GDM 诊断标准解读

2014 年《指南》中描述：

1. 推荐医疗机构，应对所有尚未被诊断为糖尿病的孕妇，在妊娠 24～28 周以及 28 周后才来就诊者，进行 75g OGTT。

75g OGTT 的诊断标准：空腹及服葡萄糖后 1、2 小时的血糖值分别为 5.1mmol/L、10.0mmol/L、8.5mmol/L（92mg/dl、180mg/dl、153mg/dl）。任何一点血糖值达到或超过上述标准即诊断为 GDM。

2. 孕妇具有 DM 高危因素或者医疗资源缺乏地区，建议妊娠 24～28 周首先检查 FPG。FPG≥5.1mmol/L，可以直接诊断为 GDM，不必再做 75g OGTT；FPG<4.4mmol/L，发生 GDM 可能性极小，可以暂时不做 75g OGTT。当 4.4mmol/L≤FPG<5.1mmol/L 者，应尽早做 75g OGTT。

3. 孕妇具有 GDM 高危因素，首次 OGTT 结果正常者，必要时可在孕晚期重复 OGTT。

4. 随孕周增加，早孕期 FPG 逐渐下降，因而，早孕期 FPG 不能作为 GDM 诊断依据。未定期检查者，如果首次就诊时间在孕 28 周以后，建议初次就诊时进行 75g OGTT 或 FPG。

解读：

与 2007 年《指南（草案）》相比，2014 年《指南》在 GDM 诊断方法和建议的诊断标准都有一定的差异。GDM 诊断由原来的二步法改为建议采用一步法。

GDM 与多种不良母儿结局相关，因而 GDM 的筛查和诊断的关键问题在于确定一个合理的界值，即发生围产期不良母儿结局的风险阈值。

NDDG 标准和 ADA 标准是新标准，采纳前我国多数医院采用传统诊断标准，曾在临床应用 20 余年，鲜有改动。NDDG[13] 和 ADA[14] 标准均是源于 1979 年 O'Sullivan 等[15] 测定的 OGTT 结果换算而来的，而 O'Sullivan 等制定的诊断标准在制定时多考虑 GDM 向 2 型糖尿病转归的风险，缺少其对妊娠结局影响的考虑。

O'Sullivan 和 Mahan 计算的诊断标准，其葡萄糖负荷为 100g。而由于胃肠道反应问题，此前采用 NDDG 标准但葡萄糖负荷为 75g，研究结果[16-17]显示：孕期口服 75g 葡萄糖后 1

小时、2 小时、3 小时的静脉血糖水平明显低于口服 100g 葡萄糖,当应用同样的诊断标准时,75g OGTT 的诊断阳性率明显低于 100g OGTT,因而 75g OGTT 与 100g OGTT 采用相同的诊断标准显然是不合适的。ADA 标准存在类似的问题,1998 年 ADA[14]在推荐诊断标准时提到,葡萄糖负荷量为 100g 时,OGTT 的空腹、1 小时、2 小时,3 小时的血糖值分别为 5.3mmol/L、10.0mmol/L、8.6mmol/L、7.8mmol/L。如果将糖负荷量改为 75g,则去除服葡萄糖后 3 小时的血糖检测,而空腹、1 小时和 2 小时的诊断标准未做任何改动。显然,葡萄糖负荷量降低后,仅仅将 3 小时血糖值去掉,而服葡萄糖后 1 小时、2 小时葡萄糖界值无任何改变的诊断标准也是缺乏循证医学支持的。

同样,WHO 标准[18]为非孕期诊断标准,直接应用于孕期也是不合理的。

2000 年 7 月,在美国国立卫生研究院(NIH)的支持下,HAPO 研究组[2-3]对北美洲、欧洲、中东、亚洲和澳洲的 9 个国家 15 个研究中心参与的孕妇的临床资料进行分析,研究中仅仅对 FPG>5.8mmol/L 或服糖后 2 小时血糖 >11.1mmol/L 或随机血糖 >8.9mmol/L 者进行血糖管理和干预。HAPO 研究缺少中国内地的研究资料。

HAPO 研究[2-3]将 OGTT 三项中各点血糖值分别分为 7 级,分析血糖不同水平情况下 LGA、剖宫产率(首次)、新生儿低血糖及脐血 C 肽大于 90 百分位数等不良妊娠结局的发生率。研究结果发现,随 OGTT 各点血糖值级别的增加,各种不良妊娠结局的发生率均明显增加(图 1.1)。

根据 HAPO 的研究结果,IADPSG[4]于 2008 年 6 月召开会议并对 HAPO 结果进行分析,发现 OGTT 三项血糖值对 GDM 的诊断并无明确拐点存在,他们基于妊娠期高血糖对妊娠结局影响的考虑,建议 OGTT 界值为空腹 5.1mmol/L,1 小时为 10.0mmol/L,2 小时为 8.5mmol/L。

2011 年,ADA《指南》[12]对 GDM 诊断标准也进行了修改,建议采纳 IADPSG 标准。随着新的诊断标准的推出,全球专家逐渐达成共识,2011 年,我国卫生行业标准(MOH)[6]采纳该诊断标准。

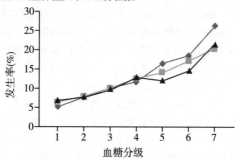

胎儿出生体重大于90百分位数

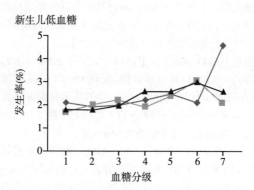

初次剖宫产

新生儿低血糖

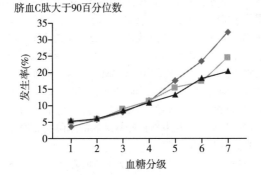

脐血C肽大于90百分位数

图1.1 OGTT各点血糖值与不良妊娠结局的关系

FBG：1 级 <4.2mmol/L，2 级 4.2～4.4mmol/L，3 级 4.5～4.7mmol/L，4 级 4.8～4.9mmol/L，5 级 5.0～5.2mmol/L，6 级 5.3～5.5mmol/L，7 级≥5.6mmol/L；

1 小时：1 级≤5.8mmol/L，2 级 5.9～7.3mmol/L，3 级 7.4～8.6mmol/L，4 级 8.7～9.5mmol/L，5 级 9.6～10.7mmol/L，6 级 10.8～11.7mmol/L，7 级≥11.8mmol/L；

2 小时：1 级≤5.0mmol/L，2 级 5.1～6.0mmol/L，3 级 6.1～6.9mmol/L，4 级 7.0～7.7mmol/L，5 级 7.8～8.7mmol/L，6 级 8.8～9.8mmol/L，7 级≥9.9mmol/L

基于我国医疗资源分布不一，各地的 GDM 发病率存在一定差异。对于资源缺乏地区没有条件对所有孕妇在 24～28 周都进行 75g OGTT，可以考虑在 24 周以后先进行 FPG 检查。FPG≥5.1mmol/L，可以直接诊断为 GDM，不必再做 75g OGTT；FPG<4.4mmol/L，发生 GDM 的可能性极小，可以暂时不做 75g OGTT。当 4.4mmol/L≤FPG<5.1mmol/L 时，应尽早做 75g OGTT。2013 年北京大学第一医院研究显示[19]，在资源缺乏地区妊娠 24 周以后先进行 FPG 检查，根据结果决定是否进行 75g OGTT，可使 50% 的孕妇免于进行 75g OGTT。

新的诊断标准具有如下特点：

（1）诊断更为简单，葡萄糖负荷量选择 75g，胃肠道反应较小，并且取消 3 小时血糖。

（2）诊断标准较前降低，诊断更为严格。

（3）诊断方法更加简单灵活，由两步法诊断改为一步法，且1项异常即可诊断。

2014年《指南》最大的变化为对诊断界值的改变，诊断界值较前明显降低，使诊断出的GDM发生率明显增加，但应提醒广大临床医生，对于诊断出的GDM[20]不能一概而论：不同程度的高血糖对妊娠结局的影响不同，对于OGTT 1项异常的孕妇，经过血糖管理多数妊娠结局良好，而对于OGTT 2项及以上异常的孕妇，发生不良妊娠结局的风险明显增加，应尤其加强其孕期血糖管理。

应该指出，《指南》中建议OGTT时间为妊娠24～28周，是指自早孕期开始定期规律产检的孕妇在24～28周才进行OGTT。但是，如果孕妇于28周以后才进行首次产检，应该在首次产检时即建议OGTT检查，晚孕期诊断GDM进行管理对改善围产儿结局也是有意义的。

三、妊娠合并糖尿病治疗解读

（一）糖尿病患者计划妊娠前咨询解读

2007年《指南（草案）》中描述：

糖尿病患者妊娠前进行全面体格检查，包括血压、心电图、眼底、肾功能，以及糖化血红蛋白（HbA1c）确定糖尿病的分级，决定能否妊娠。

准备妊娠的糖尿病患者，妊娠前应将血糖调整到正常水平。HbA1c降至6.5%以下。

2014年《指南》中描述：

建议所有计划怀孕的DM及DM前期的妇女，进行孕前咨询。以往患有GDM、产后1年以上者，最好在计划怀孕前行OGTT，或至少在妊娠早期行OGTT，若血糖正常，孕24～28周再做75g OGTT。

计划怀孕的糖尿病患者应尽量控制血糖至以下水平：GHbA1c<6.5%（如：应用胰岛素者，可以<7%）。

解读：

2014年《指南》除了建议对孕前DM妇女进行孕前咨询，也建议糖尿病前期（IGT和IFG）及GDM史的妇女进行孕前咨询。曾患GDM者再次妊娠发生GDM的可能是30%～50%。如果产后1年以上，最好在孕前行OGTT，或至少在妊娠头 3 个月行 OGTT,若血糖正常,则孕 24~28 周再做评价。产后血糖正常的 GDM 女性再次妊娠不增加孕早期胎儿畸形的风险。

2014 年《指南》对 DM 女性孕前 HbA1c 控制标准给予了明确建议。糖尿病孕妇早期流产及胎儿畸形风险明显增加,妊娠前后理想的血糖控制可显著减少这种风险。1 型或 2 型糖尿病的风险相当,但风险程度很难量化。

HbA1c 稍高时,自然流产较少,血糖控制差的自然流产率明显增加。胎儿畸形也呈现同样的规律。孕前血糖控制好的女性胎儿畸形率低,但并未观察到血糖低于多少就可以减少这种风险。计划妊娠的糖尿病患者应尽量控制好自己的血糖,HbA1c<6.5%(如应用胰岛素,则 HbA1c<7%)。HbA1c<6.5% 相应的毛细血管血糖大概是餐前 <6.5mmol/L,餐后 <8.5mmol/L。如 HbA1c>8% 不建议妊娠,直至血糖控制良好。

(二)孕前药物合理应用

2007 年《指南(草案)》中描述:

在孕前使用口服降糖药者,最好在孕前改用胰岛素控制血糖达到或接近正常后再妊娠。

2014 年《指南》中描述:

孕前糖尿病应停用妊娠期禁忌的药物,如血管紧张素转换酶抑制剂(ACEI),血管紧张素Ⅱ受体拮抗剂(ARB)等。如果孕前应用 ACEI 治疗糖尿病肾病,一旦发现怀孕应停用。孕前或孕期停用后蛋白尿将明显加重,在产前咨询时应告知患者。

1. 糖尿病合并慢性高血压的孕妇,血压目标为:收缩压 110~129mmHg,舒张压 65~79mmHg。现有证据表明早孕期 ACEI、拉贝洛尔、钙离子通道阻滞剂(CCB),均不明显增加致畸作用,可在孕前以及孕期应用。中晚孕期禁忌使用 ACEI 及 ARB。

2. 糖尿病者孕前和孕早期应补充含叶酸多种维生素。

3. 应用二甲双胍的 2 型糖尿病患者,需考虑可能的益处或不良反应,如果患者愿意,可以在医生指导下继续应用。

解读:

2014 年《指南》对孕前应用药物做了详细的说明。

孕前 DM 或有 GDM 史者可能也在服用一些妊娠禁忌的药物,如血管紧张素转换酶抑制剂(ACEI)、血管紧张素Ⅱ受体拮抗剂(ARB)、钙离子通道阻滞剂(CCB)、调脂药物等。对孕前咨询者,尽量于孕前调整治疗糖尿病或其他并发症的用药策略,停用可能对胎儿有害的药物。

在一项排除了糖尿病的关于孕期的大型队列研究中,与其他降压药相比,妊娠头 3 个月暴露于 ACEI 类药物,主要的先天性异常的发生风险增加。如果孕前应用 ACEI 治疗糖尿病肾病,那么可以预见,孕期停用后蛋白尿将明显加重。此点应在提供咨询时考虑到。理论上说,孕前应用 ARB 也会有潜在的相关问题,但相关研究较少。CCB 可能引起胎儿低氧血症,需谨慎使用。

在 ADA《指南》中,对糖尿病合并慢性高血压的孕妇,为了母亲的长期健康及将胎儿生长损害降至最低,血压目标为110～129/65～79mmHg。孕期禁用 ACEI 和 ARB。中国《指南》指出:无论是孕期高血压还是妊娠并发的高血压均可加重孕妇已有的糖尿病并发症,应在妊娠期间严格控制血压。

以上药物应在妊娠前或知道妊娠时马上使用。可应用甲基多巴或拉贝洛尔并确保血压良好控制。

目前,口服降糖药物二甲双胍和格列苯脲在孕期应用的安全性和有效性不断被得到证实,但我国尚缺乏相关研究,且这两种口服降糖药均未获得我国孕期治疗糖尿病的注册适应证批准。孕前应用二甲双胍或格列苯脲的妇女,需要考虑可能的益处或不良反应,如果患者愿意,可以继续应用。

四、血糖监测目标解读

2007 年《指南(草案)》中:

仅对空腹、餐前 30 分钟、餐后 2 小时和夜间血糖给予了控制目标。

2014 年《指南》中描述:

孕期血糖控制目标:GDM 和孕前糖尿病者孕期血糖控制应达到下述目标,经过饮食管理和运动血糖达不到下述标准应及时加用药物进一步控制血糖。GDM 孕妇餐前血糖≤5.3mmol/L(95mg/dl);餐后 1 小时血糖≤7.8mmol/L(140mg/dl);餐后 2 小时血糖≤6.7mmol/L(120mg/dl);夜间血糖不低于 3.3mmol/L（60mg/dl），孕期 GHbA1c 最好 <5.5%。

孕前糖尿病患者，早孕期血糖控制勿过于严格，以防止低血糖的发生。孕期血糖控制目标：餐前、夜间及空腹血糖 3.3～5.6mmol/L（60～99mg/dl），餐后峰值血糖 5.6～7.1mmol/L（100～129mg/dl），GHbA1c<6.0%。

解读：

与 2007 年《指南（草案）》相比，2014 年指南对血糖控制给予了明确的目标，并分为孕前糖尿病和 GDM 两部分。

血糖控制不良与母儿不良结局密切相关。妊娠早期如果血糖过高可导致自然流产和胎儿畸形，因此应在妊娠前或妊娠早期就将血糖控制在正常水平，降低自然流产和严重胎儿畸形的发生风险。妊娠中晚期血糖控制不良与胎儿高胰岛素血症、巨大胎儿和难产等明确相关。糖尿病孕妇严格监护的目的是通过血糖监测，进行合理膳食治疗，使血糖值接近正常水平，如血糖仍高于目标，则需要胰岛素治疗。

孕妇糖代谢特点表现为：空腹血糖正常而餐后血糖明显升高，因此单纯检测空腹血糖并不能准确反映孕妇平均血糖水平，为了更客观地监测血糖情况，多采用 24 小时血糖轮廓试验。

HbA1c 水平反映最近 2～3 个月的平均血糖水平，妊娠期可每 1～2 个月测定一次 HbA1c，非孕期正常值 4%～6%，大于 6% 为异常。欧洲围产医学会推荐糖尿病患者孕前应将 HbA1c 维持在 6%～6.5%。早孕期 HbA1c 升高，胚胎长期受高糖环境影响，胎儿畸形和自然流产发生明显增多。有研究发现，当 HbA1c 值低于 9.3% 时，自然流产发生率为 14.2%，严重畸形发生率为 3%，而当 HbA1c 超过 14.4% 时，自然流产发生率可达 37.5%，而严重畸形发生率高达 40%。因此孕前控制 HbA1c 值降至 7.0%～7.5%，可使先天畸形发生率降至群体水平。多数学者推荐 GDM 患者 HbA1c 在孕期应小于 5.5%，而孕前 DM 在孕期应控制在 6.0% 以下。

评价与展望

我国成年 2 型糖尿病的发病率逐年增加，已经成为我国重大公共卫生问题之一，与此同时，孕前糖尿病在我国的漏诊率仍然较高，因而本《指南》着重强调了有高危因素的孕妇首次产检应进行 FPG 检查，以检出漏诊的孕前糖尿病。

与 2 型糖尿病类似，GDM 发病率亦逐渐增加。基于 HAPO 研究的 IADPSG 标准被认可采纳后 GDM 发生率大大增加，而未经过管理的 GDM 母儿不良结局明显增加，且远期母儿 2 型糖尿病发病风险已明显增加，因而妊娠合并糖尿病的规范化诊治成为围产医学的重要问题之一，因此，我国围产领域专家基于循证医学证据，在妊娠合并糖尿病的规范化诊治领域达成了专家共识，并制定了本《指南》。

本《指南》的制定在一定程度上解决了 GDM 的规范化诊治问题，而基于 GDM 在我国发病率较高，GDM 的预防也将成为另一需要关注的问题，进行多中心、大样本研究，制定行之有效的 GDM 的预防策略，也是十分重要的。

■■■■ 病 案 分 析 ■■■■

病例 1 孕前糖尿病，不良产史，成功妊娠一例。

女性，40 岁。血糖升高 3 年，停经 25 周，血压升高 1 周。

现病史：3 年前发现血糖升高，空腹血糖 6.4mmol/L，餐后血糖可达 9mmol/L。口服二甲双胍控制血糖，早孕期停药改为胰岛素治疗。平素月经规律，7/28 天，量中等，LMP：2014-3-4，EDC：2014-12-11。停经 40 天查尿 HCG 阳性，伴早孕反应，规律产检，羊水穿刺及排畸彩超未见异常。因血糖控制欠满意（空腹血糖 6.85nmol/L，糖化血红蛋白 6.7%,）于孕 12 周收入院控制血糖。1 周前发现血压升高，最高时可达 160/100mmHg，血压升高时伴头晕头痛。为进一步治疗入院。自妊娠以来，精神、睡眠可，食欲可，大小便如常，无阴道流血、流液。

既往史：糖尿病病史 3 年，口服二甲双胍控制可，早孕期停用。2002 年行剖宫产术分娩一男婴，体重 4500g，新生儿出生后 20 小时死亡。2011 年孕 14 周因胎死宫内行雷夫诺尔引产术。否认肝炎、结核等传染病史。否认药物、食物过敏史。否认毒物、放射性物质接触史。否认烟酒嗜好。父母均患有高血压、糖尿病。弟弟患有糖尿病。

体格检查: T36.4℃,P85 次 / 分,R20 次 / 分,BP160/100mmHg。发育正常,营养中等,自主体位,步入病房。神志清楚,查体合作。全身皮肤黏膜无黄染及出血点。全身浅表淋巴结未触及肿大。头颅无畸形,双眼睑无水肿,双侧瞳孔等大正圆,对光反射灵敏。口唇无苍白、发绀,咽无充血,双侧扁桃体无肿大。气管居中,甲状腺无肿大,质软,未及结节,未及震颤,未闻及杂音。胸廓无畸形。呼吸动度一致,双侧语颤对称,未触及胸膜摩擦感。双肺叩诊清音,双肺呼吸音清,双肺未闻及明显干湿性啰音及胸膜摩擦音。心前区无隆起,心尖搏动位置正常,未见异常搏动,心界不大,心率 88 次 / 分,心音有力,各瓣膜听诊区未闻及杂音及心包摩擦音,未见异常血管征。腹部膨隆,腹部可见一横行手术瘢痕。未见胃、肠型及蠕动波,未见腹壁静脉曲张,腹软,无压痛、反跳痛及肌紧张,未及包块,Murphy 征(−),肝脾肋下未及,肝区肾区无叩痛,腹部叩诊鼓音,移动性浊音(−)。肠鸣音 4 次 / 分。脊柱四肢无畸形,关节无红肿及压痛,双下肢不肿。

专科检查: 宫底脐上 2 横指,胎儿头位,胎心率 150 次 /分,律齐,无宫缩,宫体无压痛,无阴道出血流液。

辅助检查: 胎儿彩超示:胎儿头位,BPD58.6mm,HC225.6mm,AC190.6mm,FL43.9mm,脐带绕颈一周,FHR150 次 / 分,AFV51mm,宫颈管长度 44.1mm,内口闭合,胎盘位于前壁,I度,脐动脉 S/D: 3.18,PI: 1.11,RI0.69,子宫前壁下段瘢痕处肌壁厚 2.3mm。

双肾彩超示: 双肾动脉未见明显狭窄征象。24 小时尿蛋白定量 0.6g/24h。眼底检查示:高血压眼底视网膜病变 I 期。

患者入院后完善下列各项检查:

完善血常规、血生化、凝血、感筛、尿常规、24 小时尿蛋白、眼底检查、彩超、胎心监护、畸形筛查,Holter 检查,24 小时血压监测,腹部 B 超,监测血糖血压。

行胎儿超声、胎心监护了解胎儿宫内情况。行 Holter 了解心律失常情况,行 24 小时血压检测了解血压变化调节情况。检测血糖和糖化血红蛋白了解血糖情况,适当予以降压降糖治疗。

入院后血糖检查：

	锐/N	锐/N	锐/N	0点	早前	早后	午前	午后	晚前	晚后
25			4/	5.2	5.7	7.2	9.1	7.0	7.4	8.7
25^{+1}	/4		4/	5.9	5.3	8.1	7.6	9.0	8.4	8.2
25^{+2}	/4		4/	4.8	5.4	5.9	5.0	10.2	6.6	10.1
25^{+3}	/4	4/	6/	5.1	5.6	7.7	4.7	9.8	5.9	9.9
25^{+4}	/4	8/	10/	6.4	5.1	8.7	5.2	7.3	7.8	7.3
25^{+5}	4/4	8/	10/	5.3	4.8	7.4	3.6	6.9	5.4	5.6
25^{+6}	4/8	8/	10/	7.7	4.6	6.6	3.5	10.1	9.6	4.8
26	4/8	8/	10/	4.6	4.4	5.9	5.6	5.9	6.0	5.1

予拉贝洛尔 150mg 每日 3 次,硝苯地平 30mg 每日 2 次降压治疗,血压控制良好后出院。

分析:

患者高龄产妇,孕前 DM 病史明确,有两次不良产史,考虑可能与孕前 DM 血糖控制不良相关。本次妊娠孕前血糖控制尚可,并且进行孕前咨询,早孕期由二甲双胍改为胰岛素治疗。孕期定期产检,孕期调整血糖。由于孕前 DM 合并子痫前期风险明显增加,孕妇近 1 周出现血压升高,考虑并发子痫前期,出现头痛症状,考虑为重度,体重增加过多,考虑与水肿相关。经过积极治疗后,好转出院。

病例2 妊娠期糖尿病一例。

女性,35 岁。停经 37 周,核对后孕 34 周,血糖升高 1 个月,胎儿偏大,羊水过多 1 周。

现病史: 患者平素月经不规律,5/40～60 天,量中,色红,无痛经,LMP:2013-12-3,停经 60 天(2014-1-31)首次测 hCG(+),无明显早孕反应,2014-2-18 就诊超声检查提示宫内孕 5^{+} 周大小,核对后后推孕 4 周,LMP:2014-1-1,核对后 EDC:2014-10-15。定期于北京大学第一医院规律产检,因高龄行羊水穿刺,染色体核型分析未见异常。筛查畸形彩超未见胎儿结构异常。早孕期空腹血糖 5.87mmol/L,孕 28 周行 OGTT 检查提示空腹血糖 6.02mmol/L、1 小时血糖 11.40mmol/L、2 小时血糖 10.7mmol/L,诊断为妊娠期糖尿病。予饮食及运动控制，一日门诊监测血糖大轮廓，空腹及餐前血糖 6～7mmol/L，餐后血糖 9～10mmol/L 左右，尿酮体 (+) 左右，建议入院加用胰岛素治疗，患者坚决拒绝。1 周前超声提示羊水过多，胎儿腹围偏大，考虑血糖控制欠佳，现为进一步控制血糖收入院。胎动良好，孕期无腹痛、阴道出血、白带异常。自妊娠以来，精神、睡眠、食欲可，大小便如常，孕期体重增长 8kg。

既往史：既往体健。否认高血压、糖尿病、肾病病史。否认肝炎、结核等传染病史。否认外伤、手术史。否认输血史。否认食物、药物过敏史。久居北京。否认疫区、疫水接触史。否认毒物、放射性物质接触史。否认烟酒嗜好。

月经婚育史及家族史：28 岁结婚，配偶及 1 女体健。G2P1，2007 年足月顺产 1 女婴，出生体重 3300g。母亲及舅舅 2 型糖尿病病史，否认家族遗传病史。

入院查体：T36.0℃，P88 次 / 分，R20 次 / 分，BP110/60mmHg。发育正常，营养中等，自主体位，步入病房。神志清楚，查体合作。全身皮肤黏膜无黄染及出血点。全身浅表淋巴结未触及肿大。头颅无畸形，双眼睑无水肿，双侧瞳孔等大正圆，对光反射灵敏。口唇无苍白、发绀，咽无充血，双侧扁桃体无肿大。气管居中，甲状腺无肿大，质软，未及结节，未及震颤，未闻及杂音。胸廓无畸形。呼吸动度一致，双侧语颤对称，未触及胸膜摩擦感。双肺叩诊清音，双肺呼吸音清，双肺未闻及明显干湿性啰音及胸膜摩擦音。心前区无隆起，心尖搏动位置正常，未见异常搏动，心界不大，心率 88 次 / 分，心音有力，各瓣膜听诊区未闻及杂音及心包摩擦音，未见异常血管征。腹部膨隆，腹部可见一纵行手术瘢痕。未见胃、肠型及蠕动波，未见腹壁静脉曲张，腹软，无压痛、反跳痛及肌紧张，未及包块，Murphy 征 (−)，肝脾肋下未及，肝区肾区无叩痛，腹部叩诊鼓音，移动性浊音 (−)。肠鸣音 4 次 / 分。脊柱四肢无畸形，关节无红肿及压痛，双下肢不肿。

产科查体：宫高 33cm，腹围 112cm。胎儿头位，浮，胎心率 146 次 / 分，律齐，无宫缩，宫体无压痛，无阴道出血流液。

辅助检查：彩超：胎儿头位，双顶径 78.2mm，头尾 282.6mm，腹围 286.3mm，股骨长 57.4mm，羊水最大平面 91mm，脐动脉 S/D：2.24。宫颈管长度 37.3mm，内口闭合。

入院后完善下列检查：

1. 血、尿、便常规，血生化，凝血，血型，感染性疾病筛查，糖化血红蛋白。

2. 请眼科会诊行眼底检查。

3. 胎儿彩超检查，胎心监护。

4. 测三餐前后血糖。

经过饮食控制和运动疗法后，血糖控制不满意，加用胰岛素治疗。

入院后血糖检查：

	早锐/N	午锐/N	晚锐/N	0点	早前	早后	午前	午后	晚前	晚后
33^{+5}					6.1	8.1	5.6	7.6	5.6	12.7
33^{+6}		4/	4/	5.3	5.9	7.6	3.7	8.3	4.9	7.7
34		6/	6/	5.4	5.5	7.4	4.7	8.3	4.7	8.3
34^{+1}	4/	6/	10/	4.9	5.3	7.1	5.0	9.7	5.3	9.5
34^{+2}	6/	12/	12/	4.7	5.2	6.4	4.6	8.7	4.1	5.9
34^{+3}	6/	12/	12/	5.3	5.2					

血糖控制满意后出院。

分析：

患者 34 岁育龄女性，妊娠期糖尿病，主要表现为血糖控制不满意，依从性较差，出现胎儿偏大及羊水过多等情况。妊娠期糖尿病病史为 1 个月左右，因单纯饮食、运动控制不满意，建议加用胰岛素治疗但患者拒绝，而出现羊水过多和胎儿偏大情况。既往史：剖宫产史。母系 1 级亲属 2 型糖尿病家族史。查体和辅助检查均相符。入院后完善化验，出现胎儿偏大及羊水过多等情况与血糖控制不满意明确相关，在饮食控制和运动疗法基础上加用胰岛素治疗，血糖控制满意后出院。

参 考 文 献

1. 中华医学会妇产科学分会产科学组，中华医学会围产医学会妊娠合并糖尿病协作组. 妊娠合并糖尿病临床诊断与治疗推荐指南（草案）.中华妇产科杂志，2007，42（6）：427.

2. The HAPO study cooperative research group.Hyperglycemia and adverse pregnancy outcomes.N Engl J Med，2008，358：1991-2002.

3. HAPO study cooperative research group.The hyperglycemia and adverse pregnancy outcome（HAPO）study.Int J Gynaecol Obstet，2002，78：69-77.

4. International Association of Diabetes and Pregnancy Study Groups Consensus Panel.International association of diabetes and pregnancy study groups recommendations on the diagnosis and classification of hyperglycemia in pregnancy.Diabetes Care，2010，33：676-682.

5. 中华医学会妇产科学分会产科学组，中华医学会围产医学会妊娠合并糖尿病协作组 . 妊娠合并糖尿病诊治指南（2014）. 中华妇产科杂志，2014，49（8）：561-569.

6. 中华人民共和国卫生行业标准 WS 331-2011. 妊娠期糖尿病诊断 .

7. International Diabetes Federation Clinical Guidelines Task Force Global Guideline on Pregnancy and Diabetes.Brussels，Belgium: International Diabetes Federation，2009.

8. National Institute for Health and Clinical Excellence.Diabetes in pregnancy: management of diabetes and its complications from pre-conception to the postnatal period，2008.

9. Hoffman L，Nolan C，Wilson JD，et al.Gestational diabetes mellitus—management guidelines.The Australasian Diabetes in Pregnancy Society.Australasian，The Medical Journal of Australia，1998，169：93-97.

10. CDA 2008 clinical practice guidelines for the prevention and management of diabetes in Canada.Can J Diabetes，2008，32：s168-s180.

11. 孙伟杰，杨慧霞 . 妊娠合并糖代谢异常孕妇的妊娠结局分析 . 中华妇产科杂志，2007，42：377-381.

12. American Diabetes Association.Diagnosis and Classification of Diabetes Mellitus.Diabetes Care，2014，37：s14-s80.

13. National Diabetes Data Group.Classification and diagnosis of diabetes mellitus and other categories glucose intolerance.

Diabetes，1979，28：1039-1057.

14. Boyd EM，Donald RC.Summary and recommendations of the Fourth international workshop-conference on gestational diabetes mellitus.Diabetes Care，1998，21：B161-B167.

15. O'Sullivan J.B，Mahan C.M，Boston A.B.Criteria for the oral glucose tolerance test in Pregnancy.Diabetes，1964，13：278-285.

16. Soonthornpum S，Soonthornpum K，Aksonteing J，et al.A comparison between a 75-g and 100-g oral glucose tolerance test in pregnant women.Int J Gynaecol Obstet，2003，81：169-173.

17. Mello G，Elema P，Ognibene A，et al.Lack of concordance between the 75-g and 100-g glucose load tests for the diagnosis of gestational diabetes mellitus.Clin Chem，2006，52：1679-1684.

18. International Diabetes Federation.Definition and diagnosis of diabetes mellitus intermediate hyperglycemia.Report of A WHO/IDF Consultation.

19. Zhu WW，Fan L，Yang HX，et al.Fasting plasma glucose at 24-28 weeks to screen for gestational diabetes mellitus：new evidence from China.Diabetes Care，2013，36：2038-2040.

20. 王成书，魏玉梅，杨慧霞.妊娠期糖尿病孕妇不同血糖指标异常与妊娠结局的关系.中华妇产科杂志，2013，48（12），899-902.

附录一　妊娠合并糖尿病临床诊断与
治疗推荐指南（草案）

中华医学会妇产科学分会产科学组
中华医学会围产医学分会妊娠合并糖尿病协作组

编者按　近年来，我国妊娠合并糖尿病发生率逐年增加，通过及时孕期诊断和积极控制孕妇血糖，母儿结局有了明显改善。由于国内外妊娠期糖尿病（GDM）、妊娠期糖耐量受损（GIGT）的诊断标准尚不统一，我国尚缺乏妊娠合并糖尿病的治疗规范，所以，临床管理相对比较混乱，以至于此病仍是导致围产儿病率甚至围产儿死亡率升高的主要原因之一。对此，中华医学会妇产科学分会产科学组以及中华医学会围产医学分会妊娠合并糖尿病协作组起草了妊娠合并糖尿病临床诊治推荐指南，供临床医师参考。现推荐指南中有关妊娠合并糖尿病的筛查、诊断标准是基于美国的标准制定的，目前缺乏基于循证医学的适合我国的诊断标准，将来随着国内外新的研究结果问世，将会不断进行该推荐指南的修改。另外，2000 年美国基于前瞻性、随机对照研究（RCT）结果已经显示，第二代磺脲类口服降糖药，用于妊娠中、晚期糖尿病的治疗安全、有效，随后国外许多医疗中心已将该药用于临床。同时，欧洲围产医学会在 2006 年制定的妊娠合并糖尿病的诊治规范中，也将该药列为孕期治疗方案中，由于国内缺乏该药用于妊娠期的经验，故暂未列入该临床推荐指南（草案）中。

妊娠合并糖尿病，包括在原有糖尿病的基础上合并妊娠（也称为糖尿病合并妊娠），以及妊娠期糖尿病（gestational diabetes mellitus，GDM）。GDM 是指妊娠期首次发生或发现的糖尿病，包含了一部分妊娠前已患有糖尿病但孕期首次被诊断的患者，1979 年 WHO 将 GDM 列为糖尿病的一个独立类型。

诊断

一、糖尿病合并妊娠

妊娠前已确诊为糖尿病患者。妊娠前从未进行过血糖检查,孕期有以下表现者应高度怀疑为孕前糖尿病,待产后进行血糖检查进一步确诊。(1)孕期出现多饮、多食、多尿,体重不增加或下降,甚至并发酮症酸中毒,伴血糖明显升高,随机血糖≥11.1mmol/L(200mg/dl)者。(2)妊娠20周之前,空腹血糖(fasting plasma glucose,FPG)≥7.0mmol/L(126mg/dl)。

二、GDM

1. 50g葡萄糖负荷试验:(1)50g葡萄糖负荷试验(50g glucose challenge test,GCT)的时间:所有非糖尿病孕妇,应在妊娠24~28周,常规行50g GCT筛查。具有下列GDM高危因素的孕妇,首次孕期检查时,即应进行50g GCT,血糖正常者,妊娠24周后重复50g GCT。GDM的高危因素如下:肥胖、糖尿病家族史、多囊卵巢综合征患者,早孕期空腹尿糖阳性、巨大儿分娩史、GDM史、无明显原因的多次自然流产史、胎儿畸形史、死胎史及足月新生儿呼吸窘迫综合征分娩史等。(2)方法:随机口服50g葡萄糖(溶于200ml水中,5min内服完),1h后抽取静脉血或微量末梢血检查血糖。血糖≥7.8mmoL(140mg/dl)为50g GCT异常,应进一步行75g或100g葡萄糖耐量试验(oral glucose tolerance test,OGTT);50g GCT 1h血糖≥11.1mmol/L(200mg/dl)的孕妇,应首先检查FPG,FPG≥5.8mmol/L(105mg/dl),不必再做OGTT,FPG正常者,应尽早行OGTT检查。

2. OGTT:OGTT前3d正常饮食,每日碳水化合物量在150~200g以上,禁食8~14h后查FPG,然后将75g或100g葡萄糖溶于200~300ml水中,5min内服完,服后1、2、3h分别抽取静脉血,检测血浆葡萄糖值。空腹、服葡萄糖后1、2、3h 4项血糖值分别为5.8、10.6、9.2、8.1mmol/L(105、190、165、145mg/dl)。OGTT的诊断标准也可以参考美国糖尿病学会(American Diabetes Association,ADA),空腹、服葡萄糖后1、2、3h血糖分别为5.3、10.0、8.6、7.8mmol/L(95、180、155、140mg/dl)。

3. GDM的诊断:符合下列标准之一,即可诊断GDM。(1)两次或两次以上FPG≥5.8mmol/L(105mg/dl)。(2)OGTT 4项值中二项达到或超过上述标准。(3)50g GCT 1h血糖≥11.1mmol/L(200mg/dl),以及FPG≥5.8mmol/L(105mg/dl)。

4. GDM 的分级：(1) A1 级：FPG<5.8mmol/L（105mg/dl），经饮食控制，餐后 2h 血糖 <6.7mmol/L（120mg/dl）。(2) A2 级：FPG≥5.8mmol/L（105mg/dl）或经饮食控制，餐后 2h 血糖≥6.7mmol/L（120mg/dl），需加用胰岛素。

三、妊娠期糖耐量受损

妊娠期糖耐量受损（gestational impaired glucose tolerance，GIGT）：OGTT 4 项指标中任何一项异常即可诊断，如果为 FPC 异常应重复 FPC 检查。

治疗

一、糖尿病患者计划妊娠前的咨询

糖尿病患者妊娠前进行全面体格检查，包括血压、心电图、眼底、肾功能，以及糖化血红蛋白（HbA1c），确定糖尿病的分级，决定能否妊娠。糖尿病患者已并发严重心血管病变、肾功能减退或眼底有增生性视网膜病变者应避孕，若已妊娠，应尽早终止。糖尿病肾病者，如果 24h 尿蛋白定量 <1g，肾功能正常者；或者增生性视网膜病变已接受治疗者，可以妊娠。准备妊娠的糖尿病患者，妊娠前应将血糖调整到正常水平，HbA1c 降至 6.5% 以下。在孕前使用口服降糖药者，最好在孕前改用胰岛素控制血糖达到或接近正常后再妊娠。

二、妊娠期治疗原则

门诊确诊为 GDM 者，指导患者控制饮食并收入院。GIGT 者，可在门诊进行饮食控制，并监测 FPG 及餐后 2h 血糖，血糖仍异常者，收入院。

1. 饮食控制：(1) 妊娠期间的饮食控制标准：既能满足孕妇及胎儿能量的需要，又能严格限制碳水化合物的摄入，维持血糖在正常范围，而且不发生饥饿性酮症。(2) 孕期每日总热量：7531～9205kJ，其中碳水化合物占 45%～55%，蛋白质 20%～25%，脂肪 25%～30%。应实行少量、多餐制，每日分 5～6 餐。饮食控制 3～5d 后测定 24h 血糖（血糖轮廓试验）：包括 0 点、三餐前 0.5h 及三餐后 2h 血糖水平和相应尿酮体。严格饮食控制后出现尿酮体阳性，应重新调整饮食。

2. 胰岛素治疗：根据血糖轮廓试验结果，结合孕妇个体胰岛素的敏感性，合理应用胰岛素。孕期血糖理想水平控制标准，见表1。

表1　妊娠期血糖控制标准[mmol/L(mg/dl)]

类别	血糖
空腹	3.3～5.6(60～100)
餐后2h	4.4～6.7(80～120)
夜间	4.4～6.7(80～120)
餐前30min	3.3～5.8(60～105)

凡血糖高于上限时,应用胰岛素或增加胰岛素用量。胰岛素调整后,复查血糖。血糖调整到正常后,每周监测血糖变化,血糖异常者,重新调整胰岛素用量。

3. 酮症的治疗:尿酮体阳性时,应立即检查血糖,若血糖过低,考虑饥饿性酮症,及时增加食物摄入,必要时静脉滴注葡萄糖。因血糖高、胰岛素不足所并发的高血糖酮症,治疗原则如下:小剂量胰岛素持续静脉滴注,如果血糖>13.9mmol/L(250mg/dl),应将普通胰岛素加入生理盐水,以每小时4～6U的速度持续静脉滴注,每1～2h检查1次血糖及酮体;血糖低于13.9mmol/L(250mg/dl)时,应用5%的葡萄糖或糖盐,加入胰岛素(按2～3g葡萄糖加入1U胰岛素)持续静脉滴注,直至尿酮体阴性。然后继续应用皮下注射胰岛素,调整血糖。

补充液体和静脉滴注胰岛素治疗后,应注意监测血钾、及时补充钾。严重的酮症患者,应检查血气,了解有无酮症酸中毒。

4. 孕期实验室检查及监测:动态监测糖尿病孕妇血糖,建议采用末梢微量血糖测定、血糖控制不理想时查尿酮体。孕期监测尿糖意义不大,因孕妇肾糖阈下降,尿糖不能准确反映孕妇血糖水平。(1)HbA1c:糖尿病合并妊娠者,每1～2个月测定1次;GDM确诊后检查,之后根据孕期血糖控制情况,决定是否复查。(2)肝肾功能:糖尿病伴有微血管病变合并妊娠者应在妊娠早、中、晚3个阶段进行肾功能、眼底检查和血脂测定。GDM者在确诊时查血脂,血脂异常者定期复查。GDM A2级者,孕期应检查眼底。(3)NST:糖尿病合并妊娠者以及GDM A2级,孕32周起,每周1次NST,孕36周后每周2次NST。GDM A1级或GIGT,孕36周开始做NST,

NST 异常者进行超声检查，了解羊水指数。(4)B 超检查：妊娠 20～22 周常规 B 超检查，除外胎儿畸形。妊娠 28 周后应每 4～6 周复查 1 次 B 超，监测胎儿发育、羊水量以及胎儿脐动脉血流等。(5)胎儿超声心动检查：孕前糖尿病患者于孕 26 周至 28 周进行胎儿超声心动检查为合适孕周。主要了解胎儿心脏情况并除外先天性心脏病。(6)羊膜腔穿刺：GDM 确诊晚，或血糖控制不满意，以及其他原因需提前终止妊娠者应在计划终止妊娠前 48h，行羊膜腔穿刺术，了解胎儿肺成熟情况，同时羊膜腔内注射地塞米松 10mg，以促进胎儿肺成熟。

5.分娩时机及方式：(1)分娩时机：①无妊娠并发症的 GDM A1 以及 GIGT，胎儿监测无异常的情况下，可孕 39 周左右收入院，在严密监测下，等到预产期终止妊娠；②应用胰岛素治疗的孕前糖尿病以及 GDM A2 级者，如果血糖控制良好，可孕 37～38 周收入院，妊娠 38 周后检查宫颈成熟度，孕 38～39 周终止妊娠；③有死胎、死产史，或并发子痫前期、羊水过多、胎盘功能不全者确定胎儿肺成熟后及时终止妊娠；④糖尿病伴微血管病变者，孕 36 周后入院，促胎儿肺成熟后及时终止妊娠。(2)分娩方式：糖尿病本身不是剖宫产的指征，决定阴道分娩者，应制定产程中分娩计划，产程中密切监测孕妇血糖、宫缩、胎心变化，避免产程过长。(3)选择性剖宫产手术指征：糖尿病伴微血管病变、合并重度子痫前期或胎儿生长受限(FGR)、胎儿窘迫、胎位异常、剖宫产史、既往死胎、死产史。孕期血糖控制不好，胎儿偏大者尤其胎儿腹围偏大，应放宽剖宫产指征。

6.产程中及产后胰岛素的应用：择期剖宫产或临产后，应停用所有皮下注射的胰岛素，密切监测产程中血糖，每 2 小时测定血糖，维持血糖在 4.4～6.7mmol/L（80～120mg/dl）。血糖升高时检查尿酮体的变化，根据血糖水平决定静脉滴注胰岛素的用量，见表 2。

表 2　产程中持续静脉滴注小剂量短效胰岛素用量

血糖 [mmol/L(mg/dl)]	胰岛素量 (U/h)	静脉滴注液体 (125ml/h)
<5.6(<100)	0.0	5% 葡萄糖乳酸林格液
>5.6(100～)	1.0	5% 葡萄糖乳酸林格液

续表

血糖 [mmol/L（mg/dl）]	胰岛素量 （U/h）	静脉滴注液体 （125ml/h）
>7.8（140～）	1.5	生理盐水
>10.0（180～）	2.0	生理盐水
>12.2（>220）	2.5	生理盐水

产后胰岛素应用：GDM A2 级者，产后复查 FPG，FPG≥7.0mmol/L（126mg/dl），检查餐后血糖，根据血糖水平决定胰岛素用量。孕前糖尿病产后胰岛素用量减少 1/2～2/3，并结合产后血糖水平调整胰岛素的用量。GDM A2 级或孕前糖尿病患者产后输液可按每 3～4g 葡萄糖加入 1U 胰岛素的比例，输液过程中，动态监测血糖水平。产后应用抗生素预防感染。应鼓励糖尿病患者产后母乳喂养。

7. 新生儿的处理：新生儿生后易出现低血糖，出生后 30min 内进行末梢血血糖测定；新生儿均按高危儿处理，注意保暖和吸氧等；提早喂糖水、喂奶，动态监测血糖变化以便及时发现低血糖，必要时 10% 的葡萄糖缓慢静脉滴注；常规检查血红蛋白、血细胞比容、血钾、血钙及镁、胆红素；密切注意新生儿呼吸窘迫综合征的发生。

三、GDM 的产后随访

所有 GDM 孕妇产后应检查空腹血糖，空腹血糖正常者产后 6～12 周进行口服 75g OGTT（空腹以及服糖后 2h 血糖），根据血糖水平确诊为糖尿病合并妊娠，葡萄糖耐量受损（IGT）合并妊娠或 GDM。

（通信作者：杨慧霞）

（本文刊载于《中华妇产科杂志》2007 年第 42 卷第 6 期第 426-428 页）

附录二 妊娠合并糖尿病诊治指南（2014）

中华医学会妇产科学分会产科学组
中华医学会围产医学分会妊娠合并糖尿病协作组

妊娠合并糖尿病包括孕前糖尿病（pregestational diabetes mellitus，PGDM）和妊娠期糖尿病（gestational diabetes mellitus，GDM）[1]，PGDM 可能在孕前已确诊或在妊娠期首次被诊断。随着糖尿病发病率日益升高，以及 GDM 筛查诊断受到广泛重视，妊娠合并糖尿病患者不断增多。中华医学会妇产科学分会产科学组与中华医学会围产医学分会妊娠合并糖尿病协作组曾于 2007 年制订了我国《妊娠合并糖尿病临床诊断与治疗推荐指南（草案）》[简称指南（草案）][2]，在指导临床处理中发挥了重要作用。

中华医学会妇产科学分会产科学组与中华医学会围产医学分会妊娠合并糖尿病协作组现对指南（草案）进行了修改，制订了《妊娠合并糖尿病诊治指南（2014）》（简称本指南），主要参考了我国现行的 GDM 诊断标准[3]、国际妊娠合并糖尿病研究组（International Association of Diabetes and Pregnancy Study Group，IADPSG）[4]、国际糖尿病联盟（International Diabetes Federation，IDF）[5]以及英国[6]、澳大利亚[7]和加拿大[8]制订的妊娠合并糖尿病指南，并参照国内、外临床研究的大量循证医学证据。本指南推荐的证据分级见表 1。

诊断

多年来，针对 GDM 的诊断方法和标准一直存在争议[9-11]。为此，2001 年在美国国立卫生研究院（National Institute of Health，NIH）的支持下，进行了一项全球多中心的前瞻性研究，即"高血糖与不良妊娠结局（hyperglycemia and adverse pregnancy outcomes，HAPO）"研究[12]。根据这一研究结果，IADPSG 在 2010 年提出了 GDM 诊断的新标准[4]，美国糖尿病学会（American Diabetes Association，ADA）在 2011 年对 GDM 的诊断标准进行了更新[13]，WHO 在 2013 年也制订出妊娠期高血糖的诊断标准[14]。同时，研究表明，妊娠期轻度高血糖的严格管理可显著改善母儿结局（A 级证据）[15]。因

表 1　本指南的证据分级标准

证据分级	描述
A 级	明确的证据：来自组织管理严格的、代表性广泛的随机对照试验，其证据充分有力。包括：(1) 实施严格的多中心随机对照试验；(2) 包含质量分级的荟萃分析 令人信服的非试验来源的证据：例如，按牛津循证医学中心"全"或"无"的条例制订的证据 支持性证据：来自组织管理严格的、实施严格的随机对照试验。包括：(1) 由 1 个或多个研究机构完成的、实施严格的随机对照试验；(2) 包含质量分级的荟萃分析
B 级	支持性证据：来自实施严格的队列研究。包括：(1) 实施严格的前瞻性队列研究；(2) 实施严格的队列研究的荟萃分析 支持性证据：来自实施严格的病例对照研究
C 级	支持性证据：来自控制不够严谨或非控制的研究。包括：(1) 质控差、方法学上有重要缺陷或 3 个以上小缺陷的随机对照试验，这些缺陷可导致结果无效；(2) 结果可能潜在较大偏倚的观察性研究；(3) 病例观察及个案报道 证据矛盾：但大体上具有支持推荐的作用
E 级	专家共识或临床经验

此，本指南推荐采用国际和国内推荐的新 GDM 诊断标准。

一、PGDM

符合以下 2 项中任意一项者，可确诊为 PGDM。

1. 妊娠前已确诊为糖尿病的患者。

2. 妊娠前未进行过血糖检查的孕妇，尤其存在糖尿病高危因素者，首次产前检查时需明确是否存在糖尿病，妊娠期血糖升高达到以下任何一项标准应诊断为 PGDM[3, 13, 16]。(1) 空腹血浆葡萄糖 (fasting plasma glucose, FPG) ≥7.0mmol/L (126mg/dl)。(2) 75g 口服葡萄糖耐量试验 (oral glucose tolerance test, OGTT)，服糖后 2h 血糖 ≥11.1mmol/L (200mg/dl)。(3) 伴有典型的高血糖症状或高血糖危象，同时随机血糖 ≥11.1mmol/L (200mg/dl)。(4) 糖化血红蛋白 (glycohemoglobin, HbA1c) ≥6.5%[采用美国国家糖化血红蛋白标准化项目 (national glycohemoglobin standardization program, NGSP)/糖尿病控制与并发症试验 (diabetes control and complication trial, DCCT) 标化的方法]，但不推荐妊娠期常规用 HbA1c 进行糖尿病筛查。GDM 高危因素包括肥胖 (尤其是重度肥胖)、一级亲属患 2 型糖尿病 (type 2 diabetes mellitus, T2DM)、GDM 史或巨大儿分娩史、多囊卵巢综合征、妊娠早期空腹尿糖反复阳性等。

二、GDM

GDM 指妊娠期发生的糖代谢异常，妊娠期首次发现且血糖升高已经达到糖尿病标准，应将其诊断为 PGDM 而非 GDM。GDM 诊断方法和标准如下：

1. 推荐医疗机构对所有尚未被诊断为 PGDM 或 GDM 的孕妇，在妊娠 24～28 周以及 28 周后首次就诊时行 OGTT。

75g OGTT 方法：OGTT 前禁食至少 8h，试验前连续 3d 正常饮食，即每日进食碳水化合物不少于 150g，检查期间静坐、禁烟。检查时，5min 内口服含 75g 葡萄糖的液体 300ml，分别抽取孕妇服糖前及服糖后 1、2h 的静脉血 (从开始饮用葡萄糖水计算时间)，放入含有氟化钠的试管中，采用葡萄糖氧化酶法测定血糖水平。

75g OGTT 的诊断标准[3-4]：服糖前及服糖后 1、2h，3 项血糖值应分别低于 5.1、10.0、8.5mmol/L (92、180、153mg/dl)。任何一项血糖值达到或超过上述标准即可诊断为 GDM。

2.孕妇具有 GDM 高危因素或者医疗资源缺乏地区，建议妊娠 24～28 周首先检查 FPG[3,17]。FPG≥5.1mmol/L，可以直接诊断 GDM，不必行 OGTT；FPG<4.4mmol/L（80mg/dl），发生 GDM 可能性极小，可以暂时不行 OGTT。FPG≥4.4mmol/L 且 <5.1mmol/L 时，应尽早行 OGTT。

3.孕妇具有 GDM 高危因素，首次 OGTT 结果正常，必要时可在妊娠晚期重复 OGTT。

4.妊娠早、中期随孕周增加 FPG 水平逐渐下降，尤以妊娠早期下降明显，因而，妊娠早期 FPG 水平不能作为 GDM 的诊断依据[18]。

5.未定期检查者，如果首次就诊时间在妊娠 28 周以后，建议首次就诊时或就诊后尽早行 OGTT 或 FPG 检查。

妊娠期监测

一、孕妇血糖监测

1.血糖监测方法：（1）自我血糖监测（selfmonitored blood glucose，SMBG）：采用微量血糖仪自行测定毛细血管全血血糖水平。新诊断的高血糖孕妇、血糖控制不良或不稳定者以及妊娠期应用胰岛素治疗者，应每日监测血糖 7 次，包括三餐前 30min、三餐后 2h 和夜间血糖；血糖控制稳定者，每周应至少行血糖轮廓试验 1 次，根据血糖监测结果及时调整胰岛素用量；不需要胰岛素治疗的 GDM 孕妇，在随诊时建议每周至少监测 1 次全天血糖，包括末梢空腹血糖（fasting blood glucose，FBG）及三餐后 2h 末梢血糖共 4 次。（2）连续动态血糖监测（continuous glucose monitoring system，CGMS）：可用于血糖控制不理想的 PGDM 或血糖明显异常而需要加用胰岛素的 GDM 孕妇。大多数 GDM 孕妇并不需要 CGMS，不主张将 CGMS 作为临床常规监测糖尿病孕妇血糖的手段。

2.妊娠期血糖控制目标：GDM 患者妊娠期血糖应控制在餐前及餐后 2h 血糖值分别≤5.3、6.7mmol/L（95、120mg/dl），特殊情况下可测餐后 1h 血糖 [≤7.8mmol/L（140mg/dl）]；夜间血糖不低于 3.3mmol/L（60mg/dl）；妊娠期 HbA1c 宜 <5.5%。PGDM 患者妊娠期血糖控制应达到下述目标：妊娠早期血糖控制勿过于严格，以防低血糖发生；妊娠期餐前、夜间血糖及 FPG 宜控制在 3.3～5.6mmol/L（60～99mg/dl），餐后峰值血糖

5.6~7.1mmol/L（100~129mg/dl），HbA1c<6.0%。无论 GDM 或 PGDM，经过饮食和运动管理，妊娠期血糖达不到上述标准时，应及时加用胰岛素或口服降糖药物进一步控制血糖。

3. HbA1c 水平的测定：HbA1c 反映取血前 2~3 个月的平均血糖水平，可作为评估糖尿病长期控制情况的良好指标，多用于 GDM 初次评估。应用胰岛素治疗的糖尿病孕妇，推荐每 2 个月检测 1 次。

4. 尿酮体的监测：尿酮体有助于及时发现孕妇碳水化合物或能量摄取的不足，也是早期糖尿病酮症酸中毒（diabetes mellitus ketoacidosis，DKA）的一项敏感指标，孕妇出现不明原因恶心、呕吐、乏力等不适或者血糖控制不理想时应及时监测尿酮体。

5. 尿糖的监测：由于妊娠期间尿糖阳性并不能真正反映孕妇的血糖水平，不建议将尿糖作为妊娠期常规监测手段。

二、孕妇并发症的监测

1. 妊娠期高血压疾病的监测：每次妊娠期检查时应监测孕妇的血压及尿蛋白，一旦发现并发子痫前期，按子痫前期原则处理。

2. 羊水过多及其并发症的监测：注意孕妇的宫高曲线及子宫张力，如宫高增长过快，或子宫张力增大，及时行 B 超检查，了解羊水量。

3. DKA 症状的监测：妊娠期出现不明原因恶心、呕吐、乏力、头痛甚至昏迷者，注意检查血糖和尿酮体水平，必要时行血气分析，明确诊断。

4. 感染的监测：注意孕妇有无白带增多、外阴瘙痒、尿急、尿频、尿痛等表现，定期行尿常规检测。

5. 甲状腺功能监测：必要时行甲状腺功能检测，了解孕妇的甲状腺功能。

6. 其他并发症的监测：糖尿病伴有微血管病变合并妊娠者应在妊娠早、中、晚期 3 个阶段分别进行肾功能、眼底检查和血脂的检测。

三、胎儿监测

1. 胎儿发育的监测：在妊娠中期应用超声对胎儿进行产前筛查。妊娠早期血糖未得到控制的孕妇，尤其要注意应用超声检查胎儿中枢神经系统和心脏的发育，有条件者推荐行胎儿超声心动图检查。

2. 胎儿生长速度的监测：妊娠晚期应每 4～6 周进行 1 次超声检查，监测胎儿发育，尤其注意监测胎儿腹围和羊水量的变化等。

3. 胎儿宫内发育状况的评价：妊娠晚期孕妇应注意监测胎动。需要应用胰岛素或口服降糖药物者，应自妊娠 32 周起，每周行 1 次无应激试验（nonstress test，NST）。可疑胎儿生长受限时尤其应严密监测。

4. 促胎儿肺成熟：妊娠期血糖控制不满意以及需要提前终止妊娠者，应在计划终止妊娠前 48h，促胎儿肺成熟。有条件者行羊膜腔穿刺术抽取羊水了解胎儿肺成熟度，同时羊膜腔内注射地塞米松 10mg，或采取肌内注射方式，但后者使用后应监测孕妇血糖变化。

咨询与治疗

一、妊娠前
（一）一般建议

建议所有计划妊娠的糖尿病、糖耐量受损（impaired glucose tolerance，IGT）或空腹血糖受损（impaired fasting glucose，IFG；即糖尿病前期）的妇女，进行妊娠前咨询。

有 GDM 史者再次妊娠时发生 GDM 的可能性为 30%～50%[19]，因此，产后 1 年以上计划妊娠者，最好在计划妊娠前行 OGTT，或至少在妊娠早期行 OGTT。如血糖正常，也仍需在妊娠 24～28 周再行 OGTT（B 级证据）[5]。

糖尿病患者应了解妊娠可能对病情的影响。妊娠前及妊娠期需积极控制血糖，除高血糖外，早孕反应（如晨起恶心）引起的摄食异常也可能增加低血糖的发生风险。

糖尿病患者需在计划妊娠前评价是否存在并发症，如糖尿病视网膜病变（diabetic retinopathy，DR）、糖尿病肾病（diabetic nephropathy，DN）、神经病变和心血管疾病等。已存在糖尿病慢性并发症者，妊娠期症状可能加重，需在妊娠期检查时重新评价。

（二）糖尿病并发症的评价

1. DR：糖尿病患者计划妊娠或明确妊娠时应进行一次眼科检查，并评价可能加重或促使 DR 进展的危险因素。有适应证时,如增殖性 DR,采取激光治疗可减少 DR 病变加重的危险。妊娠期应密切随访眼底变化,直至产后 1 年(B 级证据)[5]。妊娠前及妊娠期良好的血糖控制,可避免病情发展。

2. DN:妊娠可造成轻度 DN 患者暂时性肾功能减退。肾功能不全对胎儿的发育有不良影响;较严重的肾功能不全患者(血清肌酐 >265μmol/L),或肌酐清除率 <50ml/(min·1.73m^2)时,妊娠可对部分患者的肾功能造成永久性损害。因此,不建议这部分患者妊娠。DN 肾功能正常者,如果妊娠期血糖控制理想,对肾功能影响较小。

3. 糖尿病的其他并发症:糖尿病神经相关病变包括胃轻瘫、尿潴留及体位性低血压等,可进一步增加妊娠期间糖尿病管理的难度。如潜在的心血管疾病未被发现和处理,妊娠可增加患者的死亡风险,应在妊娠前仔细检查心血管疾病证据并予以处理。计划妊娠的糖尿病妇女的心功能应达到能够耐受运动试验的水平。

(三)妊娠前药物的合理应用

PGDM 妇女妊娠前应停用妊娠期禁忌药物,如血管紧张素转换酶抑制剂(angiotensin converting enzyme inhibitor,ACEI)和血管紧张素Ⅱ受体拮抗剂等。如果妊娠前应用 ACEI治疗 DN,一旦发现妊娠,应立即停用。产前咨询时应告知患者,妊娠前或妊娠期停用 ACEI 后蛋白尿可能会明显加重。

1. 糖尿病合并慢性高血压的孕妇,妊娠期血压控制目标为收缩压 110～129mmHg(1mmHg=0.133kPa),舒张压 65～79mmHg。现有证据表明,妊娠早期应用拉贝洛尔、钙离子通道阻滞剂等药物,均不明显增加胎儿致畸风险,可在妊娠前以及妊娠期应用。ACEI 类药物在妊娠早期应用,不增加胎儿先天性心脏病的发生风险,但妊娠中及晚期禁忌使用ACEI 及血管紧张素Ⅱ受体拮抗剂(E 级证据)。

2. 糖尿病患者妊娠前和妊娠早期应补充含叶酸的多种维生素。

3. 应用二甲双胍的 T2DM 患者,需考虑药物的可能益处或不良反应。如果患者愿意,可在医师指导下继续应用。

(四)妊娠前血糖控制

血糖控制不理想的糖尿病孕妇妊娠早期流产及胎儿畸形发生风险明显增加,妊娠前后理想的血糖控制可显著降低上述风险,但目前尚无确切降低上述风险的血糖阈值标准。

计划妊娠的糖尿病患者应尽量控制血糖,使 HbA1c<6.5%,使用胰岛素者 HbA1c 可 <7%(B 级证据)。

二、妊娠期

(一)医学营养治疗

医学营养治疗的目的是使糖尿病孕妇的血糖控制在正常范围,保证孕妇和胎儿的合理营养摄入,减少母儿并发症的发生[20]。2005 年以来的 2 项随机对照试验为 GDM 营养治疗和管理提供了强有力的证据[11,15]。一旦确诊 GDM,应立即对患者进行医学营养治疗和运动指导[21-23],并进行如何监测血糖的教育等。医学营养治疗和运动指导后,FPG 及餐后 2h 血糖仍异常者,推荐及时应用胰岛素。

(二)营养摄入量推荐

1. 每日摄入总能量:应根据不同妊娠前体质量和妊娠期的体质量增长速度而定[24]。见表 2。虽然需要控制糖尿病孕妇每日摄入的总能量,但应避免能量限制过度,妊娠早期应保证不低于 1500kcal/d(1kcal=4.184kJ),妊娠晚期不低于 1800kcal/d。碳水化合物摄入不足可能导致酮症的发生,对孕妇和胎儿都会产生不利影响。

2. 碳水化合物:推荐饮食碳水化合物摄入量占总能量的 50%~60% 为宜,每日碳水化合物不低于 150g 对维持妊娠期血糖正常更为合适。应尽量避免食用蔗糖等精制糖,等量碳水化合物食物选择时可优先选择低血糖指数食物。无论采用碳水化合物计算法、食品交换份法或经验估算法,监测碳水化合物的摄入量是血糖控制达标的关键策略(A 级证据)。当仅考虑碳水化合物总量时,血糖指数和血糖负荷可能更有助于血糖控制(B 级证据)。

3. 蛋白质:推荐饮食蛋白质摄入量占总能量的 15%~20% 为宜,以满足孕妇妊娠期生理调节及胎儿生长发育之需。

4. 脂肪:推荐饮食脂肪摄入量占总能量的 25%~30% 为宜。但应适当限制饱和脂肪酸含量高的食物,如动物油脂、红肉类、椰奶、全脂奶制品等,糖尿病孕妇饱和脂肪酸摄入量不应超过总摄入能量的 7%(A 级证据);而单不饱和脂肪酸如橄榄油、山茶油等,应占脂肪供能的 1/3 以上。减少反式脂肪

表 2 基于妊娠前体质指数推荐的孕妇每日能量摄入量及妊娠期体质量增长标准

妊娠前体质指数 (kg/m²)	能量系数 (kcal/kg 理想体质量)	平均能量 ᵃ(kcal/d)	妊娠期体质量增长值(kg)	妊娠中晚期每周体质量增长值（kg）	
				均数	范围
<18.5	35~40	2000~2300	12.5~18.0	0.51	0.44~0.58
18.5~24.9	30~35	1800~2100	11.5~16.0	0.42	0.35~0.50
>25.0	25~30	1500~1800	7.0~11.5	0.28	0.23~0.33

注: ᵃ 平均能量 (kcal/d) = 能量系数 (kcal/kg) × 理想体质量 (kg); 1kcal=4.184kJ; 对于我国常见身高的孕妇(150~175cm), 可以参考: 理想体质量 (kg) = 身高 (cm) -105。身材过矮或过高孕妇需要根据患者的状况调整膳食能量推荐。妊娠中晚期在上述基础上平均增加再增加约 200kcal/d; 妊娠早期平均体质量增加: 0.5~2.0kg; 多胎妊娠者, 应在单胎基础上每日适当增加 200kcal 能量摄入

酸摄入量可降低低密度脂蛋白胆固醇、增加高密度脂蛋白胆固醇的水平(A级证据),故糖尿病孕妇应减少反式脂肪酸的摄入量(B级证据)。

5. 膳食纤维:是不产生能量的多糖。水果中的果胶、海带、紫菜中的藻胶、某些豆类中的胍胶和魔芋粉等具有控制餐后血糖上升程度、改善葡萄糖耐量和降低血胆固醇的作用。推荐每日摄入量25～30g。饮食中可多选用富含膳食纤维的燕麦片、荞麦面等粗杂粮,以及新鲜蔬菜、水果、藻类食物等。

6. 维生素及矿物质:妊娠期铁、叶酸和维生素D的需要量增加了1倍,钙、磷、硫胺素、维生素B_6的需要量增加了33%～50%,锌、核黄素的需要量增加了20%～25%,维生素A、B_{12}、C、硒、钾、生物素、烟酸和每日总能量的需要量增加了18%左右。因此,建议妊娠期有计划地增加富含维生素B_6、钙、钾、铁、锌、铜的食物,如瘦肉、家禽、鱼、虾、奶制品、新鲜水果和蔬菜等。

7. 非营养性甜味剂的使用:ADA建议只有美国食品药品监督管理局(Food and Drug Administration,FDA)批准的非营养性甜味剂孕妇才可以使用,并适度推荐。目前,相关研究非常有限(E级证据)。美国FDA批准的5种非营养性甜味剂分别是乙酰磺胺酸钾、阿斯巴甜、纽甜、食用糖精和三氯蔗糖。

(三)餐次的合理安排

少量多餐、定时定量进餐对血糖控制非常重要。早、中、晚三餐的能量应控制在每日摄入总能量的10%～15%、30%、30%,每次加餐的能量可以占5%～10%,有助于防止餐前过度饥饿。

医学营养治疗过程应与胰岛素应用密切配合,防止发生低血糖。膳食计划必须实现个体化,应根据文化背景、生活方式、经济条件和受教育程度进行合理的膳食安排和相应的营养教育。

(四)GDM的运动疗法

1. 运动治疗的作用:运动疗法可降低妊娠期基础胰岛素抵抗,是GDM的综合治疗措施之一,每餐30min后进行中等强度的运动对母儿无不良影响。

2. 运动治疗的方法:选择一种低至中等强度的有氧运动

（又称耐力运动），主要指由机体大肌肉群参加的持续性运动。步行是常用的简单有氧运动。

3. 运动的时间：可自 10min 开始，逐步延长至 30min，其中可穿插必要的间歇，建议餐后运动。

4. 运动的频率：适宜的频率为 3～4 次 / 周。

5. 运动治疗的注意事项：（1）运动前行心电图检查以排除心脏疾患，并需确认是否存在大血管和微血管的并发症。（2）GDM 运动疗法的禁忌证：1 型糖尿病合并妊娠、心脏病、视网膜病变、多胎妊娠、宫颈机能不全、先兆早产或流产、胎儿生长受限、前置胎盘、妊娠期高血压疾病等。（3）防止低血糖反应和延迟性低血糖：进食 30min 后再运动，每次运动时间控制在 30～40min，运动后休息 30min。血糖水平 <3.3mmol/L 或 >13.9mmol/L 者停止运动。运动时应随身携带饼干或糖果，有低血糖征兆时可及时食用。（4）运动期间出现以下情况应及时就医：腹痛、阴道流血或流水、憋气、头晕眼花、严重头痛、胸痛、肌无力等。（5）避免清晨空腹未注射胰岛素之前进行运动。

（五）胰岛素治疗

1. 常用的胰岛素制剂及其特点：

（1）超短效人胰岛素类似物：门冬胰岛素已被我国国家食品药品监督管理局（State Food and Drug Administration，SFDA）批准可用于妊娠期。其特点是起效迅速，药效维持时间短。具有最强或最佳的降低餐后血糖的作用，不易发生低血糖[25-26]，用于控制餐后血糖水平。

（2）短效胰岛素：其特点是起效快，剂量易于调整，可皮下、肌内和静脉注射使用。静脉注射胰岛素后能使血糖迅速下降，半衰期 5～6min，故可用于抢救 DKA。

（3）中效胰岛素：是含有鱼精蛋白、短效胰岛素和锌离子的混悬液，只能皮下注射而不能静脉使用。注射后必须在组织中蛋白酶的分解作用下，将胰岛素与鱼精蛋白分离，释放出胰岛素再发挥生物学效应。其特点是起效慢，药效持续时间长，其降低血糖的强度弱于短效胰岛素。

（4）长效胰岛素类似物：地特胰岛素也已经被 SFDA 批准应用于妊娠期，可用于控制夜间血糖和餐前血糖。妊娠期各种常用的胰岛素制剂及其作用特点见表 3。

表3　妊娠期常用的胰岛素制剂及其作用特点

胰岛素制剂	起效时间	作用达峰值时间	有效作用时间	最长持续时间
超短效人胰岛素类似物	10～20min	30～90min	3～4h	3～5h
短效胰岛素	30～60min	2～3h	3～6h	7～8h
中效胰岛素	2～4h	6～10h	10～16h	14～18h

2. 胰岛素应用时机：糖尿病孕妇经饮食治疗3～5d后，测定24h的末梢糖（血糖轮廓试验），包括夜间血糖、三餐前30min及三餐后2h血糖及尿酮体。如果空腹或餐前血糖≥5.3mmol/L（95mg/dl），或餐后2h血糖≥6.7mmol/L（120mg/dl），或调整饮食后出现饥饿性酮症，增加热量摄入后血糖又超过妊娠期标准者，应及时加用胰岛素治疗。

3. 胰岛素治疗方案：最符合生理要求的胰岛素治疗方案为：基础胰岛素联合餐前超短效或短效胰岛素。基础胰岛素的替代作用可持续12～24h，而餐前胰岛素起效快，持续时间短，有利于控制餐后血糖。应根据血糖监测结果，选择个体化的胰岛素治疗方案。

（1）基础胰岛素治疗：选择中效胰岛素睡前皮下注射，适用于空腹血糖高的孕妇；睡前注射中效胰岛素后空腹血糖已经达标但晚餐前血糖控制不佳者，可选择早餐前和睡前2次注射，或者睡前注射长效胰岛素。

（2）餐前超短效或短效胰岛素治疗：餐后血糖升高的孕妇，进餐时或餐前30min注射超短效或短效人胰岛素。

（3）胰岛素联合治疗：中效胰岛素和超短效或短效胰岛素联合，是目前应用最普遍的一种方法，即三餐前注射短效胰岛素，睡前注射中效胰岛素。由于妊娠期餐后血糖升高显著，一般不推荐常规应用预混胰岛素。

4. 妊娠期胰岛素应用的注意事项：（1）胰岛素初始使用应从小剂量开始，0.3～0.8U/（kg·d）。每天计划应用的胰岛素总量应分配到三餐前使用，分配原则是早餐前最多，中餐前最少，晚餐前用量居中。每次调整后观察2～3d判断疗效，每次以增减2～4U或不超过胰岛素每天用量的20%为宜，直至达到血糖控制目标。(2)胰岛素治疗期间清晨或空腹高血糖的处理：夜间胰岛素作用不足、黎明现象和 Somogyi 现象均可导致高血糖的发生。前 2 种情况必须在睡前增加中效胰岛素用量，而出现 Somogyi 现象时应减少睡前中效胰岛素的用量。(3)妊娠过程中机体对胰岛素需求的变化：妊娠中、晚期对胰岛素需要量有不同程度的增加；妊娠 32～36 周胰岛素需要量达高峰，妊娠 36 周后稍下降，应根据个体血糖监测结果，不断调整胰岛素用量。

(六)口服降糖药在 GDM 孕妇中的应用

大多数 GDM 孕妇通过生活方式的干预即可使血糖达标，不能达标的 GDM 孕妇应首先推荐应用胰岛素控制血糖。目前，口服降糖药物二甲双胍和格列本脲在 GDM 孕妇中应用的安全性和有效性不断被证实[27-36]，但我国尚缺乏相关研究，且这 2 种口服降糖药均未纳入我国妊娠期治疗糖尿病的注册适应证。但考虑对于胰岛素用量较大或拒绝应用胰岛素的孕妇，应用上述口服降糖药物的潜在风险远远小于未控制的妊娠期高血糖本身对胎儿的危害。因此，在知情同意的基础上，部分 GDM 孕妇可慎用。口服降糖药的分类及其特点见表 4。

表 4　口服降糖药的分类及其特点

药物名称	作用部位	胎盘通透性	乳汁分泌
格列本脲	胰腺	极少	未知
二甲双胍	肝、肌细胞、脂肪细胞	是	动物实验
阿卡波糖	小肠	未知	未知

1. 格列本脲：是临床应用最广泛的治疗 GDM 的口服降糖药，作用靶器官为胰腺，99% 以蛋白结合形式存在，极少通过胎盘屏障。目前临床研究显示，妊娠中、晚期 GDM 孕妇应用格列本脲与胰岛素治疗相比，疗效一致，但前者使用方便，且价格便宜。但用药后发生子痫前期和新生儿黄疸需光疗的风险升高[36]，少部分孕妇有恶心、头痛及低血糖反应。

2. 二甲双胍：可增加胰岛素的敏感性，目前的资料显示，妊娠早期应用对胎儿无致畸性，在多囊卵巢综合征的治疗过程中对早期妊娠的维持有重要作用。由于该药可以透过胎盘屏障,妊娠中晚期应用对胎儿的远期安全性尚有待证实。

三、分娩时机及方式

(一)分娩时机[37-39]

1. 无需胰岛素治疗而血糖控制达标的 GDM 孕妇,如无母儿并发症,在严密监测下可待预产期,到预产期仍未临产者,可引产终止妊娠。

2. PGDM 及胰岛素治疗的 GDM 孕妇,如血糖控制良好且无母儿并发症,在严密监测下,妊娠 39 周后可终止妊娠;血糖控制不满意或出现母儿并发症,应及时收入院观察,根据病情决定终止妊娠时机。

3. 糖尿病伴发微血管病变或既往有不良产史者,需严密监护,终止妊娠时机应个体化。

(二)分娩方式

糖尿病本身不是剖宫产指征。决定阴道分娩者,应制定分娩计划,产程中密切监测孕妇的血糖、宫缩、胎心率变化,避免产程过长。

择期剖宫产的手术指征为糖尿病伴严重微血管病变,或其他产科指征。妊娠期血糖控制不好、胎儿偏大(尤其估计胎儿体质量≥4250g 者)或既往有死胎、死产史者,应适当放宽剖宫产指征。

特殊情况下的处理

一、分娩期及围手术期胰岛素的使用原则

1. 使用原则:手术前后、产程中、产后非正常饮食期间应停用所有皮下注射胰岛素,改用胰岛素静脉滴注,以避免出现高血糖或低血糖。应给孕产妇提供足够的葡萄糖,以满足基础代谢需要和应激状态下的能量消耗;供给胰岛素,防止 DKA 的发生、控制高血糖、利于葡萄糖的利用;保持适当血容量和电解质代谢平衡。

2. 产程中或手术前的检查:必须检测血糖、尿酮体水平。择期手术还需检查电解质、血气分析和肝肾功能。

3. 胰岛素使用方法:每 1～2 小时监测 1 次血糖,根据血糖值维持小剂量胰岛素静脉滴注。妊娠期应用胰岛素控制血糖者计划分娩时,引产前 1d 睡前正常使用中效胰岛素;引产当日停用早餐前胰岛素,并给予 0.9% 氯化钠注射液静脉

内滴注；正式临产或血糖水平 <3.9mmol/L 时，将静脉滴注的 0.9% 氯化钠注射液改为 5% 葡萄糖 / 乳酸林格液，并以 100～150ml/h 的速度滴注，以维持血糖水平在 5.6mmol/L（100mg/dl）；如血糖水平 >5.6mmol/L，则采用 5% 葡萄糖液加短效胰岛素，按 1～4U/h 的速度静脉滴注。血糖水平采用快速血糖仪每小时监测 1 次，用于调整胰岛素或葡萄糖输液的速度。也可按照表 5 的方法调控血糖。

表 5 产程或手术中小剂量胰岛素的应用标准

血糖水平 （mmol/L）	胰岛素用量（U/h）	静脉输液种类[a]	配伍原则（液体量+ 胰岛素用量）
<5.6	0	5% 葡萄糖 / 乳酸林格液	不加胰岛素
≥5.6～<7.8	1.0	5% 葡萄糖 / 乳酸林格液	500ml+4U
≥7.8～<10.0	1.5	0.9% 氯化钠注射液	500ml+6U
≥10.0～<12.2	2.0	0.9% 氯化钠注射液	500ml+8U
≥12.2	2.5	0.9% 氯化钠注射液	500ml+10U

注：[a] 静脉输液速度为 125ml/h

二、妊娠合并 DKA 的处理

1. 妊娠合并 DKA 的临床表现及诊断：恶心、呕吐、乏力、口渴、多饮、多尿，少数伴有腹痛；皮肤黏膜干燥、眼球下陷、呼气有酮臭味，病情严重者出现意识障碍或昏迷；实验室检查显示高血糖 >13.9mmol/L（250mg/dl）、尿酮体阳性、血 pH<7.35、二氧化碳结合力 <13.8mmol/L、血酮体 >5mmol/L、电解质紊乱。

2. 发病诱因：妊娠期间漏诊、未及时诊断或治疗的糖尿病；胰岛素治疗不规范；饮食控制不合理；产程中和手术前后应激状态；合并感染；使用糖皮质激素等。

3. 治疗原则：给予胰岛素降低血糖、纠正代谢和电解质紊乱、改善循环、去除诱因。

4．治疗具体步骤及注意事项：(1)血糖过高者(>16.6mmol/L)，先予胰岛素 0.2～0.4U/kg 一次性静脉注射。(2)胰岛素持续静脉滴注：0.9% 氯化钠注射液＋胰岛素，按胰岛素 0.1U/(kg•h) 或 4～6U/h 的速度输入。(3)监测血糖：从使用胰岛素开始每小时监测 1 次血糖，根据血糖下降情况进行调整，要求平均每小时血糖下降 3.9～5.6mmol/L 或超过静脉滴注前血糖水平的 30%。达不到此标准者，可能存在胰岛素抵抗，应将胰岛素用量加倍。(4)当血糖降至 13.9mmol/L 时，将 0.9% 氯化钠注射液改为 5% 葡萄糖液或葡萄糖盐水，每 2～4 克葡萄糖加入 1U 胰岛素，直至血糖降至 11.1mmol/L 以下、尿酮体阴性、并可平稳过渡到餐前皮下注射治疗时停止补液。(5)注意事项：补液原则先快后慢、先盐后糖；注意出入量平衡。开始静脉胰岛素治疗且患者有尿后要及时补钾，避免出现严重低血钾。当 $pH<7.1$、二氧化碳结合力 <10mmol/L、$HCO_3^-<10mmol/L$ 时可补碱，一般用 5% $NaHCO_3$ 100ml+ 注射用水 400ml，以 200ml/h 的速度静脉滴注，至 $pH≥7.2$ 或二氧化碳结合力 >15mmol/L 时停止补碱。

三、产后处理

1．产后胰岛素的应用：产后血糖控制目标以及胰岛素应用，参照非妊娠期血糖控制标准。(1)妊娠期应用胰岛素的产妇剖宫产术后禁食或未能恢复正常饮食期间，予静脉输液，胰岛素与葡萄糖比例为 1：(4～6)，同时监测血糖水平及尿酮体，根据监测结果决定是否应用并调整胰岛素用量。(2)妊娠期应用胰岛素者，一旦恢复正常饮食，应及时行血糖监测，血糖水平显著异常者，应用胰岛素皮下注射，根据血糖水平调整剂量，所需胰岛素的剂量一般较妊娠期明显减少。(3)妊娠期无需胰岛素治疗的 GDM 产妇，产后可恢复正常饮食，但应避免高糖及高脂饮食。

2．产后复查：产后 FPG 反复≥7.0mmol/L，应视为 PGDM，建议转内分泌专科治疗。

3．鼓励母乳喂养：产后母乳喂养可减少产妇胰岛素的应用，且子代发生糖尿病的风险下降。

4．新生儿处理：(1)新生儿出生后易发生低血糖，严密监测其血糖变化可及时发现低血糖。建议新生儿出生后 30min 内行末梢血糖检测。(2)新生儿均按高危儿处理，注意保暖和吸氧等。(3)提早喂糖水、开奶，必要时以 10% 葡萄糖液缓慢静脉滴注。(4)常规检查血红蛋白、血钾、血钙及镁、胆红素。(5)密切注意新生儿呼吸窘迫综合征的发生。

GDM 孕妇的产后随访

GDM 孕妇及其子代均是糖尿病病的高危人群[40-46]。荟萃分析结果显示，GDM 患者产后患 T2DM 的相对危险度是 7.43（95%CI：4.79～11.51）。美国糖尿病预防项目（Diabetes Prevention Program，DPP）的一项研究结果显示，通过改变生活方式和药物治疗可以使有 GDM 史的妇女发生糖尿病的比例减少 50% 以上。因此，现有的关于 GDM 诊断治疗标准都对产后随访问题进行了规范。推荐所有 GDM 妇女在产后 6～12 周进行随访（E 级证据）。

产后随访时应向产妇讲解产后随访的意义；指导其改变生活方式、合理饮食及适当运动，鼓励母乳喂养。随访时建议进行身高、体质量、体质指数、腰围及臀围的测定，同时了解产后血糖的恢复情况，建议所有 GDM 妇女产后行 OGTT，测定空腹及服糖后 2h 血糖水平，并按照 2014 年 ADA 的标准[15]明确有无糖代谢异常及其种类，见表 6。有条件者建议检测血脂及胰岛素水平，至少每 3 年进行 1 次随访（E 级证据）。

表 6 非孕期血糖异常的分类及诊断标准
（2014 年 ADA 标准）[15]

分类	FPG（mmol/L）	服糖后 2h 血糖（mmol/L）	HbA1c（%）
正常[a]	<5.6	<7.8	<5.7
糖耐量受损[a]	<5.6	7.8～11.0	5.7～6.4
空腹血糖受损[a]	5.6～6.9	<7.8	5.7～6.4
糖尿病	≥7.0	或≥11.1	≥6.5

注：[a] FPG 和服糖后 2h 血糖 2 项条件须同时符合；ADA：美国糖尿病学会（American Diabetes Association）；FPG：空腹血浆葡萄糖（fasting plasma glucose）；HbA1c：糖化血红蛋白（glycohemoglobin）

建议对糖尿病患者的子代进行随访以及健康生活方式的指导，可进行身长、体质量、头围、腹围的测定，必要时检测血压及血糖。

参加本指南撰写及讨论的专家组成员：杨慧霞（北京大学第一医院）、徐先明（上海交通大学附属第一人民医院）、王子莲（中山大学附属第一医院）、孙伟杰（北京大学第一医院）、胡娅莉（南京大学医学院附属鼓楼医院）、陈伟（中国医学科学院北京协和医院）、吴红花（北京大学第一医院）、魏玉梅（北京大学第一医院）

参加本指南讨论的专家组成员：马润玫（昆明医科大学第一附属医院）、贺晶（浙江大学医学院附属妇产科医院）、刘兴会（四川大学华西第二医院）、范玲（首都医科大学附属北京妇产医院）、胡继芬（福建医科大学附属第一医院）、王晨虹（深圳市妇幼保健院）、王蕴慧（中山大学附属第二医院）、刘彩霞（中国医科大学附属盛京医院）、陈叙（天津市中心妇产科医院）、肖梅（湖北省妇幼保健院）、张眉花（山西省妇幼保健院）、马玉燕（山东大学齐鲁医院）、陈丹青（浙江大学医学院附属妇产科医院）、崔世红（郑州大学第三附属医院）、李光辉（首都医科大学附属北京妇产医院）、金镇（中国医科大学附属盛京医院）、程蔚蔚（上海交通大学医学院附属国际和平妇幼保健院）、孙丽洲（南京医科大学附属第一医院）、王谢桐（山东省立医院）、袁荣（深圳市妇幼保健院）、漆洪波（重庆医科大学附属第一医院）、范建霞（上海交通大学医学院附属国际和平妇幼保健院）

参 考 文 献

1. Kahn CR，Weir GC，King GL，et al.Joslin 糖尿病学[M].潘长玉，陈家伟，陈名道，等，译.14 版.北京：人民卫生出版社，2007：1-20.

2. 中华医学会妇产科学分会产科学组，中华医学会围产医学分会妊娠合并糖尿病协作组.妊娠合并糖尿病临床诊断与治疗推荐指南（草案）[J].中华妇产科杂志，2007，42：426-428.

3. 中华人民共和国国家卫生部.WS 331-2011 妊娠期糖尿病诊断[S].北京：中华人民共和国国家卫生部，2011.

4. International Association of Diabetes and Pregnancy Study Groups Consensus Panel，Metzger BE，Gabbe SG，et al.International association of diabetes and pregnancy study

groups recommendations on the diagnosis and classification of hyperglycemia in pregnancy[J].Diabetes Care，2010，33：676-682.

5. International Diabetes Federation.Global Guideline on Pregnancy and Diabetes[S].Brussels：International Diabetes Federation，2009.

6. Walker JD.Diabetes in pregnancy：management of diabetes and its complications from pre-conception to the postnatal period. NICE guideline 63.London，March 2008[J].Diabet Med，2008，25：1025-1027.

7. Hoffman L，Nolan C，Wilson JD，et al.Gestational diabetes mellitus--management guidelines.The Australasian Diabetes in Pregnancy Society[J].Med J Aust，1998，169：93-97.

8. Canadian Diabetes Association.2008 CDA clinical practice guidelines for the prevention and management of diabetes in Canada[J].Can J Diabetes，2008，32：S168-180.

9. 杨慧霞，魏玉梅，孙伟杰.妊娠期糖尿病诊断标准的新里程碑[J].中华围产医学杂志，2010，13：177-180.

10. Hadar E，Oats J，Hod M.Towards new diagnostic criteria for diagnosing GDM：the HAPO study[J].J Perinat Med，2009，37：447-449.

11. Crowther CA，Hiller JE，Moss JR，et al.Effect of treatment of gestational diabetes mellitus on pregnancy outcomes[J].N Engl J Med，2005，352：2477-2486.

12. HAPO Study Cooperative Research Group，Metzger BE，Lowe LP，et al.Hyperglycemia and adverse pregnancy outcomes[J]. N Engl J Med，2008，358：1991-2002.

13. American Diabetes Association.Diagnosis and classification of diabetes mellitus.Diabetes Care，2011，34 Suppl 1：S62-69.

14. World Health Organization.Diagnostic criteria and classification of hyperglycaemia first detected in pregnancy[EB/OL].（2013）[2014-06-08].http：//www.who.int/diabetes/publications/Hyperglycaemia_In_Pregnancy/en/index.html.

15. Landon MB，Spong CY，Thom E，et al.A multicenter，randomized trial of treatment for mild gestational diabetes[J].N

Engl J Med, 2009, 361: 1339-1348.

16. American Diabetes Association.Diagnosis and classification of diabetes mellitus[J].Diabetes Care, 2014, 37: s81-90.

17. Zhu WW, Fan L, Yang HX, et al.Fasting plasma glucose at 24-28 weeks to screen for gestational diabetes mellitus: new evidence from China[J].Diabetes Care, 2013, 36: 2038-2040.

18. Zhu WW, Yang HX, Wei YM, et al.Evaluation of the value of fasting plasma glucose in the first prenatal visit to diagnose gestational diabetes mellitus in China[J].Diabetes Care, 2013, 36: 586-590.

19. Kim C, Berger DK, Chamany S.Recurrence of gestational diabetes mellitus: a systematic review[J].Diabetes Care, 2007, 30: 1314-1319.

20. 李光辉, 张为远. 妊娠期糖尿病个体化营养治疗的临床实践及循证依据[J]. 中华围产医学杂志, 2011, 14: 196-199.

21. Dodd JM, Crowther CA, Robinson JS.Dietary and lifestyle interventions to limit weight gain during pregnancy for obese or overweight women: a systematic review[J].Acta Obstet Gynecol Scand, 2008, 87: 702-706.

22. Franz MJ, Boucher JL, Green-Pastors J, et al.Evidence-based nutrition practice guidelines for diabetes and scope and standards of practice[J].J Am Diet Assoc, 2008, 108 (Suppl 1): S52-58.

23. Institute of Medicine (US) and National Research Council (US) Committee to Re-examine IOM Pregnancy Weight Guidelines, Rasmussen KM, Yaktine AL, et al.Weight gain during pregnancy: reexamining the guidelines[S].Washington (DC): National Academies Press (US), 2009.

24. Gavard JA, Artal R.Effect of exercise on pregnancy outcome [J].Clin Obstet Gynecol, 2008, 51: 467-480.

25. Mathiesen ER, Kinsley B, Amiel SA, et al.Maternal glycemic control and hypoglycemia in type 1 diabetic pregancy.A randomized trial of insulin aspart versus human insulin in 322 pregnant women[J].Diabetes Care, 2007, 30: 771-776.

26. Di Cianni G, Volpe L, Ghio A, et al.Maternal metabolic control

and perinatal outcome in women with gestational diabetes mellitus treated with lispro or aspart insulin: comparison with regular insulin[J].Diabetes Care, 2007, 30: e11.

27. Langer O, Conway DL, Berkus MD, et al.A comparison of glyburide and insulin in women with gestational diabetes mellitus[J].N Eng J Med, 2000, 343: 1134-1138.

28. Langer O, Yogev Y, Xenakis EM, et al.Insulin and glyburide therapy: dosage, severity level of gestational diabetes, and pregnancy outcome[J].Am J Obstet Gynecol, 2005, 192: 134-139.

29. Lord JM, Flight IH, Norman RJ.Insulin-sensitizing drugs (metformin, troglitazone, rosiglitazone, pioglitazone, D-chiroinositol)for polycystic ovary syndrome[J].Cochrane Database Syst Rev, 2003(, 3): CD003053.

30. 杨慧霞.妊娠合并糖尿病:临床实践指南[M].2版.北京:人民卫生出版社, 2013: 1-337.

31. Nanovskaya TN, Nekhayeva IA, Patrikeeva SL, et al.Transfer of metformin across the dually perfused human placental lobule [J].Am J Obstet Gynecol, 2006, 195: 1081-1085.

32. Ijäs H, Vääräsmäki M, Morin-Papunen L, et al.Metformin should be considered in the treatment of gestational diabetes: a prospective randomised study[J].BJOG, 2011, 118: 880-885.

33. Rowan JA, Hague WM, Gao W, et al.Metformin versus insulin for the treatment of gestational diabetes[J].N Engl J Med, 2008, 358: 2003-2015.

34. Balani J, Hyer SL, Rodin DA, et al.Pregnancy outcomes in women with gestational diabetes treated with metformin or insulin: a case-control study[J].Diabet Med, 2009, 26: 798-802.

35. Silva JC, Pacheco C, Bizato J, et al.Metformin compared with glyburide for the management of gestational diabetes[J].Int J Gynaecol Obstet, 2010, 111: 37-40.

36. Bertini AM, Silva JC, Taborda W, et al.Perinatal outcomes and the use of oral hypoglycemic agents[J].J Perinat Med, 2005, 33: 519-523.

37. Graves CR.Antepartum fetal surveillance and timing of delivery in the pregnancy complicated by diabetes mellitus[J].Clin Obstet Gynecol,2007,50:1007-1013.

38. Hawkins S,Casey BM.Labor and delivery management for women with diabetes[J].Clin N Am Obstet Gynecol,2007:34,323-334.

39. Witkop CT,Neale D,Wilson LM,et al.Active compared with expectant delivery management in women with gestational diabetes:a systematic review[J].Obstet Gynecol,2009,113:206-217.

40. Gunderson EP.Breastfeeding after gestational diabetes pregnancy:subsequent obesity and type 2 diabetes in women and their offspring[J].Diabetes Care,2007,30:s161-168.

41. Bellamy L,Casas JP,Hingorani AD,et al.Type 2 diabetes mellitus after gestational diabetes:a systematic review and metaanalysis[J].Lancet,2009,373:1773-1779.

42. Kim C,Newton KM,Knopp RH.Gestational diabetes and the incidence of type 2 diabetes:a systematic review[J].Diabetes Care,2002,25:1862-1868.

43. Ratner RE,Christophi CA,Metzger BE,et al.Prevention of diabetes in women with a history of gestational diabetes:effects of metformin and lifestyle interventions[J].J Clin Endocrinol Metab,2008,93:4774-4779.

44. Committee on Obstetric Practice.ACOG committee opinion No.435:postpartum screening for abnormal glucose tolerance in women who had gestational diabetes mellitus[J].Obstet Gynecol,2009,113:1419-1421.

45. 吴红花,孙伟杰,惠岩,等.妊娠期糖代谢异常患者产后6~12周糖代谢转归的随访研究[J].中国糖尿病杂志,2009,1:466-469.

46. 宋耕,常乐,苏世萍,等.妊娠期糖尿病妇女产后转归的随访性研究[J].中华糖尿病杂志,2012,4:208-211.

《早产临床诊断与治疗指南》
解读·病案分析

胡娅莉

南京大学医学院附属鼓楼医院

引　　言

2007 年中华医学会妇产科学分会产科学组制定了《早产的临床诊断与治疗推荐指南（草案）》（以下简称《指南（草案）》）[1]，这是我国第一次提出较为完整与系统的早产诊疗规范，它对规范我国早产临床诊疗工作起到了积极的指导作用。7 年过去了，早产防治的循证研究有了快速进展，产科学组商定在此推荐《指南（草案）》基础上，参考欧洲、美国、英国、加拿大、澳大利亚最新发布的相关指南以及 Cochrane library、PubMed 收录的相关循证医学证据，结合我国国情和临床经验，更新指南。本《指南》经有关专家反复讨论产生，仅适用于单胎、胎膜完整的自发性早产诊治。

解　读　细　则

一、早产定义解读

早产定义的上限全球统一，即妊娠不满 37 足周分娩。下限设置各国不同，不少发达国家采用妊娠满 20 周，也有一些采用 24 足周，大多数发展中国家包括中国沿用 WHO 在 20 世纪 60 年代的定义，即妊娠满 28 周或出生体重≥1000g。美国的资料表明，早产约 5% 发生在 28 周前，12% 发生在 28～

31 周,13% 发生在 32～33 周,70% 发生在 34～36 周[2]。因此,我国目前采用的早产定义既考虑了我国中西部、城市与农村医疗水平的不平衡,也考虑了对该病的覆盖面。我们曾经报道过江苏省基于人群的早产发病率及孕周分布[3],但全国基于人群的临床资料分析尚缺乏。

二、早产的高危人群解读

1. 有晚期流产/早产史者 有早产史的孕妇早产再发风险是一般孕妇的 2.5 倍,前次早产越早,再次早产的风险越高。如果早产后有过足月分娩,再次单胎妊娠者不属高危人群。对于前次双胎妊娠,在 30 周前早产,即便此次是单胎妊娠,也有较高早产风险。

2. 有宫颈手术史者 宫颈锥切、LEEP 刀治疗、反复人工流产扩张宫颈、子宫畸形等与早产有关。

3. 孕妇年龄过小或过大者 孕妇 <17 岁或 >35 岁。

4. 妊娠间隔过短的孕妇 妊娠间隔控制在 18～23 个月,早产风险相对低。

5. 过度消瘦的孕妇 体质量指数 <19kg/m^2,或孕前体重 <50kg,营养状况差,易发生早产。

6. 多胎妊娠、胎儿异常、羊水过多/过少者。

7. 接受辅助生殖技术后妊娠。

8. 有妊娠并发症/合并症者 如并发重度子痫前期,合并或并发糖尿病、甲状腺疾患、哮喘、生殖系统发育异常等。

9. 有烟酒嗜好或吸毒的孕妇。

10. 妊娠中期宫颈缩短的孕妇。

最近的研究表明,羊膜腔内支原体感染不是早产的常见原因[4]。

三、早产预测解读

目前有两个早产预测指标被推荐用于确定是否需要预防性应用特殊类型的孕酮或者宫颈环扎[5]:

1. 前次自然晚期流产/早产史 通过详细询问病史,确定孕妇前次是自然晚期流产或早产,而不是医源性晚期流产或早产。

2. 妊娠 24 周前宫颈长度 <25mm 强调采用标准化测

量宫颈长度（cervical length，CL）的方法：①排空膀胱后经阴道超声；②探头置于阴道前穹隆，避免过度用力；③标准矢状面，将图像放大到全屏的 75% 以上，测量宫颈内口到外口的距离，连续测量 3 次，取最短的值[6-7]。对有高危因素者，在妊娠 16～24 周经阴道超声测量 CL，以 CL<25mm 为界值，预测 34 周前分娩的敏感性、特异性、阳性预测值、阴性预测值分别为 76%、68%、20% 和 96%[7]。因 CL 与宫颈漏斗形成有明显相关性，漏斗的形成并不能增加 CL 预测早产的敏感性[8]，故预测早产不需测量宫颈漏斗情况。从价值医学的观点出发，目前尚不推荐对早产低危人群常规检测 CL。

四、早产预防解读

1. 一般预防

（1）孕前宣教：避免低龄或高龄妊娠（如 <17 岁或 >35 岁）；两次妊娠间隔最好 >6 个月；避免多胎妊娠；平衡营养摄入避免体重过低（如 BMI<19kg/m²）妊娠；完成疫苗接种如风疹、乙肝疫苗、戒烟酒；控制好原发病如高血压、糖尿病、甲亢、红斑狼疮等；停止服用可能致畸的药物等。

（2）孕期注意事项：早孕期超声检查确定胎龄、排除多胎，如果是双胎应了解绒毛膜性，如果能测 NT 则可了解胎儿非整倍体及部分重要器官畸形的风险；第一次产检时就应了解早产的高危因素，以便尽可能针对性预防；平衡饮食，合理妊娠期体重增加；避免吸烟饮酒。

2. 特殊类型孕酮的应用　目前经过研究能预防早产的特殊类型孕酮包括 17α 羟孕酮、阴道孕酮凝胶、微粒化孕酮胶囊[9]。对有晚期流产 / 早产史、无早产症状者，不论宫颈长度均推荐用上述特殊类型的孕酮[6]，证据主要来自于对 17α 羟孕酮、微粒化孕酮的队列研究和阴道孕酮凝胶的多中心双盲随机对照研究结果。Meis 等对有前次 37 周前早产史的单胎妊娠妇女，于妊娠 16～20 周始用 17α 羟孕酮 250mg 肌内注射，每周 1 次，至妊娠 36 周，能显著减少此次单胎妊娠的再次早产的风险[10]。Hassan 对前次 20～35 周早产分娩者，于再次妊娠的 20～23⁺⁶ 周经阴道使用孕酮凝胶 90mg/d 至 36⁺⁶ 周，使 33 周前的早产下降了 45%[11]。对无晚期流产 / 早产史，但妊娠 24 周前宫颈明显缩短，CL<25mm 者，也推荐给予

孕酮预防，Nicolaides 主持的单中心大样本临床随机对照研究表明，对无晚期流产 / 早产史但 24 周前 CL<20m 者，经阴道给微粒化孕酮200mg/d，大约能减少44%的妊娠34周前早产[12]。

3. 宫颈环扎术　适用于宫颈功能不全的患者。此外，对有 3～4 次晚期流产或早产史者，在妊娠早期宫颈环扎术有一定的预防早产作用。对前次有 34 周前早产史，现妊娠 24 周前宫颈长度 <25mm 者，推荐宫颈环扎术[6, 13]。而对子宫发育异常、双胎、宫颈锥切者，宫颈环扎无确切的预防早产作用。宫颈环扎术围术期应预防感染。环扎应尽可能高位，术后环扎线与宫颈内口间的距离最好≤10mm[13, 16]。

最近有研究报道，对妊娠 18～22 周、CL≤25mm 者，使用特殊的宫颈托（cervical pessary）明显减少了 34 周前早产的风险[17]。这可能是一个很有应用前景的治疗方法。

目前尚无证据说明孕酮联合宫颈环扎能提高疗效。

4. 尚无证据支持的早产预防方法　卧床休息；吃富含ω3 脂肪酸的饮食；吃富含蛋白质的饮食；服阿司匹林；治疗牙周病；子宫收缩监测；筛查遗传性 / 获得性易栓症；筛查宫颈阴道 B 族溶血性链球菌[18-19]。

五、早产诊断解读

（一）早产临产

早产临产诊断标准为：凡 28 周 < 妊娠 <37 周，出现规律宫缩伴随着宫颈管缩短与扩张。规律宫缩指每 20 分钟 4 次或 60 分钟 8 次；同时宫颈缩短≥80%，伴有宫口扩张。

（二）先兆早产

从便于早产预防的角度，不少学者提出先兆早产的概念：如果相应孕周的孕妇虽有上述规律宫缩，但宫颈尚未扩张；而经阴道超声测量 CL≤20mm 则诊断为先兆早产[20]。因90% 有先兆早产症状的孕妇不会在 7 天内分娩，其中 75%的人将会足月分娩，因此对有规律宫缩的孕妇测宫颈长度，筛选出早产风险高者选择性应用宫缩抑制剂和促胎肺成熟治疗。

既往提出的应用胎儿纤维连接蛋白（FFN）试验来甄别早产高风险者的方法（妊娠 25 周～<35 周，宫颈 / 阴道后穹隆分泌物检测 FFN>50ng/ml），因阳性预测值低，且基于此进行的干预研究未能明显改善围产儿结局,故在近期发表的两个 ACOG 早产相关指南中不再被推荐[5, 21]。

六、早产治疗解读

(一)宫缩抑制剂

宫缩抑制剂使用目的是防止即刻早产,为完成促胎肺成熟治疗,以及孕妇能被转往有早产儿抢救条件的单位分娩赢得时间。宫缩抑制剂与糖皮质激素只应当用于延长孕周对母儿有益,除规则宫缩外同时阴道超声测量 CL<20mm 者。

1. β_2 肾上腺素能受体兴奋剂(Betamimetics) 利托君(ritodrine)与特布他林(terbutaline),前者是 FDA 批准可用于早产抑制宫缩的药物。最近美国 FDA 发表公告指出,由于特布他林治疗早产副作用多且严重,建议禁止其用于治疗早产。

β_2 肾上腺素能受体兴奋剂的作用机制是药物与子宫平滑肌细胞膜上 β_2 肾上腺素能受体结合,使细胞内 C-AMP 增高,抑制肌球蛋白轻链激酶活化,使宫缩停止。Cochrane database 包括 11 个随机对照研究的综述显示,β_2 肾上腺素能受体兴奋剂可减少 48 小时内的早产约 37%,减少 7 天内的早产约 33%,新生儿 RDS 发病率、围产儿死亡率没有明显改善[22]。

β_2 肾上腺素能受体兴奋剂母体副作用较多,包括:恶心、头痛、鼻塞、低钾、心动过速、胸痛、气短、高血糖、肺水肿、偶有心肌缺血等,胎儿及新生儿的副作用有:心动过速、低血糖、低血钾、低血压、高胆红素、偶有脑室周围出血等。禁忌证包括:明显的心脏病、心律不齐、糖尿病控制不满意、甲状腺功能亢进、绒毛羊膜炎者。有子宫大出血风险者慎用。

利托君使用剂量:起始剂量 50~100μg/min 静脉点滴,每 10 分钟可增加剂量 50μg/min,至宫缩停止,最大量不超过 350μg/min。共 48 小时。使用过程中观察心率和患者主诉,如心率超过 120 次/min,或诉心前区疼痛则停止使用。

2. 钙通道阻断剂(calcium channel blockers) 治疗早产研究最多的钙通道阻断剂是硝苯吡啶(nifedipine)。

作用机制是抑制钙通过平滑肌细胞膜上钙通道重吸收。没有硝苯吡啶治疗早产与安慰剂的对照研究,但 Cochrane database 综述显示钙通道阻断剂优于 β_2 肾上腺素能受体兴奋剂，能减少 7 天内的早产 24%，34 周前的早产 17%。减少 RDS 37%，坏死性小肠炎 79%，脑室周围出血 41%[23]。最近的 meta 分析显示，硝苯吡啶在延长孕周至 37 周后分娩方面，似乎优于所有其他的宫缩抑制剂[24]。硝苯吡啶对胎儿无明显副作用，对母体副作用轻微包括：低血压、头晕、心动过速、潮热。禁忌证：左心功能不全、充血性心衰，因理论上硝苯吡啶能抑制心肌收缩力。用法：口服，但对使用剂量尚无一致看法。ROCG 指南推荐硝苯吡啶起始剂量为 20mg 口服，然后 10～20mg/次，3～4 次/天，根据宫缩调整，可持续 48 小时[25]。注意血压，预防血压过低。

3. 前列腺素抑制剂（prostaglandin inhibitors）　用于治疗早产的前列腺素抑制剂是非选择性环氧化酶抑制剂——吲哚美辛。抑制宫缩的作用机制是抑制环氧化酶，使花生四烯酸转化为前列腺素减少。Cochrane database 荟萃分析包括 13 个临床试验表明，吲哚美辛与安慰剂相比，明显减少 48 小时与 7 天内的早产，也减少 37 周内的早产（RR 0.59，95%CI 0.34～1.02），（RR 0.53，95%CI 0.31～0.94）[26]。

母体副作用：恶心、胃酸反流、胃炎等；胎儿副作用：在妊娠 32 周前使用或使用时间不超过 48 小时，则副作用很小，否则应监测羊水量和动脉导管宽度，若有动脉导管狭窄立即停药。

禁忌证：血小板功能不良、出血性疾病、肝功能不良、胃溃疡、对阿司匹林过敏的哮喘。

剂量：50～100mg 经阴道/直肠给药或口服，然后每 6 小时给 25mg 维持 48 小时。

近期的 ACOG 早产处理指南推荐以上三种药物为抑制早产宫缩的一线用药[21]。

4. 催产素受体拮抗剂（oxytocin-receptor antagonists）　阿托西班是一种选择性催产素受体拮抗剂，在欧洲应用较广泛。作用机制是竞争性结合子宫平滑肌/蜕膜的催产素受体，使催产素作用削弱。阿托西班和 β_2 肾上腺素能受体兴奋剂相似，能减少 48 小时内和 7 天内的早产。该药对母儿的副作用轻微。剂量：负荷剂量 6.75mg 静脉输注，继之 300μg/min 维持 3 小时，接着 100μg/h 直到 45 小时。无明确禁忌证[27]。

宫缩抑制剂给药疗程：几乎所有指南均推荐宫缩抑制剂

持续应用48h，以完成糖皮质激素促胎肺成熟治疗或转诊。不推荐48h后的持续宫缩抑制剂治疗[21, 25, 28]。

（二）硫酸镁作为中枢神经系统保护剂的应用

一项包括5个临床试验6100名孕妇使用硫酸镁的荟萃分析发现，与安慰剂组相比，婴儿脑瘫的发病率从5.3%降到4.1%[29]。相继的荟萃分析得到类似结果，硫酸镁不但能降低早产儿脑瘫风险（RR 0.71；95%CI 0.55～0.91）[30]，而且能减轻32周早产存活儿脑瘫的严重程度[30]。ACOG和SOGC早产防治指南均推荐32周前的早产常规应用硫酸镁作为胎儿中枢神经系统保护剂治疗。但最近美国FDA基于药物不良反应报告系统的报告和一些流行病学的结果提出，长期应用硫酸镁可引起胎儿骨脱钙，造成新生儿骨折，将硫酸镁从妊娠期用药安全性分类中的A类降为D类[31]；值得注意的是胎儿骨脱钙，在新生儿骨折病例中，产前硫酸镁平均暴露时间是9.6周，母亲应用的平均总剂量是3700g，远较目前产科推荐使用时间长、剂量大。ACOG最近发表共识：硫酸镁用于产科几十年，数千妇女入组的临床试验，包括最近硫酸镁对胎儿神经保护的临床试验均未观察到药物上述不良反应。故美国妇产科学院、母胎医学协会仍然推荐对产前子痫和子痫患者、<32周妊娠的早产应用硫酸镁，建议应用硫酸镁时间不超过48小时[32]。

（三）糖皮质激素

应用于早产促胎肺成熟的糖皮质激素是倍他米松和地塞米松，两者效果相当，但有meta分析资料显示，前者胎儿脑室周围出血的发病率更低。RCOG指南推荐所有≤35周的先兆早产应当给予1个疗程的糖皮质激素[33]：倍他米松12mg肌内注射，24小时重复1次，共2次；地塞米松6mg肌内注射，12小时重复1次，共4次。Cochrane database meta分析显示，早产产前应用糖皮质激素能减少新生儿死亡（RR 0.69；95%CI 0.58～0.81）、呼吸窘迫综合征（RDS，RR 0.66；95%CI 0.59～0.73）、脑室周围出血（IVH，RR 0.54；95%CI 0.43～0.69）、坏死性小肠炎（RR 0.46；95%CI 0.29～0.74）的发病以及缩短新生儿住NICU的时间（RR 0.80；95%CI 0.65～0.99）[34]。

（四）抗生素

对于胎膜完整的早产，预防性使用抗生素不能预防早产[35]，除非分娩在即且下生殖道 GBS 阳性，否则不推荐预防性应用抗生素。

（五）产时处理与分娩方式

极早早产儿需要很好的新生儿救治条件，有条件者可以转到有早产儿救治能力的医院分娩；产程中加强胎心监护有利于识别胎儿异常，尽早处理；分娩镇痛避免使用对胎儿呼吸有抑制的药物，以硬膜外镇痛相对安全；没有证据表明常规会阴侧切对胎儿有保护作用，也不支持没有指征而应用产钳[36]；对臀位特别是足先露者根据当地早产儿治疗护理条件权衡剖宫产利弊。早产分娩胎儿出生后适当延长 30～120 秒再断脐，可减少新生儿输血的需要，大约可减少 50% 的新生儿脑室内出血[37, 38]。

评价与展望

早产是围产儿发病与死亡的主要原因，也是致残的重要原因。各国政府高度重视早产防治。产科领域在早产病因、预测和预防方法、合理治疗等方面进行了大量基础与临床的研究，近年在单胎、胎膜完整的自发性早产防治方面，获得了不少能够指导临床实践的新证据。在此基础上，美国、英国、加拿大、澳大利亚等国家近年对早产防治指南均进行了更新。较为一致的观点如下：①明确有效的早产预测方法：除早产/晚期流产病史外，规范的超声测量宫颈长度能很好地预测早产，孕 24 周前 CL≤25mm 可作为应用特殊孕酮的指征；当然对低危人群是否常规测量 CL 还有待卫生经济学分析结果以及依赖于各国医疗资源状况和早产发生率高低来决定；对高危人群如何合理监测 CL 的时间点也有待于进一步明确。②特殊孕酮预防早产的作用得到多中心大样本、单中心大样本随机对照临床试验的证实。③宫缩抑制剂的应用指征逐步明确，强调仅有规则宫缩不是宫缩抑制剂的应用指征，要伴有宫颈缩短。④宫缩抑制剂应用时间为 48 小时，为完成促胎肺成熟疗程和转诊至有早产儿治疗护理条件的单位分娩提供保障，反对持续应用宫缩抑制剂。⑤<35 周的早产应用糖皮质激素促胎肺成熟。⑥<32 周的早产应用硫酸镁保护胎儿神经系统，用药时间不超过 48 小时。⑦对胎膜完整的自发性

早产，除非有感染证据，一般不用抗生素。⑧不支持常规会阴侧切和没有指征应用产钳；提倡胎儿出生后适当延长断脐时间。

我国目前还缺少很多早产相关的基础数据，如我国早产发生率、类型、救治现状等，有待于全国同道合作研究。我们需要大力宣传早产防治新知识、新方法，减少不合理的医疗干预。

病 案 分 析

患者，女性，28岁，已婚。停经22周，产科门诊产检。无阴道流血、流液。患者平素月经规则，6～7天/28天。停经40天时尿hCG阳性，停经11周超声检查：胎儿头臀长符合停经月份，颈项透明层厚度（NT）1.5mm，单胎妊娠，双侧附件未发现异常。患者孕2产0，半年前妊娠24周时晚期流产。否认高血压、慢性肾炎、糖尿病、出血性疾病等病史。既往体健。

体格检查：孕妇身高160cm，体重64kg，血压120/70mmHg，水肿阴性，心肺听诊未发现异常。腹软，宫高20cm，腹围80cm，先露头、浮，胎心132次/分。腹部超声扫描：胎儿系统结构未发现异常，羊水指数90mm。因前次晚期流产史，故经阴道超声测量宫颈长度，为25mm。给予阴道孕酮凝胶90mg/d，持续应用。

2周后孕妇来院复诊：阴道孕酮凝胶应用以来，无腹痛、无阴道流血、流液。胎动正常。复查阴道超声，宫颈长度25mm，口闭。胎盘位置正常。继续应用阴道孕酮凝胶。

孕妇妊娠31周，主诉阵发性腹痛6小时，并有少量阴道流血，急诊来院。体格检查：体温、脉搏、血压均正常。腹软，扪及宫缩，宫高29cm，腹围87cm。宫缩监护仪显示，20分钟内有4次宫缩，持续30～40秒。宫腔静息压10mmHg，宫缩时最大压力60mmHg，胎心正常。消毒外阴后阴道窥检：宫颈展平，宫口开大2cm，见羊膜囊。诊断早产临产。

该患者需要住院治疗。通过评估，无使用宫缩抑制剂的禁忌证，故应使用宫缩抑制剂。给硝苯地平，20mg，口服，然后10mg每6小时1次，维持48小时。同时给予地塞米松

6mg 肌内注射，12 小时重复 1 次，共 4 次。患者宫缩停止，宫颈不再继续扩张，2 天后宫颈回缩。继续应用孕酮阴道凝胶至妊娠 34 周。孕妇于妊娠 36 周再次出现宫缩，顺娩一女婴，2850g，Apgar 评分 9～10 分。

参 考 文 献

1. 边旭明，董悦.早产的临床诊断与治疗推荐指南（草案）.中华妇产科杂志，2007，42（7）：498-500.

2. Goldenberg RL，Culhane JF，Iams JD，et al.Epidemiology and causes of preterm birth.Lancet，2008，371（9606）：75-84.

3. Newnham JP，Sahota DS，Zhang CY，et al.Preterm birth rates in Chinese women in China，Hong Kong and Australia-the price of Westernisation.Aust N Z J Obstet Gynaecol，2011，51（5）：426-431.

4. Payne MS，Feng Z，Li S et al.Second trimester amniotic fluid cytokine concentrations，Ureaplasma sp.colonisation status and sexual activity as predictors of preterm birth in Chinese and Australian women.BMC Pregnancy Childbirth.2014，14：340. doi：10.1186/1471-2393-14-340.

5. ACOG.Practice Bulletin No.130：prediction and prevention of preterm birth.Obstet Gynecol，2012，120（4）：964-973

6. Berghella V，Roman A，Daskalakis C，et al.Gestational age at cervical length measurement and incidence of preterm birth. Obstet Gynecol，2007，110（2 Pt 1）：311-317.

7. Werner EF，Han CS，Pettker CM，et al.Universal cervical-length screening to prevent preterm birth：a cost-effectiveness analysis.Ultrasound Obstet Gynecol，2011，38（1）：32-37.

8. Di Renzo GC，Roura LC，Facchinetti F，et al.Guidelines for the management of spontaneous preterm labor：identification of spontaneous preterm labor，diagnosis of preterm premature rupture of membranes，and preventive tools for preterm birth.J Matern Fetal Neonatal Med，2011，24（5）：659-667.

9. 段涛，杨慧霞，胡娅莉，等.特殊类型孕激素在早产预防中的应用.中华围产医学杂志，2012，15（11）：656-659.

10. Meis PJ，Klebanoff M，Thom E，et al.Prevention of recurrent

preterm delivery by 17 alpha-hydroxyprogesterone caproate.N Engl J Med, 2003, 348 (24): 2379-2385.

11. Hassan SS, Romero R, Vidyadhari D, et al.Vaginal progesterone reduces the rate of preterm birth in women with a sonographic short cervix: a multicenter, randomized, double-blind, placebo-controlled trial.Ultrasound Obstet Gynecol, 2011, 38 (1): 18-31.

12. Fonseca EB, Celik E, Parra M, et al.Progesterone and the risk of preterm birth among women with a short cervix.N Engl J Med, 2007, 357 (5): 462-469.

13. SOGC Clinical Practice Guideline.Ultrasonographic cervical length assessment in predicting preterm birth in singleton pregnancies.J Obstet Gynaecol Can, 2011, 33 (5): 486-499.

14. To MS, Alfirevic Z, Heath VC, et al.Cervical cerclage for prevention of preterm delivery in women with short cervix: randomised controlled trial.Lancet, 2004, 363 (9424): 1849-1853.

15. Berghella V, Odibo AO, To MS, et al.Cerclage for short cervix on ultrasonography: meta-analysis of trials using individual patient-level data.Obstet Gynecol, 2005, 106 (1): 181-189.

16. Berghella V, Seibel-Seamon J.Contemporary use of cervical cerclage.Clin Obstet Gynecol, 2007, 50 (2): 468-477.

17. Goya M, Pratcorona L, Merced C, et al.Cervical pessary in pregnant women with a short cervix (PECEP): an open-label randomised controlled trial.Lancet, 2012, 379 (9828): 1800-1806.

18. Sosa C, Althabe F, Belizán J, et al.Bed rest in singleton pregnancies for preventing preterm birth.Cochrane Database Syst Rev, 2004, (1): CD003581.

19. Kozer E, Costei AM, Boskovic R, et al.Effects of aspirin consumption during pregnancy on pregnancy outcomes: meta-analysis.Birth Defects Res B Dev Reprod Toxicol, 2003, 68 (1): 70-84.

20. Berghella V.Preterm Birth: Prevention & Management.West Sussex, UK: WileyBlackwell, 2010: 198-202.

21. ACOG Practice Bulletin No.127: Management of preterm labor. Obstet Gynecol, 2012, 119 (6): 1308-1317.

22. Anotayanonth S, Subhedar NV, Neilson J, et al.Betamimetics for

inhibiting preterm labour.The Cochrane Library, 2010, Issue 2.

23. King JF, Flenady VJ, Papatsonis DN, et al.Calcium channel blockers for inhibiting preterm labour.Cochrane Database Syst Rev, 2003, (1): CD002255.

24. Haas DM, Imperiale TF, Kirkpatrick PR, et al.Tocolytic therapy: a meta-analysis and decision analysis.Obstet Gynecol, 2009, 113(3): 585-594.

25. Royal College of Obstetricians and Gynecologists.Tocolysis for women in preterm labor Green-top Guideline.No.16 London RCOG, 2011.

26. King J, Flenady V, Cole S, et al.Cyclo-oxygenase(COX) inhibitors for treating preterm labour.Cochrane Database Syst Rev, 2005, (2): CD001992.

27. Papatsonis D, Flenady V, Cole S, et al.Oxytocin receptor antagonists for inhibiting preterm labour.Cochrane Database Syst Rev, 2005, (3): CD004452.

28. Lyell DJ, Pullen KM, Mannan J, et al.Maintenance nifedipine tocolysis compared with placebo: a randomized controlled trial. Obstet Gynecol, 2008, 112(6): 1221-1226.

29. Conde-Agudelo A, Romero R.Antenatal magnesium sulfate for the prevention of cerebral palsy in preterm infants less than 34 weeks' gestation: a systematic review and meta-analysis.Am J Obstet Gynecol, 2009, 200(6): 595-609.

30. ACOG Committee Opinion No.455: Magnesium sulfate before anticipated preterm birth for neuroprotection.Obstet Gynecol, 2010, 115(3): 669-671.

31. Food and Drug Administration.FDA recommends against prolonged use of magnesium sulfate to stop pre-term labor due to bone changes in exposed babies.FDA Drug Safety Communication.Silver Spring(MD): FDA, 2013.

32. ACOG Committee Opinion No.573: magnesium sulfate use in obstetrics.Obstet Gynecol, 2013, 122(3): 727-728.

33. Royal College of Obstetricians and Gynecologists Antenatal Corticosteroids to Reduce Neonatal Morbidity and Mortality Green-top Guideline No.7 London RCOG 2010: http://www.

rcog.org.uk/files/rcog-corp/GTG1b26072011.pdf

34. Roberts D, Dalziel S.Antenatal corticosteroids for accelerating fetal lung maturation for women at risk of preterm birth. Cochrane Database Syst Rev, 2006, (3): CD004454.

35. King J, Flenady V.Prophylactic antibiotics for inhibiting preterm labour with intact membranes. Cochrane Database Syst Rev, 2002, (4): CD000246.

36. Barrett JM, Boehm FH, Vaughn WK.The effect of type of delivery on neonatal outcome in singleton infants of birth weight of 1000g or less.JAMA, 1983, 250 (5): 625-629.

37. Garofalo M, Abenhaim HA.Early versus delayed cord clamping in term and preterm births: a review.J Obstet Gynaecol Can, 2012, 34 (6): 525-531.

38. ACOG Committee Opinion No.543: Timing of umbilical cord clamping after birth.Obstet Gynecol, 2012, 120 (6): 1522-1526.

附录三　早产的临床诊断与
治疗推荐指南（草案）

中华医学会妇产科学分会产科学组

一、早产的定义

妊娠满 28 周至不足 37 周间分娩称为早产。分为自发性早产和治疗性早产两种，自发性早产包括未足月分娩和未足月胎膜早破，治疗性早产为妊娠并发症或合并症而需要提前终止妊娠者。

二、早产的诊断及预测

1. 早产的诊断：（1）早产：妊娠满 37 周前分娩称为早产；（2）早产临产：妊娠晚期（<37 周）出现规律宫缩（每 20 分钟 4 次或 60 分钟 8 次），同时伴有宫颈的进行性改变（宫颈容受度≥80%，伴宫口扩张）。

2. 早产的预测：当妊娠不足 37 周，孕妇出现宫缩可以应用以下两种方法进行早产临产的预测：（1）超声检测宫颈长度及宫颈内口有无开大：利用宫颈长度预测早产应首选经阴道测量，但在可疑前置胎盘和胎膜早破及生殖道感染时，应选择经会阴测量或经腹测量。妊娠期宫颈长度的正常值为：经腹测量为 3.2～5.3cm；经阴道测量为 3.2～4.8cm，经会阴测量为 2.9～3.5cm。对先兆早产孕妇或具有早产高危因素孕妇的早产预测认为：宫颈长度 >3.0cm 是排除早产发生的较可靠指标。对有先兆早产症状者应动态监测宫颈长度。漏斗状宫颈内口，可能是暂时的，伴有宫颈长度的缩短才有临床预测意义。（2）阴道后穹隆分泌物中胎儿纤维连接蛋白（fFN）的测定：fFN 为糖蛋白，由羊膜、蜕膜和绒毛膜合成分泌，对胎膜起到黏附作用。正常妊娠 20 周前阴道后穹隆分泌物中可以呈阳性改变，但妊娠 22～35 周间阴道后穹隆分泌物中应为阴性，孕 36 周后可以为阳性。孕 24～35 周有先兆早产症状者如果 fFN 阳性，预测早产的敏感度 50% 左右，特异度为 80%～90%。1 周内分娩的敏感度为 71%，特异度为 89%。孕 24～35 周有先兆早产症状，但 fFN 阴性，1 周内不分娩的阴性预测值为 98%，2 周之内不分娩为 95%。其重要意义在于它的阴性预测值和近期预测的意义。（3）宫颈长度和 fFN 检测联合应用：有先兆早产症状者，胎膜未破，宫颈长度 <3.0cm 者可以进一步检测 fFN，如果 fFN 阳性，则早产风险增加。

（4）注意事项：fFN 检测前不能行阴道检查及阴道超声检测，24h 内禁止性交。

三、早产的高危因素

早产的高危因素包括：(1) 早产史；(2) 晚期流产史；(3) 年龄 <18 岁或 >40 岁；(4) 患有躯体疾病和妊娠并发症；(5) 体重过轻（体重指数 $\leq 18kg/m^2$）；(6) 无产前保健，经济状况差；(7) 吸毒或酗酒者；(8) 孕期长期站立，特别是每周站立超过 40h；(9) 有生殖道感染或性传播感染高危史，或合并性传播疾病如梅毒等；(10) 多胎妊娠；(11) 助孕技术后妊娠；(12) 生殖系统发育畸形。

四、早产临产的治疗

早产临产的治疗包括卧床休息、糖皮质激素、宫缩抑制剂、广谱抗生素的应用及母胎监护等。

（一）卧床休息

（二）糖皮质激素

糖皮质激素的作用是促胎肺成熟，同时也能促进胎儿其他组织发育。对于治疗性早产前及有早产风险的孕妇应用糖皮质激素可以降低新生儿呼吸窘迫综合征（RDS）、脑室内出血（IVH）、新生儿坏死性小肠结肠炎等风险，降低新生儿死亡率，并不增加感染率。

1. 糖皮质激素的应用指征：(1) 妊娠未满 34 周、7d 内有早产分娩可能者；(2) 孕周 >34 周但有临床证据证实胎肺未成熟者；(3) 妊娠期糖尿病血糖控制不满意者。

2. 糖皮质激素的应用方法：地塞米松 5mg，肌内注射，每 12 小时 1 次连续 2d，或倍他米松 12mg，肌内注射，每天 1 次连续 2d，或羊膜腔内注射地塞米松 10mg 1 次，羊膜腔内注射地塞米松的方法适用于妊娠合并糖尿病患者。多胎妊娠则适用地塞米松 5mg，肌内注射，每 8 小时 1 次连续 2d，或倍他米松 12mg，肌内注射，每 18 小时 1 次连续 3 次。

3. 糖皮质激素的副作用：(1) 孕妇血糖升高；(2) 降低母、儿免疫力。多疗程应用可能对胎儿神经系统发育产生一定的影响，因此不推荐产前反复、多疗程应用。

4. 糖皮质激素的禁忌证：临床已有宫内感染证据者。

(三) 宫缩抑制剂

宫缩抑制剂能使孕周延长 2～7d，但并不降低早产率。这将有助于延长胎儿在宫内的时间，以便及时转运到有新生儿重症监护室（NICU）设备的医疗中心，并能保证产前糖皮质激素应用。所有宫缩抑制剂均有不同程度的副作用而不宜长期应用，目前无一线用药。常用的宫缩抑制剂包括：硫酸镁、β-肾上腺素能受体激动剂、吲哚美辛、硝苯地平和缩宫素拮抗剂等。

1. 硫酸镁：钙离子拮抗剂，抑制神经肌肉冲动，松弛平滑肌。孕期用药属于 B 类。(1)用法：硫酸镁的首次剂量为 5g，半小时内静脉滴入，此后以 2g/h 的速度静脉滴注，宫缩抑制后继续维持 4～6h 后可改为 1g/h，宫缩消失后继续滴注 12h，同时监测呼吸、心率、尿量、膝腱反射。有条件者监测血镁浓度。血镁浓度 1.5～2.5mmol/L 可抑制宫缩，但血镁浓度过高可抑制呼吸，严重者可使心跳停止。(2)禁忌证：重症肌无力、肾功能不全、近期心肌梗死史和心肌病史。(3)副作用：①孕妇：发热、潮红、头痛、恶心、呕吐、肌无力、低血压、运动反射减弱、严重者呼吸抑制、肺水肿、心跳停止；②胎儿：无负荷试验（NST）无反应型增加，胎心率变异减少，基线下降，呼吸运动减少；③新生儿：呼吸抑制、低 Apgar 评分、肠蠕动降低、腹胀。(4)监测指标：孕妇尿量、呼吸、心率、膝腱反射，Mg^{2+} 浓度；应用硫酸镁时需准备 10% 葡萄糖酸钙 10ml 用于解毒备用。

2. β-肾上腺素能受体激动：利托君（其他名称：羟苄羟麻黄碱）刺激子宫及全身的肾上腺素能 β 受体，降低细胞内钙离子浓度，从而抑制子宫平滑肌的收缩。孕期用药属于 B 类。(1)用法：将利托君 100mg 溶于 500ml 葡萄糖液体中，开始时 0.05mg/min 的速度静脉滴注，以后每隔 10～15min 增加 0.05mg，直至 0.35mg/min，至宫缩停止。其后继续维持 12h，逐渐减量后改口服。如心率≥140 次/分应停药。(2)绝对禁忌证：孕妇心脏病、肝功能异常、子痫前期、产前出血、未控制的糖尿病、心动过速、低血钾、肺动脉高压、甲状腺功能亢进症、绒毛膜羊膜炎。(3)相对禁忌证：糖尿病、偏头痛、偶发心动过速。(4)副作用：①孕妇：心动过速、震颤、心悸、心肌缺血、焦虑、气短、头痛、恶心、呕吐、低血钾、高血糖、肺水肿；②胎儿：心动过速、心律失常、心肌缺血、高胰岛素血症；③新生儿：心动过速、低血糖、低钙、高胆红素血症、低血压、颅内出血。(5)监测指标：心电图、血糖、血钾、心率、血压、肺部情况、用药前后动态监测心绞痛症状及尿量，总液体限制在 2400ml/24h。

3. 硝苯地平：钙通道阻滞剂，使细胞内钙离子浓度下降而抑制宫缩。孕期用药属于 C 类。(1)用法：首次负荷量 30mg 口服或 10mg 舌下含服，1 次 20min 连续 4 次。90min 后改为 10～20mg/4～6h 口服，或 10mg/4～6h 舌下含服，应用不超过 3d。(2)副作用：血压下降、心悸、胎盘血流减少、胎心率减慢。(3)禁忌证：心脏病、低血压和肾脏病。

4. 吲哚美辛：为非甾体类抗炎药，前列腺素（PG）合成酶抑制剂，有使 PG 水平下降、减少宫缩的作用。孕期用药属于 B/D 类。(1)用法：150～300mg/d，首次负荷量为 100～200mg，直肠给药，吸收快；或 50～100mg 口服，以后 25～50mg/4～6h，限于妊娠 32 周前短期内应用。(2)副作用：①孕妇：主要是消化道反应，恶心、呕吐和上腹部不适等，阴道出血时间延长，分娩时出血增加；②胎儿：如果在妊娠 34 周后使用，PG 水平下降使动脉导管收缩、狭窄，胎儿心脏衰竭和肢体水肿，肾脏血流减少，羊水过少等。(3)禁忌证：消化道溃疡、吲哚美辛过敏者、凝血功能障碍及肝肾疾病。

5. 阿托西班（缩宫素受体拮抗体剂）：阿托西班为缩宫素衍生物，与缩宫素竞争缩宫素受体而起到抑制宫缩的作用。与其他 3 种不同的 β 拟交感神经药物相比，阿托西班的副作用发生率较低，在欧洲已作为子宫收缩抑制剂应用于临床，但其更广泛的应用有待进一步评估。

（四）抗生素

研究显示，抗生素并不能延长孕周及降低早产率。(1)对有早产史或其他早产高危孕妇，应结合病情个体化地应用抗生素。(2)对胎膜早破的先兆早产孕妇建议常规应用抗生素预防感染（见早产的胎膜早破处理）。

（五）胎儿的监测

主要监护胎儿状态，包括羊水量和脐动脉血流监测及胎儿生物物理评分，及时发现胎儿窘迫，并可通过超声测量评价胎儿生长发育和估计胎儿体重。

（六）孕妇的监测

包括生命体征的监测，尤其体温和脉搏的监测，常可早期发现感染的迹象。定期复查血、尿常规及C反应蛋白等。

（七）分娩时机的选择

分娩时机的选择包括：（1）对于不可避免的早产，应停用一切宫缩抑制剂。（2）当延长妊娠的风险大于胎儿不成熟的风险时，应选择及时终止妊娠。（3）妊娠<34周时根据个体情况决定是否终止妊娠。如有明确的宫内感染则应尽快终止妊娠。对于≥34周的患者可以顺其自然。

（八）分娩方式的选择

分娩方式的选择应与孕妇及家属充分沟通：（1）有剖宫产指征者可行剖宫产术结束分娩，但应在估计早产儿有存活可能性的基础上实施。（2）阴道分娩应密切监测胎心，慎用可能抑制胎儿呼吸的镇静剂。第二产程常规行会阴侧切术。

（九）其他

应用宫缩抑制剂者，需防止产后出血。早产儿转新生儿ICU（NICU）或请有经验医师进行新生儿诊治。

五、早产胎膜早破

1. 早产胎膜早破的定义：指在妊娠37周以前，未临产而发生的胎膜破裂，主要由感染引起。

2. 早产胎膜早破的诊断：通过临床表现、病史和简单的试验来进行。（1）病史对于早产胎膜早破的诊断十分重要，因而不应忽视，应详细了解病史。（2）阴道分泌物的二硝基苯基偶氮萘酚二磺酸钠试纸试验，检测pH≥7。（3）取阴道穹隆液池内的液体置玻璃片，干后显微镜下观察有羊水结晶。上述试验均为阳性，其诊断早产胎膜早破的准确率为93.1%。

3. 宫内感染的诊断：判断有无绒毛膜羊膜炎主要依据临床诊断。分娩后胎盘、胎膜和脐带行病理检查，剖宫产术中行宫腔及新生儿耳拭子做细菌培养可以帮助确诊，并可作为选用抗生素时的参考。宫内感染的临床诊断指标如下（有以下3项或3项以上者即可诊断）：（1）体温升高≥38℃；（2）脉搏≥110次；（3）胎心率>160次/分或<120次/分；（4）血白细胞升高达$15×10^9/L$或有核左移；（5）C反应蛋白水平上升；（6）羊水有异味；（7）子宫有压痛。

4. 早产胎膜早破的处理：药物治疗前需要作阴道细菌

培养。(1)抗生素:其作用肯定,可以降低新生儿病率和病死率,以及产褥感染的发生率。首选青霉素类药物,青霉素过敏者改用头孢类抗生素。(2)糖皮质激素:临床上无明显宫内感染征象,即可应用,方法和剂量同早产。(3)宫缩抑制剂:如无宫缩不必应用,如有宫缩而妊娠<34周,无临床感染征象可以短期应用。(4)终止妊娠:妊娠<34周者,如果无宫内感染应期待,使用糖皮质激素和抗生素,并应严密监测母、儿状况,如发现感染,应立即终止妊娠。对于无NICU的医院,如果患者短期内无分娩的可能,应尽早转至有NICU的医院。妊娠>34周,不需常规进行保胎,顺其自然。

六、早产的预防

早产的预防包括:(1)个人因素、社会 - 经济因素的改善。(2)规范的产前保健。具有早产高危因素者在妊娠20~24周常规超声检查时注意测量宫颈长度,检测阴道或宫颈分泌物中 fFN。(3)孕妇疾病的治疗,如妊娠期高血压疾病、系统性红斑狼疮、肾病、全身性感染(如肾盂肾炎、肺炎及阑尾炎等)、梅毒、下生殖道感染等。(4)预防性的宫颈环扎术仅适用于宫颈内口松弛者。(5)重视孕妇的健康教育与宫缩监测。

(边旭明　董　悦　整理)

(本文刊载于《中华妇产科杂志》2007年第42卷第7期第498-500页)

附录四　早产临床诊断与
治疗指南（2014）

中华医学会妇产科学分会产科学组

2007 年，中华医学会妇产科学分会产科学组制定了《早产的临床诊断与治疗推荐指南（草案）》[1]，这是我国第一次提出较为完整与系统的早产诊疗规范，其对指导我国早产临床诊疗工作起到了积极作用。7 年过去了，早产防治的循证研究有了快速进展，产科学组决定在《早产的临床诊断与治疗推荐指南（草案）》基础上，参考欧洲、美国、英国、加拿大、澳大利亚最新发布的相关指南以及 Cochrane 图书馆、PubMed 数据库收录的相关循证医学证据，并结合我国国情和临床经验更新指南。本指南经有关专家反复讨论产生，仅适用于单胎、胎膜完整的自发性早产的诊治。本指南标出的循证证据等级为：Ⅰ级：证据来自至少 1 个高质量随机对照研究或说服力强的系统综述，或基于同质性很好的随机对照研究进行的荟萃分析。Ⅱ级 1：证据来自设计良好的非随机对照试验；Ⅱ级 2：证据来自设计良好的队列或病例对照研究；Ⅱ级 3：证据来自不同时间或地点，有干预或无干预的研究，或没有对照的研究。Ⅲ级：基于临床经验、描述性研究、病例报告或专家委员会报告。本指南标出的推荐强度分级为：A 级：适合推荐临床应用（基于良好的、一致的科学证据）。B 级：较适合推荐临床应用（基于有限的、不一致的科学证据）。C 级：临床可以参考（基于专家意见或共识）。

一、早产的定义及分类

早产的定义上限全球统一，即妊娠不满 37 周分娩；而下限设置各国不同，与其新生儿治疗水平有关。很多发达国家与地区采用妊娠满 20 周，也有一些采用满 24 周。本指南仍然采用妊娠满 28 周或新生儿出生体质量≥1000g 的标准[1]。根据原因不同，早产分为自发性早产和治疗性早产。前者包括早产和胎膜早破后早产；后者是因妊娠合并症或并发症，为母儿安全需要提前终止妊娠者。美国的资料表明，约 5% 的妊娠在孕 20～28 周前自然终止，12% 的早产发生在孕 28～31 周，13% 在孕 32～33 周，70% 在孕 34～36 周[2]。

二、早产高危人群

1. 有晚期流产及（或）早产史者：有早产史孕妇其早产的再发风险是普通孕妇的 2 倍，前次早产孕周越小，再次早产风险越高。如果早产后有过足月分娩，再次单胎妊娠者不属于高危人群。对于前次双胎妊娠，在 30 周前早产，即使此次是单胎妊娠，也有较高的早产风险[3]（Ⅲ级）。

2. 阴道超声检查：孕中期阴道超声检查发现子宫颈长度（cervical length, CL）<25mm 的孕妇[4-5]（Ⅱ级 1）。

3. 有子宫颈手术史者：如宫颈锥切术、环形电极切除术（LEEP）治疗后发生早产的风险增加[6]（Ⅱ级 2），子宫发育异常者早产风险也会增加。

4. 孕妇年龄过小或过大者：孕妇≤17 岁或 >35 岁。

5. 妊娠间隔过短的孕妇：两次妊娠间隔如控制在 18～23 个月，早产风险相对较低（Ⅲ级）。

6. 过度消瘦的孕妇：体质指数 <19kg/m^2，或孕前体质量 <50kg，营养状况差，易发生早产[7]。

7. 多胎妊娠者：双胎的早产率近 50%，三胎的早产率高达 90%。

8. 辅助生殖技术助孕者：采用辅助生殖技术妊娠者其早产发生风险较高。

9. 胎儿及羊水量异常者：胎儿结构畸形和（或）染色体异常、羊水过多或过少者，早产风险增加。

10. 有妊娠并发症或合并症者：如并发重度子痫前期、子痫、产前出血、妊娠期肝内胆汁淤积症、妊娠期糖尿病、并发甲状腺疾患、严重心肺疾患、急性传染病等，早产风险增加。

11. 异常嗜好者：有烟酒嗜好或吸毒的孕妇，早产风险增加。

三、早产的预测方法

目前，有两个早产预测指标被推荐用于确定患者是否需要预防性应用特殊类型的孕酮或者宫颈环扎术[4-5]。

1. 前次晚期自然流产或早产史：但不包括治疗性晚期流产或早产。

2. 妊娠 24 周前阴道超声测量 CL<25mm：强调标准化测量 CL 的方法：（1）排空膀胱后经阴道超声检查；（2）探头置于阴道前穹隆，避免过度用力；（3）标准矢状面，将图像放大到

全屏的 75% 以上，测量宫颈内口至外口的直线距离，连续测量 3 次后取其最短值[4]。宫颈漏斗的发现并不能增加预测敏感性（Ⅱ级 1）[4, 8]。鉴于我国国情以及尚不清楚对早产低风险人群常规筛查 CL 是否符合卫生经济学原则，故目前不推荐对早产低风险人群常规筛查 CL。

四、早产的预防

1. 一般预防：（1）孕前宣教：避免低龄（<17 岁）或高龄（>35 岁）妊娠；提倡合理的妊娠间隔（>6 个月）；避免多胎妊娠；提倡平衡营养摄入，避免体质量过低妊娠；戒烟、酒；控制好原发病如高血压、糖尿病、甲状腺功能亢进、红斑狼疮等；停止服用可能致畸的药物。对计划妊娠妇女注意其早产的高危因素，对有高危因素者进行针对性处理。（2）孕期注意事项：早孕期超声检查确定胎龄，排除多胎妊娠，如果是双胎应了解绒毛膜性质，如果有条件应测量胎儿颈部透明层厚度，其可了解胎儿非整倍体染色体异常及部分重要器官畸形的风险。第一次产检时应详细了解早产高危因素，以便尽可能针对性预防；提倡平衡饮食，合理增妊娠期体质量；避免吸烟饮酒。

2. 特殊类型孕酮的应用：目前研究证明，能预防早产的特殊类型孕酮有 3 种：微粒化孕酮胶囊、阴道孕酮凝胶、17α 羟己酸孕酮酯[9-11]。3 种药物各自的适应证略有不同：（1）对有晚期流产或早产史的无早产症状者，不论宫颈长短，均可推荐使用 17α 羟己酸孕酮酯[12]。（2）对有前次早产史，此次孕 24 周前宫颈缩短，CL<25mm，可经阴道给予微粒化孕酮胶囊 200mg/d 或孕酮凝胶 90mg/d，至妊娠 34 周；能减少孕 33 周前早产及围产儿病死率[13]（Ⅱ级）。（3）对无早产史，但孕 24 周前阴道超声发现宫颈缩短，CL<20mm，推荐使用微粒化孕酮胶囊 200mg/d 阴道给药，或阴道孕酮凝胶 90mg/d，至妊娠 36 周[5, 13-14]（Ⅰ级）。

3. 宫颈环扎术：主要有 3 种手术方式：经阴道完成的改良 McDonalds 术式和 Shirodkar 术式，以及经腹完成的（开放性手术或腹腔镜手术）宫颈环扎术。无论哪种手术，均力求环扎部位尽可能高位。研究表明，3 种手术的效果相当，但改良 McDonalds 术式侵入性最小，而经腹宫颈环扎术仅应用于经阴道环扎失败者[15-16]。有循证据支持，通过宫颈环扎术能减少早产发生率的适应证,仅有如下 2 种:(1)宫颈机能不全,既往有宫颈机能不全妊娠丢失病史,此次妊娠 12～14 周行宫颈环扎术对预防早产有效[15-16]。(2)对有前次早产或晚期流产史、此次为单胎妊娠,妊娠 24 周前 CL<25mm,无早产临产症状、也无绒毛膜羊膜炎、持续阴道流血、胎膜早破、胎儿窘迫、胎儿严重畸形或死胎等宫颈环扎术禁忌证[15],推荐使用宫颈环扎术[16-17]。

但对子宫发育异常、宫颈锥切术后,宫颈环扎术无预防早产作用;而对双胎妊娠,宫颈环扎术可能增加早产和胎膜早破风险,上述情况均不推荐使用宫颈环扎术。最近有研究报道,对妊娠 18～22 周,CL≤25mm 者,使用特殊的子宫颈托(cervical pessary)能明显减少孕 34 周前早产的风险[18]。一项前瞻性对照研究显示,对多胎妊娠孕妇预防性应用宫颈托并不能降低早产,但还需进一步积累证据。目前尚无证据说明孕酮联合宫颈环扎术能提高疗效[15]。

4. 尚无证据支持的早产预防方法:卧床休息;富含 ω3 脂肪酸或富含蛋白质的饮食;口服阿司匹林;治疗牙周病;子宫收缩的监测;筛查遗传性或获得性易栓症;筛查宫颈阴道 B 族溶血性链球菌感染[4, 19-21]。

五、早产的诊断

1. 早产临产:凡妊娠满 28 周～<37 周,出现规律宫缩(指每 20 分钟 4 次或每 60 分钟内 8 次),同时宫颈管进行性缩短(宫颈缩短≥80%),伴有宫口扩张[1]。

2. 先兆早产:凡妊娠满 28 周～<37 周,孕妇虽有上述规律宫缩,但宫颈尚未扩张,而经阴道超声测量 CL≤20mm 则诊断为先兆早产[21]。

既往提出的应用胎儿纤维连接蛋白(FFN)试验来甄别早产高风险者的方法(妊娠 25 周～<35 周,宫颈或阴道后穹窿分泌物 FFN>50mg/L),因阳性预测值低,且基于此进行的干预研究未能明显改善围产儿结局,故在 2012 年美国妇产科医师协会(ACOG)发表的两个早产相关指南,均不推荐使用该方法预测早产或作为预防早产用药的依据[4, 22](Ⅰ级)。

六、早产的治疗

(一)宫缩抑制剂

1. 目的:防止即刻早产,为完成促胎肺成熟治疗、以及转运孕妇到有早产儿抢救条件的医院分娩赢得时间。

2．适应证：宫缩抑制剂只应用于延长孕周对母儿有益者，故死胎、严重胎儿畸形、重度子痫前期、子痫、绒毛膜羊膜炎等不使用宫缩抑制剂。因90%有先兆早产症状的孕妇不会在7d内分娩，其中75%的孕妇会足月分娩，因此，在有监测条件的医疗机构，对有规律宫缩的孕妇可根据宫颈长度确定是否应用宫缩抑制剂：阴道超声测量CL<20mm，用宫缩抑制剂，否则可根据动态监测CL变化的结果用药[22-23]（Ⅰ级）。

3．宫缩抑制剂种类：

（1）钙通道阻断剂：当前用于抑制宫缩的钙通道阻断剂是硝苯吡啶，其作用机制是抑制钙离子通过平滑肌细胞膜上的钙通道重吸收，从而抑制子宫平滑肌兴奋性收缩。硝苯吡啶能降低7d内发生早产的24%、孕34周前发生早产的17%；减少呼吸窘迫综合征37%、坏死性小肠炎79%、脑室周围出血41%[24]。荟萃分析显示，硝苯吡啶在延长孕周至37周后分娩的作用，可能优于其他宫缩抑制剂[25-26]。用法：口服，但对使用剂量尚无一致看法。英国皇家妇产科协会（ROCG）指南推荐硝苯吡啶起始剂量为20mg口服，然后每次10～20mg，每天3～4次，根据宫缩情况调整，可持续48h[23]。服药中注意观察血压，防止血压过低。

（2）前列腺素抑制剂：用于抑制宫缩的前列腺素抑制剂是吲哚美辛，其是非选择性环氧合酶抑制剂，通过抑制环氧合酶，减少花生四烯酸转化为前列腺素，从而抑制子宫收缩。循证研究表明，与安慰剂相比，吲哚美辛能明显降低48h与7d内发生的早产（95%CI为0.34～1.02），也能降低妊娠37周内的早产（95%CI为0.31～0.94）[25,27]。用法：主要用于妊娠32周前的早产，吲哚美辛起始剂量为50～100mg经阴道或直肠给药，也可口服，然后每6小时给25mg，可维持48h。副作用：在母体方面主要为恶心、胃酸反流、胃炎等；在胎儿方面，妊娠32周前使用或使用时间不超过48h，则副作用较小；否则可引起胎儿动脉导管提前关闭，也可因减少胎儿肾血流量而使羊水量减少，因此，妊娠32周后用药，需要监测羊水量及胎儿动脉导管宽度。当发现胎儿动脉导管狭窄时立即停药。

禁忌证：孕妇血小板功能不良、出血性疾病、肝功能不良、胃溃疡、有对阿司匹林过敏的哮喘病史。

（3）β_2肾上腺素能受体兴奋剂：用于抑制宫缩的β_2肾上腺素能受体兴奋剂主要是利托君，其能与子宫平滑肌细胞膜上的β_2肾上腺素能受体结合，使细胞内环磷酸腺苷（c-AMP）水平升高，抑制肌球蛋白轻链激酶活化，从而抑制平滑肌收缩。荟萃分析显示，利托君可降低48h内发生早产的37%、7d内发生早产的33%，但不一定能降低新生儿呼吸窘迫综合征发病率和围产儿死亡率[28]。用法：利托君起始剂量50～100μg/min静脉点滴，每10分钟可增加剂量50μg/min，至宫缩停止，最大剂量不超过350μg/min，共48h。使用过程中应密切观察心率和主诉，如心率超过120次/min，或诉心前区疼痛则停止使用。副作用：在母体方面主要有恶心、头痛、鼻塞、低血钾、心动过速、胸痛、气短、高血糖、肺水肿、偶有心肌缺血等；胎儿及新生儿方面主要有心动过速、低血糖、低血钾、低血压、高胆红素，偶有脑室周围出血等。用药禁忌证有心脏病、心律不齐、糖尿病控制不满意、甲状腺功能亢进者。

2012年ACOG早产处理指南推荐以上3种药物为抑制早产宫缩的一线用药[22]。

（4）缩宫素受体拮抗剂：主要是阿托西班，是一种选择性缩宫素受体拮抗剂，作用机制是竞争性结合子宫平滑肌及蜕膜的缩宫素受体，使缩宫素兴奋子宫平滑肌的作用削弱。用法：起始剂量为6.75mg静脉点滴1min，继之18mg/h维持3h，接着6mg/h持续45h。副作用轻微，无明确禁忌[23,29]，但价格较昂贵。

4. 宫缩抑制剂给药疗程：宫缩抑制剂持续应用48h（Ⅰ级A）。因超过48h的维持用药不能明显降低早产率，但明显增加药物不良反应，故不推荐48h后的持续宫缩抑制剂治疗[22-23,30]。

5. 宫缩抑制剂联合使用：因2种或以上宫缩抑制剂联合使用可能增加不良反应的发生，应尽量避免联合使用[23]。

（二）硫酸镁的应用

推荐妊娠32周前早产者常规应用硫酸镁作为胎儿中枢神经系统保护剂治疗（Ⅰ级A）。循证研究指出，硫酸镁不但能降低早产儿的脑瘫风险（95%CI为0.55～0.91），而且能减轻妊娠32周早产儿的脑瘫严重程度[31-32]。但最近美国食品与药品管理局（FDA）警告，长期应用硫酸镁可引起胎儿骨骼脱钙，造成新生儿骨折，将硫酸镁从妊娠期用药安全性分类中的 A 类降为 D 类[33]；但 ACOG 及其母胎医学协会最近发表的共识，仍然推荐对产前子痫和子痫患者、<32 孕周的早产应用硫酸镁[34]。硫酸镁使用时机和使用剂量尚无一致意见，加拿大妇产科协会（SOGC）指南推荐孕 32 周前的早产临产，宫口扩张后用药，负荷剂量 4.0g 静脉点滴，30min 滴完，然后以 1g/h 维持至分娩[35]（Ⅱ级 B）。ACOG 指南无明确剂量推荐，但建议应用硫酸镁时间不超过 48h。禁忌证：孕妇患肌无力、肾功能衰竭。本指南推荐硫酸镁应用前及使用过程中应监测呼吸、膝反射、尿量（同妊娠期高血压疾病），24h 总量不超过 30g[36]。

（三）糖皮质激素促胎肺成熟

主要药物是倍他米松和地塞米松，两者效果相当。所有妊娠 28～34+6 周的先兆早产应当给予 1 个疗程的糖皮质激素。倍他米松 12mg 肌内注射，24h 重复 1 次，共 2 次；地塞米松 6mg 肌内注射，12h 重复 1 次，共 4 次。若早产临产，来不及完成完整疗程者，也应给药[37]。荟萃分析显示，早产孕妇产前应用糖皮质激素能降低新生儿死亡率（95%CI 为 0.58～0.81）、呼吸窘迫综合征（95%CI 为 0.59～0.73）、脑室周围出血（95%CI 为 0.43～0.69）、坏死性小肠炎（95%CI 为 0.29～0.74）的发病率，以及缩短新生儿入住 ICU 的时间（95%CI 为 0.65～0.99）[38]。

（四）抗生素

对于胎膜完整的早产，使用抗生素不能预防早产[39]，除非分娩在即而下生殖道 B 族溶血性链球菌检测阳性，否则不推荐应用抗生素。

（五）产时处理与分娩方式

早产儿尤其是 <32 孕周的极早早产儿需要良好的新生儿救治条件，故对有条件者可转到有早产儿救治能力的医院分娩；产程中加强胎心监护有利于识别胎儿窘迫，尽早处理；分娩镇痛以硬脊膜外阻滞麻醉镇痛相对安全；不提倡常规会阴侧切，也不支持没有指征的产钳应用；对臀位特别是足先露者应根据当地早产儿治疗护理条件权衡剖宫产利弊，因地制宜选择分娩方式。早产儿出生后适当延长 30～120s 后断脐，

可减少新生儿输血的需要,大约可减少 50% 的新生儿脑室内出血[40]。

早产临床诊断与治疗指南(2014 版)专家组成员:杨慧霞(北京大学第一医院)、胡娅莉(南京大学医学院附属鼓楼医院)、段涛(上海市第一妇婴保健院)、董悦(北京大学第一医院)、边旭明(北京协和医院)、刘兴会(四川大学华西第二医院)、贺晶(浙江大学医学院附属妇产科医院)、张为远(首都医科大学附属北京妇产医院)、余艳红(南方医科大学南方医院)、苟文丽(西安交通大学第一附属医院)、范玲(首都医科大学附属北京妇产医院)、陈叙(天津市中心妇产科医院)、王子莲(中山大学附属第一医院)、李笑天(复旦大学附属妇产科医院)、马润玫(昆明医科大学附属第一医院)、刘彩霞(中国医科大学附属盛京医院)、杨孜(北京大学第三医院)、王谢桐(山东大学附属省立医院)、李力(第三军医大学大坪医院)、张建平(中山大学附属第二医院)、陈敦金(广州医科大学第三附属医院)、漆洪波(重庆医科大学附属第一医院)、邹丽(华中科技大学同济医学院附属协和医院)、古航(第二军医大学长海医院)、牛建民(广东省妇幼保健院)、刘俊涛(北京协和医院)、林建华(上海交通大学附属仁济医院)、程蔚蔚(上海交通大学医学院附属国际和平妇婴保健院)、戴毅敏(南京大学医学院附属鼓楼医院)

早产临床诊断与治疗指南(2014 版)执笔专家:胡娅莉(南京大学医学院附属鼓楼医院)

参 考 文 献

1. 边旭明,董悦.早产的临床诊断与治疗推荐指南(草案)[J].中华妇产科杂志,2007,42:498-500.

2. Goldenberg RL, Culhane JF, Iams JD, et al.Epidemiology and causes of preterm birth[J].Lancet,2008,371:75-84.

3. Spong CY.Prediction and prevention of recurrent spontaneous preterm birth[J].Obstet Gynecol,2007,110:405-415.

4. ACOG.Practice Bulletin No.130: prediction and prevention of preterm birth[J].Obstet Gynecol,2012,120:964-973.

5. Iams JD.Prevention of preterm parturition[J].New Engl J Med,2014,370:254-261.

6. Sadler L, Saftlas A, Wang W, et al.Threatment for cervical intraepithelial neoplasia and risk of preterm delivery[J]. JAMA, 2004, 291: 2100-2106.

7. Zhong Y, Cahill AG, Macones GA, et al.The association between prepregnancy maternal body mass index and preterm delivery[J].Am J Perinatol, 2010, 27: 293-298.

8. SOGC Clinical Practice Guideline.Ultrasonographic cervical length assessment in predicting preterm birth in singleton pregnancies[J].J Obstet Gynaecol Can, 2011, 33: 486-499.

9. Owen J, Iams JD.What we have learned about cervical ultrasound.NICH Maternal-Fetal Medicine Unit Network[J]. Semin Perinatol, 2003, 27: 194-203.

10. 段涛, 杨慧霞, 胡娅莉, 等. 特殊类型孕激素在早产预防中的应用[J]. 中华围产医学杂志, 2012, 15: 656-659.

11. ACOG Committee Opinion No.419 Use of progesterone to reduce preterm birth[J].Obstet Gynecol, 2008, 112: 963-965.

12. Meis PJ, Klebanoff M, Thom E, et al.Prevention of recurrent preterm delivery by 17 alpha-hydroxyprogesterone caproate[J]. N Engl J Med, 2003, 348: 2379-2385.

13. Romero R, Nicolaides K, Conde-Agudelo A, et al.Vaginal progesterone in women with an asymptomatic sonographic short cervix in the midtrimester decreases preterm delivery and neonatal morbidity: a systmatic review and mate analysis of individual patient data[J].Am J Obstet Gynecol, 2012, 206: 124e1-19.

14. Society for Maternal-Fetal Medicine Publications Committee, with the assistance of Vincenzo Berghella, MD Progesterone and preterm birth prevention: translating clinical trials data into clinical practice[J].Am J Obstet Gynecol, 2012, 206: 376-386.

15. Royal College of Obstetricians and Gynecologists.Cervical cerclage Green-top Guideline No.60, London, RCOG[EB/OL].[2014-02-05].http://www.rcog.org.uk/files/rcog-corp/GTG60cervi calcerclage.pdf.

16. American College of Obstetricians and Gynecologists.ACOG Practice Bulletin No.142: Cerclage for the management of

第二章 75
《早产临床诊断与治疗指南》解读·病案分析

cervical insufficiency[J].Obstet Gynecol, 2014, 123: 372-378.

17. Berghella V, Rafael TJ, Szychowski JM, et al.Cerclage for short cervix on ultrasonography in women with singleton gestations and previous preterm birth: a meta-analysis[J]. Obstet Gynecol, 2011, 117: 663-761.

18. Goya M, Pratcorona L, Merced C, et al.Cervical pessary in pregnant women with a short cervix(PECEP): an open-label randomised controlled trial[J].Lancet, 2012, 379: 1800-1806.

19. Sosa C, Althabe F, Belizán J, et al.Bed rest in singleton pregnancies for preventing preterm birth[J].Cochrane Database Syst Rev, 2004, 1: CD003581.

20. Kozer E, Costei AM, Boskovic R, et al.Effects of aspirin consumption during pregnancy on pregnancy outcomes: metaanalysis[J].Birth Defects Res B Dev Reprod Toxicol, 2003, 68: 70-84.

21. Berghella V.Preterm birth: prevention and management[M]. West Sussex, UK: Wiley Blackwell, 2010: 198-202.

22. American College of Obstetricians and Gynecologists, Committee on Practice Bulletins-Obstetrics.ACOG practice bulletin no.127: Management of preterm labor[J].Obstet Gynecol, 2012, 119: 1308-1317.

23. Royal College of Obstetricians and Gynecologists.Tocolysis for women in preterm labour, Green-top Guideline No.1b, London, RCOG[EB/OL].[2014-02-05].http: //www.rcog.org.uk/files/rcogcorp/GTG1b26072011.pdf.

24. King JF, Flenady VJ, Papatsonis DN, et al.Calcium channel blockers for inhibiting preterm labour[J].Cochrane Database Syst Rev, 2003, 1: CD002255.

25. Haas DM, Imperiale TF, Kirkpatrick PR, et al.Tocolytic therapy: a meta-analysis and decision analysis[J].Obstet Gynecol, 2009, 113: 585-594.

26. Conde-Agudelo A, Romero R, Kusanovic JP.Nifedipine in the management of preterm labor: a systematic review and meta analysis[J].Am J Obstet Gynecol, 2011, 204: e1-20.

27. King J, Flenady V, Cole S, et al.Cyclo-oxygenase(COX)

inhibitors for treating preterm labour[J].Cochrane Database Syst Rev, 2005, 2: CD001992.

28. Neilson JP, West HM, Dowswell T.Betamimetics for inhibiting preterm labour[J].Cochrane Database Syst Rev, 2014, 2: CD004352.

29. Papatsonis D, Flenady V, Cole S, et al.Oxytocin receptor antagonists for inhibiting preterm labour[J].Cochrane Database Syst Rev, 2005, 3: CD004452.

30. Di Renzo GC, Roura LC, Facchinetti F, et al.Guidelines for the management of spontaneous preterm labor: identification of spontaneous preterm labor, diagnosis of preterm premature rupture of membranes, and preventive tools for preterm birth [J].J Matern Fetal Neonatal Med, 2011, 24: 659-667.

31. Conde-Agudelo A, Romero R.Antenatal magnesium sulfate for the prevention of cerebral palsy in preterm infants less than 34 weeks' gestation: a systematic review and metaanalysis[J].Am J Obstet Gynecol, 2009, 200: 595-609.

32. American College of Obstetricians and Gynecologists Committee on Obstetric Practice, Society for Maternal-Fetal Medicine.Committee Opinion No.455: Magnesium sulfate before anticipated preterm birth for neuroprotection[J].Obstet Gynecol, 2010, 115: 669-671.

33. U.S.Food and Drug Administration.Drug Safety Communications.FDA recommends against prolonged use of magnesium sulfate to stop pre-term labor due to bone changes in exposed babies[EB/OL].[2014-02-05].http://www.fda.gov/downloads/Drugs/DrugSafety/UCM353335.pdf.

34. American College of Obstetricians and Gynecologists Committee on Obstetric Practice Society for Maternal-Fetal Medicine.Committee Opinion No.573: magnesium sulfate use in obstetrics[J].Obstet Gynecol, 2013, 122: 727-728.

35. SOGC Clinical Practice Guideline.Magnesium sulphate for fetal neuroprotection[J].J Obstet Gynecol Can, 2011, 33: 516-529.

36. 中华医学会妇产科学分会妊娠期高血压疾病学组.妊娠期高血压疾病诊治指南（2012 版)[J].中华妇产科杂志, 2012,

47：476-479.

37. Royal College of Obstetricians and Gynecologists.Antenatal Corticosteroids to Reduce Neonatal Morbidity and Mortality Green-top Guideline No.7 London，RCOG［EB/OL］.［2014-02-05］.http：//www.rcog.org.uk/files/rcog-corp/GTG1b26072011.pdf.

38. Roberts D，Dalziel S.Antenatal corticosteroids for accelerating fetal lung maturation for women at risk of preterm birth［J］.Cochrane Database Syst Rev，2006，3：CD004454.

39. King J，Flenady V.Prophylactic antibiotics for inhibiting preterm labour with intact membranes［J］.Cochrane Database Syst Rev，2002，4：CD000246.

40. Garofalo M，Abenhaim HA.Early versus delayed cord clamping in term and preterm births：a review［J］.J Obstet Gynaecol Can，2012，34：525-531.

第三章

《妊娠晚期促宫颈成熟与引产指南》解读·病案分析

刘　喆　杨慧霞　李　奎

北京大学第一医院

引　言

近年来，引产的比例越来越高[1,2]，其中升高的主要原因是在患者仅具有引产的临界指征时选择引产或在无指征的情况下人为地选择性引产，上述情况占已增加引产患者的很大比例[3]。虽然尚没有可靠的研究证明引产与剖宫产率之间的关系，但是如果在宫颈成熟后进行引产，则并不增加剖宫产率[4-5]。而对宫颈不成熟的初产妇进行引产可使剖宫产的风险提高2倍[3,6-7]。39周足周后引产分娩的胎儿并发症发生率与自然临产分娩的胎儿无差异[4]。而早期足月产（孕37足周到不足39周）之间引产分娩的新生儿其并发症发生率明显升高[8-9]。所以，引产之前要充分权衡利弊，做出决定。

《妊娠晚期促宫颈成熟与引产指南（草案）》（以下简称《指南（草案）》）是由中华医学会妇产科学分会产科学组专家着手讨论制定，于2008年在《中华妇产科杂志》发表。由于促宫颈成熟与引产方面的研究与进展较多，国内外常用的方法不同，各医院的常规亦不相同，故仅定义为草案。《指南（草案）》发表6年以来，产科疾病的诊治发生了一些变化，如妊娠期糖尿病的诊断标准发生了改变；产科学组也陆续发表了多篇产科疾病的临床指南，对各种疾病的诊治及引产方法的临床应用实践亦有进一步深入研究，临床经验也越来越丰富。在草案的基础上，经产科学组专家反复探讨，《妊娠晚期促宫颈成熟与引产指南(2014)》(以下简称《指南》)于 2014 年在《中华妇产科杂志》正式发表。现对此《指南》进行解读,一定能对广大产科临床医生的临床实践有所帮助。

解 读 细 则

一、引产指征的解读

《指南》中描述:

母体合并严重疾病需要提前终止妊娠:如糖尿病合并妊娠等。

解读:

《指南》中所提及的母体合并严重的糖尿病患者,即应用胰岛素控制血糖或仅通过饮食及运动控制血糖、血糖控制不满意、胎儿过大或羊水过多的患者。近期国际及国内对妊娠期糖尿病(GDM)的诊断标准进行了修改,新标准中 75g 糖耐量试验仅进行空腹、1 小时和 2 小时三次血糖检查,且对正常上限值亦进行了修改:空腹 5.1mmol/L,1 小时 10.0mmol/L,2 小时 8.5mmol/L;一项以上结果异常即可诊断为妊娠期糖尿病。所以,GDM 患者数量明显增多,而大部分患者无需使用胰岛素,仅通过饮食控制及运动即可达到满意的血糖控制(GDM A1),对于这些患者可期待至预产期再行引产[10]。而对于需要通过胰岛素来控制血糖的 GDM 患者(GDM A2),则宜在孕 39 周引产[11],从而降低死产、肩难产等并发症的发生率。GDM A2 患者如果过早引产(37~38 周)可能会增加胎儿并发症的发生率[12]。而如果患者同时合并其他合并症(如高血压)或血糖控制不满意,则引产时间需要根据胎儿成熟度等指标的评估来决定[13]。

《指南》中描述:

胎儿及附属物因素:包括胎儿自身因素如严重 FGR、死胎及胎儿严重畸形;附属物因素如羊水过少、生化或生物物理监测指标提示胎盘功能不良者,但胎儿尚能耐受宫缩者。

解读:

胎儿宫内发育受限(FGR)由母体疾病、感染因素等多种因素引发,研究表明,胎儿 FGR 增加胎死宫内风险,增加新生儿发病率和新生儿死亡率。ACOG（2013）《指南》建议单纯 FGR 应在妊娠 38～39^{+6} 周终止；合并其他危险因素，如羊水过少、脐血流异常、母体因素或并存疾病者，建议 34～37^{+6} 周终止妊娠，对于能够耐受阴道分娩的胎儿，应予引产。对于羊水偏少（羊水指数为 5～8cm），常有人认为是胎盘功能不良的表现，但是证据不足。目前国际并没有此种诊断，而在 ACOG 2009 年《指南》中仅提及羊水过少（羊水指数小于等于 5cm 或最大羊水平面小于 2cm）是引产的指征[14]。所以，选择这些诊断作为引产指征时应谨慎。

二、引产禁忌证的解读

1. 绝对禁忌证的解读

《指南》中描述：

绝对禁忌证：子宫手术史，主要是指古典式剖宫产，未知子宫切口的剖宫产术，穿透子宫内膜的肌瘤剔除术，子宫破裂史等。

解读：

近年来，伴随我国计划生育政策的改革，二胎孕产妇比例大幅度增加。前次分娩方式对本次妊娠分娩方式的选择存在决定性的影响。我国幅员辽阔、人口流动性大，各地医疗水平发展不均衡，患者前次妊娠选择古典式剖宫产或未知明确切口的剖宫产术终止，而本次妊娠选择阴道分娩，分娩过程中发生子宫破裂的风险很大，故应避免，列入绝对禁忌证中。孕前检查的广泛开展，越来越多的患者在怀孕前接受了各种手术，常见的有子宫肌瘤剔除术，应在孕期保健时取得既往的手术史，明确手术的方式、范围及程度，若上次手术时曾穿透宫腔，则为引产禁忌，易造成子宫破裂。

《指南》中描述：

绝对禁忌证：胎位异常，如横位、初产臀位估计经阴道分娩困难者。

解读：

初产臀位已作为剖宫产的相对指征，所以应征求患者意见以决定是否引产。而期望阴道分娩者应充分评估其可能性，包括骨盆大小、胎儿大小（<3500g）、是否单纯臀、胎方位（骶前位）等，若不能满足阴道分娩条件，则此种情况列为引

产禁忌。

2. 对于具有相对禁忌证的解读

应在引产前充分地对患者及胎儿进行评估，并与患者充分交代利弊后，在严密观察下引产。引产过程中的观察十分重要，以避免危险的发生。

《指南》中描述：

相对禁忌证：羊水过多。经产妇分娩次数≥5次者。

解读：

对于羊水过多的患者应严密观察以防破膜时脐带脱垂的发生。经产妇分娩次数≥5次者应严密观察产程进展，不推荐采用前列腺素药物引产，应注意调整宫缩，以防急产的发生。

三、评价宫颈成熟度的解读

《指南》中描述：

目前，评估宫颈成熟度的常用方法是 Bishop 评分法，评分≥6分提示宫颈成熟。评分越高，引产成功率越高。评分<6分提示宫颈不成熟，需要促宫颈成熟。

解读：

改良 Bishop 评分法是通过对宫颈的质地、容受度、位置、胎先露的位置、宫口开大情况进行综合评价得出分值。评分≥6分提示宫颈成熟。评分越高，引产成功率越高[15]。对于宫颈不成熟的患者实施引产，会使产程延长，增加缩宫素等药物的使用，使引产失败、剖宫产率的风险增加，增加母儿患病率，延长住院日。

四、促宫颈成熟方法的解读

1. 前列腺素制剂促宫颈成熟的解读

《指南》中描述：

可控释地诺前列酮栓：是一种可控制释放的前列腺素 E_2 栓剂，低温保存。

解读：

可控释地诺前列酮栓使用时要注意低温保存，无论是在药房保存还是在产房冰箱中保存，取用过程应尽量减少其脱离低温的时间，否则会影响其药效。

《指南》中描述：

出现以下情况时应及时取出：①出现规律宫缩（每 3 分钟 1 次的规律性疼痛的宫缩）并同时伴随有宫颈成熟度的改善，宫颈 Bishop 评分≥6 分（Ⅰ）。②自然破膜或行人工破膜术。③子宫收缩过频（每 10 分钟 5 次以及以上的宫缩）（Ⅱ-1）。④置药 24 小时（Ⅱ-1）。⑤胎儿宫内不良状况证据：胎动减少或消失、胎心过频、胎心电子监护结果为Ⅱ类或Ⅲ类。

解读：

在使用欣普贝生时应严密监测胎心、宫缩以及患者自觉症状，及时发现异常情况（胎心基线异常、胎心减速、宫缩强直、临产或胎膜早破）并及早取出，以防胎儿窘迫或羊水栓塞等并发症的发生。必要时可使用宫缩抑制剂如硫酸镁或哌替啶治疗。在最新的欣普贝生的药品说明书中提及，胎膜早破为慎用指征，而国外亦常规使用此种药物对宫颈条件不佳的胎膜早破患者进行引产[14]。由于胎膜早破后，羊水流出，促进了药物吸收，使其容易出现强、频的宫缩，故使用时更应严密观察产妇及胎儿的状况，以防意外发生。

《指南》中描述：

米索前列醇是一种人工合成的前列腺素 E1（PGE1）制剂，有 100μg 和 200μg 两种片剂，美国食品药品管理局（FDA）2002 年批准米索前列醇用于孕中期促宫颈成熟和引产，而用于妊娠晚期促宫颈成熟虽未经 FDA 和 SFDA 认证，但美国妇产科学会（ACOG）2009 年又重申对米索前列醇在产科领域使用的规范。参考 ACOG（2009）的规范并结合我国米索前列醇的临床使用经验，中华医学会妇产科学分会产科学组成员与相关专家经多次讨论，制定米索前列醇在妊娠晚期促宫颈成熟的应用常规如下……

解读：

虽然近年来，合理使用米索前列醇用于促宫颈成熟被证明是安全有效的，经中华医学会妇产科学分会产科学组成员与相关专家经多次讨论，确定米索前列醇可用于妊娠晚期促宫颈成熟。但是目前米索前列醇的药品说明书中并未将促宫颈成熟作为其适应证，故应慎重选用并严格按照《指南》规范使用。

《指南》中描述：

米索前列醇使用常规：每次阴道放药剂量为 25μg，放药时不要将药物压成碎片。如 6 小时后仍无宫缩，在重复使用米索前列醇前应做阴道检查，重新评价宫颈成熟度，了解原放置的药物是否溶化、吸收，如未溶化和吸收者则不宜再放。每日总量不超过 50μg，以免药物吸收过多。

解读：

米索前列醇的使用常规中建议每次阴道放药剂量为 25μg，且提出多数母体和胎儿使用米索前列醇产生的不良后果与每次用药量超过 25μg 相关。但目前我国临床上可以使用的米索前列醇为 100μg 和 200μg 两种片剂，一定程度上影响了米索前列醇的使用。也有医院将米索前列醇片剂自行等份为 25μg 使用，药物分割时应仔细操作，避免每份剂量超量或分割时成粉末。使用过程中应加强监护，严防并发症。

2. 其他促宫颈成熟的方法的解读

《指南》中描述：

主要是机械性扩张，种类很多，包括低位水囊、Foleys 管、昆布条、海藻棒等，需要在阴道无感染及胎膜完整时才可使用。主要是通过机械刺激宫颈管，促进宫颈局部内源性前列腺素合成与释放而促进宫颈软化成熟。其缺点是有潜在感染、胎膜早破、宫颈损伤的可能。

解读：

其他方法主要是机械性扩张，需要在阴道无感染及胎膜完整时才可使用。与前列腺素制剂相比，这些一般不会导致过强或过频的宫缩。有研究认为采用水囊引产可降低剖宫产率，缩短产程[16]。而经宫颈的 Foley 导管或者水囊促宫颈成熟导致子宫破裂的风险与自然临产者相同[17]。因此，对于拟阴道分娩的即往剖宫产史患者，可以使用宫颈管内 Foley 导管等机械方法引产。目前临床可用的商品化的方法如水囊等比较昂贵。

五、缩宫素静脉滴注引产的解读

《指南》中描述：

小剂量静脉滴注缩宫素为安全常用的引产方法，但在宫颈不成熟时，引产效果不好。

解读：

小剂量静脉滴注缩宫素为安全常用的引产方法，但在宫颈不成熟时，促宫颈成熟的效果不好，故引产效果也不好。宫颈条件较好时，一般将其与人工破膜引产联合使用，效果较佳。

《指南》中描述：

注意事项：要专人观察宫缩强度、频率、持续时间及胎心率变化并及时记录，……

解读：

使用时应由有经验的医护人员施行。严密观察宫缩及胎心情况，及早发现异常及时停用以防宫缩过强，必要时使用宫缩抑制剂[18]。而静脉快速注射缩宫素时可能会导致低血压的发生，故宜稀释后使用[14]。

六、足月妊娠胎膜早破孕妇引产的解读

《指南》中描述：

建议对于未临产足月胎膜早破 2 小时以上未临产且无明显规律宫缩者，入院后使用小剂量缩宫素静脉点滴尽早引产，以减少绒毛膜羊膜炎的风险。静脉点滴过程中应加强监护。

解读：

目前研究发现，缩宫素引产减少了胎膜早破到分娩之间的时间，亦减少了绒毛膜羊膜炎、产褥病率以及新生儿抗生素治疗，未增加剖宫产率和新生儿感染率[19]。因此《指南》建议足月未临产患者胎膜早破 2 小时未临产且无明显规律宫缩者使用小剂量缩宫素静脉点滴，尽早引产。引产过程中应严密观察患者生命体征，及早发现感染征象。若破膜已达 24 小时，建议静脉应用抗生素预防感染。

七、特殊情况下的引产

《指南》中描述：

既往有子宫下段横切口剖宫产史的患者可以选择宫颈的 Foley 导管等机械扩张法促宫颈成熟。催产素可以应用于计划阴道分娩的既往剖宫产史院内患者。

解读：

子宫下段剖宫产史患者，在无绝对禁忌的情况下，有阴道分娩要求，一般不选择前列腺素引产术，因其可增加子宫破裂的风险[20-21]；若能自然临产，则其子宫破裂的风险与

无子宫下段剖宫产史者相似。推荐使用机械扩张法促宫颈成熟。

评价与展望

妊娠晚期引产是产科处理高危妊娠最常用的手段之一，引产成功与否主要取决于子宫颈成熟程度。如果应用不得当，将危害母儿健康。因此，妊娠晚期促宫颈成熟与引产一直以来也是产科研究的热点问题。本《指南》全面介绍了目前临床上使用的各种促宫颈成熟方法及引产方式，并结合国内外近年来循证证据进行修改，以提供符合循证医学的建议。各级临床机构应严格掌握引产的指征和禁忌证、规范操作，以减少并发症的发生。

近 20 年来，世界范围内剖宫产率呈急剧上升趋势，我国的剖宫产率也一直居高不下。这一现象已经引起国内外产科学界的高度重视和深切忧虑。降低剖宫产率、促进阴道分娩已成为亟待解决的临床问题。除了需要增加相应的行政管理和社会支持、加强孕产妇的孕期的健康教育外，更应该加强产科工作者的临床技能和规范操作，提高阴道助产技术，以促进阴道分娩，提高产科质量。

病 案 分 析

患者，女，27 岁，2011 年 5 月 21 日主因"停经 41 周，准备引产"入院。

孕妇平素月经规律 7/30 天，末次月经 2010-8-7，G1P0，停经 1^+ 月因"先兆流产"口服黄体酮保胎治疗，孕期规律产检 16 次，OGTT 正常，血压正常，孕期体重增长 23kg。

入院查体：体温 37.2℃，脉搏 100 次/分，血压 120/75mmHg，心肺听诊未闻及异常，宫高 39cm，腹围 118cm，胎心 140 次/分，估计胎儿体重 3900g，无宫缩，消毒内诊：宫颈软，居中，宫口未开，胎膜未破，先露 S-2，骨盆正常，宫颈评分 5 分。

入院诊断：宫内孕 41 周，孕$_1$产$_0$，头位，未产。

诊疗经过：入院后完善检查，明确诊断后决定行地诺前列酮栓促宫颈成熟后引产，于 2011 年 5 月 21 日 8：15 阴道放置地诺前列酮栓促进宫颈成熟,于 11:00 规律宫缩临产,13:30 取出地诺前列酮栓,宫缩 30 秒 /1~2 分,15:50 胎膜自然破裂,羊水清亮,同时宫口开全,16:30 在会阴侧切下分娩一女活婴,重 3650g,16:35 胎盘胎膜完整娩出,子宫收缩好,阴道少量出血,开始缝合侧切伤口,16:55 血压 110/70mmHg,脉搏 74 次 / 分。

抢救经过:患者于 17:10 诉喘憋、心慌,口唇及甲床发绀,阴道流出暗红色不凝血,会阴侧切伤口表面渗血,心电监护示:心率 145 次 / 分,血压 97/75mmHg,呼吸 40 次 / 分,血氧饱和度 80%,产时至此出血共 350ml,诊断:羊水栓塞、DIC。启动科内抢救系统,给予地塞米松 20mg 入壶,面罩吸氧 8L/min,予罂粟碱 60mg 入壶,开放两条静脉通路,急查血常规、凝血象、肝肾功能、血气分析、抽血样,配"O"型 Rh 阳性红细胞悬液 5U,再次给予地塞米松 20mg 入壶,保留导尿,尿色为少量淡红色血尿,启动院内抢救系统。17:25 患者意识不清,瞳孔散大,予气管插管机械辅助通气,给予氨茶碱 250mg 静点,多巴胺 20mg 静点维持血压,17:30 向家属交代病情下病危通知。经过多学科积极抢救,19:30 患者无意识,无自主心率,无自主呼吸,患者家属未放弃抢救,继续持续胸外按压、机械通气,于 21:00 患者家属放弃抢救,宣告死亡。死亡原因:羊水栓塞。

死亡诊断:①羊水栓塞;② DIC;③产后出血;④贫血(重度);⑤孕 41 周,孕₁产₁,枕左前,已产;⑥足月活婴,女 3650g;⑦脐带绕颈。

尸检结果:临产期间因羊水栓塞导致急性肺循环障碍及全身微循环障碍而死亡。

分析:

1. 患者年轻女性,停经 41 周,规律产前检查,核对孕周无误,引产指征明确。

2. 患者规律产前检查 16 次,OGTT 正常,血压正常,无明显异常发现,无妊娠合并症和并发症发现,无引产禁忌证。

3. "入院查体:胎心 140 次 / 分,估计胎儿体重 3900g,无宫缩,消毒内诊:宫颈软,居中,宫口未开,胎膜未破,先露 S-2,骨盆正常,宫颈评分 5 分。"无前列腺素使用禁忌,故入院后决定行地诺前列酮栓促宫颈成熟后引产,处理无误。

4."引产当日 8：15 阴道放置地诺前列酮栓促进宫颈成熟，于 11：00 规律宫缩临产，13：30 取出地诺前列酮栓，宫缩 30 秒 /1～2 分。15：50 胎膜自然破裂，羊水清亮，同时宫口开全，16：30 在会阴侧切下分娩一女活婴，3650g"。地诺前列酮栓剂使用规范中提出：出现以下情况时应及时取出栓剂：①出现规律宫缩（每 3min 1 次的规律性疼痛的宫缩）并同时伴随有宫颈成熟度的改善，宫颈 Bishop 评分≥6 分（Ⅰ）。本案例患者在放置地诺前列酮栓 2 小时 45 分后即出现规律宫缩并已临产，但并未按常规同时取出栓剂，直至临产后 1 小时 30 分取出，此时宫缩宫缩 30 秒 /1～2 分。导致患者临产 4 小时 50 分钟自然破膜并宫口开全（第一产程），第二产程 40 分钟分娩一女活婴，3650g。地诺前列酮栓使用中的违规操作，导致产程中宫缩过频（30 秒 /1～2 分）、过强，产程过快，与患者产后发生羊水栓塞有不可分割的关系。

5. 患者于产后 35 分钟出现喘憋、心慌，口唇及甲床发绀，阴道流出暗红色不凝血，后虽经全力抢救，但病情凶险，不断恶化，导致最终死亡。死亡原因羊水栓塞明确。

此案例中应汲取的**教训**：临床工作中，无论手术操作或药品使用，都应严格按照规范《指南》施行操作，最大限度减少并发症的发生。

参 考 文 献

1. Martin JA，Hamilton BE，Ventura SJ，et al.Births：Final data for 2010.Natl Vital Stat Rep 2012；61：1.

2. Murthy K，Grobman WA，Lee TA，et al.Trends in induction of labor at early-term gestation.Am J Obstet Gynecol，2011，204：435.e1-6.

3. Moore LE，Rayburn WF.Elective induction of labor.Clin Obstet Gynecol，2006，49：698-704.

4. Elective Induction of Labor：Safety and Harms.Agency for Healthcare Research and Quality（AHRQ）Comparative Effectiveness Reviews.2009.http：//www.ahrq.gov/research/findings/evidence-based-reports/eiltp.html

5. Laughon SK，Zhang J，Grewal J，et al.Induction of labor in a contemporary obstetric cohort.Am J Obstet Gynecol，2012，

206: 486.e1-9.

6. Luthy DA, Malmgren JA, Zingheim RW.Cesarean delivery after elective induction in nulliparous women: the physician effect.Am J Obstet Gynecol, 2004, 191: 1511-1515

7. Vrouenraets FP, Roumen FJ, Dehing CJ, van den Akker ES, et al.Bishop score and risk of cesarean delivery after induction of labor in nulliparous women.Obstet Gynecol, 2005 Apr, 105 (4): 690-697.

8. Dietz PM, Rizzo JH, England LJ, et al.Early term delivery and health care utilization in the first year of life.J Pediatr, 2012, 161: 234-239.

9. Wetta L, Tita AT.Early term births: considerations in management.Obstet Gynecol Clin North Am, 2012, 39: 89-97.

10. Gabbe SG, Mestman JG, Freeman RK, et al.Management and outcome of class A diabetes mellitus.Am J Obstet Gynecol, 1977, 127: 465-469.

11. Rosenstein MG, Cheng YW, Snowden JM, et al.The risk of stillbirth and infant death stratified by gestational age in women with gestational diabetes.Am J Obstet Gynecol, 2012, 206: 309.e1-7.

12. American College of Obstetricians and Gynecologists.ACOG committee opinion no.560: Medically indicated late-preterm and early-term deliveries.Obstet Gynecol, 2013, 121: 908-910.

13. Kjos SL, Henry OA, Montoro M, et al.Insulin-requiring diabetes in pregnancy: a randomized trial of active induction of labor and expectant management.Am J Obstet Gynecol, 1993, 169: 611-615.

14. ACOG Committee on Practice Bulletins—Obstetrics.ACOG Practice Bulletin No.107: Induction of labor.Obstet Gynecol, 2009, 114: 386-397.

15. Bishop EH.Pelvic scoring for elective induction.Obstet Gynecol, 1964, 24: 266-268.

16. Gelber S, Sciscone A.Mechanical methods of cervical ripening and labor induction.Clin Obstet Gynecol, 2006, 49: 642-657.

17. Bujold E, Blackwell SC, Gauthier RJ.Cervical ripening with

transcervical Foley catheter and the risk of uterine rupture. Obstet Gynecol 2004; 103: 18-23.

18. Macones GA, Hankins GDV, Spong CY, et al.The 2008 National Institute of Child Health and Human Development workshop report on electronic fetal monitoring: update on definitions, interpretation, and research guidelines.Obstet Gynecol, 2008, 11: 661-666

19. Merrill DC, Zlatnik FJ.Randomized, double-masked comparison of oxytocin dosage in induction and augmentation of labor. Obstet Gynecol, 1999, 94: 455-463.

20. Wing DA, Lovett K, Paul RH.Disruption of prior uterine incision following misoprostol for labor induction in women with previous cesarean delivery.Obstet Gynecol, 1998 May, 91 (5 Pt 2): 828-830.

21. Induction of labor for VBAC.ACOG committee opinion no.342. American College of Obstetricians and Gynecologists.Obstet Gynecol, 2006, 108: 465-467.

附录五　妊娠晚期促宫颈成熟与引产指南（草案）

中华医学会妇产科学分会产科学组

妊娠晚期引产是在自然临产前通过药物等手段使产程发动，达到分娩的目的。主要是为了使胎儿及早脱离不良的宫内环境，解除与缓解孕妇合并症或并发症所采取的一种措施。妊娠晚期引产是产科处理高危妊娠最常用的手段之一，引产是否成功主要取决于宫颈成熟程度。但如果应用不得当，将危害母儿健康，对母儿都存在潜在的风险，如增加剖宫产率、胎儿窘迫发生率等，因此，应严格掌握引产的指征、规范操作，以减少并发症的发生。本指南主要是提供妊娠晚期促宫颈成熟和引产方面、符合循证医学的建议。

一、引产的主要指征[1]

1. 延期妊娠（妊娠已达41周仍未临产）或过期妊娠。

2. 母体疾病，如严重的糖尿病、高血压、肾病等。

3. 胎膜早破，未临产者。

4. 胎儿因素，如可疑胎儿窘迫、胎盘功能不良等。

5. 死胎及胎儿严重畸形。

二、引产禁忌证

1. 绝对禁忌证：孕妇严重合并症及并发症，不能耐受阴道分娩或不能阴道分娩者，如（1）子宫手术史，主要是指古典式剖宫产、未知子宫切口的剖宫产术、穿透子宫内膜的肌瘤剔除术、子宫破裂史等。（2）前置胎盘和前置血管。（3）明显头盆不称。（4）胎位异常，横位，初产臀位估计不能经阴道分娩者。（5）宫颈浸润癌。（6）某些生殖道感染性疾病，如疱疹病毒感染活动期等。（7）未经治疗的获得性免疫缺陷病毒（HIV）感染者。（8）对引产药物过敏者。

2. 相对禁忌证：（1）子宫下段剖宫产史。（2）臀位。（3）羊水过多。（4）双胎或多胎妊娠。（5）经产妇分娩次数≥5次者。

三、引产前的准备

1. 严格掌握引产的指征。

2. 仔细核对预产期，防止人为的早产和不必要的引产。

3. 判断胎儿成熟度：如果胎肺未成熟，如情况许可，尽可能先促胎肺成熟后再引产。

4. 详细检查骨盆大小及形态、胎儿大小、胎位、头盆关系等，排除阴道分娩禁忌证。

5. 在引产前应行胎心监护和超声检查，了解胎儿宫内状况。

6. 妊娠合并内科疾病及产科并发症者，在引产前，充分估计疾病严重程度及经阴道分娩的风险，并进行相应检查，制定详细防治方案。

7. 医护人员应熟练掌握各种引产方法及其并发症的早期诊断和处理，要严密观察产程，做好详细记录，引产期间需配备有阴道助产及剖宫产的人员和设备。

四、评价宫颈成熟度

目前公认的评估宫成熟度常用的方法是 Bishop 评分法，评分≥6 分提示宫颈成熟[2]。评分越高，引产成功率越高。评分 <6 分提示宫颈不成熟，需要促宫颈成熟。

五、促宫颈成熟方法

（一）前列腺素制剂促宫颈成熟

如果宫颈评分 <6 分，则应进行促宫颈成熟。常用的促宫颈成熟药物主要是前列腺素制剂（prostagandins，PG）。PG 促宫颈成熟的主要机制，一是通过改变宫颈细胞外基质成分，软化宫颈，如激活胶原酶，使胶原纤维溶解和基质增加；二是影响宫颈和子宫平滑肌，使宫颈平滑肌松弛，宫颈扩张，宫体平滑肌收缩，牵拉宫颈；三是促进子宫平滑肌细胞间缝隙连接的形成。目前临床使用的前列腺素制剂有：（1）PGE_2 制剂，如阴道内栓剂（可控释地诺前列酮栓，商品名：普贝生）；（2）PGE_1 类制剂，如米索前列醇。上述药物均在西方国家用于促宫颈成熟。目前，可控释地诺前列酮栓已通过美国食品与药品管理局（FDA）和中国食品药品监督管理局（SFDA）批准，可用于妊娠晚期引产前的促宫颈成熟。近年来，米索前列醇被广泛用于促宫颈成熟，我国与美国对其进行了大量的研究，证明合理使用是安全有效的[1,3]，2003 年美国 FDA 已将米索前列醇禁用于晚期妊娠的条文删除[4]。

1. 可控释地诺前列酮栓：是一种可控制释放的前列腺素 E_2 栓剂，含有 10mg 地诺前列酮，以 0.3mg/h 的速度缓慢释放，低温保存。（1）优点：可以控制药物释放，在出现宫缩过频或过强时能方便取出。(2)应用方法:外阴消毒后将可控释地诺前列酮栓置于阴道后穹隆深处,将其旋转90°,使栓剂横置于阴道后穹隆,宜于保持原位。在阴道外保留2～3cm终止带以便于取出。在药物置入后,嘱孕妇平卧20～30min以利栓剂吸水膨胀。2h后复查,仍在原位后可活动。(3)出现以下情况时应及时取出:①临产;②放置12h后;③如出现过强和过频的宫缩、过敏反应或胎心率异常时;④如取出后宫缩过强、过频仍不缓解,可使用宫缩抑制剂。

2. 米索前列醇:是一种人工合成的前列腺素 E_1 类似物,有100μg和200μg两种片剂,主要用于防治消化道溃疡,大量临床研究证实其可用于妊娠晚期促宫颈成熟[1,3]。使用米索前列醇促宫颈成熟具有价格低、性质稳定易于保存、作用时间长等优点,尤其适合基层医疗机构应用。米索前列醇用于妊娠晚期促宫颈成熟虽未经 FDA 和 SFDA 认证,但美国妇产科学会(ACOG)2003 年又重申对米索前列醇在产科领域使用的规范[4],参考 ACOG(2003)的规范并结合我国米索前列醇临床使用经验[1],中华医学会妇产科学分会产科学组成员与相关专家经多次讨论,制定米索前列醇在妊娠晚期促宫颈成熟的应用常规如下:(1)用于妊娠晚期需要引产而宫颈不成熟的孕妇。(2)每次阴道放置剂量为25μg,放药时不要将药物压成碎片。如 6h 后仍无宫缩,在重复使用米索前列醇前应作阴道检查,重新评价宫颈成熟度,了解原放置的药物是否溶化、吸收,如未溶化和吸收者则不宜再放。每日总量不超过50μg,以免药物吸收过多。(3)如需加用缩宫素,应该在最后一次放置米索前列醇后4h以上,并阴道检查证实药物已经吸收。(4)使用米索前列醇者应在产房观察,监测宫缩和胎心率,一旦出现宫缩过强或过频,应立即进行阴道检查,并取出残留药物。(5)有剖宫产史者或子宫手术史者禁用。

3. 应用前列腺素制剂促宫颈成熟的注意事项:(1)孕妇患有心脏病、急性肝肾疾病、严重贫血、青光眼、哮喘、癫痫者禁用。(2)有剖宫产史和其他子宫手术史者禁用。(3)胎膜早破者禁用前列腺素制剂。(4)主要的副作用是宫缩过频、过强,要专人观察和记录,发现宫缩过强或过频及胎心率异常者及时取出阴道内药物,必要时使用宫缩抑制剂。(5)已临产者及时取出促宫颈成熟药物。

（二）其他促宫颈成熟的方法

主要是机械性扩张，种类很多，包括低位水囊、Foleys管、昆布条、海藻棒等，需要在阴道无感染及胎膜完整时才可使用。主要是通过机械刺激宫颈管，促进宫颈局部内源性前列腺素合成与释放而促进宫颈软化成熟。其缺点是有潜在感染、胎膜早破、宫颈损伤的可能。

六、缩宫素静脉滴注引产

小剂量静脉滴注缩宫素为安全常用的引产方法，但在宫颈不成熟时，引产效果不好。其特点是：可随时调整用药剂量，保持生理水平的有效宫缩，一旦发生异常可随时停药，缩宫素作用时间短，半衰期约为 5～12min。

1. 引产方法：静脉滴注缩宫素推荐使用低剂量，最好使用输液泵。起始剂量为 2.5mU/min 开始，根据宫缩调整滴速，一般每隔 30min 调整一次，直至出现有效宫缩。有效宫缩的判定标准为 10min 内出现 3 次宫缩，每次宫缩持续 30～60s。最大滴速一般不得超过 10mU/min，如达到最大滴速，仍不出现有效宫缩可增加缩宫素浓度。增加浓度的方法是以 5% 葡萄糖 500ml 中加 5U 缩宫素即 1% 的缩宫素浓度，相当于每毫升液体含 10mU 缩宫素，先将滴速减半，再根据宫缩情况进行调整，增加浓度后，最大增至 20mU/min，原则上不再增加滴数和浓度。

2. 注意事项：（1）要专人观察宫缩强度、频率、持续时间及胎心率变化并及时记录，调好宫缩后行胎心监护。破膜后要观察羊水量及有无胎粪污染及其程度。（2）警惕过敏反应。（3）禁止肌内注射、皮下穴位注射及鼻黏膜用药。（4）用量不宜过大，以防止发生水中毒。（5）宫缩过强及时停用缩宫素，必要时使用宫缩抑制剂。

七、人工破膜术引产

用人工方法使胎膜破裂，引起前列腺素和缩宫素释放，诱发宫缩。适用于宫颈成熟的孕妇。缺点是有可能引起脐带脱垂或受压、母婴感染、前置血管破裂和胎儿损伤。不适用于头浮的孕妇。破膜前要排除阴道感染。应在宫缩间歇期破膜，以避免羊水急速流出引起脐带脱垂或胎盘早剥。破膜前后要听胎心，破膜后观察羊水性状和胎心变化情况。单纯应用人工破膜术效果不好时，可加用缩宫素静脉滴注。

八、引产中的产程管理及注意事项

1．引产时应严格遵循操作规程，严格掌握适应证及禁忌证，严禁无指征的引产。

2．根据不同个体选择适当的引产方法及药物用量、给药途径。

3．不能随意更改和追加剂量。

4．操作准确无误。

5．密切观察产程，仔细记录。

6．一旦进入产程常规行胎心监护，随时分析监护结果。

7．若出现宫缩过强、过频、过度刺激综合征、胎儿窘迫及梗阻性分娩、子宫先兆破裂、羊水栓塞等征候，应：（1）立即停止使用催引产药物。（2）立即左侧卧位、吸氧、静脉输液（不含缩宫素）。（3）静脉给予子宫松弛剂，如羟苄羟麻黄碱或25%硫酸镁等。（4）立即行阴道检查，了解产程进展，未破膜者并给以人工破膜、观察羊水有无胎粪污染及其程度。

经上述综合处理，尚不能消除危险因素，短期内又无阴道分娩的可能，或病情危重，应迅速选用剖宫产终止妊娠。

参 考 文 献

1. 曹泽毅. 中华妇产科学. 上册.2版. 北京：人民卫生出版社，2004：958-960.

2. Cunningham FG，Gant NF，Leveno KJ，et al.Williams Obstetrics，22nd.NewYork：McGraw-Hill，2004：537-539.

3. ACOG Committee Opinion No.228：Induction of labor with Misoprostol.Obstet Gynecol，1999，94：1-2.

4. ACOG Committee Opinion No.283：New U.S.Food and drug administration labeling on cytotec（Misoprostol）use and pregnancy.Obstet Gynecol，2003，101：1049-1050.

（赵三存 董 悦 整理）

（本文刊载于《中华妇产科杂志》2008年第43卷第1期第75-76页）

附录六　妊娠晚期促子宫颈成熟与引产指南（2014）

中华医学会妇产科学分会产科学组

　　妊娠晚期引产是在自然临产前通过药物等手段使产程发动，达到分娩的目的，是产科处理高危妊娠常用的手段之一。引产是否成功主要取决于子宫颈成熟程度。但如果应用不得当，将危害母儿健康，因此，应严格掌握引产的指征、规范操作，以减少并发症的发生。中华医学会妇产科学分会产科学组在 2008 年发表了《妊娠晚期促宫颈成熟与引产指南（草案）》[1]，现在此基础上结合国内外近年来的循证医学证据，再次进行了较大程度地修改，以提供妊娠晚期促子宫颈成熟和引产方面符合循证医学的建议。

　　本指南标出的循证医学证据的等级：I 级证据：来自至少一个设计良好的随机对照临床试验中获得的证据；II-1 级证据：来自设计良好的非随机对照试验中获得的证据；II-2 级证据：来自设计良好的队列研究或病例对照研究的证据；II-3 级证据：来自多个带有或不带有干预的时间序列研究得出的证据，非对照试验中得出的差异极为明显的结果也可作为这一等级的证据；III 级证据：来自临床经验、描述性研究、病例报告或专家委员会报告的权威意见。

　　本指南标出的推荐分类等级：A 级：有充分的证据来推荐；B 级：有合理的证据来推荐；C 级：现有的证据相互矛盾，不允许做支持或反对的推荐；D 级：有合理的证据不推荐；E 级：有充分的证据不推荐；L 级：没有足够的证据（数量或质量）做推荐。

一、引产的适应证

　　引产的主要适应证[2]如下。

　　1. 延期妊娠：妊娠已达 41 周或过期妊娠的孕妇应予引产，以降低围产儿死亡率，及导致剖宫产率增高的胎粪吸入综合征的发生率（I-A）。

　　2. 妊娠期高血压疾病：妊娠期高血压、轻度子痫前期患者妊娠满 37 周，重度子痫前期妊娠满 34 周或经保守治疗效果不明显或病情恶化，子痫控制后无产兆，并具备阴道分娩条件者。

3. 母体合并严重疾病需要提前终止妊娠：如糖尿病、慢性高血压、肾病等内科疾病患者并能够耐受阴道分娩者。

4. 胎膜早破：足月妊娠胎膜早破2h以上未临产者。

5. 胎儿及其附属物因素：包括胎儿自身因素，如严重胎儿生长受限（FGR）、死胎及胎儿严重畸形；附属物因素如羊水过少、生化或生物物理监测指标提示胎盘功能不良，但胎儿尚能耐受宫缩者。

二、引产的禁忌证

1. 绝对禁忌证[2]：(1)孕妇有严重合并症或并发症，不能耐受阴道分娩或不能阴道分娩者（如心功能衰竭、重型肝肾疾病、重度子痫前期并发器官功能损害者等）。(2)子宫手术史，主要是指古典式剖宫产术、未知子宫切口的剖宫产术、穿透子宫内膜的肌瘤剔除术、子宫破裂史等。(3)完全性及部分性前置胎盘和前置血管。(4)明显头盆不称，不能经阴道分娩者。(5)胎位异常，如横位、初产臀位估计经阴道分娩困难者。(6)子宫颈癌。(7)某些生殖道感染性疾病，如未经治疗的单纯疱疹病毒感染活动期等。(8)未经治疗的HIV感染者。(9)对引产药物过敏者。(10)生殖道畸形或有手术史，软产道异常，产道阻塞，估计经阴道分娩困难者。(11)严重胎盘功能不良，胎儿不能耐受阴道分娩。(12)脐带先露或脐带隐性脱垂。

2. 相对禁忌证[2]：(1)臀位（符合阴道分娩条件者）。(2)羊水过多。(3)双胎或多胎妊娠。(4)经产妇分娩次数≥5次者。

三、引产前的准备

1. 仔细核对引产指征和预产期：防止医源性的早产和不必要的引产。

2. 判断胎儿成熟度：如果胎肺未成熟，情况许可，尽可能先行促胎肺成熟后再引产。

3. 详细检查骨盆情况：包括骨盆大小及形态、胎儿大小、胎位、头盆关系等，排除阴道分娩禁忌证。

4. 进行胎儿监护：在引产前应行胎心监护和超声检查，了解胎儿宫内状况。

5. 评估并发症情况：妊娠合并内科疾病及产科并发症者，在引产前，充分估计疾病严重程度及经阴道分娩的风险，并进行相应检查,制定详细的处理方案。

6. 医护人员的基本要求:医护人员应熟练掌握各种引产方法及其并发症的早期诊断和处理,要严密观察产程,做好详细记录,引产期间需配备行阴道助产及剖宫产的人员和设备。

四、促子宫颈成熟的方法

促子宫颈成熟的目的是促进宫颈变软、变薄并扩张,降低引产失败率、缩短从引产到分娩的时间[3]。若引产指征明确但宫颈条件不成熟,应采取促宫颈成熟的方法。对于宫颈不成熟而实施引产的初产妇,剖宫产的风险会提高 2 倍(Ⅱ-2)[4-6]。此外,引产的产程进展明显较自然临产慢(Ⅱ-2)[7]。医务人员应对宫颈成熟度进行评价,以决定适合的引产方式并预测成功概率(Ⅱ-2A)。目前,公认的评估宫颈成熟度最常用的方法是 Bishop 评分法,评分≥6 分提示宫颈成熟,评分越高,引产的成功率越高;评分 <6 分提示宫颈不成熟,需要促宫颈成熟。孕妇宫颈 Bishop 评分需要被记录在病案中(Ⅲ-B)。

(一)前列腺素制剂促宫颈成熟

常用的促宫颈成熟的药物主要是前列腺素制剂。目前在临床常使用的前列腺素制剂如下。

1. 可控释地诺前列酮栓:是 1 种可控制释放的前列腺素 E2(PGE2)栓剂,含有 10mg 地诺前列酮,以 0.3mg/h 的速度缓慢释放,需低温保存。

(1)优点:可以控制药物释放,在出现宫缩过频时能方便取出。

(2)应用方法:外阴消毒后将可控释地诺前列酮栓置于阴道后穹隆深处,并旋转 90°,使栓剂横置于阴道后穹隆,宜于保持原位。在阴道口外保留 2~3cm 终止带以便于取出。在药物置入后,嘱孕妇平卧 20~30min 以利栓剂吸水膨胀;2h 后复查,栓剂仍在原位后孕妇可下地活动。

(3)出现以下情况时应及时取出:①出现规律宫缩(每3 分钟 1 次的宫缩)并同时伴随有宫颈成熟度的改善,宫颈 Bishop 评分≥6 分(Ⅰ)。②自然破膜或行人工破膜术。③子宫收缩过频(每 10 分钟 5 次及以上的宫缩;Ⅱ-1)。④置药 24h(Ⅱ-1)。⑤有胎儿出现不良状况的证据:胎动减少或消失、胎动过频、电子胎心监护结果分级为Ⅱ类或Ⅲ类。⑥出现不能用其他原因解释的母体不良反应,如恶心、呕吐、腹泻、发热、低血压、心动过速或者阴道流血增多(Ⅱ-1)。取出至少30min后方可静脉点滴缩宫素(Ⅱ-1)。

(4)禁忌证:包括哮喘、青光眼、严重肝肾功能不全等;有急产史或有3次以上足月产史的经产妇;瘢痕子宫妊娠(Ⅱ-2D);有子宫颈手术史或子宫颈裂伤史;已临产;Bishop评分≥6分;急性盆腔炎;前置胎盘或不明原因阴道流血;胎先露异常;可疑胎儿窘迫;正在使用缩宫素;对地诺前列酮或任何赋形剂成分过敏者。

2. 米索前列醇:是1种人工合成的前列腺素E1(PGE1)制剂,有100μg和200μg两种片剂,美国食品与药品管理局(FDA)2002年批准米索前列醇用于妊娠中期促宫颈成熟和引产,而用于妊娠晚期促宫颈成熟虽未经FDA和中国国家食品药品监督管理总局认证,但美国妇产科医师学会(ACOG)2009年又重申了米索前列醇在产科领域使用的规范[8]。参考ACOG 2009年的规范并结合我国米索前列醇的临床使用经验,中华医学会妇产科学分会产科学组经多次讨论,制定米索前列醇在妊娠晚期促宫颈成熟的应用常规如下。

(1)用于妊娠晚期未破膜而宫颈不成熟的孕妇,是一种安全有效的引产方法(Ⅰ-A)。

(2)每次阴道放药剂量为25μg,放药时不要将药物压成碎片。如6h后仍无宫缩,在重复使用米索前列醇前应行阴道检查,重新评价宫颈成熟度,了解原放置的药物是否溶化、吸收,如未溶化和吸收则不宜再放。每日总量不超过50μg,以免药物吸收过多。

(3)如需加用缩宫素,应该在最后1次放置米索前列醇后4h以上,并行阴道检查证实米索前列醇已经吸收(Ⅲ-B)才可以加用。

(4)使用米索前列醇者应在产房观察,监测宫缩和胎心率,一旦出现宫缩过频,应立即进行阴道检查,并取出残留药物。

(5)优点:价格低、性质稳定、易于保存、作用时间长,尤其适合基层医疗机构应用。

一些前瞻性随机临床试验和荟萃分析表明,米索前列醇可有效促宫颈成熟[9-11]。母体和胎儿使用米索前列醇产生的多数不良后果与每次用药量超过 25μg 相关（Ⅰ）[8,12]。

（6）禁忌证与取出指征：应用米索前列醇促宫颈成熟的禁忌证及药物取出指征与可控释地诺前列酮栓相同。

（二）机械性促宫颈成熟

包括低位水囊、Foley 导管、海藻棒等，需要在阴道无感染及胎膜完整时才可使用。主要是通过机械刺激宫颈管，促进宫颈局部内源性前列腺素合成与释放从而促进宫颈软化、成熟。

优点：与前列腺素制剂相比，成本低，室温下稳定，宫缩过频的风险低。缺点：有潜在的感染、胎膜早破、子宫颈损伤的可能。

在宫颈条件不成熟的引产孕妇中，研究已经证实了机械性宫颈扩张器促宫颈成熟的有效性，与单独使用缩宫素相比，可降低剖宫产率。在宫颈不成熟的孕妇中，使用缩宫素引产前放置 Foley 导管可显著缩短临产时间，降低剖宫产率[13-14]。目前，尚无足够的研究进行机械方法与前列腺素制剂促宫颈成熟有效性的比较，与 Foley 导管相比，应用前列腺素制剂可能增加宫缩过频（伴或不伴胎心率改变）的风险[11,15]。

五、常规引产方法

（一）缩宫素静脉滴注

小剂量静脉滴注缩宫素为安全、常用的引产方法，但在宫颈不成熟时，引产效果不好。其优点是可随时调整用药剂量，保持生理水平的有效宫缩，一旦发生异常可随时停药。缩宫素作用时间短，半衰期为 5～12min。

1. 方法：静脉滴注缩宫素推荐使用低剂量，有条件者最好使用输液泵。具体应用方法：（1）静脉滴注中缩宫素的配制方法：应先用乳酸钠林格注射液 500ml，用 7 号针头行静脉滴注，按每分钟 8 滴调好滴速，然后再向输液瓶中加入 2.5U 缩宫素，将其摇匀后继续滴入。切忌先将 2.5U 缩宫素溶于乳酸钠林格注射液中直接穿刺行静脉滴注，因此法初调时不易掌握滴速，可能在短时间内使过多的缩宫素进入体内，不够安全。（2）合适的浓度与滴速：因缩宫素个体敏感度差异极大，静脉滴注缩宫素应从小剂量开始循序增量，起始剂量为 2.5U 缩宫素溶于乳酸钠林格注射液 500ml 中即 0.5% 缩宫素浓度，以每毫升 15 滴计算相当于每滴液体中含缩宫素 0.33mU。从每分钟 8 滴开始，根据宫缩、胎心情况调整滴速，一般每隔 20 分钟调整 1 次。应用等差法，即从每分钟 8 滴（2.7mU/min）调整至 16 滴（5.4mU/min），再增至 24 滴（8.4mU/min）；为安全起见也可从每分钟 8 滴开始，每次增加 4 滴，直至出现有效宫缩。

有效宫缩的判定标准为 10min 内出现 3 次宫缩，每次宫缩持续 30～60s，伴有宫颈的缩短和宫口扩张。最大滴速不得超过每分钟 40 滴即 13.2mU/min，如达到最大滴速，仍不出现有效宫缩时可增加缩宫素浓度，但缩宫素的应用量不变。增加浓度的方法是以乳酸钠林格注射液 500ml 中加 5U 缩宫素变成 1% 缩宫素浓度，先将滴速减半，再根据宫缩情况进行调整，增加浓度后，最大增至每分钟 40 滴（26.4mU），原则上不再增加滴数和缩宫素浓度。

缩宫素的副反应主要与剂量相关，最常见的副反应是宫缩过频和胎心率异常。宫缩过频会导致胎盘早剥或子宫破裂。小剂量给药和低频率加量可减少伴胎心率改变的宫缩过频的发生（Ⅲ）[16]。大剂量给药和高频率加量可能缩短临产时间、减少绒毛膜羊膜炎和因难产而导致的剖宫产，但可能增加伴胎心率变化的宫缩过频（Ⅰ）[16-17]。

2. 注意事项：(1)要有专人观察宫缩强度、频率、持续时间及胎心率变化并及时记录，调好宫缩后行胎心监护。破膜后要观察羊水量及有无胎粪污染及其程度。(2)警惕过敏反应。(3)禁止肌内、皮下、穴位注射及鼻黏膜用药。(4)输液量不宜过大，以防止发生水中毒。(5)宫缩过强应及时停用缩宫素，必要时使用宫缩抑制剂。(6)引产失败：缩宫素引产成功率与宫颈成熟度、孕周、胎先露高低有关，如连续使用 2～3d，仍无明显进展，应改用其他引产方法。

（二）人工破膜术

用人工方法使胎膜破裂，刺激内源性前列腺素和缩宫素释放，诱发宫缩。本方法应对宫颈条件理想者实施，适用于头先露并已衔接的孕妇（Ⅲ-B）。单独使用人工破膜术引产时，引产到宫缩发动的时间间隔难以预料。尚无足够证据证实单独使用人工破膜术的疗效和安全性。1 项临床试验对比了人工破膜术联合缩宫素静脉滴注与单独使用人工破膜术，结果发现，人工破膜术联合缩宫素的方法缩短了从引产到分娩的时间（Ⅰ）[18]。人工破膜术相关的潜在风险包括：脐带脱垂或受压、母儿感染、前置血管破裂和胎儿损伤。不适用于头先露未入盆的孕妇。人工破膜术前要排除阴道感染。应在宫缩间歇期破膜，以避免羊水急速流出引起脐带脱垂或胎盘早剥。人工破膜术前、后要听胎心率，破膜后观察羊水性状和胎心率变化情况。

六、足月妊娠胎膜早破孕妇的引产

目前，较大样本量的随机对照研究发现，缩宫素引产缩短了胎膜早破到分娩之间的时间，也减少了绒毛膜羊膜炎、产褥病率以及新生儿抗生素的应用，未增加剖宫产率和新生儿感染率[19]。1 项包括6814 例足月妊娠胎膜早破孕妇的荟萃分析将使用前列腺素制剂或缩宫素引产与期待疗法对比，结果发现，前者患绒毛膜羊膜炎或子宫内膜炎的风险明显下降，入住新生儿 ICU（NICU）的新生儿数也明显下降[20]。因此，建议对于未临产的足月妊娠孕妇胎膜早破 2h 以上未临产且无明显规律宫缩者，入院后使用小剂量缩宫素静脉滴注尽早引产，以减少绒毛膜羊膜炎的风险。静脉滴注过程中应加强监护。

七、特殊情况下的引产

特殊情况包括母体存在瘢痕子宫、前置胎盘、胎盘早剥、孕中期要求终止妊娠、胎死宫内及严重胎儿畸形者，引产应在具备相应条件的医疗机构进行。引产前应充分了解病情及引产适应证，除外禁忌证，术前应充分知情告知。

1. 主要方法：（1）利凡诺引产术：利凡诺引产术适用于妊娠 14～27 周要求终止妊娠而无禁忌证者，以及妊娠 27 周后产前诊断发现胎儿具有致死性畸形者。同时要严格掌握禁忌证：①有急慢性肝、肾疾病，及肝肾功能不全者；②各种急性感染性疾病；③全身状态不佳，如严重贫血、心功能衰竭或凝血功能障碍；④术前有两次体温在 37.5℃以上者。子宫壁有手术瘢痕、宫颈有陈旧性裂伤、子宫发育不良者慎用。

在引产过程中应密切观察患者有无副反应、体温及宫缩等情况，10%～20% 的孕妇在应用利凡诺后 24～48h 体温一过性上升 37.5℃，1% 超过 38℃，偶有达到 39℃以上者。大多数不需处理，胎儿娩出后即可恢复正常；超过 38℃可对症降温治疗。注射药物120h尚未发动宫缩者，为引产失败，应改用其他方法终止妊娠[2]。

（2）Foley导管或水囊引产：经宫颈管内应用Foley导管或水囊促宫颈成熟导致子宫破裂的风险与自然临产者相同（Ⅱ-2）[21]。宫颈管内Foley导管是可以被接受的引产方法（Ⅱ-2B），能安全应用于拟阴道分娩的既往有剖宫产史的孕妇（Ⅱ-2B）。

2. 不同孕周特殊情况的引产：

（1）孕28周内胎死宫内、胎儿畸形且有子宫瘢痕的孕妇，可以予（200～400）μg/（6～12）h剂量的米索前列醇引产，并不增加并发症的发生率（Ⅱ-2）[22-23]，但尚需进一步研究来评价其疗效、安全性、最佳给药途径及剂量。

（2）有剖宫产术史或子宫大手术史的孕周≥28周的孕妇，使用米索前列醇等前列腺素制剂可能增加子宫破裂的风险，因此，妊娠晚期应避免使用（Ⅲ）[24-25]。

3. 有剖宫产术史：既往有子宫下段横切口剖宫产术史的孕妇可以选择宫颈管内应用Foley导管等机械方法促宫颈成熟引产。缩宫素可以应用于计划阴道分娩的既往有剖宫产术史的住院孕妇（Ⅱ-3B）。而既往有古典式剖宫产术史的孕妇的临床经验尚不足，引产方法应个体化。

4. 轻度胎盘早剥：在严密监测下可尝试阴道分娩。经产妇一般情况较好，出血以显性为主，宫口已开大，估计短时间内能迅速分娩者，可经阴道分娩，先行人工破膜术，使羊水缓慢流出，逐渐减低子宫压力，防止胎盘继续剥离，并可促进子宫收缩，必要时配合静脉滴注缩宫素缩短产程。分娩过程中，密切观察孕妇的血压、脉搏、宫底高度、宫缩及胎心率等的变化，有条件者可应用胎儿电子监测仪进行监护，能早期发现宫缩及胎心率的异常情况。

八、引产中的相关注意事项

1. 引产时应严格遵循操作规程，严格掌握适应证及禁忌证，严禁无指征的引产。如果引产不成功，则引产的指征及引产方法需要重新评价（Ⅲ-B）。

2. 可疑巨大儿不应作为独立的引产指征（Ⅲ-D）。

3. 所有孕妇最好在早孕期进行超声检查，以确定孕周（Ⅰ-A）。

4．根据不同个体，选择适当的引产方法及药物用量、给药途径。

5．不能随意更改和追加药物剂量。

6．操作应准确无误。

7．密切观察产程，并仔细纪录。

8．一旦进入产程，应常规行胎心监护，随时分析监护结果。

9．若出现宫缩过频、胎儿窘迫、梗阻性分娩、先兆子宫破裂、羊水栓塞等情况，应按如下流程进行处理：（1）立即停止使用催引产药物；（2）立即左侧卧位、吸氧、静脉输液（不含缩宫素）；（3）静脉给予子宫松弛剂，如羟苄麻黄碱或硫酸镁等；（4）立即行阴道检查，了解产程进展。可疑胎儿窘迫未破膜者给予人工破膜，观察羊水有无胎粪污染及其程度。经上述综合处理，尚不能消除危险因素，短期内又无阴道分娩的可能或病情危重者，应迅速选用剖宫产术终止妊娠。

参与本指南制定及讨论的专家：杨慧霞（北京大学第一医院），范玲（首都医科大学附属北京妇产医院），刘兴会（四川大学华西第二医院），贺晶（浙江大学医学院附属妇产科医院），胡娅莉（南京大学医学院附属鼓楼医院），段涛（上海市第一妇婴保健院），张为远（首都医科大学附属北京妇产医院），董悦（北京大学第一医院），时春艳（北京大学第一医院），徐先明（上海交通大学附属第一人民医院），刘喆（北京大学第一医院）

参与本指南撰写的专家：刘喆（北京大学第一医院），杨慧霞（北京大学第一医院）

参 考 文 献

1. 中华医学会妇产科学分会产科学组．妊娠晚期促宫颈成熟与引产指南（草案）[J]．中华妇产科杂志，2008，43：75-76．

2. 曹泽毅．中华妇产科学．3 版．北京：人民卫生出版社，2014：830-832．

3. Smith R.Parturition[J].N Engl J Med，2007，356：271-283．

4. Moore LE，Rayburn WF.Elective induction of labor[J].Clin Obstet Gynecol，2006，49：698-704．

5. Luthy DA，Malmgren JA，Zingheim RW.Cesarean delivery

after elective induction in nulliparous women: the physician effect[J].Am J Obstet Gynecol, 2004, 191: 1511-1515.

6. Vrouenraets FP, Roumen FJ, Dehing CJ, et al.Bishop score and risk of cesarean delivery after induction of labor in nulliparous women[J].Obstet Gynecol, 2005, 105: 690-697.

7. Vahratian A, Zhang J, Troendle JF, et al.Labor progression and risk of cesarean delivery in electively induced nulliparas[J]. Obstet Gynecol, 2005, 105: 698-704.

8. ACOG Practice Bulletin No.107: Induction of labor[J].Obstet Gynecol, 2009, 114: 386-397.

9. Sanchez-Ramos L, Chen AH, Kaunitz AM, et al.Labor induction with intravaginal misoprostol in term premature rupture of membranes: a randomized study[J].Obstet Gynecol, 1997, 89: 909-912.

10. Wing DA, Ortiz-Omphroy G, Paul RH.A comparison of intermittent vaginal administration of misoprostol with continuous dinoprostone for cervical ripening and labor induction[J].Am J Obstet Gynecol, 1997, 177: 612-618.

11. Toppozada MK, Anwar MY, Hassan HA, et al.Oral or vaginal misoprostol for induction of labor[J].Int J Gynaecol Obstet, 1997, 56: 135-139.

12. Wing DA, Jones MM, Rahall A, et al.A comparison of misoprostol and prostaglandin E2 gel for preinduction cervical ripening and labor induction[J].Am J Obstet Gynecol, 1995, 172: 1804-1810.

13. Boulvain M, Kelly A, Lohse C, et al.Mechanical methods for induction of labour[J].Cochrane Database Syst Rev, 2001(4): CD001233.

14. Gelber S, Sciscione A.Mechanical methods of cervical ripening and labor induction[J].Clin Obstet Gynecol, 2006, 49: 642-657.

15. 崔金晖,滕奔琦,伍玲,等.宫颈扩张球囊与控释地诺前列酮栓用于足月妊娠促宫颈成熟的临床研究[J].中华围产医学杂志,2013,16: 622-626.

16. Crane JM, Young DC.Meta-analysis of low-dose versus high-

dose oxytocin for labour induction[J].J SOGC,1998,20:
1215-1223.

17. Hannah ME,Ohlsson A,Farine D,et al.Induction of labor
    compared with expectant management for prelabor rupture of
    the membranes at term[J].N Engl J Med,1996,334:1005-
    1010.

18. Moldin PG,Sundell G.Induction of labour: a randomised
    clinical trial of amniotomy versus amniotomy with oxytocin
    infusion[J].Br J Obstet Gynaecol,1996,103:306-312.

19. Merrill DC,Zlatnik FJ.Randomized,double-masked
    comparison of oxytocin dosage in induction and augmentation
    of labor[J].Obstet Gynecol,1999,94:455-463.

20. Dare MR,Middleton P,Crowther CA,et al.Planned early birth
    versus expectant management(waiting)for prelabour rupture of
    membranes at term(37 weeks or more)[J].Cochrane Database
    Syst Rev,2006,25:CD005302.

21. Bujold E,Blackwell SC,Gauthier RJ.Cervical ripening with
    transcervical Foley catheter and the risk of uterine rupture[J].
    Obstet Gynecol,2004,103:18-23.

22. Dickinson JE,Evans SF.The optimization of intravaginal
    misoprostol dosing schedules in second-trimester pregnancy
    termination[J].Am J Obstet Gynecol,2005,193:597.

23. Daskalakis GJ,Mesogitis SA,Papantoniou NE,et
    al.Misoprostol for second trimester pregnancy termination in
    women with prior caesarean section[J].BJOG,2005,112:97-
    99.

24. Wing DA,Lovett K,Paul RH.Disruption of prior uterine
    incision following misoprostol for labor induction in women
    with previous cesarean delivery[J].Obstet Gynecol,1998,91:
    828-830.

25. Induction of labor for VBAC.ACOG Committee Opinion
    No.342.American College of Obstetricians and Gynecologists
    [J].Obstet Gynecol,2006,108:465-467.

第四章

《产后出血预防与处理指南》
解读·病案分析

刘兴会　张　力　张　静
四川大学华西第二医院

引　言

产后出血一直是全球孕产妇死亡的首要原因,而绝大多数产后出血所导致的孕产妇死亡是因为诊断和处理的延误所致。我国的孕产妇主要死因构成如表 4.1 所示,可以看出,虽然近 10 多年来产科出血(其中 80% 以上系产后出血)所致孕产妇死亡呈下降趋势,但仍然一直高居榜首。鉴于此,我国产科学界历时两年制定了《产后出血预防与处理指南》(以下简称《指南》),以规范和指导妇产科医师对产后出血的预防和处理,从而降低产后出血发生率,并降低产后出血相关的急诊输血、子宫切除等孕产妇病率和产后出血所导致的孕产妇死亡。

回顾我国《产后出血预防与处理指南》制定历程如下:2007 年《现代妇产科进展》杂志详细介绍了加拿大产后出血指南,对产科医生有很大启发,专家们开始着手制定我国指南。2009 年 5 月底,完成《产后出血预防与处理指南(草案)》,发表于《中华妇产科杂志》2009 年 7 期。

2009 年制定的《产后出血预防与处理指南(草案)》(以下简称《指南(草案)》,对指导产后出血的临床诊治工作、降低其所导致的孕产妇死亡率发挥了重要作用。《指南(草案)》发表 5 年来,虽然产科出血导致的孕产妇死亡率由 2007 年的 13.5/10 万降为 2013 年的 6.6/10 万,由产后出血导致的孕

表 4.1 2000~2011 年我国孕产妇主要死因构成比 (%)

主要死因	2000	2002	2004	2006	2008	2009	2010	2011	2012	2013
产科出血	40.5	49.0	45.2	37.0	34.2	28.1	27.8	28.6	27	28.2
妊娠期高血压疾病	14.9	12.0	11.3	11.0	8.7	10.3	12.3	11.1	8	11.4
羊水栓塞	10.8	9.5	10.0	13.0	13.2	14.7	9.2	11.4	12	13.3
产褥感染	5.1	3.7	1.3	0.8	0.8	1.5	1.2	0.6	1.4	0.6
心脏病	8.5	6.7	9.6	7.5	10.1	8.1	10.9	10.2	10.9	7.8
肝病	5.1	2.5	2.2	3.5	3.8	4.4	3.1	5.1	3.2	2.6
血栓栓塞症	0.0	0.5	2.0	1.6	4.9	5.1	3.1	7.5	5.2	6.8
其他	14.8	15.8	17.8	27.2	24.3	29.3	32.4	25.5	32.3	29.3
不详	0.3	0.8	2.6	—	—	—	—	—	0	0
合计	100.0	100.0	100.0	100.0	100.0	100.0	100.0	100.0	100.0	100.0

产妇死亡在西部地区大幅下降,但产科出血所致孕产妇死因构成比仍占 28% 左右。近年来,由于产后出血的防治有不少新的研究进展,因此于 2014 年再次对《产后出血预防与处理指南(草案)》进行了修订。《指南》在 2009 年《指南(草案)》的基础上,参考世界卫生组织(WHO)、国际妇产科联盟(FIGO)、加拿大、美国和英国关于产后出血的诊断与治疗指南以及最新的循证医学证据,并结合国内外有关临床经验,旨在规范和指导妇产科医师对产后出血的预防和处理。因此有必要对《指南》进行解读,并增加一些成功和失败的案例分析,期望对临床产科医生有所帮助,对产后出血的诊治有一个更广泛和更深入的理解。

解 读 细 则

一、产后出血的定义解读

2009 年《指南(草案)》中描述:
产后出血是指胎儿娩出后 24 小时内出血量 >500ml。

解读:
2009 年《指南(草案)》沿用了世界卫生组织(World Health Organization,WHO)产后出血的传统定义,根据目前的研究,该传统定义尚有争议,可能需重新修改。我国产后出血防治组统计:阴道分娩 24 小时失血量为(398±238)ml,剖宫产 24 小时失血量为(475.3±263.2)ml。因此,按照传统的产后出血的定义,产后出血的发生率应该是较高的。今年发表的一项来自法国的多中心研究纳入了 5 个医疗中心 2010年 1 月 1 日~2011 年 1 月 31 日 4058 例阴道分娩的病例,产后出血(>500ml)的发生率为 10.02%(402/4058)。但是,国内临床上诊断产后出血的比例较低,这也说明在临床上我们对失血量是低估了的。

2014 年《指南》中描述:
产后出血指胎儿娩出后 24 小时内阴道分娩者出血量≥500ml、剖宫产分娩者出血量≥1000ml;严重产后出血指分娩后出血量超过 1000ml;难治性产后出血指经子宫收缩药、持续性子宫按摩或按压等保守措施无法止血,需要外科手术、介入治疗甚至切除子宫的严重产后出血。

解读：

由于阴道分娩和剖宫产出血量存在差异，结合国外文献的报道，2014 年《指南》中的产后出血定义按照阴道分娩和剖宫产进行了划分。第 8 版《妇产科学》教科书也已经将产后出血定义为：阴道分娩 24 小时内失血量 >500ml，剖宫产时 >1000ml。此外，我们对常规处理方法（包括子宫按摩或压迫＋应用宫缩剂）无法有效止血，需要保守性手术或介入治疗甚至切除子宫的严重产后出血称为难治性产后出血（intractable postpartum hemorrhage）。这样，更利于引起我们对患者的重视，同时利于医生与医生、医生与护士、医生与麻醉医生、医生与患者及其家属之间更好地沟通及交流。因此，2014 年《指南》中增加了严重产后出血及难治性产后出血的定义。

二、产后出血的原因与高危因素解读

2009 年《指南（草案）》中描述：

产后出血的四大原因是宫缩乏力（占 70%～90%）、产道损伤（占 20%）、胎盘因素（占 10%）和凝血功能障碍（占 1%）；四大原因可以合并存在，也可以互为因果；每种原因又包括各种病因和高危因素。

解读：

《指南（草案）》中表 1 详细列举了产后出血的四大原因及高危因素。四大原因中，宫缩乏力最常见，但要注意切不可仅专注于宫缩乏力，因为宫缩乏力可与胎盘因素和产道损伤并存，因此要特别注意理解"四大原因可以合并存在，也可以互为因果"这句话的含义。

本《指南（草案）》将产道损伤列为第二大原因，但根据最近全国妇幼卫生信息分析报告，胎盘因素已经由以前的第三位上升至现在的第二位原因，特别是前置胎盘及胎盘植入，更是导致产后出血的高危因素，值得大家重视。

《指南（草案）》中描述：

所有产妇都有发生产后出血的可能，但有一种或多种高危因素者更易发生。值得注意的是有些产妇即使未达到产后出血的诊断标准，也会出现严重的病理生理改变，如妊娠期高血压疾病、妊娠合并贫血、脱水或身材矮小的产妇等。

解读：

很多时候我们很重视有产后出血高危因素的产妇，因此安排好人员配合、注意宫缩剂的及时应用、充分备血等，大多结局良好，但是我们往往忽视了一些看起来很正常的产妇，对她们因为进入产程后疼痛的影响而导致数小时没有进食、没有睡眠、没有小便等置之不理，结果发生了严重的产后出血。因此，把所有产妇都当作高危产妇来对待，对进行产后出血防治非常重要。而且，对妊娠期高血压疾病、妊娠合并贫血、脱水或身材矮小等这些血容量储备不足的产妇，应充分重视其对失血的耐受极差，极易发生失血性休克；而且一旦发生大出血，处理上也极为棘手，因为这些产妇往往不能耐受快速的输血输液，因此一定重视预防为主的思想。

2014 年《指南》中的产后出血原因及其高危因素与 2009 年《指南（草案）》无显著差异。

三、产后出血的诊断解读

2009 年《指南（草案）》中描述：

诊断产后出血的关键在于对失血量有正确的测量和估计，错误低估将丧失抢救时机。

解读：

早在 20 世纪 60 年代，WHO 产后出血技术小组就提出，靠临床估计和测量会比实际失血量低估 30%～50%。可见，医生们对产后出血的估计及认识都是非常不够的！临床实际中，低估失血量的情况非常常见。值班住院总医师曾专门对笔者说，医疗组一个在夜班自然分娩的产妇出血较多，接生医生估计出血 600ml，鉴于此，笔者在产后第二天专门复查了这个产妇的血常规，结果血红蛋白为 76g/L，而分娩前该产妇的血红蛋白为 118g/L，据此推算失血量应为 1600～2000ml，值班医生大大低估了失血量，而且类似的明显低估失血量的事件时有发生。

2009 年《指南（草案）》中描述：

突然大量的产后出血易得到重视和早期诊断，而缓慢的持续少量出血和血肿易被忽视。

解读：

临床上有不少因缓慢持续少量出血未引起重视而延误诊

断和抢救的例子，要避免此种情况，唯有加强监护，尤其是产后 2 小时内是产后出血高发期，应该密切观察子宫收缩情况，定时按压子宫，避免出血聚积在宫腔内；并且应该给产妇垫会阴垫，定时称重失血量，而不是靠目测来估计失血量。血肿更易忽视，如产道裂伤形成的会阴深部血肿、剖宫产切口撕裂或缝合不良形成的阔韧带血肿等，因是内出血，检查不易发现，当发生休克症状时往往为时已晚。曾经有国内大医院因为剖宫产切口两端缝合不良而发生后腹膜血肿导致产妇死亡的事件，应引以为戒。

2009 年《指南（草案）》中描述：

失血量的绝对值对不同体重者意义不同，因此，最好能计算出失血量占总血容量的百分数，妊娠末期总血容量（L）的简易计算方法为非孕期体重（kg）×7%×（1+40%），或非孕期体重（kg）×10%。

解读：

正常非孕期成年女性血容量约为体重的 7%，由于从妊娠 6 周起血容量渐增，至 32～34 周达高峰并一直持续到分娩，共增加 30%～50%。因此取中间值即血容量增加 40%，妊娠末期总血容量 = 非孕期体重（kg）×7%×（1+40%），将该式化简即为非孕期体重（kg）×10%。

要注意到的是：这个计算公式适合孕期体重增加正常的孕妇，有些孕妇孕期体重增加不足，则血容量增加就不足 30%～50%，就不适合用此公式估计。如果不知道非孕期体重，可以用孕末期体重 ×7% 来大致代替。

2009 年《指南（草案）》中描述：

常用的估计失血量的方法有：①称重法或容积法；②监测生命体征、尿量和精神状态，见表 2；③休克指数法，休克指数 = 心率 / 收缩压（mmHg），见表 3；④血红蛋白含量测定，血红蛋白每下降 10g/L，失血 400～500ml。但是在产后出血早期，由于血液浓缩，血红蛋白值常不能准确反映实际出血量。

解读：

《指南》中提供了多种估计失血量的方法，但临床上过低估计仍然是突出的问题。国外文献报道，全球产后出血的发生率为 10.8%，若采用客观的出血测量方法，其发生率将达到 14.2%；而国内妇产科专著引用的我国产后出血的发生率仅为 1.6%～6.4%。由此可见，我国临床上产后出血量的估计存在严重的不足，常常导致产后出血诊断和处理的延迟，最终造成难治性产后出血，甚至围产期子宫切除和孕产妇死亡。因此，准确估计和测量产后出血量是诊断和治疗产后出血的重要前提。

《指南》中表 2 详细列举了通过监测生命体征、尿量和精神状态来估计失血量的方法，尤其值得注意的是，由于孕期血容量增加了 30%～50%，其益处是有助于孕妇耐受母儿代谢需求量的增加和分娩时的出血，但缺点是：与非孕妇相比，孕妇丢失更多的血液才会出现低血容量客观指标的改变，可能延误诊断和处理。从表中可以看出：孕产妇出血在 20% 以内（即通常所说的 1000ml 内），生命体征往往没有改变；只有当出血达到血容量的 20%～30% 以上时，才会开始出现窘迫的表现，而且往往是脉搏先增快，而血压可能尚在正常范围，很易被忽视，但实际上此时已相当危险，因一旦出血超过40%，全身情况将迅速恶化。孕产妇的失血性休克，从代偿到失代偿往往很突然，需要高度警惕。

2009 年《指南（草案）》中描述：

值得注意的是失血速度也是反映病情轻重的重要指标，重症的情况包括：失血速度 >150ml/min；3 小时内出血量超过血容量的 50%；24 小时内出血量超过全身血容量。

解读：

这三种情况是国外文献中关于大量出血（massive blood loss）的定义（1994 年 Fakhry 和 Shedon，1997 年 Mollison），尤其是第一种情况的出血，非常危急，用一句话来形容出血的凶猛"就像打开了消防水龙头"，必须立即有效止血，处理稍有延误就威胁产妇生命。

2014 年《指南》中的产后出血诊断与 2009 年的《指南（草案）》内容无显著差异。

四、产后出血的预防解读

2009 年《指南（草案）》中描述：

加强产前保健：产前积极治疗基础疾病，充分认识产后出血的高危因素，高危孕妇应于分娩前转诊到有输血和抢救条件的医院。

解读：

在很多基层医院，缺乏处理产后出血的药物和熟练掌握止血技巧的医务人员，因此应严格执行高危孕妇三级转诊制度。而且一些基层医院及私立医院，剖宫产病人术前并没有常规备血，这是非常危险的。建议所有剖宫产手术病人术前常规备红细胞悬液 2U，高危孕妇根据病情增加备血量，阴道试产的病人如果有高危因素也应备血。

2009 年《指南（草案）》中描述：

积极处理第三产程：循证医学研究表明，第三产程积极干预能有效降低产后出血量和发生产后出血的危险度。积极处理第三产程包含 3 个主要的干预措施：①头位胎儿前肩娩出后、胎位异常胎儿全身娩出后、多胎妊娠最后一个胎儿娩出后，预防性应用缩宫素（Ⅰa 级证据），使用方法为缩宫素 10U 肌内注射或 5U 稀释后静脉滴注，也可 10U 加入 500ml 液体中，以 100～150ml/h 静脉滴注；②胎儿娩出后（45～90s）及时钳夹并剪断脐带，有控制地牵拉脐带协助胎盘娩出；③胎盘娩出后按摩子宫。

解读：

在积极处理第三产程 3 个主要的干预措施中，预防性应用缩宫素是Ⅰa 级证据，Cochrane 的系统评价表明：与安慰剂相比，预防性应用缩宫素显著减少产后出血的发生率和需要治疗性应用缩宫素的比率，因此强烈建议在第三产程预防性应用缩宫素。WHO 也在其 2012 年的《产后出血防治指南》中明确指出，所有产妇应预防性使用宫缩剂。但由于短效缩宫素的半衰期短，需持续静脉泵入才能有效地促进子宫收缩。因此，2014 年《指南》中新增了：预防剖宫产产后出血还可考虑使用卡贝缩宫素，其半衰期长（40～50 分钟），起效快（2 分钟），给药简便，100μg 单剂静脉推注，可减少治疗性子宫收缩药的使用，安全性与短效缩宫素相似。如果缺乏缩宫素，也可选择使用麦角新碱或米索前列醇。

而现有的随机对照研究并不支持另两个干预措施。关于合理的断脐时机，近年来循证医学证据表明及时断脐并不能减少产后出血的发生，反而可能增加新生儿贫血等风险，因此 WHO 在 2007 年后的《产后出血防治指南》中已偏向于延迟钳夹和剪断脐带，但"延迟"的定义并不统一，2012 年的《指南》中界定为胎儿娩出后的 1～3 分钟。对于控制性牵拉脐带协助胎盘娩出，2012 年来自 WHO 孕产妇健康研究协作组和 2013 年 Catherine Deneux 等人的两个多中心随机对照试验均显示控制性牵拉脐带并不能降低产后出血的发生率。同时，2012 年 WHO《产后出血防治指南》并不推荐常规预防性按摩子宫，因为其并不能预防产后出血的发生，反而增加患者的不适。由四川大学华西第二医院组织的全国多中心前瞻性临床随机对照研究亦表明(此文发表于 2013 年 Obstet Gynecol，并作为 I 级证据推荐)，胎盘娩出后常规子宫按摩 30 分钟并不能减少产后出血量。因此，2014 年《指南》推荐：延迟钳夹脐带(胎儿娩出后 1～3 分钟)，仅在怀疑胎儿窒息而需要及时娩出并抢救的情况下才考虑娩出后立即钳夹并切断脐带。控制性牵拉脐带以协助胎盘娩出并非预防产后出血的必要手段，仅在接生者熟练牵拉方法且认为确有必要时选择性使用，而对于操作不熟练者不建议其牵拉脐带。在预防性使用子宫收缩药后，不推荐常规进行预防性的子宫按摩来预防产后出血。但是，接生者应该在产后常规触摸宫底，了解子宫收缩情况。值得注意的是：当确定胎盘已经剥离后，以正确的手法助娩胎盘非常重要，而且助娩胎盘后，顺势触摸子宫收缩情况也非常重要，一旦子宫收缩欠佳，及时给予按摩非常奏效，而且往往不需要太多时间，几分钟就可以刺激子宫良好收缩。

另外需要提醒的是：剖宫产胎儿娩出后勿急于徒手剥离胎盘，应待其自行剥离后牵引娩出，出血量可减少约 30%。如超过 5 分钟尚未剥离应警惕胎盘粘连，再行徒手剥离。

2009 年《指南(草案)》中描述：

产后 2 小时是发生产后出血的高危时段，应密切观察子宫收缩情况和出血量变化，并应及时排空膀胱。

解读：

产后 2 小时内是产后出血高发期，而在 2014 年的《指南》中，还强调了对于有产后出血高危因素者，其高危时段应扩展至产后 4 小时。在高危时段应该密切观察子宫收缩情况，定时按压子宫，避免出血聚积在宫腔内，并且应该给产妇垫会阴垫，定时称重失血量，而不是靠目测来估计失血量。

五、产后出血的处理流程解读

2009 年《指南(草案)》中描述:

产后出血的处理可分为预警期、处理期和危重期,分别启动一级、二级和三级急救方案,见图 1。产后 2h 出血量 >400ml 为预警线,应迅速启动一级急救处理,包括迅速建立两条畅通的静脉通道、吸氧、监测生命体征和尿量、向上级医护人员求助、交叉配血,同时积极寻找出血原因并进行处理;如果继续出血,应启动相应的二、三级急救措施。病因治疗是产后出血的最重要治疗,同时兼顾抗休克治疗,并可求助麻醉科、重症监护室(ICU)、血液科医师等协助抢救。在抢救产后大出血时,团体协作十分重要。

解读:

《指南(草案)》中图 1 详细列出了产后出血的处理流程,在所有的急救处理中,我们特别强调预警期一级急救处理中的"求助"和二、三级急救处理中的"团队协作",因为严重产后出血是产科的危急重症,绝不是产科医生凭一己之力便能处理应对的,需要麻醉科、检验科(包括血库)、重症监护室(ICU)等医护人员组成的团队进行紧密有序的协作方能使病人转危为安,必要时需要资深妇科肿瘤医生上台协助有效止血。另一方面,我们不能忽略与病人家属的沟通,有效及时的医患沟通是抢救产后出血特别是严重产后出血的必需环节。在英国皇家妇产科医师协会的最新产后出血诊治指南中,处理流程将沟通列为第一位(沟通、复苏、监测和检查及止血四步),这里的沟通,包括抢救团队的沟通协作和及时地与家属沟通病情。

六、产后出血的处理原则解读

2009 年《指南(草案)》中描述:

应在寻找出血原因的同时进行一般处理,包括向有经验的助产士、上级产科医师、麻醉医师和血液科医师求助,通知血库和检验科做好准备;建立双静脉通道维持血液循环,积极补充血容量;进行呼吸管理,保持气道通畅,必要时给氧;监测出血量和生命体征,留置尿管,记录尿量;交叉配血;进行基础的实验室检查(血常规、凝血功能、肝肾功能检查等)

并行动态监测。

解读:

既往临床上普遍认为,产科失血性休克的液体复苏为尽早尽快大量补充液体,充分恢复患者的有效血容量,使血压恢复至正常水平,保证组织器官的血液灌注。但近年研究表明:在活动性出血未得到有效控制前,大量补液可增加血液丢失,引起稀释性凝血功能障碍,减少组织氧供,从而引起酸中毒;同时大量快速补液可影响血管的收缩反应,造成血栓移位,致使出血重新开始,增加了出血量;另外大量液体输入可造成肺水肿,不利于氧的弥散,且血液过度稀释,不利于氧的携带和运送,影响组织血供及氧供,扰乱了机体本身的代偿机制和内环境的稳定。因此建议尽快地有效控制出血、输血(成分输血)是复苏的关键。

综上所述,建议:①在急性失血初期选用晶体液与胶体液同时输注,两者比例为 3:1~2:1;②注意对患者保温,液体和血液加温后输注。

(一)宫缩乏力的处理

宫缩乏力的处理原则是:先简单,后复杂;先无创,后有创。流程如下:子宫按摩或压迫法 + 宫缩剂→宫腔填塞或(和)B-Lynch 缝合或(和)子宫动脉结扎→子宫动脉栓塞→子宫切除。其中"宫缩剂 + 子宫按摩或压迫法"是最基本的处理,如不能奏效应当机立断迅速实施宫腔填塞、B-Lynch 缝合和子宫动脉结扎等保守性手术,这三种手术不分优劣,根据患者病情和术者熟练程度选择,而且可以联合应用。保守性手术仍不能奏效,如果病情尚稳定,在有条件的医院考虑介入治疗,否则应果断及时切除子宫以挽救产妇生命。

1. 子宫按摩或压迫法

2009 年《指南(草案)》中描述:

子宫按摩或压迫法:可采用经腹按摩或经腹经阴道联合按压,按摩时间以子宫恢复正常收缩并能保持收缩状态为止,要配合应用宫缩剂。

解读:

子宫按摩或压迫法(uterine massage)是处理产后出血最简单而应急的方法,不需要任何器械,只需要产科医生的一双手。可分为经腹部按摩法和经腹经阴道联合压迫法两种方法。适用于产后子宫收缩乏力或前置胎盘产后子宫下段不收缩致产后出血者。

（1）经腹部按摩法：一手在耻骨联合上方上推子宫，另一手拇指在子宫底部前方，其余四指在子宫底部后方，均匀有力地按摩子宫底刺激宫缩，并压迫宫体迫使宫腔内积血排出（图4.1）。若是子宫下段收缩乏力出血，则用一手拇指和四指放在于宫下段两侧，抓住子宫下段进行按摩（图4.2）。经腹部按摩法对腹壁肥胖的产妇效果较差。

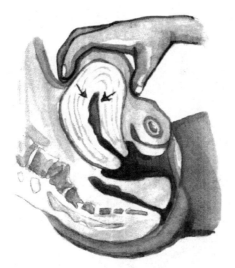

图4.1　经腹子宫按摩法1

（2）经腹经阴道联合压迫法：一手戴消毒手套并涂抹碘伏后，伸进阴道并向上挤压子宫，另一只手放在腹部宫底部，与阴道内的手相对应压迫子宫，又可分为下述两种手法。

方法一：将一手伸入阴道内握紧子宫颈部，或置于后穹隆，另一手在腹壁将宫底向下推压，使宫颈和宫体重叠压紧（图4.3）。该法对子宫下段的压迫作用明显，更适用于前置胎盘所致的产后出血。

方法二：一手伸入阴道，做握拳状置于前穹隆顶住子宫前壁，另一手自腹壁推压宫体后壁并使宫底前屈，两手相对

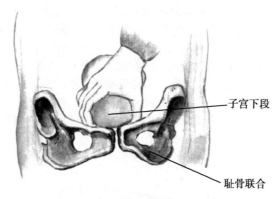

子宫下段

耻骨联合

图 4.2　经腹子宫按摩法 2

紧压宫体（图 4.4）。该法主要着力点在子宫体，更适用于宫缩乏力所致产后出血。

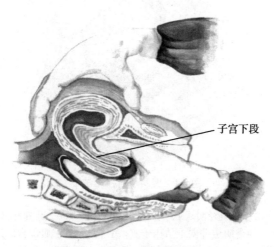

子宫下段

图 4.3　经腹经阴道按摩子宫法 1

（3）注意事项：

a）医生的责任心非常重要，按摩或压迫一定要有效，过轻的压力会导致宫腔积血掩盖病情。我们长期的临床经验表明一个人用力按压最多可坚持 5～10 分钟左右，因此需要多人轮换；经腹经阴道联合压迫法如果一人操作困难，可以

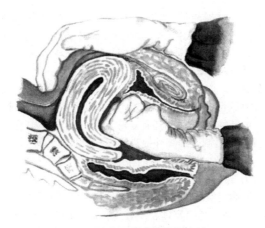

图4.4 经腹经阴道按摩子宫法2

两人配合,一人负责经阴道内压迫,另一人负责经腹壁压迫。国外的最新研究也支持上述观点,认为一个人能够有效按压的时间上限是150秒,两人组合的有效按压上限是5分钟,并认为最好是组成一个抢救小组。

　　b)经腹部按摩法和经腹经阴道联合压迫法可以配合序贯应用,出血紧急汹涌时,可以迅速实施经腹经阴道联合压迫法,出血控制后改为经腹部按摩法。

　　c)按摩或压迫中要反复评价患者的情况,要定时测量阴道出血量。

　　d)按摩或压迫时间以子宫恢复正常收缩,并能保持收缩状态为止,有时可长达数小时。

　　e)按摩或压迫时要配合应用宫缩剂。

　　2. 应用宫缩剂

　　(1)缩宫素

　　2009年《指南(草案)》中描述:

　　缩宫素为预防和治疗产后出血的一线药物。治疗产后出血方法为:缩宫素10U肌内注射、子宫肌层或宫颈注射,以后10～20U加入500ml晶体液中静脉滴注,给药速度根据患者的反应调整,常规速度250ml/h,约80mU/min。静脉滴注能立即起效,但半衰期短(1～6min),故需持续静脉滴注。缩宫素应用相对安全,大剂量应用时可引起高血压、水钠潴留和心血管系统副作用；快速静脉注射未稀释的缩宫素，可导致低血压、心动过速和（或）心律失常。因缩宫素有受体饱和现象，无限制加大用量反而效果不佳，并可出现副作用，故24小时总量应控制在60U内。

解读：

缩宫素是最常用的子宫收缩药物，是预防和治疗产后出血的一线药物（一线药物还有麦角新碱，但目前国内已停产）。缩宫素作用机制是选择性促进子宫平滑肌及乳腺管平滑肌收缩，具有引发及加强宫缩的作用。缩宫素通过与缩宫素受体结合而发挥作用，随着孕周的增大，缩宫素的受体增多，子宫对缩宫素越敏感，受体的浓度按照宫体、子宫下段、宫颈递减，故缩宫素主要对宫体起作用。小剂量缩宫素可使子宫平滑肌张力增高、收缩力加强、收缩频率增加，但仍然保持节律性、对称性和极性，临床上主要用于引产；缩宫素剂量增大，将引起子宫肌张力持续增高，乃至舒张不完全，最后发生强直性收缩，临床上用于产后止血。但总体来说，缩宫素的作用比较温和。

缩宫素用于预防和治疗产后出血时，可以肌肉注射，也可以静脉给药。缩宫素静脉滴注立即起效，但半衰期很短，滴注完毕后其效应逐渐减退，故需持续静脉滴注；肌肉注射开始起作用比较慢，但是维持时间比较长。

缩宫素在应用过程中有一些注意事项：第一，缩宫素最好能冷藏保存；第二，因缩宫素有受体饱和现象，无限制加大用量效果不佳，反而容易出现副作用，因此一般24小时总量应控制在60～80U以内。第三，缩宫素应用相对安全，没有明显的禁忌证，不良反应比较少见，但大剂量应用时可引起高血压、水钠潴留和心血管副作用。要特别注意的是：快速静脉注射没有稀释的缩宫素，可导致产妇显著的短暂的低血压、心动过速或心律失常。这种影响对大多数产妇不会导致严重后果，但对于高位椎管内阻滞、低血压或心动过缓以及伴有大出血的剖宫产病人，可能造成严重低血压，甚至心跳骤停。缩宫素的心血管副作用同剂量相关，多数学者认为，每次用<5U缓慢静注，或以一定剂量稀释后静脉点滴，对血流动力学影响较轻。临床上还有相当数量的产科医生习惯于一次性大剂量应用缩宫素，比如20U宫壁注射，再加20U静

脉注射，这种用法是完全不符合用药原则的，应引起大家的高度重视。但缩宫素的最低有效剂量仍在探索中，或许比目前用法更低？或许因人而异？目前仍无定论。

《指南》中缩宫素静脉维持的方法是"10～20U 加入500ml 晶体液中静脉滴注，常规给药速度 250ml/h"，按照这个速度输液的话，液体入量比较多，一般的患者可以耐受，但是一些心脏病、重度子痫前期的病人不能耐受大量输液，我们的经验是可以用 40U 缩宫素加入 500ml 晶体液中，用静脉泵，以 50～100ml/h 输注，这样液体用量少，维持时间长，效果理想。

在 2014 年《指南》中，新推荐了新型的药物为缩宫素长效制剂，常用的是卡贝缩宫素。卡贝缩宫素半衰期较长为 40分钟。其临床和药理特性与缩宫素类似，也是与子宫平滑肌的缩宫素受体结合而发挥作用。国外和国内的多中心随机对照研究均表明：卡贝缩宫素在控制择期剖宫产术后出血时与缩宫素同样有效，两者安全性也相似。但与应用传统缩宫素相比，应用长效缩宫素使需要后续宫缩剂治疗和子宫按摩的比例降低。卡贝缩宫素的优势就是单次给药、维持时间长、使用便捷；缺点是价格较昂贵。

应用卡贝缩宫素的指征是：用于硬膜外麻醉或腰麻下的选择性剖宫产术后以预防子宫收缩乏力和产后出血。它的用法是：剖宫产胎儿娩出后，缓慢地在 1 分钟内单剂量静脉注射 100μg 也就是 1 支，1ml。

应用卡贝缩宫素的注意事项包括：①需要在 2～8℃冷藏保存；②对于急诊剖宫产、全麻下剖宫产，或产妇有明显的心脏病、高血压、凝血疾病或肝、肾和内分泌疾病的情况使用卡贝缩宫素还没有进行研究；③经阴道分娩后给予卡贝缩宫素治疗也没进行适当的研究，其剂量还未确定；④单剂量注射卡贝缩宫素后，在一些患者可能没有产生足够的子宫收缩；对于这些患者，不能重复给予卡贝缩宫素，其他但可以考虑其他子宫收缩药物如缩宫素、前列腺素制剂进行更进一步的治疗。

（2）卡前列素氨丁三醇

2009 年《指南（草案）》中描述：

卡前列素氨丁三醇（欣母沛）为前列腺素 F_{2a} 衍生物（15-甲基 FGF_{2a}），引起全子宫协调有力的收缩。用法为 250μg

（1支）深部肌内注射或子宫肌层注射，3分钟起作用，30分钟达作用高峰，可维持2小时；必要时重复使用，总量不超过2000μg（8支）。哮喘、心脏病和青光眼患者禁用，高血压患者慎用；副反应轻微，偶尔有暂时性的恶心、呕吐等。

解读：

应用欣母沛的适应证为：作为二线药物，用于常规处理方法无效的子宫收缩乏力引起的产后出血（常规处理方法应包括静滴缩宫素和子宫按摩）。

欣母沛在国外是20世纪80年代用于临床，2002年引进中国，大量研究证明了其有效性和安全性。Oleen报道了迄今最大的多中心研究（12个医疗机构，237人），使用欣母沛后总有效率为94.9%，绝大多数患者的用量为250～500μg，最大剂量为1250μg（5支）。作者认为欣母沛能有效控制产后出血，欣母沛无效时，通常是存在其他原因，如凝血功能障碍、绒毛膜羊膜炎、胎盘残留和产道损伤等。

提醒大家注意的是，临床经验表明欣母沛用药越早效果才好，Mercier等建议应用缩宫素15～30分钟无效后立即使用。Biswas等的随机对照研究比较了阴道分娩者第三产程预防性应用卡前列腺素（125μg，im）和麦角新碱（0.2mg，im）的效果，结果两组胎盘排出时间分别为4分钟和16.5分钟，两组产后出血量分别为95.6ml和249.6ml。由协和医院组织全国16家医院进行的有关欣母沛的多中心前瞻性随机对照研究发现，应用欣母沛的择期剖宫产患者的术后出血量较单纯使用缩宫素的患者明显减少（622ml±319ml；499ml±292ml）。因此，2014年的《指南》建议在高危病人可直接作为第三产程的预防性应用。综上所述，对于具有明显高危因素的产妇（比如前置胎盘、多胎妊娠、羊水过多、中重度贫血等）或一旦发现一线药物效果欠佳，就应尽快尽早启用欣母沛。如果用药过晚，病人已经休克，包括子宫也已经缺血休克了，再强的宫缩剂也没有用了。部分临床医生对于启用欣母沛等二线药物倾向于保守，不够积极，造成延误治疗时机，导致难治性产后出血，应引以为戒。

与米索相比，欣母沛的不良反应较轻微，多与其他系统平滑肌收缩有关，如暂时性的恶心、呕吐、腹泻等。欣母沛最大的缺点是价格贵，每支接近600元。经过近十年的临床应用发现，在前置胎盘这些患者，预防性应用欣母沛后，术中子宫收缩的强度完全不一样，而且后续治疗比如需要持续子宫按压的比例明显降低。目前，欣母沛在四川省是作为县级及以上医院的必备抢救药品。

（3）米索前列醇

2009 年《指南（草案）》中描述：

米索前列醇：系前列腺素 E_1 的衍生物，可引起全子宫有力收缩，应用方法：米索前列醇 200～600μg 顿服或舌下给药。但米索前列醇副作用较大，恶心、呕吐、腹泻、寒战和体温升高较常见；高血压、活动性心、肝、肾脏病及肾上腺皮质功能不全者慎用，青光眼、哮喘及过敏体质者禁用。

解读：

在米索的应用上，WHO 投入了大量经费进行研究，原因就是很多非洲的贫穷国家，根本不能生产缩宫素，而且缩宫素是针剂，应用受限；而米索不需冷藏，口服用药方便，吸收迅速，半衰期较长，且费用低廉，适合产后出血和孕产妇死亡发生率最高而且卫生条件最差的非洲和南亚国家。

循证医学的系统评价表明：与安慰剂相比，口服（RR0.31，95%CI 0.10～0.94）或舌下（RR0.66，95%CI 0.45～0.98）含化米索 600μg 对减少严重产后出血的发生可能有益，但不推荐重复使用。但与注射缩宫素者相比，口服米索者发生严重产后出血的风险增加（RR1.32，95%CI 1.16～1.51），且应用米索明显增加了发生寒战和体温升高（38℃）的风险。

综合目前的文献，2014 年《指南》中应用米索的指征是：当缺乏缩宫素，或应用缩宫素效果不佳而又缺乏欣母沛时，可以考虑应用米索预防和治疗产后出血。

本《指南》中米索的用法为 200～600μg 单次顿服或舌下给药，对于麻醉下的患者，可以采用直肠给药途径。

要特别注意的是：国内说明书上，米索的适应证仅为与米非司酮序贯合并使用，可用于终止停经 49 天内的早期妊娠；而在国外，米索用于产后出血一直未通过 FDA 认证。

（4）其他药物

2014 年《指南》中描述：

其他治疗产后出血的宫缩剂还包括卡前列甲酯栓以及麦角新碱等。

解读：

卡前列甲酯栓在治疗宫缩乏力所引起的产后出血时，可将卡前列甲酯栓2枚（1mg）放入阴道内，贴附于阴道前壁下1/3处，约2分钟。但该药可引起腹泻、恶心、呕吐、腹痛、面部潮红等副作用。停药后上述反应消失。但对于心血管疾病、哮喘及严重过敏体质、青光眼患者禁用。我国目前暂无麦角新碱生产。

3. 止血药物

2014年《指南》中描述：

如果宫缩剂止血失败，或者出血可能与创伤相关，可考虑使用止血药物。推荐使用氨甲环酸，其具有抗纤维蛋白溶解的作用，一次1g静脉滴注或静脉注射，一日0.75～2g。

解读：

在2014年《指南》中，新增了止血药物的使用。如果患者发生产后出血，临床检查发现其子宫质硬，收缩佳，但仍有阴道大量出血，在排除胎盘因素及软产道损伤后，可考虑静脉滴注氨甲环酸治疗产后出血。国内杨慧霞教授曾在10多年前进行了有关氨甲环酸的前瞻性多中心随机对照研究，研究结果表明该药在治疗产后出血方面有效；国外指南也推荐在产后出血患者使用氨甲环酸。常用的方法是将1g氨甲环酸（1支）加入500ml平衡液中静脉滴注。

4. 手术治疗

（1）宫腔填塞

2009年《指南（草案）》中描述：

宫腔填塞有宫腔水囊压迫和宫腔纱条填塞两种方法，阴道分娩后宜选用水囊压迫，剖宫产术中选用纱条填塞。宫腔填塞后应密切观察出血量、子宫底高度、生命体征变化等，动态监测血红蛋白、凝血功能的状况，以避免宫腔积血，水囊或纱条放置24～48小时后取出，要注意预防感染。

解读：

宫腔纱条填塞术是一个古老的方法，对技术要求较高，必须压紧并不留空隙。该方法的应用曾经有争议，有学者认为纱条填塞仅是掩盖了出血的真相，不符合子宫复旧的生理，且担心填塞后宫腔隐匿出血或并发严重感染。近年来国内外产科医生经过长期临床实践后进行重新评价，表明该法应用得当，仍然是一种快速、安全、有效、可行的急救措施。

文献报道宫腔纱条填塞术前出血量与填塞效果有关，填塞前出血量越少，填塞效果越好，差异有统计学意义。因此，当产后出血经常规处理（子宫按摩或按压加宫缩剂）无效时，应果断采取保守性手术止血。

宫腔纱条填塞术适用于宫缩乏力或前置胎盘所致产后出血，经宫缩剂无效者。许多学者的研究均表明此法在剖宫产术中（尤其宫口未开者）应用成功率高，因直视下操作方便，容易填满宫腔，效果明显；而阴道产者，因操作不便，效果较差。

填塞前先确定宫腔内没有胎盘胎膜残留和没有产道裂伤。需要几条纱条填塞时，应在纱条间行牢固的端端缝合。剖宫产术中填塞纱条，在缝合子宫切口时要特别小心，避免缝到纱条，引起取出困难。因纱布有很强的吸血作用可能发生隐匿性积血，因此纱布填塞速度要快，填塞应紧而均匀，不留空隙，才能达到有效止血的目的。填塞术中和术后均需配合应用宫缩剂，术毕监测生命体征，密切观察宫底高度和阴道流血量，定期观察尿量，应用抗生素预防感染。子宫腔内填塞纱布后，若仍存在宫腔内出血，往往表现为实际出血量与阴道流血量不一致；需要根据阴道出血量、宫底高度改变、低血容量表现等情况综合分析，必要时行超声检查以观察有无宫腔内隐匿性积血；一旦确定出血继续存在，需要再次手术或其他处理产后出血的措施。

纱条放置24~48小时取出。取纱条前要备血和准备宫缩剂，建立静脉通道。抽取纱条要在手术室进行，动作要缓慢、轻柔，同时，要应用宫缩剂或按摩宫底等方法促进宫缩。若取出纱条后应用各种方法仍有活动性出血，需要再次手术或其他处理产后出血的措施。

宫腔球囊填塞是近年来的新方法，较纱条填塞更简单而快速，最近的文献表明它的推广应用减少了介入治疗及其他保守性手术的实施必要。宫腔球囊填塞适用于阴道分娩后由于宫缩乏力引发的产后出血应用宫缩剂无效，并且在放射介入或者手术干预如B-Lynch缝合、髂内动脉结扎或者子宫切除术之前，剖宫产术中、术后或者既往有剖宫产者阴道分娩后出现产后出血也适用。2014年《指南》明确，剖宫产术中也

可选用球囊填塞。可供填塞的球囊有专为宫腔填塞而设计的
Bakri 紧急填塞球囊，原用于其他部位止血的球囊如 Rusch 泌
尿外科静压球囊导管和三腔带囊胃管，以及 Foley 导尿管；或
者当实在没有其他合适物品可用时，甚至可以用尿管和避孕
套自制。

在球囊填充期间需要预防性使用抗生素和应用宫缩剂。
球囊在放置 24～48 小时后移去，取球囊前要备血和宫缩剂，
建立静脉通道，要在手术室进行。应慢慢放出球囊内液体，
每 15 分钟放水 100ml，待水完全放空后缓慢牵出球囊，切忌
强行牵扯。文献报道，对于宫颈口很松弛者，填塞球囊容易
滑脱，可以配合施行宫颈环扎术以加强球囊填塞的效果。文
献也证明了即使应用了 B-Lynch 缝合术，也可以再联合应用
球囊填塞治疗难治性产后出血。

（2）B-Lynch 缝合

2009 年《指南（草案）》中描述：

B-Lynch 缝合适用于宫缩乏力、胎盘因素和凝血功能异
常性产后出血，子宫按摩和宫缩剂无效并有可能切除子宫的
患者。先试用两手加压观察出血量是否减少以估计 B-Lynch
缝合成功止血的可能性，应用可吸收线缝合。B-Lynch 缝合
术后并发症的报道较为罕见，但有感染和组织坏死的可能，
应掌握手术适应证。如合并凝血功能异常，除手术外，需补
充凝血因子等。

解读：

据最新报道，各种子宫压迫缝合法用于治疗 PPH 的总止
血成功率高达 97%，后续妊娠率为 32% 且操作较简单，不失
为有效措施之一。其中最经典的是 B-Lynch 缝合法（B-Lynch
surgical technique），也被称为背带式子宫缝合法（brace suture）
或子宫捆绑术，是由英国 Dr Christopher B-Lynch 于 1997 年
首次报道的用于控制难治性产后出血的缝线方法。B-Lynch
缝合目的是对子宫血管和肌肉施加连续的垂直压力，B-Lynch
的方法除了通过纵向压迫使子宫处于被动收缩状态下以关闭
血窦外，还由于两条侧向绑带的压迫作用，阻止了部分子宫
动脉、卵巢动脉的分支由子宫侧缘向子宫中央的血流分布，
所以可以达到迅速止血的效果。

在缝合的过程中，很重要的一点是始终由助手维持双手

压迫子宫,这样不仅能够减少在操作过程中的失血,也可防止单纯牵拉缝线压迫子宫所造成的子宫表面切割和拉断缝线,同时也可防止侧向滑脱的发生。因此,事实上该法并非由缝线拽拉后压迫子宫止血,而是手法压迫子宫止血后由缝线来固定其体积和位置,同时也只有靠手法压迫才能达到最大程度的止血效果。

B-Lynch 的操作方法简便易学,初学者通过图示和模型能够充分理解和掌握,和髂内血管结扎术及子宫切除术相比其技术要求非常低,对医疗器械和材料无特殊要求,即使该方法操作后失败也可迅速改行其他手术治疗,不会拖延抢救时间,所以便于在各级医院尤其是基层医院进行推广。

各种其他的垂直和水平子宫压迫缝合法,未行子宫下段切口时可以替代 B-Lynch 技术,不需打开子宫腔。如 Hayman 氏改良缝合法(Haymen's modification of the B-Lynch suture technique)、Cho 四边形缝合法(Cho's square suture)(补丁缝合法、多方块压力缝合法)、Hwu 缝合术(子宫下段平行垂直压迫缝合术),这些方法都各有其优点,应根据具体的出血情况选择最为适合的缝合方法。以上方法的共同缺陷是前后壁对缝的方法可能导致局部缺血,干预子宫复旧的生理过程及导致宫腔内形成积血池,增加了宫腔粘连和引流不畅及感染的潜在威胁。这些衍生式方法都相对较新,关于其安全性、有效性和对生育的影响方面的资料尚还有限,需要有更多的实践来证实其可靠性。

(3)盆腔血管结扎

2009 年《指南(草案)》中描述:

包括子宫动脉结扎和髂内动脉结扎。子宫血管结扎适用于难治性产后出血,尤其是剖宫产中宫缩乏力或胎盘因素的出血,经宫缩剂和按摩子宫无效,或子宫切口撕裂而局部止血困难者。推荐五步血管结扎法:单侧子宫动脉上行支结扎;双侧子宫动脉上行支结扎;子宫动脉下行支结扎;单侧卵巢子宫血管吻合支结扎;双侧卵巢子宫血管吻合支结扎。髂内动脉结扎术手术操作困难,需要对盆底手术熟练的妇产科医师操作。适用于宫颈或盆底渗血、宫颈或阔韧带出血、腹膜后血肿、保守治疗无效的产后出血,结扎前后需准确辨认髂外动脉和股动脉,必须小心勿损伤髂内静脉,否则可导致严重的盆底出血。

解读：

处理大多数难治性产后出血时，应先尝试子宫血管结扎，因其简单易行。子宫动脉上行支结扎适于宫体部出血，在子宫下段的上部处进行结扎，结扎为动静脉整体结扎，用可吸收缝线，直接从前壁缝到后壁，将 2～3cm 子宫肌层结扎在内非常重要；若已行剖宫产，则应下推膀胱，在切口下 2～3cm 进行结扎。若上述操作效果不佳，可以缝第二针即子宫动脉下行支结扎，选择在第一针下 3～5cm 处，这次结扎包括了大部分供给子宫下段的子宫动脉支。若仍然有持续出血，可进行单侧或双侧卵巢血管结扎。AbdRabbo 的报道 103 例难治性产后出血，采用本《指南》的五步血管阻断法，成功率为 100%，未发现严重不良反应。

髂内动脉结扎止血的原理是将盆腔动脉血循环转变为类似静脉的系统，由于动脉内压降低，血流明显减缓，局部加压后易于使血液凝成血栓而止血，因此不是因结扎后动脉血供完全中止而止血，事实上侧支循环 45 分钟即可建立。进行髂内动脉结扎时，需确认髂总动脉的分叉处，输尿管由此穿过，首先与输尿管平行，纵行切开后腹膜 5～8cm，然后在距髂内外分叉 2.5cm 处，用直角钳轻轻从髂内动脉后侧穿过，钳夹两根 10 号丝线，间隔 1.5～2.0cm 分别结扎，不剪断血管。结扎前后必须准确辨认髂外动脉和股动脉搏动，必须小心勿损伤髂内静脉。髂内动脉结扎，尤其是妊娠期盆腔充血的情况下，难度远远大于子宫动脉结扎术，而且美国妇产科医师学会（ACOG）在其产后出血的临床治疗指南中指出髂内动脉结扎术的止血效果并无想象中好。

2014 年《指南》中的盆腔血管结扎术推荐 3 步血管结扎术法：即双侧子宫脉上行支结扎；双侧子宫动脉下行支结扎；双侧卵巢子宫血管吻合支结扎。此种方法较五步法更简单易记，止血效果相近。

（4）经导管动脉栓塞术

2009 年《指南（草案）》中描述：

适应证：经保守治疗无效的各种难治性产后出血（包括宫缩乏力、产道损伤和胎盘因素等），生命体征稳定。禁忌证：生命体征不稳定、不宜搬动的患者；合并有其他脏器出血的 DIC；严重的心、肝、肾和凝血功能障碍；对造影剂过敏者。

解读：

介入治疗（经导管动脉栓塞术）近年来应用越来越广泛，在治疗难治性产后出血上已取得不错的治疗效果，文献报道总的止血成功率超过 90%。笔者回顾性分析了四川大学华西第二医院 2007～2011 年间使用动脉栓塞术治疗的 9 例难治性产后出血患者，其止血成功率为 100%，所有患者均成功保留子宫，且无严重并发症发生。

需要重视的是，介入治疗前一定要确定患者病情足够稳定，能够耐受搬动和手术过程，并且由于施行介入需要启动设备等费时，故需及早考虑以提前准备。临床上有患者病情不稳定就送到放射科介入治疗，结果在介入过程中发生产妇死亡的事件，应引以为戒。

操作者需具备丰富的插管经验和娴熟的技能。方法采用经股动脉穿刺插管，由于治疗原则是尽快止血，在紧急情况下以栓塞双侧髂内动脉前干为好，在患者情况允许的情况下，可超选择栓塞双侧子宫动脉。动脉插管到位后需推注抗生素预防感染。

（5）子宫切除术

2009 年《指南（草案）》中描述：

适用于各种保守性治疗方法无效者。一般为次全子宫切除术，如前置胎盘或部分胎盘植入宫颈时行子宫全切除术。操作注意事项：由于子宫切除时仍有活动性出血，故需以最快的速度"钳夹、切断、下移"，直至钳夹至子宫动脉水平以下，然后缝合打结，注意避免损伤输尿管。

解读：

保守性手术和介入治疗可以治疗大部分难治性产后出血，但仍有极少数患者需要及时行子宫切除术以挽救生命。文献报道围产期急症子宫切除术的发生率为(2.3～50.9)/10 000，常见原因为胎盘因素（前置胎盘、胎盘植入、严重胎盘早剥）、顽固性子宫收缩乏力，其他包括子宫破裂、剖宫产术中子宫切口严重延裂、阴道助产后严重的产道撕裂以及绒毛膜羊膜炎等。手术总的死亡率为 0.6%～4.2%，大大高于非产科相关的子宫切除术(0.04%)，其主要并发症还包括术后出血、膀胱或输尿管损伤、生殖道瘘、需再次手术等。

围产期急症子宫切除术不失为一种行之有效的抢救严重产后出血的重要手段，但切除子宫会给产妇带来生理和心理上的许多问题，使产妇永远丧失生育能力，因此不能滥用。但临床上也有因犹豫未抓住最佳子宫切除时机而未能挽救产妇生命的报道，因为一旦错过最佳时机，再行子宫切除术，很可能遇到解剖不清、组织水肿、创面弥漫性渗血等困难，增加手术难度，延长手术时间，增加了 DIC、感染、多器官功能衰竭等的发生率。所以，正确掌握子宫切除的手术时机，对成功抢救产后出血至关重要。但到底出血达到多少应该考虑切除子宫，目前尚没有指南，文献报道也无统一标准。北京协和医院报道 1969~1998 年 26 例产科急症子宫切除术，术中平均出血量（2150±1929）ml，输血病例 23 例（88.4%），但文章没有描述子宫切除前的出血量。笔者研究了四川大学华西第二医院 18 例急症子宫切除者，在决定切除子宫前平均出血量为（2969.71±1644.93）ml，该院系西南地区最大的妇女儿童专科医院及危急重症救治中心，此类患者术前血源准备非常充足，子宫切除组平均输注红细胞悬液达 14.5U，这在很多基层医院是很困难的。因此子宫切除的时机应根据实际情况决定，既不要滥用子宫切除术使产妇永远丧失生育能力，也不要因犹豫不决未抓住最佳子宫切除时机而未能挽救产妇生命。目前多数学者认为，子宫切除的时机应根据具体情况综合考虑，当保守治疗可能无效或已经失败，在没有充足血源或不能急症子宫动脉栓塞的情况下，便应当机立断实施子宫切除，任何拖延都可能导致失血量增加，手术时间延长，DIC发病率升高及术后需要重症监护的可能。

虽然子宫切除术是妇产科一个常规手术，但孕期的子宫切除与非孕期是不同的，由于妊娠后子宫及盆腔内相邻脏器的组织结构和解剖形态都发生了变化，使围产期急症子宫切除术较妇科子宫切除术更复杂，且由于正在出血，操作也更困难。因此，多数学者认为凡可行子宫次全切除术解决问题的，如能达到止血目的，而留下宫颈不会有危险者，宜选择子宫次全切除术，而不选择子宫全切术。因为子宫全切术可因妊娠使子宫颈和子宫下段肥大增宽，使输尿管紧贴子宫颈，如果处理主韧带时不能紧贴子宫颈，易致输尿管损伤。子宫次全切除术不必位置较低，可在子宫下段横切口水平或横切口水平以上，可保留小部分子宫内膜，产后尚有少量月经来潮。但子宫下段或宫颈有明显异常，如前置胎盘或胎盘植入宫颈时，宜行子宫全切术。

本《指南》指出了操作注意事项即以最快的速度"钳夹、切断、下移"直至钳夹至子宫动脉水平以下，然后缝合打结。临床上尚可采用血浆管捆绑子宫下段以暂时阻断子宫动脉，这样在处理圆韧带、附件等可以较从容，直到处理子宫动脉时再放开血浆管，同时为避免损伤输尿管，钳夹子宫动脉时应紧贴子宫，连续地少量钳夹组织。目前需要子宫切除的患者多为凶险型前置胎盘，这些患者往往膀胱与子宫下段粘连严重，且血管增生极度怒张在下推膀胱及处理主、骶韧带时常出血汹涌、止血困难，此时有一个手术技巧娴熟的妇科肿瘤医生的协助对于减少出血量和缩短手术时间非常重要。

（二）产道损伤的处理

2009 年《指南（草案）》中描述：

应在良好的照明下，查明损伤部位，注意有无多处损伤，缝合时尽量恢复原解剖关系，并应超过裂伤顶端 0.5cm 缝合。血肿应切开清除积血，缝扎止血或碘伏纱条填塞血肿压迫止血，24～48 小时后取出。小血肿可密切观察，采用冷敷、压迫等保守治疗。子宫内翻：如发生子宫内翻，产妇无严重休克或出血，子宫颈环尚未缩紧，可立即将内翻子宫体还纳（必要时可在麻醉后还纳）。还纳后静脉滴注缩宫素，直至宫缩良好后将手撤出。如经阴道还纳失败，可改为经腹子宫还纳术，如果患者血压不稳定，在抗休克同时行还纳术。子宫破裂：立即开腹行手术修补或行子宫切除术。

解读：

对已局限或出血已停止的外阴阴道小血肿，应保守治疗，予以局部冷敷、预防性使用抗生素，待血肿自行吸收。若外阴阴道血肿较大，保守治疗困难，局部胀痛明显，系会阴切开伤口，可拆除伤口缝线，清除血块，暴露出血部位，找到出血点，缝扎止血，闭合血肿腔，缝合宜用可吸收线。如无会阴伤口，则于血肿侧阴道与皮肤交界处切开至血肿，清除血肿后闭合血肿腔。若血肿腔暴露后找不到出血部位，则应用 2-0 可吸收线间断缝合血肿腔后加压止血，或在血肿腔内填塞止血纱布压迫止血，24～48 小时后取出纱布，并在外阴部冷敷。

子宫内翻是指分娩后子宫底部向宫腔内陷入，使子宫内膜面向外翻出，是产科罕见而最严重的并发症，严重威胁产妇生命，发生率因第三产程的处理方法正确与否不尽相同，约为1/2000～1/5000。至20世纪上半叶，因对子宫内翻的诊治不及时，休克、出血和感染等导致其死亡率高达12%～40%。规范处理第三产程，子宫内翻是可以避免的。第三产程中胎儿前肩娩出后及时使用缩宫素维持子宫张力，避免过度牵拉脐带、用力宫底加压或强行分离滞留胎盘，对于有合并胎盘植入、脐带过短、孕妇咳嗽或呕吐导致腹腔内压骤增者，应警惕子宫内翻的发生。第三产程产妇出现重度持续性下腹痛，阴道大量出血，休克相关的症状（苍白、大汗、心率增加、重度低血压，甚至心脏骤停等）应考虑到子宫内翻的可能，并积极查体及超声检查。一旦发生子宫内翻，应在积极防治感染和休克液体复苏的同时，镇静止痛，合血备用，必要时使用宫缩抑制剂，通知麻醉医师及有丰富手术经验的手术分级授权高年资医师合作处理，评估产妇一般状况及休克程度、产道及内翻子宫局部情况，积极准备进行经阴道子宫内翻徒手复位术，必要时开腹手术复位，对于严重感染或组织坏死者、复位困难失败者可行子宫切除术，并加强应用抗菌药物防治感染。

结合病史、查体（腹部触诊或阴道检查）及辅助检查（超声）及时识别不典型的先兆子宫破裂。一旦疑诊子宫破裂，立即启动应急预案，抑制宫缩，合血备用，通知超声科医师、麻醉医师及有丰富手术经验的手术分级授权高年资医师合作处理，立即剖腹探查手术，迅速娩出胎儿，有效止血，并根据患者的生命体征、子宫破裂的类型及程度、设备条件、术者的经验及患者保留子宫和生育能力的意愿选择最终手术方式。

（三）胎盘因素的处理

2009年《指南（草案）》中描述：

对胎盘未娩出伴活动性出血可立即行人工剥离胎盘术。术前可用镇静剂，手法要正确轻柔，勿强行撕拉，防胎盘残留、子宫损伤或子宫内翻。对胎盘、胎膜残留者应用手或器械清理，动作要轻柔，避免子宫穿孔。胎盘植入伴活动性出血者，采用子宫局部楔形切除或子宫全切术。

　　胎盘植入是指胎盘绒毛穿透底蜕膜侵入子宫肌层。根据胎盘植入的深度分为三类：绒毛附着于子宫肌层的粘连性胎盘（accreta）、绒毛侵入子宫肌层的植入性胎盘（increta）和绒毛穿透子宫肌壁达浆膜面的穿透性胎盘（percreta）。胎盘植入是产科较少见但是很严重的情况，发现胎盘植入时可采取保守性治疗，也可以采取子宫切除术。切除子宫对患者身体和心理的影响较大，故在条件允许的情况下，首选保留子宫的保守性治疗。

　　保守治疗包括药物保守治疗和保守性手术，适用于阴道出血不多、生命体征平稳的植入性胎盘患者。

　　药物保守治疗主要包括西药如甲氨蝶呤（MTX）、米非司酮、氟尿嘧啶和中药如天花粉结晶蛋白、中药生化汤等，相对而言甲氨蝶呤配伍米非司酮应用较为广泛。特别适用于尚未开展血管栓塞技术的地区和医院。

　　保守治疗的指征是：第一，B超及查体证实为植入性胎盘，且非穿透性植入性胎盘；第二，经处理出血得到控制；第三，生命体征平稳；第四，肝肾功能及血、尿常规正常；第五，产妇拒绝切除子宫或产妇及家属同意保守治疗；第六，无应用甲氨蝶呤和米非司酮禁忌证；第七，需在医院的严格监测下施行保守性治疗。

　　甲氨蝶呤（MTX）是抗叶酸类抗代谢药物，与二氢叶酸还原酶结合，抑制二氢叶酸还原酶活性，阻断二氢叶酸转化为具有生物活性的四氢叶酸，抑制嘌呤和嘧啶的合成，干扰DNA、RNA及蛋白质的合成，使滋养细胞分裂受阻，抑制滋养细胞增生，破坏绒毛，使胎盘组织坏死、脱落、吸收。目前MTX用法尚无统一标准，常用肌注或静滴。在给予MTX后可予以四氢叶酸解毒。

　　米非司酮为孕激素受体拮抗剂，能阻断孕酮的生理活性，使底蜕膜失去孕激素支持而变性坏死，能抑制滋养细胞增殖，诱导和促进其凋亡，从而使绒毛组织变性坏死，还能作用于子宫螺旋动脉上的孕激素受体，影响子宫螺旋动脉血供，导致植入胎盘血供不足，并能刺激子宫蜕膜细胞和间质细胞合成前列腺素和提高子宫对前列腺素的敏感性，加强宫缩，有利于残留胎盘尽早排出，减少阴道出血和感染的机会。米非司酮用法为口服。

临床上 MTX 和米非司酮多配伍使用，两者可同时使用，也可应用 MTX 后再应用米非司酮，两者取长补短，协同作用。

药物保守治疗要注意几点：首先，要与患者及其家属做好充分的沟通，告知保守治疗失败、发生大出血、急诊手术必要时切除子宫的可能；第二，保守治疗需在有条件输血及手术的医院进行；第三，保守治疗过程中需密切监护生命体征、阴道流血情况，并定期复查 B 超及血 β-HCG 水平以判断治疗效果。

药物保守治疗的结局有以下 4 种：残留组织吸收或自行排出；清宫术或钳夹术；以及保守治疗失败，改为手术治疗如子宫切除术。相对于等待胎盘组织自行吸收或排除，清宫术可以缩短病程，减少感染或大出血的风险。清宫术时机：根据血 β-hCG 下降水平和 B 超显示胎盘内及周边血流情况。一般选择胎盘内及周边血流消失，血 β-hCG 达到或接近正常水平时。清宫时应备好血源，在 B 超监测下由经验丰富的医生操作，避免子宫穿孔。

2014 年《指南》新增了凶险性前置胎盘的定义。凶险性前置胎盘即附着于子宫下段剖宫产瘢痕处的前置胎盘，常常合并有胎盘植入，出血量较大，甚至凶猛。此定义单独列出主要是为强调该类患者发生产后大出血的极高危风险，以引起医护人员及患者的高度警惕及重视，积极做好术前准备、果断采取应对措施，以抢救母儿生命。如果保守治疗措施如局部缝扎或楔形切除、血管结扎、压迫缝合、子宫动脉栓塞等无法有效止血（根据医生自身的术式熟练程度及患者当时具体病情，决定所采取的保守治疗措施），必要时应早期做出子宫切除的决策，以免发展为失血性休克和多器官功能衰竭而危及产妇生命。对于有条件的医院，亦可采用预防性髂内动脉球囊阻断技术，以减少术中出血。

（四）凝血功能障碍的处理

2009 年《指南（草案）》中描述：

一旦确诊应迅速补充相应的凝血因子。①血小板：血小板低于 $(20\sim50)\times10^9$/L 或血小板降低出现不可控制的渗血时使用。②新鲜冰冻血浆：是新鲜抗凝全血于 6～8 小时内分离血浆并快速冰冻，几乎保存了血液中所有的凝血因子、血浆蛋白、纤维蛋白原。使用剂量 10～15ml/kg。③冷沉淀：输注冷沉淀主要为纠正纤维蛋白原的缺乏，如纤维蛋白原浓度高于 150g/L 不必输注冷沉淀。冷沉淀常用剂量为 1～1.5U/10kg。④纤维蛋白原：输入纤维蛋白原 1g 可提升血液中纤维蛋白原 25g/L，1 次可输入纤维蛋白原 2～4g。

解读：

凝血功能障碍可以是产后出血的原因，也可由严重产后出血导致，无论属于哪种情况，都需要积极输注血液制品纠正凝血功能障碍。

产后大出血患者往往需要大量输血（massive transfusion），国外学者从输血抢救的角度对外科大量输血做了相关定义，即患者在 24 小时内输注≥10U 的红细胞悬液（欧美国家 1U 红细胞悬液由 400～450ml 全血制备）。2012 年我国大量输血现状调研协作组通过调研将大量输血定义为：成人患者在 24 小时内输注红细胞悬液≥18U（我国 1U 红细胞悬液为 200ml 全血制备）或 24 小时内输注红细胞悬液≥0.3U/kg（体重）。为提高创伤大出血患者的抢救成功率，国内外学者研究制定了大量输血标准化方案。我国也于去年在《中国输血杂志》发表了《大量输血指导方案（推荐稿）》，以指导临床医生规范用血。

可供大量输血的血液制品包括：红细胞悬液，新鲜冰冻血浆，血小板悬液，冷沉淀等。

（1）红细胞悬液：大量失血后，补液扩容只能恢复心输出量和组织血流灌注；必须输注红细胞，提高血液的携氧能力，才能纠正组织缺氧。因此要特别注意，输注红细胞悬液的目的是运氧到组织细胞而非扩容。我国是 200ml 全血制备 1U 红细胞悬液，理论上 2U 红细胞悬液可提升血红蛋白（HB）10g/L。输注红细胞悬液指征是：① HB>100g/L 不考虑输注，<70g/L 时应考虑输注，HB70～100g/L 应根据是否继续出血、心肺功能等情况决定；②失血量达到血容量 30%～40%时考虑输注，>40% 立即输注，否则生命受到威胁。2014 年《指南》中推荐，如果出血较为凶险且出血尚未完全控制或继续出血的风险较大可适当放宽输血指征，应尽量维持血红蛋白 >80g/L。在剖宫产术中如果出血量超过 1500ml，有条件的医院还可考虑自体血过滤后回输。

（2）新鲜冰冻血浆（FFP）：FFP 是新鲜抗凝全血于 6～8 小时内分离血浆并快速冰冻而成，几乎保存了血液中所有凝血因子、血浆蛋白、纤维蛋白原，200ml 全血制备 100ml FFP。输注 FFP 的作用是补充凝血因子和扩充血容量。应用指征为：①凝血功能障碍：发生凝血功能障碍时，纤维蛋白原（Fib）首先降低，PT 和 APTT 延长至正常的 1.5 倍时凝血障碍风险增加。应用时剂量要足，达到 10～15ml/kg 才能有效。②大量输血患者（>18U 红细胞悬液），应早期输注 FFP；估计输注红悬 >10U，在输注 4U 后，应输注 FFP，且输注比例为 FFP：红悬 =1：（1～2）。

（3）血小板悬液

输注血小板（PLT）的作用是止血。输注指征为：急性出血患者通常将血小板浓度 75×10^9/L 作为安全阈值，<50×10^9/L 必须输注。建议用机器单采血小板，1 袋为 1U（即 1 个治疗剂量，含血小板 250×10^9 以上），输注 1U 可提升血小板（20～30）$\times 10^9$/L。

（4）冷沉淀：冷沉淀系 FFP 置 4℃融化、重离心后的白色沉淀物，即刻冷冻而成；200ml FFP（400ml 全血）制备的冷沉淀为 1U（约 25ml，含 Fib150～250mg，FⅧ 80～100U）。冷沉淀作用为纠正 Fib 和 FⅧ缺乏、治疗严重出血。冷沉淀常用剂量为 1～1.5U/10 kg 体重。应用时机为：DIC 且 Fib<80～100mg/dl，或大量输血发生 DIC 患者应考虑输注；如 Fib>150mg/dl 不必输注。和 FFP 相比，冷沉淀没有扩容作用，尤其适合心脏病等不适合扩容的凝血功能障碍患者。

（5）大输血方案：2005 年美国军队外科学院举行的包括外科医师、麻醉师、血液学专家、输血专家、流行病学专家在内的多学科专家参与的学术报告会提出，按照治疗单位计算，红细胞悬液：血浆：血小板大致为 1：1：1 的大输血方案。此后，国外大量研究对比了不同比例成分输血时大出血患者的生存率，发现早期输注高比例的新鲜冰冻血浆和血小板，可以减少出血量和凝血功能障碍的发生率，从而可以减少红细胞悬液的输注量并改善患者的预后。就我国血液制品规格来说，200ml 全血可以同时制备 1U 红细胞悬液（作为 1 个红细胞治疗单位）、100mlFFP（作为 1 个血浆治疗单位）、1U 手工分离浓缩血小板悬液（作为 1 个血小板治疗单位，而 1U 机

器单采血小板相当于 10U 手工分离浓缩血小板悬液），因此
1∶1∶1 的大输血方案相当于输注 10U 红细胞悬液，应同时输
注 1000ml FFP 和 1U 机采血小板，这个比例即是全血中各种
成分的近似比例。因此，在 2014 年的《指南》中，强调在大
量输注红细胞时早期、积极的输注血浆及血小板以纠正凝血
功能异常（无需等待凝血功能检查结果），而限制早期输入过
多的液体来扩容（晶体液不超过 2L，胶体液不超过 1.5L），允
许在控制性低压的条件下进行复苏。产科大量输血在处理
严重产后出血中的作用越来越受到重视，应用也越来越多，
但目前并无统一的产科大量输血方案（massive transfusion
protocol，MTP），按照国内外常用的推荐方案，建议红细胞、
血浆、血小板以 1∶1∶1 的比例（如 10U 红细胞悬液 +1000ml
新鲜冰冻血浆 +1 单位机采血小板）输注。有条件者，也可以
考虑及早使用 rF Ⅶ a。

但是，与创伤性大出血相比，产后大出血的发生往往很
突然而无法预料。产后大出血虽然有很多比较明确的危险
因素，但是否发生大出血通常无法预知，而且尚有一些产妇
发生产后大出血时并无危险因素，这些都增加了合理输注
血液制品的难度。有国外学者提出整体输血方案（massive
transfusion protocol，MTP）来解决产科出血问题，即在血库准
备好 MTP 血液包，包括 6U 红细胞悬液、4UFFP 和 1 袋机采
血小板，当预计产妇将输注红细胞悬液≥10U 时，启用 MTP，
整体输注红细胞悬液、血浆和血小板能明显纠正患者稀释性
凝血功能障碍和 DIC，有效改善患者预后。

总之，产后出血是我国孕产妇死亡的首要原因，所有的
产科医护人员必须具备及时识别和妥善处理这一危急重症的
基本能力，并通过不断的学习和培训，逐渐提高对产后出血
的诊治水平。我国产后出血的诊断和治疗仍然存在不少的问
题，如估计出血量的严重不足，将直接导致治疗的延迟而造
成严重后果，这方面尚需进行相关的培训，以尽量避免围产
期子宫切除和孕产妇死亡。建议各级医疗机构以我国产后出
血预防与处理指南为基础，并结合自身条件设施，制定和规
范产后出血的诊治流程（包括转诊流程），使我国产后出血的
诊治水平进一步提升，使孕产妇死亡率水平接近或达到发达
国家的水平。

评价与展望

产后出血仍然是全球及我国孕产妇死亡的主要原因之一，而绝大多数产后出血所导致的孕产妇死亡是因为诊断和处理的延误所致，是可以避免的。所有产科医护人员均需具备及时识别和妥善处理产后出血的基本能力，并逐渐提高其诊治水平。因此，本《指南》首先介绍了产后出血及严重产后出血的定义；强调了准确估计失血量的重要性和方法；新增了凶险型前置胎盘和大输血的概念。并且，重点突出了预防及治疗产后出血的相关措施，如：预防性使用缩宫剂、延迟钳夹脐带、不推荐常规预防性按摩子宫，但分娩后应常规触摸宫底以了解子宫收缩情况、剖宫产术后可预防性应用长效缩宫素、有高危因素者可预防性应用欣母沛及大输血的推荐方案等。

目前，我国产科医生处理产后出血仍存在以下问题：预防措施不完善不得力；失血量估计不准确；严重产后出血时的抢救措施不恰当、抢救团队组建不及时等问题。严重产后出血是产科的危急重症，绝不是单凭产科医生便能处理的，需要麻醉科、检验科（包括血库）、重症监护室（ICU）、血液科、妇科肿瘤医生等医护人员组成的急救团队进行紧密有序的协作方能使病人转危为安。目前，三级甲等医院对于严重产后出血的处理较恰当，而基层医院尚未组建产后出血的多学科抢救协作团队。希望在不久的将来，在全国各级医院中均能成立严重产后出血的多学科协作抢救团队，以降低由严重产后出血所导致的孕产妇死亡。

病 案 分 析

患者，30 岁，$G_4P_1^{+2}$，人工流产 2 次，9 年前顺产 1 次。因停经 33^{+6} 周，阴道流血 3 小时入院。既往月经规则，停经 50 天经 B 超确诊早孕，孕 5^+ 月在当地医院行 B 超检查提示胎盘前置状态。3^+ 小时前无诱因出现阴道流血，量约 250ml，当地医院予硫酸镁静滴后急诊转来华西二院。

入院查体： 脉搏 87 次/分，血压 114/63mmHg，身高

154cm，体重 54kg，内外科查体无特殊。腹围 92cm，宫高 30cm，胎心 140 次 / 分，胎位 ROA。彩超：双顶径 8.4cm、股骨长 6.5cm、羊水 7.2cm，胎盘后壁，下缘达宫颈内口。胎心电子监护示 NST 有反应性，20 分钟有 1 次宫缩。血常规：白细胞 8.8×10⁹/L、中性粒细胞分类 83.5%、血红蛋白 109g/L、红细胞压积 34.2%、血小板 116×10⁹/L；凝血功能：凝血酶原时间 10.5 秒、活化部分凝血活酶时间 22.9 秒、纤维蛋白原 432mg/dl、凝血酶时间 14.2 秒。

入院诊断：1，G_4P_1 33^{+6} 周宫内孕 ROA 活胎待产；2，边缘性前置胎盘。

入院后给予硫酸镁抑制宫缩、地塞米松促胎肺成熟、氨苄西林静滴预防感染等治疗。入院后第 4 天 18：00 出现规律宫缩，因宫缩难以抑制，宫口进行性开大，阴道流血少，与家属沟通后行阴道试产，产程中阴道流血不多；22：15 宫口全开，22：29 顺利娩出一活女婴、重 2600g。胎儿娩出后 11 分钟，阴道活动性出血约 200ml，遂行人工剥离胎盘术，发现约 1/6 胎盘组织与子宫后壁近宫颈内口处粘连，娩出胎盘后阴道有活动性出血，检查子宫收缩差，绒毛膜缺损约 1/2，羊膜缺损约 1/3，胎盘母面 2/3 粗糙，宫颈糜烂、广泛渗血，宫颈 2 点和 6 点各有约 1cm 裂伤，有活动性出血。立即行清宫术和宫颈裂伤缝合术，并予缩宫素静滴、益母草注射液肌注、按摩子宫，阴道出血基本停止，阴道填塞纱条一根，于 23：50 转入病房观察，值班医生估计整个过程中出血共计 700ml。

分娩后次日凌晨 0：10 心电监护示心率 124 次 / 分、呼吸 20 次 / 分、血压 90/60mmHg，氧饱和度 93%，面色蜡黄、四肢冷、嗜睡，查宫底平脐，阴道流血不多，阴道纱条外露部分已浸湿，值班医生给予急查血常规、合血等处理。0：40 心率 130 次 /min、呼吸 26 次 /min、血压 70/50mmHg、氧饱和度 86%，患者突感烦躁、心慌、气促，唇发绀，宫底平脐，质软，按压阴道有持续性出血约 100⁺ml，于面罩给氧，建立第二静脉通道，持续缩宫素静滴，并立即由病房转入产房分娩间检查；血常规结果回示：白细胞 33.0×10⁹/L、中性粒细胞分类 84.0%、血红蛋白 73g/L、红细胞压积 23.1%、血小板 184×10⁹/L；凝血功能：凝血酶原时间 18.4 秒、活化部分凝血活酶时间 44.7 秒、纤维蛋白原 152mg/dl、凝血酶时间 38.8 秒，通知血库取血。0：43 心跳呼吸迅速减慢,心率 36 次/min、呼吸 12 次/min、血压 0/0mmHg、氧饱和度 80%,呼之不应,立即胸外心脏按压,麻醉师行气管插管辅助呼吸;1:00 心率 135 次/min、血压 50/35mmHg、氧饱和度 93%,持续按压子宫,阴道流血 700ml,给予晶体液扩容,多巴胺升压,并输注红细胞悬液等处理,1:45 心率 136 次/min、血压 64/32mmHg、氧饱和度 92%,按压子宫,阴道流血 740ml,予欣母沛 250ug 肌注,继续输液输血;2:30 心率 136 次/min、血压 73/35mmHg、氧饱和度 92%,阴道持续有鲜血流出,血不凝,再次复查血常规:白细胞 39.9×10⁹/L、中心粒细胞分类 75.6%,血红蛋白 61g/L、红细胞压积 19.8%、血小板 134×10⁹/L,凝血功能:凝血酶原时间 74.6 秒、活化部分凝血活酶时间 >300 秒、纤维蛋白原 43mg/dl、凝血酶时间 74.8 秒;继续升压扩容,输注红细胞悬液、新鲜冰冻血浆、冷沉淀、凝血酶原复合物、纤维蛋白原等,再次予欣母沛 250ug 肌注;3:00 复查血常规:白细胞 33.0×10⁹/L、中心粒细胞分类 74.7%,血红蛋白 61g/L、红细胞压积 18.9%、血小板 115×10⁹/L,凝血功能:凝血酶原时间 24.2 秒、活化部分凝血活酶时间 451.4 秒、纤维蛋白原 93mg/dl、凝血酶时间 44.6 秒;估计产妇出血超过 3000ml,凝血功能有所改善,遂在全麻下行子宫全切术,手术历时 3 小时 30 分钟,术中血压一度持续在 45~65/30~45mmHg,经扩容升压等治疗后血压升至 85~110/45~65mmHg。6:30 术毕,抢救过程共输注晶体液和胶体液 9632ml、红细胞悬液 19.5U、新鲜冰冻血浆 2200ml、冷沉淀 8U、凝血酶原复合物 900U、纤维蛋白原 2g。复查血常规:白细胞 11.4×10⁹/L、中心粒细胞分类 73.6%,血红蛋白 96g/L、红细胞压积 28.3%、血小板 25×10⁹/L;凝血功能:凝血酶原时间 24.2 秒、活化部分凝血活酶时间 451.4 秒、SQF93mg/dl、TT44.6 秒。术毕转入 ICU 继续治疗,术后曾一度出现精神抑郁、悲观绝望,予百忧解、启维等药物后好转,术后 13 天痊愈出院。

分析:

孕期血容量的增加有助于孕妇耐受母儿代谢需求量的增加和分娩时的出血,但是与非孕妇相比,孕妇丢失更多的血液才会出现低血容量客观指标的改变,可能延误威胁生命的失血性休克的诊断。如何迅速准确地估计产后出血量,早期及时诊断和规范化处理产后出血,是降低因产后出血所致子宫切除及孕产妇死亡的关键。该病人的处理有几点经验教训:①首先患者有引起产后出血的高危因素,即边缘性前置胎盘;另外容易忽视的是:该患者作为晚期妊娠的孕妇、体重仅54kg(计算总血容量约4000ml),对失血的耐受差,易发生并发症。②患者从分娩间转入病房,值班医生估计出血700ml,但心电监护提示心率124次/分、血压90/60mmHg,计算休克指数为1.4,且有面色蜡黄、四肢冷等表现,失血应达血容量30%即1200ml以上;随后患者迅速出现血压进行性下降,氧饱和度降低,嗜睡、四肢冰凉、脉搏弱等休克表现,医师估计的出血量仅800⁺ml,直至患者突然出现血压0/0mmHg、呼之不应,心跳呼吸迅速减慢(此时出血应至少达血容量40~50%即2000ml左右),幸亏心肺复苏及时,才未导致死亡。③由于早期估计失血量的不足,使处理宫缩乏力性产后出血的措施未能及时应用,如胎儿娩出后一直用缩宫素和益母草加强宫缩,直到产后3⁺小时,已经发生失血性休克,血压难以维持,才给予强效子宫收缩剂欣母沛,效果不好也在意料之中。由于诊断的延误,使宫腔填塞、B-Lynch缝合、子宫血管结扎或栓塞等方法都没有应用的时机,最终不得不切除子宫以挽救产妇生命。

参 考 文 献

1. Deneux-Tharaux C, Sentilhes L, Maillard F, et al.Effect of routine controlled cord traction as part of the active management of the third stage of labour on postpartum haemorrhage: multicentre randomised controlled trial(TRACOR).BMJ.2013 Mar 28; 346: f1541.doi: 10.1136/bmj.f1541(Published 28 March 2013).

2. Leduc D, Senikas V, Lalonde AB, et al.Active management of the third stage of labour: prevention and treatment of postpartum hemorrhage.Journal of Obstetrics & Gynaecology Canada: JOGC 2009; 31(10): 980-93.

3. Bulik CM, Torgersen L, Reichborn-Kjennerud T, et al.The surgical management of intractable postpartum hemorrhage. Acta Obstetricia Et Gynecologica Scandinavica, 2009, 88(4):

489-490.

4. 谢辛，苟文丽．妇产科学．第 8 版．北京：人民卫生出版社，2013：211.

5. Calvert C，Thomas SL，Ronsmans C，et al.Identifying Regional Variation in the Prevalence of Postpartum Heamorrhage：A systematic review and meta-analysis.PLoS One，2012，7：e41114.

6. 曹泽毅．中华妇产科学．第 2 版．北京：人民卫生出版社，2004：842.

7. Stainsby D，MacLennan S，Thomas D，et al.Guidelines on the management of massive blood loss.Br J Haematol，2006，135（5）：634-641.

8. Elbourne DR，Prendiville WJ，Carroli G，et al.Prophylactic use of oxytocin in the third stage of labour.Cochrane Database Syst Rev，2001，（4）：CD001808.

9. WHO.WHO recommendations for the prevention and treatment of postpartum haemorrhage.Geneva：World Health Organizaion，2012.

10. Metin GA，Lumbiganon P，Landoulsi S，et al.Active management of the third stage of labour with and without controlled cord traction：a randomised，controlled，non-inferiority trial.Lancet，2012，379：1721-1727.

11. Royal College of Obstetricians and Gynaecologists.RCOG Green-top Guideline No.52：Prevention and management of postpartumhaemorrhage，2011，4.

12. 余艳红，黄莉萍．限制性液体复苏在产科失血性休克中的应用．中国实用妇科与产科杂志，2009，25（2）：148-150.

13. Andreatta P，Perosky J，Johnson TR.Two-provider technique for bimanual uterine compression to control postpartum hemorrhage.J Midwifery Womens Health，2012，57（4）：371-375.

14. Biswas A，Bal R，Kundu MK，et al.A study of prophylactic use of 15-methyl prostalglandin F_{2a}lpha in the active management of third stage of labour.J Indian Med Assoc，2007，105（9）：506，508-509.

15. Mercier FJ, Van de Velde M.Major obstetric hemorrhage. Anesthesiol Clin, 2008, 26(1): 53-66.

16. Gülmezoglu AM, Forna F, Villar J, et al.Prostaglandins for preventing postpartum haemorrhage.Cochrane Database Syst Rev.2007 Jul, 18(3): CD000494.

17. Blum J, Alfirevic Z, Walraven G, et al.Treatment of postpartum hemorrhage with misoprostol.Int J Gynaecol Obstet, 2007, 99 (Suppl): 202-205.

18. Alfirevic Z, Blum J, Walraven G, et al.Prevention of postpartum hemorrhage with misoprostol.Int J Gynaecol Obstet, 2007, 99(Suppl 2): 198-201.

19. Tindell K, Garfinkel R, Abu-Haydar E, et al.Uterine balloon tamponade for the treatment of postpartum haemorrhage in resource-poor settings: a systematic review.BIOG, 2013, 120: 5-14.

20. Diemert A, Ortmeyer G, Hollwitz B, et al.The combination of intrauterine balloon tamponade and the B-Lynch procedure for the treatment of severe postpartum hemorrhage.Am J Obstet Gynecol, 2012, 206(1): 65.e1-4.

21. Uterine packing during cesarean section in the management of intractable hemorrhage in central placenta previa.Arch Gynecol Obstet, 2012, 285(2): 285-289.

22. Jain V.Placement of a cervical cerclage in combination with an intrauterine balloon catheter to arrest postpartum hemorrhage. Am J Obstet Gynecol, 2011, 205(1): e15-7.

23. Matsubara S, Yano H, Ohkuchi A, et al.Uterine compression sutures for postpartum hemorrhage: an overview.Acta Obstet Gynecol Scand, 2013, 92: 378-385.

24. El-Hamamy E, B-Lynch C.A worldwide review of the uses of the uterine compression suture techniques as alternative to hysterectomy in the management of severe post-partum haemorrhage.J Obstet Gynaecol, 2005, 25(2): 143-149.

25. Price N, B-Lynch C.Technical description of the B-Lynch brace suture for treatment of massive postpartum hemorrhage and review of published cases.Int J Fertil Womens Med, 2005, 50

（4）：148-163.

26. Tsitlakidis C，Alalade A，Danso D，et al.Ten year follow-up of the effect of the B-Lynch uterine compression suture for massive postpartum hemorrhage.Int J Fertil Womens Med，2006，51（6）：262-265.

27. Hayman RG，Arulkumaran S，Steer PJ.Uterine compression sutures：surgical management of postpartum hemorrhage.Obstet Gynecol，2002，99（3）：502-506.

28. Cho J，Jun H，Lee C.Hemostatic suturing technique for uterine bleeding during cesarean delivery.Obstet Gynecol，2000，96：129-131.

29. Allam MS，B-Lynch C.The B-Lynch and other uterine compression suture techniques.Int J Gynaecol Obstet，2005，89（3）：236-241.

30. AbdRabbo SA.Stepwise uterine devascularization：a novel technique for management of uncontrolled postpartum hemorrhage with preservation of the uterus.Am J Obstet Gynecol，1994，171（3）：694-700.

31. Papathanasiou K，Tolikas A，Dovas D，et al.Ligation of internal iliac artery for severe obstetric and pelvic haemorrhage：10 year experience with 11 cases in a university hospital.J Obstet Gynaecol，2008，28（2）：183-184.

32. Sziller I，Hupuczi P，Papp Z.Hypogastric artery ligation for severe hemorrhage in obstetric patients.J Perinat Med，2007，35（3）：187-192.

33. Nizard J，Barrinque L，Frydman R，et al.Fertility and pregnancy outcomes following hypogastric artery ligation for severe post-partum haemorrhage.Hum Reprod，2003，18（4）：844-848.

34. American College of Obstetricians and Gynecologists. ACOG Practice Bulletin：Clinical Management Guidelines for Obstetrician-Gynecologists Number 76，October 2006：postpartum hemorrhage.Obstet Gynecol，2006，108：1039-1047.

35. Vegas G，Illescas T，Muñoz M，et al.Selective pelvic arterial embolization in the management of obstetric hemorrhage.Eur J

Obstet Gynecol Reprod Biol，2006，127（1）：68-72.

36. Doumouchtsis SK，Papageorghiou AT，Arulkumaran S.Systematic review of conservative management of postpartum hemorrhage：what to do when medical treatment fails.Obstet Gynecol Surv，2007，62：540-547.

37. 罗方媛，陈锰，张力，等．难治性产后出血的五种止血手术疗效的比较及止血失败原因分析．中华妇产科杂志，2012，47：140-143.

38. 张力，周乐，刘兴会．围产期子宫切除术．现代妇产科进展，2010，19（5）：390-392.

39. 王明，张力，刘兴会，等．中央性前置胎盘围产期急症子宫切除术18例分析．中国妇幼保健，2012，12（7）：984-987.

40. Lovina S.M.M.Emergency peripartum hysterectomy：Incidence，indications，risk factors and outcome.North American Journal of Medical Sciences，2011，3（8）：358-361.

41. Chen M，Zhang L，Wei Q，et al.Peripartum hysterectomy between 2009 and 2010 in Sichuan，China.Int J Gynaecol Obstet，2013，120（2）：183-186.

42. Wright JD，Devine P，Shah M，et al.Morbidity and mortality of peripartum hysterectomy.Obstet Gynecol，2010，115：1187-1193.

43. 大量输血现状调研协作组．大量输血指导方案（推荐稿）．中国输血杂志，2012，25（7）：617-621.

44. Royal College of Obstetricians and Gynaecologists.Blood Transfusion in Obstetrics.RCOG Green-top guideline No.47，2008

45. Meißner A，Schlenke P.Massive Bleeding and Massive Transfusion.Transfus Med Hemother，2012，39（2）：73-84.

46. Borgman MA，Spinella PC，Perkins JG，et al.The ratio of blood products transfused affects mortality in patients receiving massive transfusions at a combat support hospital.J Trauma，2007，63（4）：805-813.

47. Shaz BH，Dente CJ，Nicholas J，et al.Increased number of coagulation products in relationship to red blood cell products transfused improves mortality in trauma patients.Transfusion，

2010，50（2）：493-500.

48．大量输血现状调研协作组．国内部分地区三级综合医院外
科大量输血输注新鲜冰冻血浆与红细胞比例及其死亡率分
析．中国输血杂志，2012，25（7）：628-631.

49．Gutierrez MC，Goodnough LT，Druzin M，et al.Postpartum
hemorrhage treated with a massive transfusion protocol at
a tertiary obstetric center：a retrospective study.Int J Obstet
Anesth，2012，21（3）：230-235.

附录七 产后出血预防与处理指南(草案)

中华医学会妇产科学分会产科学组

产后出血是指胎儿娩出后 24h 内出血量 >500ml,是目前我国孕产妇死亡的首要原因。绝大多数产后出血所导致的孕产妇死亡是可避免或创造条件可避免的,其关键在于早期诊断和正确处理[1]。因此,有必要制定产后出血预防与处理指南。本指南的制定主要参考了加拿大、美国和英国等国家关于产后出血的诊断与治疗指南以及最新的循证医学证据,并结合国内外有关临床经验,旨在规范和指导妇产科医师对产后出血的预防和处理。

一、产后出血的原因与高危因素

产后出血的四大原因是宫缩乏力(占 70%~90%)、产道损伤(占 20%)、胎盘因素(占 10%)和凝血功能障碍(占 1%);四大原因可以合并存在,也可以互为因果;每种原因又包括各种病因和高危因素,见表 1。所有产妇都有发生产后出血的可能,但有一种或多种高危因素者更易发生[2]。值得注意的是有些产妇即使未达到产后出血的诊断标准,也会出现严重的病理生理改变,如妊娠期高血压疾病、妊娠合并贫血、脱水或身材矮小的产妇等。

表 1 产后出血的原因和高危因素

原因	病因	高危因素
宫缩乏力	全身因素	产妇体质虚弱、合并慢性全身性疾病或精神紧张等
	药物	过多使用麻醉剂、镇静剂或宫缩抑制剂等
	产程因素	急产、产程延长或滞产、试产失败等
	产科并发症	子痫前期等
	羊膜腔内感染	胎膜破裂时间长、发热等
	子宫过度膨胀	羊水过多、多胎妊娠、巨大儿等
	子宫肌壁损伤	多产、剖宫产史、子宫肌瘤剔除术后等

续表

原因	病因	高危因素
产道损伤	子宫发育异常	双子宫、双角子宫、残角子宫等
	宫颈、阴道或会阴裂伤	急产、手术产、软产道弹性差、水肿或瘢痕等
	剖宫产子宫切口延伸或裂伤	胎位不正、胎头位置过低
	子宫破裂	前次子宫手术史
	子宫内翻	多产次、子宫底部胎盘、第三产程处理不当
胎盘因素	胎盘异常	多次人工流产或分娩、子宫手术史、前置胎盘、胎盘早剥
	胎盘、胎膜残留	产次多，既往有胎盘粘连史
凝血功能障碍	血液系统疾病	遗传性凝血功能疾病、血小板减少症
	肝脏疾病	重症肝炎、妊娠急性脂肪肝
	产科DIC	羊水栓塞、Ⅱ～Ⅲ度胎盘早剥、死胎滞留时间长、重度子痫前期及休克晚期

二、产后出血的诊断

诊断产后出血的关键在于对失血量有正确的测量和估计，错误低估将丧失抢救时机。突然大量的产后出血易得到重视和早期诊断，而缓慢的持续少量出血和血肿易被忽视。失血量的绝对值对不同体重者意义不同，因此，最好能计算出失血量占总血容量的百分数，妊娠末期总血容量（L）的简易计算方法为非孕期体重（kg）×7%×（1+40%），或非孕期体重（kg）×10%。

常用的估计失血量的方法有：(1)称重法或容积法；(2)监测生命体征、尿量和精神状态[3]，见表2；(3)休克指数法，休克指数=心率/收缩压（mmHg），见表3；(4)血红蛋白含量测定，血红蛋白每下降10g/L，失血400～500ml。但是在产后出血早期，由于血液浓缩，血红蛋白值常不能准确反映实际出血量。

表2　产后出血的临床表现

失血量占血容量比例(%)	脉搏(次)	呼吸(次)	收缩压
<20	正常	14～20	正常
20～30	>100	>20～≤30	稍下降
31～40	>120	>30～≤40	下降
>40	>140	>40	显著下降

脉压差	毛细血管再充盈速度	尿量(ml/h)	中枢神经系统症状
正常	正常	>30	正常
偏低	延迟	20～30	不安
低	延迟	<20	烦躁
低	缺少	0	嗜睡或昏迷

表3　休克指数与估计失血量

休克指数	估计失血量(ml)	估计失血量占血容量的比例(%)
<0.9	<500	<20
1.0	1000	20
1.5	1500	30
≥2.0	≥2500	≥50

值得注意的是失血速度也是反映病情轻重的重要指标，重症的情况包括：失血速度 >150ml/min；3h 内出血量超过血容量的 50%；24h 内出血量超过全身血容量。

三、产后出血的预防

1. 加强产前保健：产前积极治疗基础疾病，充分认识产后出血的高危因素，高危孕妇应于分娩前转诊到有输血和抢救条件的医院。

2. 积极处理第三产程：循证医学研究表明，第三产程积极干预能有效降低产后出血量和发生产后出血的危险度。积极处理第三产程包含 3 个主要的干预措施[4,5]：(1)头位胎儿前肩娩出后、胎位异常胎儿全身娩出后、多胎妊娠最后一个胎儿娩出后,预防性应用缩宫素(Ⅰa级证据),使用方法为缩宫素10U肌内注射或5U稀释后静脉滴注,也可10U加入500ml液体中,以100~150ml/h静脉滴注;(2)胎儿娩出后(45~90s)及时钳夹并剪断脐带,有控制地牵拉脐带协助胎盘娩出;(3)胎盘娩出后按摩子宫。产后2h是发生产后出血的高危时段,应密切观察子宫收缩情况和出血量变化,并应及时排空膀胱。

四、产后出血的处理流程

产后出血的处理可分为预警期、处理期和危重期,分别启动一级、二级和三级急救方案,见图1。产后2h出血量>400ml为预警线,应迅速启动一级急救处理,包括迅速建立两条畅通的静脉通道、吸氧、监测生命体征和尿量、向上级医护人员求助、交叉配血,同时积极寻找出血原因并进行处理;如果继续出血,应启动相应的二、三级急救措施。病因治疗是产后出血的最重要治疗,同时兼顾抗休克治疗,并可求助麻醉科、重症监护室(ICU)、血液科医师等协助抢救。在抢救产后大出血时,团体协作十分重要。

五、产后出血的处理原则

(一)一般处理

应在寻找出血原因的同时进行一般处理,包括向有经验的助产士、上级产科医师、麻醉医师和血液科医师求助,通知血库和检验科做好准备;建立双静脉通道维持血液循环,积极补充血容量;进行呼吸管理,保持气道通畅,必要时给氧;监测出血量和生命体征,留置尿管,记录尿量;交叉配血;进行基础的实验室检查(血常规、凝血功能、肝肾功能检查等)并行动态监测[6]。

(二)针对产后出血原因的特殊处理

病因治疗是最根本的治疗,检查宫缩情况、胎盘、产道及凝血机制,针对原因进行积极处理。

1.宫缩乏力的处理:(1)子宫按摩或压迫法:可采用经腹按摩或经腹经阴道联合按压,按摩时间以子宫恢复正常收缩并能保持收缩状态为止,要配合应用宫缩剂。(2)应用宫缩剂:①缩宫素:为预防和治疗产后出血的一线药物。治疗产后出血方法为:缩宫素10U肌内注射、子宫肌层或宫颈注射,以后10~20U加入500ml晶体液中静脉滴注,给药速度

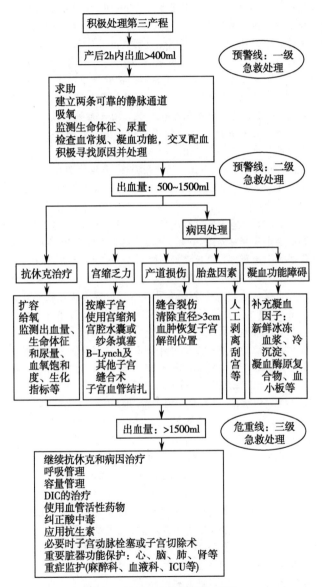

图1 产后出血的处理流程图

根据患者的反应调整，常规速度 250ml/h，约 80mU/min[7]。静脉滴注立即起效，但半衰期短（1～6min），故需持续静脉滴注。缩宫素应用相对安全，大剂量应用时可引起高血压、水钠潴留和心血管系统副作用；快速静脉注射未稀释的缩宫素，可导致低血压、心动过速和（或）心律失常。因缩宫素有受体饱和现象，无限制加大用量反而效果不佳，并可出现副作用，故 24h 总量应控制在 60U 内。②卡前列素氨丁三醇：为前列腺素 F2α 衍生物（15-甲基 PGF2α），引起全子宫协调有力的收缩。用法为 250μg（1 支）深部肌内注射或子宫肌层注射，3min 起作用，30min 达作用高峰，可维持 2h；必要时重复使用，总量不超过 2000μg（8 支）。哮喘、心脏病和青光眼患者禁用，高血压患者慎用[8]；副作用轻微，偶尔有暂时性的恶心、呕吐等。③米索前列醇：系前列腺素 E1 的衍生物，可引起全子宫有力收缩，应用方法：米索前列醇 200～600μg 顿服或舌下给药[9]。但米索前列醇副作用较大，恶心、呕吐、腹泻、寒战和体温升高较常见；高血压、活动性心、肝、肾脏病及肾上腺皮质功能不全者慎用，青光眼、哮喘及过敏体质者禁用。（3）手术治疗：在上述处理效果不佳时，可根据患者情况和医师的熟练程度选用下列手术方法。①宫腔填塞：有宫腔水囊压迫和宫腔纱条填塞两种方法，阴道分娩后宜选用水囊压迫，剖宫产术中选用纱条填塞。宫腔填塞后应密切观察出血量、子宫底高度、生命体征变化等，动态监测血红蛋白、凝血功能的状况，以避免宫腔积血，水囊或纱条放置 24～48h 后取出，要注意预防感染[10]。②B-Lynch 缝合：适用于宫缩乏力、胎盘因素和凝血功能异常性产后出血，子宫按摩和宫缩剂无效并有可能切除子宫的患者[11]。先试用两手加压观察出血量是否减少以估计 B-Lynch 缝合成功止血的可能性，应用可吸收线缝合[12]。B-Lynch 缝合术后并发症的报道较为罕见，但有感染和组织坏死的可能，应掌握手术适应证。如合并凝血功能异常，除手术外，需补充凝血因子等。③盆腔血管结扎：包括子宫动脉结扎和髂内动脉结扎。子宫血管结扎适用于难治性产后出血，尤其是剖宫产术中宫缩乏力或胎盘因素的出血，经宫缩剂和按摩子宫无效，或子宫切口撕裂而局部止血困难者。推荐五步血管结扎法[13]：单侧子宫动脉上行支结扎；双侧子宫动脉上行支结扎；子宫动脉下行支结扎；单侧卵巢子宫血管吻合支结扎；双侧卵巢子宫血管吻合支结扎，见图2。髂内动脉结扎术手术操作困难，需要对盆底手术熟练的妇产科医师操作。适用于宫颈或盆底渗血、宫颈或阔韧带出血、腹膜后血肿、保守治疗无效的产后出血，结扎前后需准确辨认髂外动脉和股动脉，必须小心勿损伤髂内静脉[14]，否则可导致严重的盆底出血。④经导管动脉栓塞术（transcatheter arterial embolization，TAE）：适应证：经保守治疗无效的各种难治性产后出血（包括宫缩乏力、产道损伤和胎盘因素等），生命体征稳定。禁忌证：生命体征不稳定、不宜搬动的患者；合并有其他脏器出血的DIC；严重的心、肝、肾和凝血功能障碍；对造影剂过敏者[15]。⑤子宫切除术：适用于各种保守性治疗方法无效者。一般为子宫次全切除术，如前置胎盘或部分胎盘植入宫颈时行子宫全切除术。操作注意事项：由于子宫切除时仍有活动性出血，故需以最快的速度"钳夹、切断、下移"，直至钳夹至子宫动脉水平以下，然后缝合打结，注意避免损伤输尿管[16]。对子宫切除术后盆腔广泛渗血者，用大纱条填塞压迫止血并积极纠正凝血功能障碍。

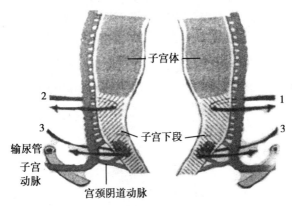

图2 子宫血管结扎步骤示意图

1：单侧子宫动脉上行支结扎

2：双侧子宫动脉上行支结扎

3：子宫动脉下行支结扎

2. 产道损伤的处理：应在良好的照明下，查明损伤部位，注意有无多处损伤，缝合时尽量恢复原解剖关系，并应超过裂伤顶端0.5cm缝合。血肿应切开清除积血，缝扎止血或碘仿纱条填塞血肿压迫止血，24～48h后取出。小血肿可密切观察，采用冷敷、压迫等保守治疗。

子宫内翻：如发生子宫内翻，产妇无严重休克或出血，子宫颈环尚未缩紧，可立即将内翻子宫体还纳（必要时可在麻醉后还纳），还纳后静脉滴注缩宫素，直至宫缩良好后将手撤出。如经阴道还纳失败，可改为经腹子宫还纳术，如果患者血压不稳定，在抗休克同时行还纳术[17]。

子宫破裂：立即开腹行手术修补或行子宫切除术。

3. 胎盘因素的处理：（1）对胎盘未娩出伴活动性出血可立即行人工剥离胎盘术。术前可用镇静剂，手法要正确轻柔，勿强行撕拉，防胎盘残留、子宫损伤或子宫内翻。（2）对胎盘、胎膜残留者应用手或器械清理，动作要轻柔，避免子宫穿孔。（3）胎盘植入伴活动性出血者，采用子宫局部楔形切除或子宫全切除术[18]。

4. 凝血功能障碍的处理：一旦确诊应迅速补充相应的凝血因子。（1）血小板：血小板低于$(20～50)×10^9$/L或血小板降低出现不可控制的渗血时使用。（2）新鲜冰冻血浆：是新鲜抗凝全血于6～8h内分离血浆并快速冰冻，几乎保存了血液中所有的凝血因子、血浆蛋白、纤维蛋白原。使用剂量10～15ml/kg。（3）冷沉淀：输注冷沉淀主要为纠正纤维蛋白原的缺乏，如纤维蛋白原浓度高于150g/L不必输注冷沉淀。冷沉淀常用剂量为1～1.5U/10kg。（4）纤维蛋白原：输入纤维蛋白原1g可提升血液中纤维蛋白原25g/L，1次可输入纤维蛋白原2～4g。

参 考 文 献

1. Oyelese Y，Scorza WE，Mastrolia R，et al.Postpartum hemorrhage.Obstet Gynecol Clin North Am，2007，34：421-441.

2. American College of Obstetricians and Gynecologists. ACOG practice bulletin: clinical management guidelines for obstetrician-gynecologists number 76，October 2006：postpartum hemorrhage.Obstet Gynecol，2006，108：1039-1047.

3. Cohen WR.Hemorrhagic shock in obstetrics.J Perinat Med，2006，34：263-271.

4. Elbourne DR，Prendiville WJ，Carroli G，et al.Prophylactic use of oxytocin in the third stage of labour.Cochrane Database Syst Rev，2001，（4）：CD001808.

5. Mc Donald S.Management of the third stage of labor.J Midwifery Womens Health，2007，52：254-261.

6. Anderson JM，Etches D.Prevention and management of postpartum hemorrhage.Am Fam Physician，2007，75：875-882.

7. Wedisinghe L，Macleod M，Murphy DJ.Use of oxytocin to prevent haemorrhage at caesarean section-a survey of practice in the United Kingdom.Eur J Obstet Gynecol Reprod Biol，2008，137：27-30.

8. Lamont RF，Morgan DJ，Logue M，et al.A prospective randomised trial to compare the efficacy and safety of hemabate and syntometrine for the prevention of primary postpartum haemorrhage.Prostaglandins Other Lipid Mediat，2001，66：203-210.

9. Gülmezoglu AM，Forna F，Villar J，et al.Prostaglandins for preventing postpartum haemorrhage.Cochrane Database Syst Rev，2007，18：CD000494.

10. Dabelea V，Schultze PM，McDuffie RS.Intrauterine balloon tamponade in the management of postpartum hemorrhage.Am J Perinatol，2007，24：359-364.

11. El-Hamamy E，B-Lynch C.A worldwide review of the uses of the uterine compression suture techniques as alternative to hysterectomy in the management of severe post-partum haemorrhage.J Obstet Gynaecol，2005，25：143-149.

12. Price N，B-Lynch C.Technical description of the B-Lynch brace suture for treatment of massive postpartum hemorrhage and review of published cases.Int J Fertil Womens Med，2005，50：148-163.

13. Abd Rabbo SA.Stepwise uterine devascularization：a novel technique for management of uncontrolled postpartum hemorrhage with preservation of the uterus.Am J Obstet

Gynecol，1994，171：694-700.

14. Papathanasiou K，Tolikas A，Dovas D，et al.Ligation of internal iliac artery for severe obstetric and pelvic haemorrhage：10 year experience with 11 cases in a university hospital.J Obstet Gynaecol，2008，28：183-184.

15. Vegas G，Illescas T，Muñoz M，et al.Selective pelvic arterial embolization in the management of obstetric hemorrhage.Eur J Obstet Gynecol Reprod Biol，2006，127：68-72.

16. Glaze S，Ekwalanga P，Roberts G，et al.Peripartum hysterectomy：1999 to 2006.Obstet Gynecol，2008，111：732-738.

17. Achanna S，Mohamed Z，Krishnan M.Puerperal uterine inversion：a report of four cases.J Obstet Gynaecol Res，2006，32：341-345.

18. Sumigama S，Itakura A，Ota T，et al.Placenta previa increta/percreta in Japan：a retrospective study of ultrasound findings，management and clinical course.J Obstet Gynaecol Res，2007，33：606-611.

（通信作者：刘兴会）

备注：中华医学会妇产科学分会产科学组参与执笔《产后出血预防与处理指南（草案）》的专家组成员：杨慧霞、刘兴会、贺晶、胡娅莉、时春艳、段涛、张为远、赵三存、陈敦金、董悦、黄醒华

（本文刊载于《中华妇产科杂志》2009 年第 44 卷第 7 期第 554-557 页）

附录八 产后出血预防与处理指南（2014）

中华医学会妇产科学分会产科学组

产后出血是目前我国孕产妇死亡的首位原因。绝大多数产后出血所导致的孕产妇死亡是可避免或创造条件可避免的，其关键在于早期诊断和正确处理[1]。中华医学会妇产科学分会产科学组已于 2009 年制定并发表了《产后出血预防与处理指南（草案）》[2]，对指导产后出血的临床诊治工作、降低其所导致的孕产妇死亡率发挥了重要作用。近年来，有关防治产后出血的研究取得不少新的进展，因此，有必要对该指南草案进行修订。中华医学会妇产科学分会产科学组组织专家进行了多次讨论，在广泛征求意见的基础上，推出了《产后出血预防与处理指南（2014）》。本指南在《产后出血预防与处理指南（草案）》的基础上进行了修订，主要参考 WHO、国际妇产科联盟（FIGO）、加拿大、美国和英国关于产后出血的诊断与治疗指南以及最新的循证医学证据，并结合国内外有关的临床经验，旨在规范和指导全国妇产科医师对产后出血的预防和处理。

产后出血的原因及其高危因素

产后出血的四大原因是子宫收缩乏力、产道损伤、胎盘因素和凝血功能障碍；四大原因可以合并存在，也可以互为因果；每种原因又包括各种病因和高危因素，见表 1。所有孕产妇都有发生产后出血的可能，但有一种或多种高危因素者更易发生[3]。值得注意的是，有些孕产妇如妊娠期高血压疾病、妊娠合并贫血、脱水或身材矮小的产妇等，即使未达到产后出血的诊断标准，也会出现严重的病理生理改变。

表1 产后出血的原因及对应的高危因素

原因或病因	对应的高危因素
子宫收缩乏力	
全身因素	产妇体质虚弱、合并慢性全身性疾病或精神紧张等

续表

原因或病因	对应的高危因素
药物	过多使用麻醉剂、镇静剂或宫缩抑制剂等
产程因素	急产、产程延长或滞产、试产失败等
产科并发症	子痫前期等
羊膜腔内感染	胎膜破裂时间长、发热等
子宫过度膨胀	羊水过多、多胎妊娠、巨大儿等
子宫肌壁损伤	多产、剖宫产史、子宫肌瘤剔除术后等
子宫发育异常	双子宫、双角子宫、残角子宫等
产道损伤	
子宫颈、阴道或会阴裂伤	急产、手术产、软产道弹性差、水肿或瘢痕形成等
剖宫产子宫切口延伸或裂伤	胎位不正、胎头位置过低等
子宫破裂	子宫手术史
子宫体内翻	多产、子宫底部胎盘、第三产程处理不当
胎盘因素	
胎盘异常	多次人工流产或分娩史、子宫手术史、前置胎盘
胎盘、胎膜残留	胎盘早剥、胎盘植入、多产、既往有胎盘粘连史
凝血功能障碍	
血液系统疾病	遗传性凝血功能疾病、血小板减少症
肝脏疾病	重症肝炎、妊娠期急性脂肪肝
产科DIC	羊水栓塞、II～III度胎盘早剥、死胎滞留时间长、重度子痫前期及休克晚期

产后出血的定义与诊断

产后出血是指胎儿娩出后24h内，阴道分娩者出血量≥500ml、剖宫产分娩者出血量≥1000ml；严重产后出血是指胎儿娩出后24h内出血量≥1000ml；难治性产后出血是指经宫缩剂、持续性子宫按摩或按压等保守措施无法止血，需要外科手术、介入治疗甚至切除子宫的严重产后出血[4]。

诊断产后出血的关键在于对出血量有正确的测量和估计，错误低估将会丧失抢救时机。突发大量的产后出血易得到重视和早期诊断，而缓慢、持续的少量出血和血肿容易被忽视。出血量的绝对值对不同体质量者临床意义不同，因此，最好能计算出产后出血量占总血容量的百分比，妊娠末期总血容量的简易计算方法为非孕期体质量（kg）×7%×（1+40%），或非孕期体质量（kg）×10%。

常用的估计出血量的方法有：(1) 称重法或容积法；(2) 监测生命体征、尿量和精神状态[5]；(3) 休克指数法，休克指数 = 心率/收缩压（mm Hg），见表2；(4) 血红蛋白水平测定，血红蛋白每下降 10g/L，出血量为 400～500ml。但是在产后出血早期，由于血液浓缩，血红蛋白值常不能准确反映实际出血量。值得注意的是，出血速度也是反映病情轻重的重要指标。重症产后出血情况包括：出血速度 >150ml/min；3h 内出血量超过总血容量的 50%；24h 内出血量超过全身总血容量[5]。

表2　休克指数与估计出血量

休克指数	估计出血量（ml）	占总血容量的百分比（%）
<0.9	<500	<20
1.0	1000	20
1.5	1500	30
2.0	≥2500	≥50

产后出血的预防

（一）加强产前保健

产前积极治疗基础疾病，充分认识产后出血的高危因素，高危孕妇尤其是凶险性前置胎盘、胎盘植入者应于分娩前转诊到有输血和抢救条件的医院分娩。

（二）积极处理第三产程

积极正确地处理第三产程能够有效降低产后出血量和产后出血的危险度，为常规推荐（Ⅰ级证据）[6]。

1. 预防性使用宫缩剂：是预防产后出血最重要的常规推荐措施，首选缩宫素[6]。应用方法：头位胎儿前肩娩出后、胎位异常胎儿全身娩出后、多胎妊娠最后 1 个胎儿娩出后，予缩宫素 10U 加入 500ml 液体中以 100～150ml/h 静脉滴注或缩宫素 10U 肌内注射。预防剖官产产后出血还可考虑应用卡贝缩宫素，其半衰期长（40～50min），起效快（2min），给药简便，100μg 单剂静脉推注可减少治疗性宫缩剂的应用，其安全性与缩宫素相似[7]。如果缺乏缩宫素，也可选择使用麦角新碱或米索前列醇。

2. 延迟钳夹脐带和控制性牵拉脐带：最新的研究证据表明，胎儿娩出后 1～3min 钳夹脐带对胎儿更有利，应常规推荐，仅在怀疑胎儿窒息而需要及时娩出并抢救的情况下才考虑娩出后立即钳夹并切断脐带（Ⅰ级证据）[6]。控制性牵拉脐带以协助胎盘娩出并非预防产后出血的必要手段，仅在接生者熟练牵拉方法且认为确有必要时选择性使用（Ⅰ级证据）[8]。

3. 预防性子宫按摩：预防性使用宫缩剂后，不推荐常规进行预防性子宫按摩来预防产后出血（Ⅰ级证据）[9]。但是，接生者应该在产后常规触摸宫底，了解子宫收缩情况。

产后 2h，有高危因素者产后 4h 是发生产后出血的高危时段，应密切观察子宫收缩情况和出血量变化，产妇并应及时排空膀胱。

产后出血的处理

一、一般处理

在寻找出血原因的同时进行一般处理，包括向有经验的助产士、上级产科医师、麻醉医师等求助，通知血库和检验科做好准备；建立双静脉通道，积极补充血容量；进行呼吸管理，保持气道通畅，必要时给氧；监测出血量和生命体征，留置尿管，记录尿量；交叉配血；进行基础的实验室检查（血常规、凝血功能、肝肾功能等）并行动态监测。

二、针对产后出血原因的处理

病因治疗是最根本的治疗，检查宫缩情况、胎盘、产道及凝血功能，针对出血原因进行积极处理。

（一）子宫收缩乏力的处理

1. 子宫按摩或压迫法：可采用经腹按摩或经腹经阴道联合按压，按摩时间以子宫恢复正常收缩并能保持收缩状态为止，应配合应用宫缩剂。

2. 应用宫缩剂：（1）缩宫素：为预防和治疗产后出血的一

线药物。治疗产后出血方法为：缩宫素10U肌内注射或子宫肌层或子宫颈注射，以后10～20U加入500ml晶体液中静脉滴注，给药速度根据患者的反应调整，常规速度250ml/h，约80mU/min[10]。静脉滴注能立即起效，但半衰期短（1～6min），故需持续静脉滴注。缩宫素应用相对安全，但大剂量应用时可引起高血压、水中毒和心血管系统副反应；快速静脉注射未稀释的缩宫素，可导致低血压、心动过速和（或）心律失常，禁忌使用。因缩宫素有受体饱和现象，无限制加大用量反而效果不佳，并可出现副反应，故24h总量应控制在60U内。(2)卡贝缩宫素：使用方法同预防剖宫产产后出血。(3)卡前列素氨丁三醇：为前列腺素F2α衍生物(15-甲基PGF2α)，能引起全子宫协调强有力的收缩[11]。用法为250μg深部肌内注射或子宫肌层注射，3min起作用，30min达作用高峰，可维持2h；必要时重复使用，总量不超过2000μg。哮喘、心脏病和青光眼患者禁用，高血压患者慎用；副反应常见的有暂时性的呕吐、腹泻等。(4)米索前列醇：系前列腺素E_1的衍生物，可引起全子宫有力收缩，在没有缩宫素的情况下也可作为治疗子宫收缩乏力性产后出血的一线药物，应用方法：米索前列醇200～600μg顿服或舌下给药[12]。但米索前列醇副反应较大，恶心、呕吐、腹泻、寒战和体温升高较常见；高血压、活动性心、肝、肾疾病及肾上腺皮质功能不全者慎用，青光眼、哮喘及过敏体质者禁用。(5)其他：治疗产后出血的宫缩剂还包括卡前列甲酯栓(可直肠或阴道给药，偶有一过性胃肠道反应或面部潮红但会很快消失)以及麦角新碱等。

3. 止血药物：如果宫缩剂止血失败，或者出血可能与创伤相关，可考虑使用止血药物。推荐使用氨甲环酸[6]，其具有抗纤维蛋白溶解的作用，1次1.00g静脉滴注或静脉注射[13]，1d用量为0.75～2.00g。

4. 手术治疗：在上述处理效果不佳时，可根据患者情况和医师的熟练程度选用下列手术方法。如合并凝血功能异常，除手术外，需补充凝血因子等。(1)宫腔填塞术：有宫腔水囊压迫和宫腔纱条填塞两种方法，阴道分娩后宜选用水囊压迫，剖宫产术中可选用水囊或纱条填塞[14]。宫腔填塞术后应密切观察出血量、子宫底高度、生命体征变化等，动态监测血红蛋白、凝血功能状况，以避免宫腔积血，水囊或纱条放置

24～48h后取出,注意预防感染。(2)子宫压迫缝合术:最常用的是 B-Lynch 缝合术,适用于子宫收缩乏力、胎盘因素和凝血功能异常性产后出血,子宫按摩和宫缩剂无效并有可能切除子宫的患者[15]。先试用两手加压,观察出血量是否减少以估计 B-Lynch 缝合术成功止血的可能性,应用可吸收线缝合[16]。B-Lynch 缝合术后并发症的报道较为罕见,但有感染和组织坏死的可能,应掌握手术适应证。除此之外,还有多种改良的子宫缝合技术如方块缝合等。(3)盆腔血管结扎术:包括子宫动脉结扎和髂内动脉结扎,子宫血管结扎术适用于难治性产后出血,尤其是剖宫产术中子宫收缩乏力或胎盘因素的出血,经宫缩剂和按摩子宫无效,或子宫切口撕裂而局部止血困难者。推荐实施3步血管结扎术法:即双侧子宫动脉上行支结扎;双侧子宫动脉下行支结扎;双侧卵巢子宫血管吻合支结扎[5,17]。见图1。髂内动脉结扎术手术操作困难,需要对盆底手术熟练的妇产科医师操作。适用于子宫颈或盆底渗血、子宫颈或阔韧带出血、腹膜后血肿、保守治疗无效的产后出血,结扎前后需准确辨认髂外动脉和股动脉,必须小心,勿损伤髂内静脉[18],否则可导致严重的盆底出血。(4)经导管动脉栓塞术(transcatheter arterial embolization,TAE):此方法适用于有条件的医院。适应证:经保守治疗无效的各种难治性产后出血(包括子宫收缩乏力、产道损伤和胎盘因素等),孕产妇生命体征稳定。禁忌证:生命体征不稳定、不宜搬动的患者;合并有其他脏器出血的 DIC;严重的心、肝、肾和凝血功能障碍;对造影剂过敏者[19]。(5)子宫切除术:适用于各种保守性治疗方法无效者。一般为子宫次全切除术,如前置胎盘或部分胎盘植入子宫颈时行子宫全切除术。操作注意事项:由于子宫切除时仍有活动性出血,故需以最快的速度"钳夹、切断、下移",直至钳夹至子宫动脉水平以下,然后缝合打结,注意避免损伤输尿管[20]。对子宫切除术后盆腔广泛渗血者,可用大纱条填塞压迫止血并积极纠正凝血功能障碍。

(二)产道损伤的处理

充分暴露手术视野,在良好照明下,查明损伤部位,注意有无多处损伤,缝合时注意恢复解剖结构,并应在超过裂伤顶端0.5cm处开始缝合,必要时应用椎管内麻醉。发现血肿尽早处理,可采取切开清除积血、缝扎止血或碘伏纱条填塞

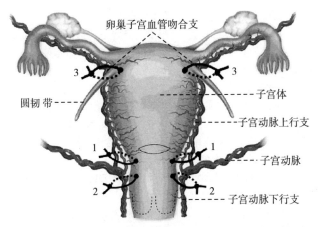

1：双侧子宫动脉上行支结扎　2：双侧子宫动脉下行支结扎
3：双侧卵巢子宫血管吻合支结扎

图1　子宫血管结扎术步骤示意图

血肿压迫止血（24～48h后取出）。

1．子宫体内翻：如发生子宫体内翻，产妇无严重休克或出血，子宫颈环尚未缩紧，可立即将内翻子宫体还纳，还纳困难者可在麻醉后还纳。还纳后静脉滴注缩宫素，直至宫缩良好后将手撤出。如经阴道还纳失败，可改为经腹子宫还纳术，如果患者血压不稳定，在抗休克同时行还纳术[21]。

2．子宫破裂：立即开腹行手术修补或行子宫切除术。

（三）胎盘因素的处理

胎儿娩出后，尽量等待胎盘自然娩出。

1．胎盘滞留伴出血：对胎盘未娩出伴活动性出血者可立即行人工剥离胎盘术，并加用强效宫缩剂。对于阴道分娩者术前可用镇静剂，手法要正确、轻柔，勿强行撕拉，以防胎盘残留、子宫损伤或子宫体内翻的发生。

2．胎盘残留：对胎盘、胎膜残留者应用手或器械清理，动作要轻柔，避免子宫穿孔。

3．胎盘植入：胎盘植入伴活动性出血，若为剖宫产可先采用保守治疗方法，如盆腔血管结扎、子宫局部楔形切除、介入治疗等；若为阴道分娩应在输液和（或）输血的前提下，进行介入治疗或其他保守性手术治疗。如果保守治疗方法不能有效止血，则应考虑及时行子宫切除术[22]。

4.凶险性前置胎盘：即附着于子宫下段剖宫产瘢痕处的前置胎盘，常常合并有胎盘植入，出血量大。此处将其单独列出以引起重视。如果保守治疗措施如局部缝扎或楔形切除、血管结扎、压迫缝合、子宫动脉栓塞等无法有效止血，应早期做出切除子宫的决策，以免发展为失血性休克和多器官功能衰竭而危及产妇生命。对于有条件的医院，也可采用预防性髂内动脉球囊阻断术，以减少术中出血。

（四）凝血功能障碍的处理

一旦确诊为凝血功能障碍，尤其是 DIC，应迅速补充相应的凝血因子。

1.血小板计数：产后出血尚未控制时，若血小板计数低于（50～75）×10^9/L 或血小板计数降低并出现不可控的渗血时，则需考虑输注血小板，治疗目标是维持血小板计数在 $50×10^9$/L 以上。

2.新鲜冰冻血浆：是新鲜抗凝全血于 6～8h 内分离血浆并快速冰冻，几乎保存了血液中所有的凝血因子、血浆蛋白、纤维蛋白原。应用剂量为 10～15ml/kg。

3.冷沉淀：输注冷沉淀主要为纠正纤维蛋白原的缺乏，如纤维蛋白原水平高于 1.5g/L 不必输注冷沉淀。冷沉淀常用剂量为 0.10～0.15U/kg。

4.纤维蛋白原：输入纤维蛋白原 1g 可提升血液中纤维蛋白原 0.25g/L，1 次可输入纤维蛋白原 4～6g（也可根据患者具体情况决定输入剂量）。

总之，补充凝血因子的主要目标是维持凝血酶原时间及活化凝血酶原时间均 <1.5 倍平均值，并维持纤维蛋白原水平在 1g/L 以上[23]。

三、产后出血的输血治疗

成分输血在治疗产后出血尤其是严重产后出血中起着非常重要的作用。产后出血输血的目的在于增加血液的携氧能力和补充丢失的凝血因子。应结合临床实际情况掌握好输血的指征，既要做到输血及时、合理，又要做到尽量减少不必要的输血及其带来的相关不良后果。

1.红细胞悬液：产后出血何时输注红细胞尚无统一的指征，往往是根据产妇出血量的多少、临床表现如休克相关的生命体征变化、止血情况和继续出血的风险、血红蛋白水平等综合考虑来决定是否输注。一般情况下，血红蛋白水平 >100g/L 可不考虑输注红细胞，而血红蛋白水平 <60g/L 几乎都需要输血，血红蛋白水平 <70g/L 应考虑输血[23]，如果出血较为凶险且出血尚未完全控制或继续出血的风险较大，可适当放宽输血指征。每个单位红细胞悬液是从 200ml 全血中提取的，每输注两个单位红细胞悬液可使血红蛋白水平提高约 10g/L，应尽量维持血红蛋白水平 >80g/L。

另外，在剖宫产术中如果出血量超过 1500ml，有条件的医院还可考虑自体血过滤后回输[24]。

2. 凝血因子：补充凝血因子的方法同上述，包括输注新鲜冰冻血浆、血小板、冷沉淀、纤维蛋白原等。另外，在药物和手术治疗都无法有效止血且出血量较大并存在凝血功能障碍的情况下，有条件的医院还可考虑使用重组活化Ⅶ因子（rFⅦa）作为辅助治疗的方法，但由于临床研究证据不足而不推荐常规应用，应用剂量为 90μg/kg，可在 15～30min 内重复给药。

3. 止血复苏及产科大量输血：止血复苏（hemostatic resuscitation）强调在大量输注红细胞时，早期、积极的输注血浆及血小板以纠正凝血功能异常（无需等待凝血功能检查结果），而限制早期输入过多的液体来扩容（晶体液不超过 2000ml，胶体液不超过 1500ml），允许在控制性低压的条件下进行复苏[25]。过早输入大量的液体容易导致血液中凝血因子及血小板的浓度降低而发生"稀释性凝血功能障碍"，甚至发生 DIC 及难以控制的出血；过量的晶体液往往积聚于第 3 间隙中，可能造成脑、心、肺的水肿及腹腔间隔室综合征等并发症。

产科大量输血在处理严重产后出血中的作用越来越受到重视，应用也越来越多，但目前并无统一的产科大量输血方案（massive transfusion protocol，MTP）[26]，按照国内外常用的推荐方案，建议红细胞∶血浆∶血小板以 1∶1∶1 的比例（如 10U 红细胞悬液 +1000ml 新鲜冰冻血浆 +1U 机采血小板）输注[27]。如果条件允许，还可以考虑及早应用 rFⅦa。

产后出血的防治流程

产后出血的处理可分为预警期、处理期和危重期，分别启动一级、二级和三级急救方案，见图 2。产后 2h 出血量达

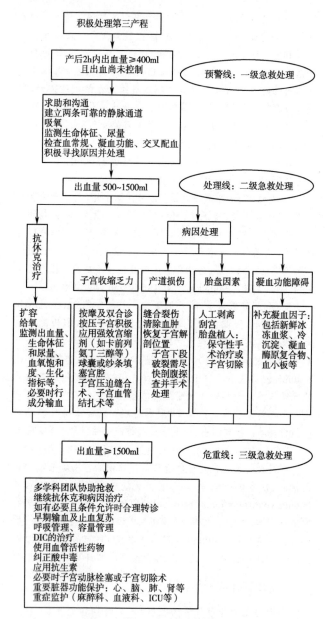

图 2 产后出血的防治流程图

到 400ml 且出血尚未控制者为预警线,应迅速启动一级急救处理,包括迅速建立两条畅通的静脉通道、吸氧、监测生命体征和尿量、向上级医护人员求助、交叉配血,同时积极寻找出血原因并进行处理;如果继续出血,应启动相应的二、三级急救措施。病因治疗是产后出血的最重要的治疗,同时应抗休克治疗,并求助麻醉科、ICU、血液科医师等协助抢救。在抢救产后大出血时,团体协作十分重要。

如果缺乏严重产后出血的抢救条件,应尽早合理转诊。转诊条件包括:(1)产妇生命体征平稳,能够耐受转诊;(2)转诊前与接诊单位充分的沟通、协调;(3)接诊单位具有相关的抢救条件。但是,对于已经发生严重产后出血且不宜转诊者,应当就地抢救,可请上级医院会诊。

参与本指南制定与讨论的专家组成员:杨慧霞(北京大学第一医院)、刘兴会(四川大学华西第二医院)、段涛(上海市第一妇婴保健院)、贺晶(浙江大学医学院附属妇产科医院)、胡娅莉(南京大学医学院附属鼓楼医院)、张为远(首都医科大学附属北京妇产医院)、董悦(北京大学第一医院)、黄醒华(首都医科大学附属北京妇产医院)、时春艳(北京大学第一医院)、陈敦金(广州医科大学附属第三医院)

本指南撰写的执笔专家:刘兴会(四川大学华西第二医院)

参 考 文 献

1. Liang J, Dai L, Zhu J, et al.Preventable maternal mortality: Geographic/ruralurban differences and associated factors from the population-based maternal mortality surveillance system in China[J].Bmc Public Health, 2011, 11: 243.

2. 中华医学会妇产科学分会产科学组.产后出血预防与处理指南(草案)[J].中华妇产科杂志, 2009, 44: 554-557.

3. American College of Obstetricians and Gynecologists.ACOG Practice Bulletin: Clinical Management Guidelines for Obstetrician-Gynecologists Number76, October2006: postpartum hemorrhage[J].Obstet Gynecol, 2006, 108: 1039-1047.

4. 刘兴会,杨慧霞.产后出血预防和处理措施评价[J].中华围产医学杂志, 2013, 16: 449-451.

5. B-Lynch C.A comprehensive textbook of postpartumhemorrhage:

an essential clinical reference for effective management[M].2nd ed.London: Sapiens Publishing, 2012: 1-12.

6. Tunçalp O, Souza JP, Gülmezoglu M, et al.New WHO recommendations on prevention and treatment of postpartum hemorrhage[J].Int J Gynaecol Obstet, 2013, 123: 254-256.

7. Leduc D, Senikas V, Lalonde AB, et al.Active management of the third stage of labour: prevention and treatment of postpartum hemorrhage[J].J Obstet Gynaecol Can, 2009, 31: 980-993.

8. Gülmezoglu AM, Lumbiganon P, Landoulsi S, et al.Active management of the third stage of labour with and without controlled cord traction: a randomised, controlled, non-inferiority trial[J].Lancet, 2012, 379: 1721-1727.

9. Chen M, Chang Q, Duan T, et al.Uterine massage to reduce blood loss after vaginal delivery: a randomized controlled rrial [J].Obstet Gynecol, 2013, 122: 290-295.

10. Wedisinghe L, Macleod M, Murphy DJ.Use of oxytocin to prevent haemorrhage at caesarean section: a survey of practice in the United Kingdom[J].Eur J Obstet Gynecol Reprod Biol, 2008, 137: 27-30.

11. WHO Guidelines Approved by the Guidelines Review Committee.WHO guidelines for the management of postpartum haemorrhage and retained placenta[M].Geneva: World Health Organization, 2009: 1-10.

12. Beverly W, Rasha D, Jill D, et al.Treatment of postpartum haemorrhage with sublingual misoprostol versus oxytocin in women not exposed to oxytocin during labour: a double-blind, randomised, non-inferiority trial[J].Lancet, 2010, 375: 210-216.

13. 杨慧霞, 郑淑蓉, 时春艳, 等. 氨甲环酸用于减少产后出血量的临床研究[J]. 中华妇产科杂志, 2001, 36: 590-592.

14. Royal College of Obstetricians and Gynaecologists.RCOG Green-top Guideline No.52.Prevention and management of postpartum haemorrhage, 2011[EB/OL].[2014-04-04].http://www.rcog.org.uk/files/rcog-corp/GT52 PostpartumHaemor rhage0411.pdf.

15. El-Hamamy E, Wright A, B-Lynch C.The B-Lynch suture technique for postpartum haemorrhage: a decade of experience

and outcome[J].J Obstet Gynaecol, 2009, 29: 278-283.

16. Price N, B-Lynch C.Technical description of the B-Lynch brace suture for treatment of massive postpartum hemorrhage and review of published cases[J].Int J Fertil Womens Med, 2005, 50: 148-163.

17. 刘兴会,徐先明,段涛,等.实用产科手术学[M].北京:人民卫生出版社,2014: 161-162.

18. Joshi VM, Otiv SR, Majumder R, et al.Internal iliac artery ligation for arresting postpartum haemorrhage[J].BJOG, 2007, 114: 356-361.

19. Hunter LA.Exploring the role of uterine artery embolization in the management of postpartum hemorrhage[J].J Perinat Neonatal Nurs, 2010, 24: 207-214.

20. Wright JD, Bonanno C, Shah M, et al.Peripartum hysterectomy [J].Obstet Gynecol, 2010, 116: 429-434.

21. Witteveen T, van Stralen G, Zwart J, et al.Puerperal uterine inversion in the Netherlands: a nationwide cohort study[J]. Acta Obstet Gynecol Scand, 2013, 92: 334-337.

22. Sentilhes L, Goffinet F, Kayem G.Management of placenta accreta[J].Acta Obstet Gynecol Scand, 2013, 92: 1125-1134.

23. Royal College of Obstetricians and Gynaecologists.RCOG Green-top Guideline No.47.Blood transfusion in obstetrics, 2008 [EB/OL].[2014-04-04].http: //www.rcog.org.uk/files/rcog-corp/ uploaded-files/GT47 Blood Transfusions 1207 amended.pdf.

24. Pacheco LD, Saade GR, Gei AF, et al.Cutting-edge advances in the medical management of obstetrical hemorrhage[J].Am J Ob stet Gynecol, 2011, 205: 526-532.

25. Johansson PI, Stensballe J.Hemostatic resuscitation for massive bleeding: the paradigm of plasma and platelets: a review of the current literature[J].Transfusion, 2010, 50: 701-710.

26. Pacheco LD, Saade GR, Costantine MM, et al.The role of massive transfusion protocols in obstetrics[J].Am J Perinatol, 2013, 30: 1-4.

27. 大量输血现状调研协作组.大量输血指导方案(推荐稿)[J]. 中国输血杂志,2012,25: 617-621.

第五章

《孕前和孕期保健指南》解读

漆洪波
重庆医科大学附属第一医院

引　言

　　孕前和孕期保健（prenatal care and antenatal care）是降低孕产妇死亡和出生缺陷的重要措施。著名的产科学家Eastman曾经指出，在当今时代，进行产前检查来拯救孕产妇生命，是其他任何手段都无法比拟的。传统孕期保健特别是产前检查的次数、内容、孕周以及间隔时间等缺乏循证医学证据的支持，已经不能适应现代产前保健的要求，我国各地区和不同医院产前检查的方案存在较大差异，甚至同一医院不同的产科医师提供的产前检查方案也不一致，这也是导致目前我国孕产妇死亡率和出生缺陷率均较高的重要原因。

　　为此，2009年6月中华医学会妇产科分会产科学组决定组织撰写《孕前和孕期保健指南》。经过产科学组同仁的共同努力，几易其稿，反复讨论，历时一年多，一部期待已久的《孕前和孕期保健指南（第1版）》（以下简称《指南》）通过《中华妇产科杂志》2011年第2期发布。现对其内容做一些必要解读和进一步的说明，希望能更加准确理解指南的内容。

解 读 细 则

一、《指南》制定的背景资料

如前所述,规范化的产前检查对于早期识别高危妊娠和胎儿异常,及时采取干预措施,进一步降低孕产妇死亡率和出生缺陷率具有重要价值。

目前,我国许多医院的产前检查门诊存在几个突出的问题:①缺乏较为规范的产前检查指南,由于缺乏全国性的指南,每个产科医师给孕妇开出的检查项目和时间都不一致,比如一名没有妊娠合并症的孕妇,究竟孕期需要进行几次超声检查,应当在什么孕周进行?不同产科医师有不同的认识。就是同一家医院,产科门诊检查的方案都五花八门,让人不知所从。②不恰当的产前检查项目,如弓形虫、风疹病毒、巨细胞病毒和单纯疱疹病毒(TORCH)筛查,仍有许多医院给孕妇常规进行并称之为"优生四项",但对于筛查结果不能很好地解释也不能给出相应的处理建议,只能给孕妇带来不必要的焦虑。更有给孕妇提供许多与妊娠无关的检查项目,增加了孕妇的心理负担和经济负担。③产前检查时给孕妇不合理地补充维生素和矿物质。因此,尽快完善适合我国的产前检查方案成为亟待解决的问题。

近年来,随着对围产期并发症认识的深入和产前筛查技术的进步,美国、英国、加拿大和WHO等制定的有关孕前和孕期保健指南不断更新。因此,有必要制定适宜我国国情的孕前和孕期指南。本指南的制定参考了美国、英国、加拿大和WHO最新发布的孕前和孕期保健指南以及循证医学证据,并遵循《中华人民共和国母婴保健法》,国家卫生与计划生育委员会(简称"国家卫生计生委",原卫生部)《孕前保健服务工作规范(试行)》(2007年),国家人口和计划生育委员会《国家免费孕前优生健康检查项目试点工作技术服务规范(试行)》(2010年),国家卫生计生委《产前诊断技术管理办法》及相关配套文件(2002年),国家卫生计生委《我国城市围产保健管理办法》(1987年)和《农村孕产妇系统保健管理办法》(1989年),也充分考虑了卫生经济学的要求。本《指南》的内容包括：健康教育及指导、常规保健内容、辅助检查项目（分为必查项目和备查项目）。其中健康教育及指导、常规保健内容和辅助检查的必查项目适用于所有的孕妇，有条件的医院或有指征时可开展备查项目。

特别需要强调的是，本《指南》更准确的是"单胎无妊娠合并症和并发症的孕前和孕期保健指南"，美国和加拿大的一些孕期保健指南就是这样命名的。当有妊娠合并症、并发症或多胎妊娠时，需要参照相应的疾病指南进行，并需要增加产前检查的次数和内容。

二、孕前保健内容解读

本《指南》最初是"孕期保健指南"，考虑到孕前保健的重要性及与孕期保健的连贯性，加入了孕前保健的内容。《指南》发布前，2007年国家卫生计生委（原卫生部）曾发布"孕前保健服务工作规范（试行）"，2010年5月国家人口和计划生育委员会发布"国家免费孕前优生健康检查项目试点工作技术服务规范（试行）"，本《指南》中有关孕前保健部分遵循了这两个规范，同时将辅助检查项目分为必查项目和备查项目，减少了一些必查项目，同时增加了一些备查项目，作为有条件的医院选择或对有适应证者进行检查。下面对孕前保健的重要内容进行解释。

（一）健康教育指导及常规保健

1.《指南》建议：

孕前3个月开始补充叶酸0.4～0.8mg/d，或经循证医学验证的含叶酸的复合维生素。既往发生过神经管缺陷（NTDs）的孕妇，则需每天补充叶酸4mg。

解读：

神经管畸形是最常见的出生缺陷之一，孕妇叶酸缺乏是引起胎儿神经管缺陷的主要原因，神经管的闭合发生在胚胎发育的3～4周，叶酸缺乏可能导致神经管不闭合，从而出现以脊柱裂和无脑儿为主的神经管畸形。

为了预防神经管畸形，叶酸的补充应在孕前进行，通常补充叶酸4周后体内叶酸缺乏的状态才能纠正，所以补充叶酸建议在孕前3个月开始，至少应在孕前1个月开始才能达到较理想的效果，建议有生育计划的妇女应常规服用叶酸。

我国近年开展了免费发放叶酸的工作，但许多地区还限于医疗保健机构发放，因此，孕前检查时应强调补充叶酸的重要性并及时发放叶酸。此外，叶酸缺乏也能引起巨幼红细胞贫血、子痫前期和胎盘早剥等妊娠期并发症的发生。最近的荟萃分析发现孕妇补充叶酸能减少其他胎儿先天疾病风险如心血管的畸形、肢体缺陷、儿童的癌症包括白血病、脑肿瘤、成神经细胞瘤等。

1992年起，英国、美国及加拿大等国先后提出建议：怀孕妇女或计划怀孕的妇女应该在孕前3个月开始每天补充叶酸0.4～0.8mg，并继续服至怀孕期3个月。加拿大妇产科医师协会（SOGC）推荐：无高危因素的妇女每日服用含有0.4～0.8mg叶酸的多种维生素片，至少从妊娠前3个月开始服用，持续至整个妊娠期产后（产后4～6周或母乳喂养结束时）。

有高危因素的妇女，包括家族中或本人有神经管缺陷妊娠史、1型糖尿病患者、癫痫且正在服用丙戊酸钠或卡马西平的妇女、孕前采用避孕药避孕的妇女（因为避孕药会干扰叶酸的正常代谢和储存）等，叶酸服用量应增加到4mg/d，服用叶酸应从妊娠前3个月开始，持续到妊娠后10～12周，随后叶酸服用量减少到0.4～1mg/d（从妊娠12周到产后4～6周或母乳喂养结束时）。

国家卫生计生委及相关组织也在全国育龄妇女中推广增补叶酸，妊娠之前3个月为0.4～0.8mg/d，妊娠3个月为0.4～0.8mg/d。

一直以来关于每日叶酸补充0.4mg还是0.8mg争论不休。本《指南》发布之后直到现在，没有一项研究证明孕前或孕早期每日补充0.4mg或0.8mg的叶酸孰优孰劣。2009年，美国预防服务专门工作组（U.S.Preventive Services Task Force，USPSTF）发布的研究报告，认为孕前或孕早期叶酸每日补充0.4～0.8mg都是合理的选择。因此，本《指南》推荐叶酸补充量为0.4～0.8mg/d。

2.《指南》中强调：

对有遗传病、慢性疾病和传染病而准备妊娠的妇女，应予以评估并指导。评估既往慢性疾病史，家族和遗传病史，不宜妊娠者应及时告知。

解读：

孕前检查的目的之一是要发现不宜妊娠的疾病，同时请专科医生综合评价后作出是否能妊娠的决定。

一般来讲，不宜妊娠疾病有：①心脏病变严重，心功能Ⅲ～Ⅳ级，肺动脉高压，右向左分流型先天性心脏病，严重心律失常，风湿热活动期等；②肝硬化失代偿；③慢性肾脏疾病伴严重高血压蛋白尿肾功能不全；④糖尿病并发严重肾病、心脏病、增生性视网膜病变或玻璃体出血等；⑤重度再生障碍性贫血病情未缓解，Evans综合征（自身免疫性贫血合并血小板减少）；⑥精神病急性期；⑦危及生命的恶性肿瘤；⑧其他严重内科疾病。

（二）必查项目

《指南》建议：

孕前检查的必查项目有：①血常规；②尿常规；③血型（ABO和Rh）；④肝功能；⑤肾功能；⑥空腹血糖；⑦HBsAg；⑧梅毒螺旋体；⑨HIV筛查；⑩宫颈细胞学检查（1年内未查者）。

解读：

WHO（2006）、英国国家卫生与临床优化研究所（NICE，2008）、美国临床系统改进协会（ICSI，2010）、美国临床实用指南委员会（CPG，2009）、前卫生部（2007）"孕前保健服务工作规范（试行）"，国家人口和计划生育委员会（2010）"国家免费孕前优生健康检查项目试点工作技术服务规范（试行）"等均将以上检查项目列为必查项目。这些检查项本身就是临床最常用的实验室检查，国内开展产科的医疗机构都可以提供，所以列为必查项目。

必查项目体现了卫生经济学的要求，选择最需要检查的项目达到最好的筛查效益。如许多医院筛查乙肝病毒感染者时，常检查"乙肝三对"，指南建议检测"HBsAg"，这样更节省医疗费用。

宫颈细胞学检查是筛查宫颈癌的重要手段，既往国内产科门诊不太重视宫颈癌的孕前筛查，一旦妊娠后，许多孕妇更不愿意在孕期进行宫颈细胞学检查，医生担心孕期宫颈细胞学检查带来宫颈出血，导致孕妇紧张及不必要的纠纷。因此，《指南》建议孕前进行宫颈细胞学检查（1年内未查者）。

（三）备查项目

《指南》建议：

孕前检查的备查项目有：①弓形虫、风疹病毒、巨细胞病毒和单纯疱疹病毒（TORCH）筛查；②宫颈阴道分泌物检查（白带常规、淋球菌、沙眼衣原体）；③甲状腺功能检测；④地中海贫血筛查（广东、广西、海南、湖南、湖北、四川、重庆等地）；⑤75g 口服葡萄糖耐量试验（OGTT）（高危妇女）；⑥血脂检查；⑦妇科超声检查；⑧心电图检查；⑨胸部 X 线检查。

解读：

对所有孕妇进行 TORCH 感染的血清学筛查尚存有争议，目前主要针对高危人群进行筛查（后面在不需要常规筛查的项目将进行详细的解读）。同样，宫颈阴道分泌物检查包括：白带常规、淋球菌、沙眼衣原体检测，也是针对高危人群或者有症状的妇女，目的在于孕前检测有异常后，便于孕前治疗，然后再妊娠，从而避免胎膜早破、早产或母婴传播。

关于甲状腺功能的检测，筛查指标包括血清促甲状腺激素（TSH）、游离甲状腺素（FT4）和甲状腺过氧化物酶抗体（TPOAb）。2012 年中华医学会内分泌分会和中华医学会围产医学分会联合发布了《妊娠和产后甲状腺疾病诊治指南》明确指出：国内有条件的医院和妇幼保健部门最好在怀孕前筛查甲状腺疾病。原因在于，诊断妊娠期甲状腺功能异常需要建立本单位和本地区妊娠期特异的血清甲状腺功能指标参考值，但目前国内多数医院尚没有建立妊娠各个时期正常参考值，因此最好在怀孕前进行筛查，同时怀孕前筛查后，可以及时进行干预治疗，避免了妊娠期漏诊漏治，如已患临床甲减的妇女计划妊娠，应给予左旋甲状腺素片（L-T4）治疗，将血清 TSH 控制在 <2.5mIU/L 水平后再怀孕。

关于地中海贫血的筛查，在我国地中海贫血具有地域性特点，针对广东、广西、海南、湖南、湖北、四川、重庆等地的妇女，妊娠前建议进行筛查。采用的筛查方法有红细胞平均体积（MCV）、红细胞脆性试验和血红蛋白电泳等。

关于糖尿病的筛查，对于有糖尿病高危因素的妇女，妊娠前应当筛查糖尿病，可以进行 75g 口服葡萄糖耐量试验（OGTT），如有孕前糖尿病，应当控制好血糖后再怀孕。

血脂检查、妇科超声检查、心电图检查和胸部 X 线检查，对于及早发现心血管疾病、肺部疾病和妇科肿瘤有所帮助，对于高危妇女应考虑进行检查。

三、孕期保健内容解读

（一）产前检查的模式

《指南》描述：

孕期保健的主要特点是要求在特定的时间，系统提供有证可循的产前检查项目。产前检查的时间安排要根据产前检查的目的来决定。

解读：

既往产科门诊医生根据一些教科书上产前检查的时间来要求孕妇定期产检。如早孕时检查一次后，孕 20 周开始至 36 周每 4 周检查一次，36 周后每周检查一次，若有高危因素存在应随时增加检查次数。传统的产前检查模式是强调间隔一定时间就到门诊定期访视，而每次到医院进行产检，具体做什么内容则没有明确要求。

近年来，基于大样本、多中心的临床研究，国外不断更新产前检查指南。当今欧美发达国家产前检查模式的主要特点是要求在特定的时间，系统安排不同的产前检查项目，取消传统的间隔一定时间访视的模式。产前检查日程安排是由产前检查的目的和内容所决定的，如胎儿非整倍体母亲血清学筛查，建议筛查的孕周为 $15\sim20^{+0}$ 周，那么门诊医生就需要在此期间嘱咐孕妇前来产检。

（二）产前检查的次数及孕周

《指南》建议：

根据目前国内孕期保健的现状和产前检查项目的需要，推荐的产前检查孕周分别是：妊娠 $6\sim13^{+6}$ 周，$14\sim19^{+6}$ 周，$20\sim24$ 周，$24\sim28$ 周，$30\sim32$ 周，$33\sim36$ 周，$37\sim41$ 周。一共 $7\sim11$ 次。有高危因素者，酌情增加次数。

解读：

合理的产前检查次数和孕周不仅能保证母婴安全，也应符合卫生经济学原则。NICE（2008）发布的《健康孕妇常规产前检查的规范》，推荐无妊娠合并症的孕妇在妊娠第 10 周进行首次产前检查并登记信息后，经产妇需进行 7 次产前检查，分别是 16、18~20、28、34、36、38、41 周；初产妇还应在 25、

31、40周分别增加1次,共计11次。美国ICSI(2012)推荐的产前检查孕周分别为6~8、10~12、16~18、22、28、32、36、38~41周,共计8~11次。美国CPG(2009)推荐的产前检查孕周分别为6~8、10~12、16~20、24、28、32、36、38~41周,也是8~11次。针对发展中国家无合并症的孕妇,WHO(2006)则建议产前检查4次,孕周分别为<16周、24~28周、30~32周和36~38周。本《指南》推荐的产前检查孕周分别是6~13^{+6}周、14~19^{+6}周、20~24周、24~28周、30~32周、33~36周、37~41周,一共7~11次。本《指南》考虑了我国目前产前检查的现状,同时放宽了孕周限制,每次检查均有一个孕周范围,这样的安排囊括了所有需要进行的必要检查,不会耽误产前检查项目的进行,同时又方便了孕妇和医师在时间掌握上有比较宽松的安排。因此,在保健手册上最好给孕妇注明每次产检的具体时间,不能随意写"一月复查"或"4周复查"等。

(三)首次产前检查

1.《指南》建议:

首次产前检查应当在妊娠6~13^{+6}周。

解读:

首次产前检查应当早孕期进行,美国ICSI(2012)推荐首次产前检查时间为6~8周,第二次产前检查时间为10~12周。考虑到目前国内正在推广的胎儿染色体非整倍体异常的早孕期血清学筛查(10~13^{+6}周)和颈部透明层(nuchaltranslucency, NT)测量(11~13^{+6}周),因此,整合两次产检的时间范围为妊娠6~13^{+6}周。

2.《指南》建议:

首次产前检查进行营养和生活方式的指导(卫生、性生活、运动锻炼、旅行、工作),改变孕妇不良的生活习惯(如吸烟、酗酒、吸毒等);避免高强度的工作、高噪音环境。

解读:

正常妊娠对性生活虽无禁忌,但孕早期应节制或避免,以防流产的发生。妊娠最后6周应避免性生活,以防胎膜早破。要避免强烈刺激孕妇的乳头或子宫。对有反复流产、早产、阴道出血、前置胎盘或严重妊娠合并症者不应性生活。

适宜的运动锻炼对妊娠和分娩有益如选择散步、游泳等,只要不过于激烈如跳水、骑马等或引起孕妇胎儿损伤的体育锻炼均可进行。运动量应以不感觉疲劳为标准(有氧锻炼)。

孕期应尽量避免长途飞行,长途飞行可引起代谢及生理功能紊乱,静脉淤滞,水潴留导致下肢水肿。旅行应尽可能安排在孕中期完成,孕早期容易导致流产,而孕晚期特别是临近预产期时旅行,途中如出现异常情况,在无分娩条件下是存在一定危险性的。孕妇乘坐高速公路汽车时应系好安全带,安全带可固定于大腿上方。

孕妇妊娠后是否继续工作、是否需要更换工作岗位或调整工作时间,应当根据孕妇的工作性质、工作量、身体状况以及经济情况的不同决定。孕妇应避免的工作有:①重体力劳动,如搬运较重物品、需要频繁弯腰或上下楼梯;②接触有胚胎毒性或致畸危险的化学物质、放射线的工作;③剧烈振动或冲击可能波及腹部的工作;④中途无法休息或高度紧张的流水线工作;⑤长时间站立或寒冷、高温环境下的工作。

孕前有些妇女吸烟,妊娠后必须戒烟。吸烟对胎儿影响的大小与吸烟量有关,产前检查时要注意询问并告诉孕期主动及被动吸烟的害处。吸烟孕妇中 20% 出现低体重儿,体重平均减少 200g,早产、胎儿死亡、胎盘早剥和前置胎盘发生率升高。有些国家甚至在香烟包装盒警告孕妇"妊娠期吸烟可导致胎儿损害、早产和低出生体重"。此外,近年来临床上可见到吸毒(海洛因、大麻、可卡因等)的孕妇,这类孕妇常不愿进行产前检查,多隐瞒病史,对吸毒可疑者,应注意观察精神面貌、眼神,手上有无注射的针眼可有助于识别。

孕期应当禁止饮用含酒精的饮料。酒精有潜在的致畸效应,可能导致胎儿酒精综合征(fetal alcohol syndrome),其特征为发育迟缓、小头畸形、小眼畸形、腭裂、外生殖器畸形和中枢神经系统异常等。但酒精对妊娠的不良影响在戒酒后可以很快消失。

3.《指南》建议:

必要时,孕期可接种破伤风或流感疫苗。

解读:

美国妇产科医师协会(1999 年)和加拿大妇产科医师协会(2009 年)关于孕期免疫接种建议,可作为孕期需要免疫接种时的参考:①活病毒疫苗和减毒活病毒疫苗,包括麻疹、流行性腮腺炎、脊髓灰质炎减毒活疫苗（也称 Sabin 疫苗）、风疹、伤寒、牛痘、水痘 - 带状疱疹、黄热病，孕期禁忌接种。但是孕期不慎接种了活病毒疫苗和减毒活病毒疫苗的孕妇，没有必要建议孕妇终止妊娠。②灭活病毒疫苗：流感疫苗比较安全，流感期间可以接种；狂犬病疫苗、甲型肝炎或乙型肝炎接种指征与非孕期相同；乙型脑炎疫苗的接种要慎重权衡接种与不接种对母儿的影响；孕期存在脊髓灰质炎感染风险时，可以考虑接种灭活脊髓灰质炎疫苗，又称 Salk 疫苗。③灭活菌苗：脑膜炎双球菌和肺炎双球菌疫苗接种按照非孕期规定进行，霍乱和鼠疫疫苗孕期安全性不确定，接种应权衡利弊。④被动免疫注射：高效免疫球蛋白（乙型肝炎、狂犬病、破伤风、水痘）应在暴露后立即注射。麻疹和甲肝易感者可以注射丙种球蛋白。有破伤风和白喉杆菌感染可能者应注射抗毒素。

4.《指南》建议：

慎用药物，避免使用可能影响胎儿正常发育的药物。

解读：

绝大部分药物孕期使用的安全性尚不甚清楚，因此孕期应当避免不必要的用药，特别是受孕后 3～8 周更是用药的危险期。孕期使用任何药品要考虑对胎儿的影响，必须使用的药物应权衡利弊，并征得孕妇及家属的同意。用药前仔细阅读药品说明书，查阅美国食品与药品管理局（FDA）孕期药品分类（A 类、B 类、C 类、D 类、X 类），有助于孕期用药的安全性。但是，该分类方法存在一定局限性：妊娠期用药大约只有 40% 药物进入 FDA 妊娠期用药分类，而且，其中的 60% 以上均为 C 类，即不能排除有危害，需衡量潜在益处和潜在危害。此外，该分类未提供根据不同孕期时的用药对胎儿有否危害的资料，以及不同剂量药物对胎儿的不同影响。因此，FDA 于 2008 年又提出应该摒弃之前的药物妊娠分类法，而是改为更详细的知情告知。

5.《指南》建议：

继续补充叶酸 0.4～0.8mg/d 至孕 3 个月，有条件者可继续服用含叶酸的复合维生素。

解读：

对孕期复合维生素的补充，服用多种维生素剂或矿物质剂比单一维生素剂或矿物质剂的效果要好，可以避免单一营养元素摄入过量，并影响别的物质的吸收。研究表明，复合维生素可以有效预防出生缺陷，如先天性心脑血管缺陷、口面裂、肢体缺陷、泌尿系畸形、脐膨出、发热性疾病所致的发育缺陷、神经管缺陷、先天性脑积水等。整个孕期继续服用含叶酸的复合维生素对妊娠有益。

6.《指南》建议：

孕前和孕期合理营养，控制体质量（体重）增加；首次产前检查测定体质量，计算 BMI。

解读：

孕期体重增长可以影响母儿的近远期健康。近年来超重与肥胖孕妇的增加，孕期体重增长过多增加了大于胎龄儿、难产、产伤、妊娠期糖尿病等的风险；孕期体重不适宜增长与胎儿生长受限、早产儿、低出生体重等不良妊娠结局有关。因此要重视孕期体重管理。2009 年美国医学研究所（Institute of Medicine，IOM）发表了基于不同体重指数的孕期体重增长建议（表 5.1），尽管该推荐并没有考虑年龄、孕产次、吸烟、种族等因素，对多胎妊娠孕期增重建议的证据也不够充分，但目前该建议仍是临床开展孕期体重管理的基础。应当在第一次产检时确定 BMI［体重（kg）/ 身高 ^{2}（m^2）］，提供个体化的孕期增重、饮食和运动指导，对于超重和肥胖的孕妇只要胎儿生长是合适的，允许低于相应的增重标准，同时要监护产科并发症和胎儿生长情况。

表 5.1　2009 年美国 IOM 的孕期体重增长建议

孕前体重分类	BMI（kg/m^2）	孕期总增重范围（kg）	孕中晚期体重增长速度（平均增重范围 kg/ 周）
低体重	<18.5	12.5～18	0.51（0.44～0.58）
正常体重	18.5～24.9	11.5～16	0.42（0.35～0.50）
超重	25.0～29.9	7～11.5	0.28（0.23～0.33）
肥胖	≥30	5～9	0.22（0.17～0.27）

7.《指南》建议：

首次产检必查的项目有：①血常规；②尿常规；③血型（ABO 和 Rh）；④肝功能；⑤肾功能；⑥空腹血糖；⑦ HBsAg；

⑧梅毒螺旋体；⑨HIV 筛查。

解读：

以上实验室检查项目和孕前必查项目一样，这些检查项是最常用的实验室检查，国内开展产科的医疗机构均应该开展，费用便宜。所以列为必查项目。如果该孕妇妊娠前 6 个月已经进行了某些项目的检查，可以不重复检查。

8.《指南》建议：

首次产检备查的项目有：①丙型肝炎（HCV）筛查；②抗 D 滴度检查（Rh 阴性者）；③ 75g OGTT（高危孕妇或有症状者）；④地中海贫血筛查（广东、广西、海南、湖南、湖北、四川、重庆等地）；⑤甲状腺功能检测；⑥血清铁蛋白（血红蛋白 <105g/L 者）；⑦结核菌素（PPD）试验（高危孕妇）；⑧宫颈细胞学检查（孕前 12 个月未检查者）；⑨宫颈分泌物检测淋球菌和沙眼衣原体（高危孕妇或有症状者）；⑩细菌性阴道病（BV）的检测（早产史者）。

解读：

地中海贫血筛查、甲状腺功能检测、宫颈细胞学检查、宫颈分泌物检测淋球菌和沙眼衣原体的必要性，如前所述。如果孕前检查时没有检测，应当考虑首次产前检查时进行。

不建议早孕期常规行 75g OGTT，只需要早孕期常规检测空腹血糖即可。高危孕妇或有症状者，可考虑行 75g OGTT。

有条件的医疗机构可进行丙型肝炎（HCV）筛查。当孕妇血型为 Rh 阴性者，应检查抗 D 滴度。应建立适合本院的间接 Coombs 抗体滴度评估体系，确定实验室最低抗体滴度——低于该滴度则不会发生重度胎儿溶血性疾病。Rh 阴性妇女根据其抗体效价不同分为未致敏的 RH 阴性妇女和致敏的 Rh 阴性妇女。对于未致敏 Rh 阴性孕妇，应从孕 18～20 周开始每月行一次间接 Coombs 试验。对于致敏 Rh 阴性血孕妇，当母体滴度低于阈值时，应该每月重复一次，直至妊娠 24 周，妊娠 24 周后每两周测一次；超过阈值时，在随访血型抗体滴度同时，需密切监测有无胎儿溶血性疾病。

血红蛋白 <110g/L 者，诊断为妊娠期贫血。需要明确是否为缺铁性贫血，《指南》建议血红蛋白 <105g/L 者，应检测孕妇血清铁蛋白水平，如血清铁蛋白 <12μg/L，可诊断。

对于结核病高危孕妇，由于不宜进行 X 线胸片检查，可考虑行结核菌素（PPD）试验。

细菌性阴道病（BV）与早产的关系密切，为了预防早产的发生，对于有早产史者，应采集阴道分泌物检测 BV。

9.《指南》建议：

妊娠 10～13^{+6} 周，可行胎儿染色体非整倍体异常的早孕期母体血清学筛查［妊娠相关血浆蛋白 A（PAPP-A）和游离 β-hCG]（备查项目）。

解读：

早孕期筛查在 10～13^{+6} 周进行血清学筛查指标，包括游离 β-hCG 和 PAPP-A 以及 NT 测量，胎儿染色体非整倍体异常的检出率高于中孕期两联和三联筛查，与中孕期四联筛查的效率相似。早孕期筛查最大的优势在于可使高风险孕妇在孕早期即通过绒毛染色体分析得到确诊并及时终止妊娠，这也是目前发达国家或地区较常用的筛查方案。

虽然早孕期筛查可能获得更高的检出率，但其检测流程及风险评估方法更为复杂，对各环节的质量控制有更高的要求。我国幅员辽阔，各地医疗水平差距较大，产前筛查和产前诊断水平参差不齐，特别是早孕期筛查出来的高危孕妇，后续需要明确诊断的技术如绒毛活检，只有为数不多的医院能熟练掌握，如果孕妇不能得到及时准确的诊断，需要等到羊膜腔穿刺来确诊，通常在 2 个月以后，这会给孕妇带来长时间的恐慌和忧虑。

国家卫生计生委（原卫生部）《产前诊断技术管理办法》及相关配套文件（2003 年），国家卫生计生委行业标准《胎儿常见染色体异常与开放性神经管缺陷的产前筛查与诊断技术标准》（2010 年），均没有将早孕期血清学筛查列为要求检查的项目。本《指南》也列为备查项目，鼓励有产前诊断条件的医院和地区开展。

申请单的填写：医师应详细询问病史、确定孕周、记录早孕期超声测定的头臀长（CRL）以及超声检查时间、孕妇提供的对孕周有重要价值的其他信息资料。医师应在筛查申请单上填写以下内容：孕妇姓名、出生年月日、采血日期、孕龄、体重、民族/种族、末次月经日期、月经周期、孕妇是否吸烟、本次妊娠是否为双胎或多胎、孕妇是否患有胰岛素依赖型糖尿病、既往是否有染色体异常或者神经管畸形等异常妊娠史、家族史、孕妇的通信地址和联系电话。孕妇在申请单上签署知情同意书。

样品应避免在高温下保存、转运，每个血清学筛查实验室必须对样本采集、运输、接收、处理及保存等建立标准化操作规程。

10.《指南》建议：

早孕期筛查高危者，可考虑绒毛活检或联合中孕期血清学筛查结果再决定羊膜腔穿刺检查。

解读：

为进一步提高检出率，解决许多机构没有开展绒毛活检的问题，出现了早孕期及中孕期筛查联合应用的筛查方案，如整合筛查（serum integrated prenatal screen，SIPS）。

整合筛查是在完成早孕期筛查后，并不将风险告知孕妇而是等到中孕期筛查结束后，综合早、中孕期筛查结果计算出一个风险值，再告知孕妇以决定是否进行羊膜腔穿刺检查。整合筛查在 85% 的检出率时，假阳性率仅为 0.9%，筛查效率高于单独的早孕期筛查和中孕期筛查。但所有的孕妇均参加早孕期和中孕期筛查，经济成本大大增加。对大多数早孕期筛查结果为低风险的孕妇来说，并不能从继续参加中孕期筛查中获益，而在早孕筛查即可确诊为高风险的孕妇需要等到中孕筛查后才能接受羊膜腔穿刺检查，延误了诊疗时机。

11.《指南》建议：

早孕期行超声检查，确定宫内妊娠和孕周，胎儿是否存活，胎儿数目或双胎绒毛膜性质，子宫附件情况（备查项目）。

解读：

早孕期的 6～8 周是否常规行超声检查，欧美国家仍有争议。早孕期超声检查帮助确定是宫内妊娠还是异位妊娠？胚胎存活还是流产？同时早期确定多胎妊娠，特别是双胎绒毛膜性，而绒毛膜性是决定双胎妊娠预后的关键因素，早孕期又是确定绒毛膜性和孕周最佳的时间。因此，在告知孕妇的情况下可建议行早孕期超声检查，时间为妊娠 6～8 周。

12.《指南》建议：

妊娠 $11～13^{+6}$ 周超声检查测量胎儿颈后透明层厚度（nuchal translucency，NT）；核定孕周。NT 测量按照英国胎儿医学基金会标准进行（备查项目）。

解读：

NT 是覆盖胎儿颈部脊柱软组织和皮肤之间的皮下透明层。在妊娠 $11\sim13^{+6}$ 周时，增厚的 NT 与 21- 三体的高风险有关。测量应参照英国胎儿医学基金会的标准进行（www.fetalmedicine.com）。

中国医师协会超声医师分会制定的《产前超声检查指南（2012）》中，强调了 NT 测量的注意事项如下：①建议 CRL 为 $45\sim84$mm 时测量 NT，相当于 $11\sim13^{+6}$ 周孕周。②标准测量平面要获得胎儿头部和胸部正中矢状面的图像，即胎儿既不过度仰伸也不过度屈曲，适当放大使得胎儿头部占画面的 2/3。羊膜要能够看到，并且与胎儿皮肤分离。游标应该放在皮肤线的最厚处。③应清楚显示并确认胎儿背部皮肤及前后平行的两条高回声带，测量时应在最宽处测量，且垂直于无回声带，测量游标的内缘应置于无回声的外缘测量。④应测量 3 次，并记录测量所得的最大数值。⑤有颈部脑脊膜膨出时，注意辨认，避免误测。⑥有脐带绕颈时，需测量脐带绕颈处上下厚度，并取其平均值。⑦应明确区分皮肤和羊膜，避免将羊膜误认为皮肤而误测。

妊娠 $11\sim13^{+6}$ 周，NT 值随着胎儿头臀径（CRL）的增长而增加，将其转化为依照 CRL 的中位数的倍数（multiple of medians，MoM）或与中位数之差（delta-NT）来估计风险值。根据英国的一项多中心研究，结合母亲年龄特异的 21- 三体风险和 NT 值，21- 三体的检出率为 82.2%，假阳性率为 8.3%。早孕期没有 NT 测定，只检测早孕期期血清学标志物（PAPP-A，β-hCG），当假阳性率为 5% 时，检出率只有 69%。

然而，NT 测量的准确性取决于操作者和超声设备，应该注意质量控制和严格培训，只有培训合格后，才能开展 NT 测量。

（四）妊娠 14～19^{+6} 周产前检查

1.《指南》建议：

血红蛋白 <105g/L，血清铁蛋白 <12μg/L，补充元素铁 $60\sim100$mg/d。

解读：

孕期是否要进行常规预防性补铁以及补铁安全剂量的确定一直是争论的热点。对于体内本身不缺铁的孕妇来说，补铁可能会造成体内铁过量。在实施补铁之前需要对体内铁状态进行评价，根据一定的指标判定是否需要补铁。所有孕妇在首次产检时筛查血红蛋白（Hgb），Hgb 测定是确定贫血的初筛试验。《指南》建议血红蛋白 <105g/L，血清铁蛋白 <12μg/L，补充元素铁 60～100mg/d。轻度贫血以口服铁剂治疗为主，改善饮食，进食富含铁的食物。中度贫血以口服铁剂治疗为主，可加服小剂量叶酸。重度贫血可少量多次输血，在症状改善、Hgb 提高后，可改为口服铁剂或注射铁剂。极重度贫血首选输血，待 Hgb>70g/L、患者症状改善后可改为口服铁剂或注射铁剂。在 Hgb 恢复正常后继续口服铁剂 60mg/d，共 3～6 个月或至产后 3 个月。

2.《指南》建议：

开始补充钙剂，600mg/d。

解读：

妊娠期补钙的主要目的是满足胎儿骨骼系统生长的需要和预防孕产妇骨骼系统钙的丢失。除了对骨骼系统的益处之外，妊娠期钙元素的补充还有其他的额外作用，2011 年欧洲妊娠期心血管疾病治疗指南和 NICE 妊娠期高血压指南均明确指出了补充钙营养剂在防治妊娠期高血压疾病中的重要作用。

我国妇女孕期钙摄入量差异较大，为 362～1050mg/d，孕早期、孕中晚期及哺乳期钙的 RNI 分别为 800mg、1000mg 和 1200mg，若孕期膳食钙摄入不足，可能引起母体的骨密度下降。考虑到我国妊娠妇女饮食中钙摄入不足，在妊娠中期可补充钙剂 600mg/d，对于部分经产妇、年龄偏大或有小腿抽筋等缺钙症状的孕妇可提前补钙，但不宜过早，如在 14 周以前，因为许多孕妇有较明显的早孕反应，钙剂可能影响食欲。

3.《指南》建议：

妊娠 15～20 周，进行胎儿染色体非整倍体异常的中孕期母体血清学筛查。最佳检测孕周为 16～18 周。

解读：

国家卫生计生委行业标准《胎儿常见染色体异常与开放性神经管缺陷的产前筛查与诊断技术标准》（2010 年）指出：通过中孕期母体血清甲胎蛋白、血清人绒毛膜促性腺激素、血清人绒毛膜促性腺激素游离 β 亚基、抑制素 A 和非结合雌三醇指标结合孕妇的年龄、体重、孕周、病史等进行综合风险评估，得出胎儿罹患唐氏综合征、18- 三体综合征和开放性神经管缺陷的风险度。国家卫生计生委行业标准中孕期血清学筛查时间为孕 15～20^{+6} 周进行。与本《指南》时间 15～20 周稍有差异（美国、加拿大和英国指南建议中孕期血清学筛查时间为 15～20 周）。

对同意筛查的孕妇需收集病史、签署知情同意书、确定孕周、空腹采集外周血、测定血清学指标，并计算出风险，解释筛查报告；对高风险人群进行遗传咨询；对同意介入性产前诊断的孕妇，进行产前诊断。

中孕期血清学筛查方案有：①二联筛查方案：血清 AFP 和游离 β-hCG。②三联筛查方案：血清 AFP、游离 β-hCG 和游离雌三醇（uE3）。③四联筛查方案：血清 AFP、游离 β-hCG、uE3 和抑制素 A（Inh A）。筛查结果分为高风险和低风险。

申请单的填写要求同早期血清学筛查，中孕期筛查需要记录胎儿双顶径以及超声检查时间，同时结合早孕期胎儿头臀径（CRL）测定以及孕妇提供的对孕周有重要价值的其他信息资料，准确确定孕周。

产前筛查的检出率要求：

（1）二联筛查方案：对唐氏综合征的检出率≥60%，假阳性率 <8%；对 18- 三体综合征的检出率≥80%，假阳性率 <5%；对开放性神经管缺陷（ONTD）的检出率≥85%，假阳性率 <5%。

（2）三联筛查方案：对唐氏综合征的检出率≥70%，假阳性率 <5%；对 18- 三体综合征的检出率≥85%，假阳性率 <5%；对开放性神经管缺陷（ONTD）的检出率≥85%，假阳性率 <5%。

（3）四联筛查方案：对唐氏综合征的检出率≥80%，假阳性率 <5%；对 18- 三体综合征的检出率≥85%，假阳性率 <1%；对开放性神经管缺陷（ONTD）的检出率≥85%，假阳性率 <5%。

4.《指南》建议：

预产期时孕妇年龄≥35 岁或高危人群，妊娠 16～21 周，进行羊膜腔穿刺检查胎儿染色体核型。

解读：

国家卫生计生委行业标准《胎儿常见染色体异常与开放性神经管缺陷的产前筛查与诊断技术标准》（2010 年）指出，

细胞遗传学产前诊断指征有：35岁以上的高龄孕妇；产前筛查出来的胎儿染色体异常高风险的孕妇；曾生育过染色体病患儿的孕妇；产前B超检查怀疑胎儿可能有染色体异常的孕妇；夫妇一方为染色体异常携带者；医师认为有必要进行产前诊断的其他情形。

随着产前筛查检出率的大幅度提高，最近加拿大和美国有关产前筛查和产前诊断指南，将羊膜腔穿刺检查的年龄提高到≥40岁，35～39岁按照常规进行早孕期筛查（NT测定和血清学筛查）联合中孕期血清学筛查的整合筛查方案，只对筛查结果为高风险的孕妇进行介入性产前诊断，这样可减少因介入性产前诊断造成的妊娠丢失，同时节省产前诊断的医疗资源。

（五）妊娠20～24周产前检查

1.《指南》建议：

妊娠18～24周，进行胎儿系统超声筛查，筛查胎儿的严重畸形。

解读：

中孕期系统超声筛查的主要目的胎儿严重先天畸形的筛查。20世纪80年代以来，中孕期（18～24周）胎儿畸形的超声诊断已经成为欧美国家的常规。中孕期的常规系统超声筛查可检出20%～80%的严重先天畸形。检出率受检查者的经验、仪器的分辨率、孕妇的腹壁厚度、瘢痕、胎儿位置等因素的影响，所以在不同的中心可能存在很大的差异。中国医师协会超声医师分会制定的《产前超声检查指南（2012）》也建议，应对所有孕妇进行中孕期系统超声筛查。

胎儿系统超声筛查内容：①胎儿数目。②胎方位。③观察并测量胎心率。④胎儿生物学测量：双顶径、头围、小脑横径、股骨长度、腹围。⑤胎儿解剖结构检查：a.胎儿头颅：观察颅骨强回声环，观察颅内重要结构，包括大脑半球、脑中线、侧脑室、丘脑、小脑半球、小脑蚓部、颅后窝池；b.胎儿颜面部：观察上唇皮肤的连续性；c.胎儿颈：观察胎儿颈部有无包块、皮肤水肿；d.胎儿胸部：观察胎儿双肺、心脏位置；e.胎儿心脏：显示并观察胎儿心脏四腔心切面、左心室流出道切面、右心室流出道切面、怀疑胎儿心脏大血管畸形者，建议进行针对性产前超声检查（胎儿超声心动图检查）；f.胎儿腹部：

观察腹壁、肝、胃、双肾、膀胱、脐带腹壁入口；g. 胎儿脊柱：通过脊柱矢状切面观察脊柱；h. 胎儿四肢：观察双侧肱骨、双侧尺骨、桡骨，双侧股骨，双侧胫骨、腓骨。⑥胎儿附属物检查：a. 胎盘及脐带：观察胎盘位置、测量厚度、评估胎盘成熟度、脐带血管数目；b. 羊水量：用羊水最大深度或羊水指数评估羊水量；⑦孕妇子宫：主要观察宫颈内口；如孕妇提供子宫肌瘤病史，在条件许可情况下，评估子宫肌瘤位置及大小。

胎儿结构畸形筛查注意事项：①超声检查是从形态学观察，因此胎儿必须存在解剖上的畸形，且畸形必须明显到足以让超声影像所分辨和显现，期望所有胎儿畸形都能通过系统产前超声检查检出是不现实的，也是不可能的。②超声检查与孕龄有关，有些畸形可在妊娠早期获得诊断（如脊柱裂、全前脑、右位心、连体双胎等）；有些迟发性异常在妊娠晚期才能诊断（如脑积水、肾盂积水、多囊肾等）；还有些异常的影像学改变在妊娠早期出现，以后随访时消失。③胎儿非整倍体异常往往伴有结构畸形，如果超声发现与染色体疾病有关的结构畸形，应建议行胎儿核型分析。④系统产前超声检查受一些潜在因素影响，如孕妇腹壁脂肪厚可导致声像衰减，图像质量差；胎儿某些体位可影响一些部位观察（如正枕前位难以显示胎儿颜面部心脏观察困难，胎儿面贴近宫壁难以显示颜面部等）；羊水过多时胎儿活动频繁，难以获取标准切面；羊水过少时缺乏良好的羊水衬托，胎儿结构显示难度加大等。因此，当一次超声检查难以完成所有要求检查的内容，应告知孕妇并在检查报告上提示建议复查或转诊。

2.《指南》建议：

宫颈评估（超声测量宫颈长度）作为该孕周范围的备查项目。

解读：

用于预测早产的方法很多，包括各种物理指标、生化指标及免疫指标。但经过循证医学证据分析后证实有明确临床意义的早产预测方法只有两种，即检测阴道分泌物胎儿纤连蛋白（fFN）和超声测量宫颈长度。二者预测早产在国际上应用广泛，且阴性预测值高，有利于防止对于早产的过度治疗。宫颈长度 <30mm、<25mm 及 <15mm 的孕妇早产发生风险分别是宫颈长度≥30mm 孕妇的 5.2 倍、11.1 倍和 13.8 倍。

因而,本《指南》建议作为备查项目。国家卫生计生委行业标准《早产诊断》同样建议有条件的医疗机构开展超声测量宫颈长度预测早产。除外前置胎盘、胎膜早破及生殖道感染的孕妇,超声测量宫颈长度首选经阴道超声。在进行相关测量前应对患者充分告知,消除目前有些孕妇对于经阴道超声的恐惧。

(六)妊娠 24~28 周产前检查

《指南》建议:

该孕周范围内对所有孕妇进行 GDM 筛查。有条件者可直接行 75g OGTT,其正常上限为空腹血糖 5.1mmol/L,1h 血糖为 10.0mmol/L,2h 血糖为 8.5mmol/L。

解读:

长期以来妊娠期糖尿病的国内外诊断标准未达成一致。为此,美国国立卫生研究院(National Institute Health,NIH)支持进行了全球的多中心前瞻性研究,即高血糖与妊娠不良结局关系的研究(hyperglycemia and pregnancy outcomes,HAPO),在 HAPO 研究结果的基础上,经过全球专家多次讨论,2010 年国际妊娠合并糖尿病研究组(International Association of Diabetes and Pregnancy Study Groups,IADPSG)推出了新的 GDM 诊断标准,即 75g OGTT 空腹、1h 和 2h 血糖诊断界值分别为 5.1mmol/L、10.0mmol/L 和 8.5mmol/L,3 项中任何 1 项值达到或超过上述标准即可诊断 GDM。该标准出台后对全球各国 GDM 诊断标准的制定和修订起到了重要的参考作用,ADA 和世界卫生组织(WHO)先后采纳该标准作为 GDM 的诊断标准。

国家卫生计生委行业标准《妊娠期糖尿病诊断》(2011 年)强调,妊娠期首次检查应进行空腹血糖检测,将孕前漏诊的糖尿病患者及时诊断出来。建议采用 GDM 诊断一步法即妊娠 24~28 周不必行 50g GCT,直接行 75g OGTT。一步法适用于有 GDM 高危因素的孕妇或有条件的医疗机构进行。基于我国地域广的特点,各地的发病率存在着一定差异,对于资源落后的地区没有条件对所有孕妇在 24~28 周进行 75g OGTT,可以考虑 24 周以后先进行空腹血糖(FPG),FPG≥5.1mmol/L 则诊断 GDM;如 FPG≥4.4mmol/L 但 <5.1mmol/L 者进行 75g OGTT,结果异常者则诊断为

GDM，FPG<4.4mmol/L 暂不进行 75g OGTT。

（七）妊娠30～32周产前检查

《指南》建议：

该孕周范围需要进行血常规、尿常规和超声检查，超声检查的内容为胎儿生长发育情况、羊水量、胎位、胎盘位置。

解读：

妊娠晚期更容易发生贫血和妊娠高血压疾病，因此建议复查血常规、尿常规。

该孕周超声检查为常规产前超声检查，针对所有孕妇进行，主要检查内容有：①评估胎儿大小，测量双顶径、头围、股骨长度和腹围，确定有无 FGR；②确定胎位，如为臀位或横位；③羊水量测量，有无羊水过多或过少；④胎盘位置，如为前置胎盘，则引起重视；⑤评估胎盘成熟度。

（八）妊娠33～36周产前检查

1.《指南》建议：

该孕周需要进行分娩方式指导。

解读：

正常情况下分娩是一个生理过程，孕妇在没有分娩禁忌证的情况下完全可以试产和自然分娩。但是中国内地已经成为全球剖宫产率最高的地区之一，不仅带来了手术并发症的增加，而且也导致医疗保健资源的过度消费。因此，应在孕妇中开展"爱母分娩行动"健康教育，支持、保护和促进自然分娩，应使孕妇及其家属了解自然分娩的好处和剖宫产分娩的风险，向孕妇介绍分娩镇痛的方法和不同体位的分娩方式，以增强孕妇选择自然分娩的信心。

2.《指南》建议：

具有高危因素的孕妇（如合并糖尿病、前次妊娠出生的新生儿有 GBS 感染等），应当在妊娠35～37周取肛周与阴道口之间分泌物培养，进行 B 族链球菌（GBS）筛查。

解读：

GBS 感染一直是美国新生儿发病及死亡的首要原因，1996年美国疾病控制和预防中心（CDC）联合其他专业机构，制定了《围产期 B 族链球菌疾病预防指南》，于2002年进行了一次较大修改，并在2010年11月更新了该《指南》。《指南》建议对妊娠35～37周的所有孕妇进行 GBS 筛查。

我国由于缺乏围产期 GBS 感染的多中心大样本流行病学资料，尚不支持对所有孕妇进行常规筛查，因此本《指南》建议对有高危因素的孕妇（如合并糖尿病、前次妊娠出生的新生儿有 GBS 感染等）进行针对性筛查。

3.《指南》建议：

针对妊娠期肝内胆汁淤积症（ICP）高发病率地区的孕妇，在妊娠 32～34 周进行肝功能和血清胆酸检测。

解读：

ICP 是发生于妊娠中晚期的常见并发症，主要表现为皮肤瘙痒、肝功能异常、黄疸等。ICP 对围产儿的影响大，可引起早产、羊水粪染、胎儿窘迫、胎死宫内等。妊娠期皮肤瘙痒症状以及以血清转氨酶和（或）TBA 水平升高为突出表现的肝脏功能受损是诊断 ICP 依据。我国长江流域是 ICP 的高发地区，妊娠 32～34 周是发病率最高的孕周，因此建议 ICP 高发病率地区的孕妇，在妊娠 32～34 周进行肝功能和血清胆酸检测。中华医学会妇产科分会产科学组《妊娠期肝内胆汁淤积症诊疗指南（第 1 版）》（2011 年）同样建议：妊娠 32～34 周常规进行肝功能和血清胆酸测定；有皮肤瘙痒、黄疸、肝功能异常者则立即行胆酸测定；有高危因素者可提前至 28 周进行筛检测。

4.《指南》建议：

妊娠 34 周开始电子胎心监护（无负荷试验，NST）检查（高危孕妇）。

解读：

产前电子胎心监护的在预测胎儿缺氧的价值一直存在争议，美国、加拿大孕期保健指南，均不推荐常规进行 NST 检查。鉴于国内电子胎心监护仪普及情况，本《指南》将 NST 列为备查项目，建议有针对性的用于高危孕妇如妊娠高血压疾病、妊娠糖尿病、FGR 等的产前胎儿监测，进一步评估 NST 的价值。

（九）妊娠 37～41 周产前检查

1.《指南》建议：

该孕周范围内进行健康教育指导，包括胎儿宫内情况的监护。

解读：

应当告知孕妇如何进行胎儿宫内情况的监护，包括超声检查、电子胎儿监护和注意胎动（从 30～32 周开始）。超声检查包括：胎儿生物物理相（BPP）评分、羊水量评估和彩色多普勒超声血流监测。彩色多普勒超声血流监测常用的指标包括脐动脉和胎儿大脑中动脉的 S/D 比值、RI 值（阻力指数）、PI 值（搏动指数）、脐静脉和静脉导管的血流波形等。

2.《指南》建议：

妊娠≥41 周，住院并引产。

解读：

妊娠≥41 周，引产可减少胎儿宫内死亡率并不增加剖宫产率。加拿大 SOGC（2008 年）有关 $41^{+0}\sim42^{+0}$ 孕周的处理指南和中华医学会妇产科学分会产科学组《妊娠晚期促宫颈成熟与引产指南（草案）》（2008 年）均建议：延期妊娠（妊娠已达 41 周仍未临产为引产的适应证。因此，应当收入住院，采用前列腺素制剂（可控释地诺前列酮栓或米索前列醇）、缩宫素或人工破膜等方法，进行引产。

3.《指南》建议：

该孕周范围应行宫颈检查及 Bishop 评分。

解读：

目前公认的评估宫成熟度常用的方法是 Bishop 评分法，评分 >6 分提示宫颈成熟。评分越高，引产成功率越高。评分 <6 分提示宫颈不成熟，需要促宫颈成熟。

4.《指南》建议：

该孕周范围内应进行：①超声检查，评估胎儿大小、羊水量、胎盘成熟度、胎位和脐动脉收缩期峰值和舒张末期流速之比（S/D 比值）。②NST 检查，每周 1 次。

解读：

足月妊娠后，胎盘功能开始减退，超声检查和 NST 均为监测胎儿宫内状况的方法，判断胎儿宫内是否缺氧，决定是否继续妊娠。同时超声检查协助胎儿体重的估计，对判断分娩难易程度有帮助。

四、孕期不推荐常规检查的内容解读

1.《指南》提出：

不需要常规骨盆外测量。

解读：

欧美国家助产机构几乎已经不进行骨盆外测量，美国临床系统改进协会(ICSI, 2012)、美国临床实用指南委员会(CPG, 2009)均建议不需要骨盆外测量。原因在于试产过程中,发现头盆不称,实施剖宫产手术非常容易,试产的并发症发生率极低,同时骨盆外测量不准确,不能用于判断产时头盆不称,反而增加剖宫产率。仅在骨盆畸形或出现产程异常时,进行骨盆内测量。

尽管骨盆大小是影响阴道分娩的不变因素。但是对于头位分娩的孕妇,排除骨盆畸形后,所有产妇都应给予试产,才能判定头盆是否相称?因此,是否进行骨盆外测量并不影响分娩方式。其实"试产就是最好的骨盆测量","胎头是最好的骨盆测量仪"。本《指南》提出不常规行"骨盆外测量",对于阴道分娩的孕妇,妊娠晚期可测定骨盆出口径线(坐骨结节间径,其实属于骨盆内径)。

2.《指南》提出:

不宜对所有的孕妇进行常规进行弓形虫、巨细胞病毒和单纯疱疹病毒的血清学筛查。

解读:

一种疾病是否需要普遍人群筛查,必须符合以下一些基本的要求,TORCH 筛查也不例外:①人群发生率较高且危害较大;②有经济、简单、可靠的筛查实验方法;③有可靠方法确定胎儿是否感染;④能够确定受染胎儿有无脏器及功能损害以及出生后的后遗症程度。然而遗憾的是,TORCH 筛查不能满足以上要求。

孕期 TORCH 血清学筛查很难鉴别是初次感染还是复发感染。孕妇感染后不能确定是否存在胎儿宫内感染,需要做羊水穿刺或脐血穿刺来进一步诊断。确诊 TORCH 宫内感染技术均为有创性产前诊断技术,存在一定的风险,通常并不被孕妇接受,医生也不愿意为了确诊 TORCH 宫内感染而进行脐血穿刺。即使通过有创性产前诊断技术确定胎儿感染后,也很难进一步判断胎儿的感染程度,感染后的胎儿有无脏器及功能损害以及出生后的后遗症,因此它们都不能作为终止妊娠的依据。更严重的是,很多产科医生将血清学筛查试验结果当成诊断结果,给孕妇造成很大的心理压力,甚至直接决定是否需要终止妊娠。从成本效益比角度来讲,TORCH 血清学筛查不宜作为正常孕妇的常规筛查项目。

应遵循以下规范：①准备怀孕的妇女应在孕前进行
TORCH 血清学筛查，对风疹病毒 IgG 阴性的妇女孕前 3 个月
注射风疹疫苗。②孕期有"感冒"症状，有皮疹、水疱、宠物密
切接触史的妇女，以及超声发现胎儿异常或 FGR，可考虑进
行 TORCH 血清学筛查，这样更有针对性，筛查的价值更高。
③对血清学筛查阳性的孕妇，进行充分沟通，决定是否行有
创性产前诊断。④定期超声检查或 MRI，以明确胎儿是否存
在不良结局。⑤必须进行出生后诊断和随访。

3.《指南》提出：

不宜针对所有孕妇进行常规细菌性阴道病（BV）筛查。

解读：

对于 BV 的筛查时机和治疗，国内外都有大量的研究，但
是结果并不统一，其主要原因是研究中对 BV 的诊断和治疗
方案没有统一的界定。对早产低危人群（无早产或胎膜早破
史）的多个大样本随机对照研究表明，在低危人群中筛查和
治疗 BV 对改善母儿不良结局没有显著作用。因此，不推荐
在正常孕妇中常规筛查 BV。

根据加拿大妇产科医师学会（SOGC，2008 年）孕期 BV
的筛查和治疗指南以及 2008 年中国 BV 诊治规范，推荐对
BV 的筛查和治疗遵循以下规范：①不推荐对所有孕妇常规
行 BV 筛查和治疗；②对于有白带异常症状和早产高危因素
（有早产或胎膜早破史）的孕妇筛查 BV，如结果阳性给予药
物治疗；③治疗后若症状消失，无需随访；④对于有早产高危
因素但无症状的孕妇，如果 BV 筛查阴性，每月复查 1 次。

4.《指南》提出：

目前尚没有足够的证据支持对所有孕妇进行结核病的筛
查（包括 PPD 试验和胸部 X 线检查）。

解读：

目前还没有足够的证据支持对所有孕妇进行结核病筛
查，因此只对高危孕妇检测。孕妇患结核病的高危因素有：
结核病高发区、居住条件差、HIV 感染等。筛查时机：有高
危因素的妇女在准备怀孕的时候要进行结核病的筛查，在妊
娠当中任何时期，只要出现结核病的相关症状（持续低热、消
瘦、咳痰、咯血等）都要进行筛查。

5.《指南》提出：

目前尚没有足够的证据支持对所有孕妇进行宫颈阴道分泌物 fFN 检测、超声宫颈评估以及甲状腺功能的筛查；不需要每次产前检查时进行尿蛋白和血常规检查。

解读：

在前面的解读中已经叙述，不支持全面筛查的原因在于从成本效益比角度来或者缺乏本单位和本地区妊娠期特异的血清甲状腺功能指标参考值。

评价与展望

中华医学会妇产科学分会产科学组制定的《孕前和孕期保健指南（第 1 版）》肯定有不少瑕疵和不尽完美之处，所以称为"第 1 版"。就像美国 ICSI《孕期保健指南（第 1 版）》推出时，也存在争议，但是通过每隔 1～2 年更新一次，2012 年已推出第 15 版，成为一部深受美国产科医生好评的《孕期保健指南》。同样，伴随母胎医学的快速发展和我们国家对产前保健工作的更加重视，在循证医学证据的支持下，中华医学会妇产科学分会产科学组一定会不断订完善《孕前和孕期保健指南》。如对于早孕期血清学筛查、无创产前检测（non-invasive prenatal test, NIPT）的定位、维生素和微量元素的补充等，需要在《指南》中论述和更新认识。但是最重要的是要通过制定、实施和评价《孕前和孕期保健指南》的效果，希望我国的产前检查更加规范化。

参 考 文 献

1. Institute for Clinical Systems Improvement.Health care guideline: routine prenatal care.15th ed.Minnesota: ICSI, 2012: 1-116.

2. National CPG Council.VA/DoD clinical practice guideline for management of pregnancy.2nd ed.Washington，DC：The Pregnancy Management Working Group, 2009: 1-60.

3. National Institute for Health and Clinical Excellence.Antenatal care routine care for the healthy pregnant woman.NICE clinical guideline 62.London: NICE, 2008: 1-56.

4. World Health Organization.Pregnancy, childbirth, postpartum and newborn care: a guide for essential practice.2nd ed.Geneva: WHO, 2006: 44-63.

5. Wolff T, Witkop CT, Miller T, et al.Folic acid supplementation for the prevention of neural tube defects: an update of the evidence of the U.S.Preventive Services Task Force.Ann Intern Med, 2009, 150: 632-639.

6. ACOG Committee opinion no.548: weight gain during pregnancy.American College of Obstetricians and Gynecologists.Obstet Gynecol, 2013, 121(1): 210-212.

7. American College of Obstetricians and Gynecologists Committee on Obstetric Practice.ACOG Committee Opinion No.468: Influenza vaccination during pregnancy.Obstet Gynecol, 2010, 116: 1006-1007.

8. ACOG Committee on Obstetric Practice.ACOG committee opinion number 305.Influenza vaccination and treatment during pregnancy.Obstet Gynecol, 2004, 104: 1125-1126

9. ACOG Committee on Practice Bulletins.ACOG Practice Bulletin No.77: screening for fetal chromosomal abnormalities. Obstet Gynecol, 2007, 109: 217-227.

10. CartierL, Murphy-KaulbeckL, WilsonRD, et al.Counselling considerations for prenatal genetic screening.J Obstet Gynaecol Can, 2012, 34(5): 489-493.

11. Cargill Y, Morin L, Bly S, et al.Content of a complete routine second trimester obstetrical ultrasound examination and report.J Obstet Gynaecol Can, 2009 31(3): 272-275.

12. Gagnon A, Wilson RD, Allen VM, et al.Evaluation of prenatally diagnosed structural congenital anomalies.J Obstet Gynaecol Can, 2009, 31(9): 875-881.

13. Salomon LJ, Alfirevic Z, Berghella V, et al.Practice guidelines for performance of the routine mid-trimester fetal ultrasound scan.Ultrasound Obstet Gynecol, 2011, 37: 116-126.

14. Miron P, Côté YP, Lambert J, et al.Nuchal translucency thresholds in prenatal screening for Down syndrome and trisomy 18.J Obstet Gynaecol Can, 2009, 31(3): 227-235.

15. ACOG Practice Bulletin No.101: Ultrasonography in pregnancy. Obstet Gynecol，2009，113（2 Pt 1）：451-461.

16. American College of Obstetricians and Gynecologists.ACOG Committee Opinion：number 279.Prevention of early-onset group B streptococcal disease in newborns.Obstet Gynecol，2002，100：1405-1412.

17. Clinical Practice Obstetrics Committee；Maternal Fetal Medicine Committee，Delaney M，et al.Guidelines for the management of pregnancy at 41^{+0} to 42^{+0} weeks.J Obstet Gynaecol Can，2008，30（9）：800-823.

18. 中华医学会妇产科学分会产科学组 . 孕前和孕期保健指南 . 中华妇产科杂志，2011，46（2）：150-153.

19. 漆洪波，杨慧霞 . 期待我国的产前保健检查走向规范化 . 中华妇产科杂志，2011，46（2）：81-83.

20. 漆洪波 . 孕期保健的新理念 . 实用妇产科杂志，2011，27（7）：481-482.

21. 牛建民 . 孕期健康教育及指导的规范化 . 实用妇产科杂志，2011，27（7）：493-495.

22. 乔萍，应豪 . 孕期微量元素和维生素的合理补充 . 上海医药，2013，34（6）：3-7.

23. 肖兵，张琚，熊庆 . 孕期营养素补充的规范化 . 实用妇产科杂志，2011，27（7）：488-490.

24. 杨延冬，杨慧霞 . 孕期体重管理和预后 . 实用妇产科杂志，2012，28（2）：85-87.

25. 中华医学会内分泌分会，中华医学会围产医学分会 . 妊娠和产后甲状腺疾病诊治指南 . 中华围产医学杂志，2012，15（7）：385-403.

26. 周建军，胡娅莉 . 唐氏综合征的中孕期筛查 . 中国实用妇科与产科杂志，2008，24：90-93.

27. 段赵宁，漆洪波 . 胎儿染色体非整倍体异常的诊断 . 实用妇产科杂志，2010，26（1）：21-23.

28. 中国医师协会超声医师分会 . 产前超声检查指南（2012）. 中华医学超声杂志（电子版），2012，9（7）：574-580.

29. 国家卫生部 . 产前诊断技术管理办法［EB/OL］.http：//www. moh.gov.cn/publicfiles/business/htmlfiles/mohfybjysqwss/

s7899/200804/17612.htm

30. 中华人民共和国卫生行业标准.胎儿常见染色体异常与开放性神经管缺陷的产前筛查与诊断技术标准.第1部分：中孕期母血清学产前筛查[EB/OL].http://www.moh.gov.cn/zwgkzt/pwsbz/wsbzz1.shtml

31. ISUOG（国际妇产超声协会）.中孕期常规胎儿超声检查操作指南.中国产前诊断杂志（电子版），2012，4（1）：25-34.

32. 段红蕾，胡娅莉.早孕期和中孕期胎儿非整倍体血清学筛查的规范化.实用妇产科杂志，2011，27（7）：486-488.

33. 李婷，段涛.早孕期和中孕期超声检查的规范化.实用妇产科杂志，2011，27（7）：484-486

34. 杨慧霞.自发性早产的预测方法评价.实用妇产科杂志，2012，28（10）：805-807.

35. 中华人民共和国卫生行业标准.早产诊断[EB/OL].http://www.moh.gov.cn/zwgkzt/pwsbz/wsbzz1.shtml

36. 杨慧霞.我国妊娠期糖尿病诊治现状和应对措施.中国实用妇科与产科杂志，2013，29（4）：241-243.

37. 杨慧霞.妊娠期糖尿病查诊断策略的变迁.实用妇产科杂志，2011，27（7）：482-484.

38. 中华人民共和国卫生行业标准.妊娠期糖尿病诊断[EB/OL].http://www.moh.gov.cn/zwgkzt/pwsbz/wsbzz1.shtml

39. 中华医学会妇产科分会产科学组.妊娠期肝内胆汁淤积症诊疗指南（第1版）.中华妇产科杂志，2011，46（5）：391-395.

40. 中华医学会妇产科学分会产科学组.妊娠晚期促宫颈成熟与引产指南（草案）.中华妇产科杂志，2008，43：75-76.

41. 严育忠，华静，范惠清，等.围产期B族链球菌感染的研究进展.中华围产医学杂志，2012，14（12）：758-762.

42. 杨曦，李奎.产科骨盆测量——是必需吗？.中华围产医学杂志，2013，16（8）：476-478.

43. 王小榕，范玲.孕期不推荐常规筛查项目的规范化.实用妇产科杂志，2011，27（7）：491-493.

44. 胡娅莉.妊娠期病毒感染诊疗中的困难和问题.中国实用妇科与产科杂志，2013，27（8）：561-563.

45. 孙路明，段涛.孕期TORCH感染产前筛查、诊断和临床咨询.中国实用妇科与产科杂志，2013，27（8）：564-566.

附录九　孕前和孕期保健指南（第1版）

中华医学会妇产科学分会产科学组

　　孕前和孕期保健（prenatal care and antenatal care）是降低孕产妇死亡和出生缺陷的重要措施。传统孕期保健特别是产前检查的次数、内容、孕周及间隔时间等缺乏循证医学证据的支持，已经不能适应现代产前保健的要求，我国各地区和不同医院产前检查的方案存在较大差异，甚至同一医院不同的产科医师提供的产前检查方案也不一致，这也是导致目前我国孕产妇死亡率和新生儿出生缺陷率较高的重要原因。

　　近年来，随着对围产期并发症认识的深入和产前筛查技术的进步，美国[1-3]、英国[4]、加拿大[5]和WHO[6]等制定的孕前和孕期保健指南不断更新。因此，有必要制定适宜我国国情的孕前和孕期保健指南。本指南的制定参考了美国、英国、加拿大和WHO最新发布的孕前和孕期保健指南以及循证医学证据，并遵循《中华人民共和国母婴保健法》，国家人口和计划生育委员会《国家免费孕前优生健康检查项目试点工作技术服务规范（试行）》（2010年）[7]，国家卫生部《孕前保健服务工作规范（试行）》（2007年）[8]，国家卫生部《产前诊断技术管理办法》及相关配套文件（2002年）[9]，国家卫生部《我国城市围产保健管理办法》（1987年）[10]和《农村孕产妇系统保健管理办法》（1989年）[11]，也充分考虑了卫生经济学的要求。本指南的内容包括：健康教育及指导、常规保健内容、辅助检查项目（分为必查项目和备查项目），其中健康教育及指导、常规保健内容和辅助检查的必查项目适用于所有的孕妇，辅助检查项目中，有条件的医院或有指征时可开展备查项目。

孕前保健（孕前3个月）

　　孕前保健是通过评估和改善计划妊娠夫妇的健康状况，降低或消除导致出生缺陷等不良妊娠结局的危险因素，预防出生缺陷发生，提高出生人口素质，是孕期保健工作的前移。

一、健康教育及指导

　　遵循普遍性指导和个性化指导相结合的原则，对计划妊娠的夫妇进行孕前健康教育及指导，主要内容包括：（1）有准备、有计划的妊娠,避免高龄妊娠。(2)合理营养,控制体质量增加。(3)补充叶酸 0.4～0.8mg/d[12],或经循证医学验证的含叶酸的复合维生素[13]。既往发生过神经管缺陷(NTD)的孕妇,则需每天补充叶酸 4mg[3]。(4)有遗传病、慢性疾病和传染病而准备妊娠的妇女,应予以评估并指导。(5)合理用药,避免使用可能影响胎儿正常发育的药物。(6)避免接触生活及职业环境中的有毒有害物质(如放射线、高温、铅、汞、苯、砷、农药等),避免密切接触宠物[3]。(7)改变不良的生活习惯(如吸烟[14]、酗酒[15]、吸毒[16]等)及生活方式[17];避免高强度的工作、高噪音环境[1,3]和家庭暴力[18-19]。(8)保持心理健康,解除精神压力,预防孕期及产后心理问题的发生[20-21]。(9)合理选择运动方式[3-4,22]。

二、常规保健

1. 评估孕前高危因素:(1)询问准备妊娠夫妇的健康状况。(2)评估既往慢性疾病史,家族和遗传病史,不宜妊娠者应及时告知。(3)详细了解不良孕产史。(4)了解生活方式、饮食营养、职业状况及工作环境、运动(劳动)情况、家庭暴力、人际关系等。

2. 身体检查:(1)包括测量血压、体质量,计算体质指数(BMI),BMI=体质量(kg)/ 身高(m)^2。(2)常规妇科检查。

三、辅助检查

1. 必查项目:包括以下项目[7-8]:(1)血常规;(2)尿常规;(3)血型(ABO 和 Rh);(4)肝功能;(5)肾功能;(6)空腹血糖;(7)HBsAg;(8)梅毒螺旋体;(9)HIV 筛查;(10)宫颈细胞学检查(1 年内未查者)。

2. 备查项目:包括以下项目:(1)弓形虫、风疹病毒、巨细胞病毒和单纯疱疹病毒(TORCH)筛查[1,3-4,7-8]。(2)宫颈阴道分泌物检查(阴道分泌物常规、淋球菌、沙眼衣原体)[1-3,7-8]。(3)甲状腺功能检测[2]。(4)地中海贫血筛查(广东、广西、海南、湖南、湖北、四川、重庆等地)[1-4,7,23-24]。(5)75g 口服葡萄糖耐量试验(OGTT;针对高危妇女)[2,25]。(6)血脂检查[1]。(7)妇科超声检查。(8)心电图检查。(9)胸部 X 线检查[1]。

孕期保健

孕期保健的主要特点是要求在特定的时间,系统提供有证可循的产前检查项目。产前检查的时间安排要根据产前检查的目的来决定[1-5]。

一、产前检查的次数及孕周

合理的产前检查次数及孕周不仅能保证孕期保健的质量，也能节省医疗卫生资源。针对发展中国家无合并症的孕妇，WHO（2006 年）建议至少需要 4 次产前检查，孕周分别为妊娠<16 周、24～28 周、30～32 周和36～38 周[6]。根据目前我国孕期保健的现状和产前检查项目的需要，本指南推荐的产前检查孕周分别为：妊娠 6～13^{+6} 周，14～19^{+6} 周，20～23^{+6} 周，24～28 周，30～32 周，33～36 周，37～41 周。有高危因素者，酌情增加次数。

二、产前检查的内容

（一）首次产前检查（妊娠 6～13^{+6} 周）

1. 健康教育及指导：(1)流产的认识和预防[1]。(2)营养和生活方式的指导（卫生、性生活、运动锻炼、旅行、工作）[3-4, 26]。(3)继续补充叶酸 0.4～0.8mg/d 至孕 3 个月，有条件者可继续服用含叶酸的复合维生素[1, 3-4, 12-13]。(4)避免接触有毒有害物质（如放射线、高温、铅、汞、苯、砷、农药等），避免密切接触宠物[3]。(5)慎用药物，避免使用可能影响胎儿正常发育的药物。(6)必要时，孕期可接种破伤风或流感疫苗[1-3, 27-30]。(7)改变不良的生活习惯（如吸烟[14]、酗酒[15]、吸毒[16]等）及生活方式[17]；避免高强度的工作[1, 3]、高噪音环境和家庭暴力[18-19]。(8)保持心理健康，解除精神压力，预防孕期及产后心理问题的发生[4]。

2. 常规保健：(1)建立孕期保健手册。(2)仔细询问月经情况，确定孕周，推算预产期[1-4]。(3)评估孕期高危因素。孕产史，特别是不良孕产史如流产、早产、死胎、死产史，生殖道手术史，有无胎儿的畸形或幼儿智力低下，孕前准备情况，本人及配偶家族史和遗传病史[1-2]。注意有无妊娠合并症，如慢性高血压、心脏病、糖尿病、肝肾疾病、系统性红斑狼疮、血液病、神经和精神疾病等，及时请相关学科会诊，不宜继续妊娠者应告知并及时终止妊娠；高危妊娠继续妊娠者，评估是否转诊[2]。本次妊娠有无阴道出血，有无可能致畸的因素。(4)身体检查。包括测量血压、体质量，计算 BMI[31]；常规妇科检查（孕前 3 个月未做者）[1, 4]；胎心率测定（采用多普勒听诊，妊娠12周左右）。

3. 必查项目:(1)血常规;(2)尿常规;(3)血型(ABO 和 Rh);(4)肝功能;(5)肾功能;(6)空腹血糖;(7)HBsAg[32-35];(8)梅毒螺旋体[33-35];(9)HIV 筛查[1-5, 34-35]。(注:孕前 6 个月内已查的项目,可以不重复检查)。

4. 备查项目:(1)丙型肝炎病毒(HCV)筛查[1, 3-4, 32]。(2)抗 D 滴度检查(Rh 阴性者)[1-3]。(3)75g OGTT(高危孕妇或有症状者)[1, 5]。(4)地中海贫血筛查(广东、广西、海南、湖南、湖北、四川、重庆等地)[1-4, 7, 23-24]。(5)甲状腺功能检测[2]。(6)血清铁蛋白(血红蛋白 <105g/L 者)检测[2]。(7)结核菌素(PPD)试验(高危孕妇)[1-3]。(8)宫颈细胞学检查(孕前 12 个月内未检查者)[2-3, 33]。(9)宫颈分泌物检测淋球菌和沙眼衣原体(高危孕妇或有症状者)[1-3, 34-35]。(10)细菌性阴道病(BV)的检测(早产史者)[2-3]。(11)胎儿染色体非整倍体异常的早孕期母体血清学筛查[妊娠相关血浆蛋白 A(PAPP-A)和游离 β-hCG,妊娠 10～13[+6] 周][1-2, 4, 36-40]。注意事项:空腹;超声检查确定孕周;确定抽血当天的体质量。高危者,可考虑绒毛活检或联合中孕期血清学筛查结果再决定羊膜腔穿刺检查[1, 36-40]。(12)超声检查。在早孕期行超声检查:确定宫内妊娠和孕周,胎儿是否存活,胎儿数目或双胎绒毛膜性质,子宫附件情况。在妊娠 11～13[+6] 周超声检查测量胎儿颈后透明层厚度(nuchal translucency,NT)[1-2, 4, 41-43];核定孕周[3-4]。NT 测量按照英国胎儿医学基金会标准进行[42]。(13)绒毛活检(妊娠 10～12 周,主要针对高危孕妇)[1, 5]。(14)心电图检查[33]。

(二)妊娠 14～19[+6] 周产前检查

1. 健康教育及指导:(1)流产的认识和预防。(2)妊娠生理知识。(3)营养和生活方式的指导。(4)中孕期胎儿染色体非整倍体异常筛查的意义。(5)血红蛋白 <105g/L,血清铁蛋白 <12μg/L,补充元素铁 60～100mg/d[2, 4]。(6)开始补充钙剂,600mg/d[1, 3]。

2. 常规保健:(1)分析首次产前检查的结果。(2)询问阴道出血、饮食、运动情况。(3)身体检查,包括血压、体质量,评估孕妇体质量增长是否合理;宫底高度和腹围,评估胎儿体质量增长是否合理;胎心率测定。

3. 必查项目:无。

4. 备查项目:(1)胎儿染色体非整倍体异常的中孕期

母体血清学筛查（妊娠 15~20 周，最佳检测孕周为 16~18 周）[1-2, 4, 37-40, 44-45]。注意事项：同早孕期血清学筛查。(2)羊膜腔穿刺检查胎儿染色体核型（妊娠 16~21 周；针对预产期时孕妇年龄≥35 岁或高危人群)[9]。

（三）妊娠 20~23^{+6} 周产前检查

1. 健康教育及指导：(1)早产的认识和预防。(2)营养和生活方式的指导。(3)胎儿系统超声筛查的意义。

2. 常规保健：(1)询问胎动、阴道出血、饮食、运动情况。(2)身体检查同妊娠 14~19^{+6} 周产前检查。

3. 必查项目：(1)胎儿系统超声筛查（妊娠 18~24 周)[33, 46-49]，筛查胎儿的严重畸形。(2)血常规、尿常规。

4. 备查项目：宫颈评估（超声测量宫颈长度)[1-2, 50]。

（四）妊娠 24~28 周产前检查

1. 健康教育及指导：(1)早产的认识和预防。(2)妊娠期糖尿病（GDM）筛查的意义。

2. 常规保健：(1)询问胎动、阴道出血、宫缩、饮食、运动情况。(2)身体检查同妊娠 14~19^{+6} 周产前检查。

3. 必查项目：(1)GDM 筛查。先行 50g 葡萄糖筛查（GCT），如血糖为 7.2~11.1mmol/L，则进行 75g OGTT；若 > 11.1mmol/L，则测定空腹血糖[1-5, 25]。国际最近推荐的方法是可不必先行 50g GCT，有条件者可直接行 75g OGTT，其正常上限为空腹血糖 5.1mmol/L，餐后 1h 血糖为 10.0mmol/L，餐后 2h 血糖为 8.5mmol/L[51]；或者通过检测空腹血糖作为筛查标准。(2)尿常规。

4. 备查项目：(1)抗 D 滴度检查（Rh 阴性者)[1-3]。(2)宫颈阴道分泌物检测胎儿纤维连接蛋白（fFN）水平（早产高危者)[2, 50, 52]。

（五）妊娠 30~32 周产前检查

1. 健康教育及指导：(1)分娩方式指导。(2)开始注意胎动[1-2, 4]。(3)母乳喂养指导[4]。(4)新生儿护理指导[4]。

2. 常规保健：(1)询问胎动、阴道出血、宫缩、饮食、运动情况。(2)身体检查同妊娠 14~19^{+6} 周产前检查；胎位检查。

3. 必查项目：(1)血常规、尿常规。(2)超声检查：胎儿生长发育情况、羊水量、胎位、胎盘位置[3-4]。

4. 备查项目：早产高危者，超声测量宫颈长度[1-2, 50]或宫颈阴道分泌物检测 fFN 水平[2, 50, 52]。

（六）妊娠33～36周产前检查

1. 健康教育及指导：(1)分娩前生活方式的指导。(2)分娩相关知识（临产的症状、分娩方式指导、分娩镇痛）[2]。(3)新生儿疾病筛查[4]。(4)抑郁症的预防[1-2, 53]。

2. 常规保健：(1)询问胎动、阴道出血、宫缩、皮肤瘙痒、饮食、运动、分娩前准备情况。(2)身体检查同妊娠30～32周产前检查。

3. 必查项目：尿常规。

4. 备查项目：(1)妊娠35～37周B族链球菌（GBS）筛查：具有高危因素的孕妇（如合并糖尿病、前次妊娠出生的新生儿有 GBS 感染等），取肛周与阴道下 1/3 的分泌物培养[54-55]。(2)妊娠32～34周肝功能、血清胆汁酸检测[妊娠期肝内胆汁淤积症（ICP）高发病率地区的孕妇]。(3)妊娠34周开始电子胎心监护[无负荷试验，(NST)]检查（高危孕妇）[4]。(4)心电图复查（高危孕妇）。

（七）妊娠37～41周产前检查

1. 健康教育及指导：(1)分娩相关知识（临产的症状、分娩方式指导、分娩镇痛）[1-2]。(2)新生儿免疫接种指导[1, 4]。(3)产褥期指导。(4)胎儿宫内情况的监护。(5)妊娠≥41周，住院并引产[2, 4, 56]。

2. 常规保健：(1)询问胎动、宫缩、见红等。(2)身体检查同妊娠30～32周产前检查；行宫颈检查及 Bishop 评分[1-2]。

3. 必查项目：(1)超声检查：评估胎儿大小、羊水量、胎盘成熟度、胎位和脐动脉收缩期峰值和舒张末期流速之比（S/D 比值）等[2, 4]。(2)NST 检查（每周1次）[2, 4, 33]。

4. 备查项目：无。

三、孕期不推荐常规检查的内容

1. 骨盆外测量：已有充分的证据表明骨盆外测量并不能预测产时头盆不称。因此，孕期不需要常规检查骨盆外测量[1-2]。对于阴道分娩的孕妇，妊娠晚期可测定骨盆出口径线。

2. 弓形虫、巨细胞病毒和单纯疱疹病毒血清学筛查：目前，对这 3 种病原体没有成熟的筛查手段，孕妇血清学特异性抗体检测均不能确诊孕妇何时感染、胎儿是否受累及有无远期后遗症，也不能依据孕妇的血清学筛查结果来决定是否需要终止妊娠。建议孕前筛查或孕期有针对性的筛查，不宜对所有的孕妇进行常规筛查，避免给孕妇带来心理的恐惧和不必要的干预[1-3,34]。

3. BV 筛查：妊娠期 BV 的发生率为 10%～20%，与早产发生有关，早产高危孕妇可筛查 BV，但不宜针对所有孕妇进行常规 BV 筛查[1-3]。

4. 宫颈阴道分泌物检测 fFN 及超声检查评估宫颈：早产高危孕妇，这两项筛查的价值在于阴性结果提示近期内无早产可能，从而减低不必要的干预。但是尚没有足够的证据支持对所有孕妇进行宫颈阴道分泌物 fFN 检测及超声宫颈评估[1-2]。

5. 每次产前检查时检查尿蛋白和血常规：不需要每次产前检查时进行尿蛋白和血常规检查，但妊娠期高血压疾病和妊娠期贫血的孕妇可反复进行尿蛋白和血常规检查[1-2]。

6. 甲状腺功能筛查：孕妇甲状腺功能减退影响儿童神经智能的发育，有专家建议筛查所有孕妇的甲状腺功能[游离三碘甲状腺原氨酸（FT_3）、游离甲状腺素（FT_4）和促甲状腺素（TSH）]，但是目前尚没有足够的证据支持对所有孕妇进行甲状腺功能的筛查，孕期应保证充足的碘摄入[2]。

7. 结核病筛查：目前，尚没有足够的证据支持对所有孕妇进行结核病的筛查（包括 PPD 试验和胸部 X 线检查）。高危孕妇（结核病高发区、居住条件差、HIV 感染、药瘾者）可以在妊娠任何时期进行结核病筛查[3]。

参 考 文 献

1. Institute for Clinical Systems Improvement.Health care guideline: routine prenatal care.14th ed.Minnesota: ICSI, 2010: 1-97.

2. National CPG Council.VA/DoD clinical practice guideline for pregnancy management.2nd ed.Washington, DC: The Pregnancy Management Working Group, 2009: 1-60.

3. Vincenzo B.Obstetric evidence based guidelines.London: Informa, 2007: 3-16.

4. National Institute for Health and Clinical Excellence.Antenatal care routine care for the healthy pregnant woman.NICE clinical guideline 62.London: NICE, 2008: 1-56.

5. British Columbia Reproductive Care Program.Antenal screening and diagnostic testing for singleton pregnancies.Obstetric guideline 17.Vancouver: BCRCP, 2003: 1-6.

6. World Health Organization.Pregnancy, childbirth, postpartum and newborn care: a guide for essential practice.2nd ed.Geneva: WHO, 2006: 44-63.

7. 国家人口和计划生育委员会.国家免费孕前优生健康检查项目试点工作技术服务规范（试行）[EB/OL].[2010-05-14].http://www.docin.com/p-96280828.html.

8. 国家卫生部.孕前保健服务工作规范（试行）[EB/OL].[2007-02-06].http://www.moh.gov.cn/publicfiles/business/htmlfiles/mohbgt/pw10703/200804/18835.htm.

9. 国家卫生部.产前诊断技术管理办法[EB/OL].[2002-12-13].http://www.moh.gov.cn/publicfiles/business/htmlfiles/mohfybjysqwss/s7899/200804/17612.htm.

10. 国家卫生部.我国城市围产保健管理办法[EB/OL].[1987-04-20].http://www.docin.com/p-14221121.html.

11. 国家卫生部.农村孕产妇系统保健管理办法[EB/OL].[1989-02-10].http://www.docin.com/p-509568.html.

12. Wolff T, Witkop CT, Miller T, et al.Folic acid supplementation for the prevention of neural tube defects: an update of the evidence of the U.S.Preventive Services Task Force.Ann Intern Med, 2009, 150: 632-639.

13. Czeizel AE, Dudás I.Prevention of the first occurrence of neural-tube defects by periconceptional vitamin supplementation.N Engl J Med, 1992, 327: 1832-1835.

14. Wisborg K, Henriksen TB, Jespersen LB, et al.Nicotine patches for pregnant smokers: a randomized controlled study.Obstet Gynecol, 2000, 96: 967-971.

15. Chang G, Wilkins-Haug L, Berman S, et al.Brief intervention for alcohol use in pregnancy: a randomized trial.Addiction, 1999, 94: 1499-1508.

16. Howell EM, Heiser N, Harrington M.A review of recent findings on substance abuse treatment for pregnant women.J Subst Abuse Treat, 1999, 16: 195-219.

17. Mayet S，Groshkova T，Morgan L，et al.Drugs，alcohol and pregnant women changing characteristics of women engaging with a specialist perinatal outreach addictions service.Drug Alcohol Rev，2008，27：490-496.

18. Sarkar NN.The impact of intimate partner violence on women's reproductive health and pregnancy outcome.J Obstet Gynaecol，2008，28：266-271.

19. Gazmararian JA，Lazorick S，Spitz AM，et al.Prevalence of violence against pregnant women.JAMA，1996，275：1915-1920.

20. American College of Obstetricians and Gynecologists. Committee on Obstetric Practice.Committee opinion no.453：Screening for depression during and after pregnancy.Obstet Gynecol，2010，115：394-395.

21. National Institute for Health and Clinical Excellence.Antenatal and postnatal mental health：clinical management and service guidance.NICE Clinical Guideline 45.London：NICE，2007：1-48.

22. Bungum TJ，Peaslee DL，Jackson AW，et al.Exercise during pregnancy and type of delivery in nulliparae.J Obstet Gynecol Neonatal Nurs，2000，29：258-264.

23. ACOG Committee on Obstetrics.ACOG Practice Bulletin No.78：hemoglobinopathies in pregnancy.Obstet Gynecol，2007，109：229-237.

24. 何冰.妊娠合并地中海贫血的筛查和产前诊断.实用妇产科杂志，2003，19：136-137.

25. 中华医学会妇产科分会产科学组，中华医学会围产医学分会妊娠合并糖尿病协作组.妊娠合并糖尿病临床诊断与治疗推荐指南（草案）.中华妇产科杂志，2007，42：426-428.

26. Exercise during pregnancy and the postpartum period.ACOG Technical Bulletin Number 189-February 1994.Int J Gynaecol Obstet，1994，45：65-70.

27. Centers for Disease Control and Prevention.Pregnant women and novel influenza A（H1N1）considerations for clinicians［EB/OL］.http：//www.guideline.gov/content.aspx？id=14649.

28. Murphy TV，Slade BA，Broder KR，et al.Prevention of pertussis，tetanus，and diphtheria among pregnant and postpartum women and their infants recommendations of the Advisory Committee on Immunization Practices（ACIP）. MMWR Recomm Rep，2008，57：1-51.

29. American College of Obstetricians and Gynecologists Committee on Obstetric Practice.ACOG Committee Opinion No.468：Influenza vaccination during pregnancy.Obstet Gynecol，2010，116：1006-1007.

30. ACOG Committee on Obstetric Practice.ACOG committee opinion number 305，November 2004.Influenza vaccination and treatment during pregnancy.Obstet Gynecol，2004，104：1125-1126.

31. American College of Obstetricians and Gynecologists.ACOG Committee Opinion number 315，September 2005.Obesity in pregnancy.Obstet Gynecol，2005，106：671-675.

32. American College of Obstetricians and Gynecologists.ACOG Practice Bulletin No.86：Viral hepatitis in pregnancy.Obstet Gynecol，2007，110：941-955.

33. 裘佳敏，刘铭，段涛.产前检查.中华全科医师杂志，2007，6：334-336.

34. 董悦.对围产期 TORCH 感染筛查的重新评价.中华妇产科杂志，2004，39：725-728.

35. 漆洪波，罗欣.产前检查应规范化.中国实用妇科与产科杂志，2009，25：725-727.

36. 李之朋，杨春艳，陈敏.唐氏综合征的早期筛查.中国实用妇科与产科杂志，2008，24：87-90.

37. ACOG Committee on Practice Bulletine.ACOG Practice Bulletin No.77：screening for fetal chromosomal abnormalities. Obstet Gynecol，2007，109：217-227.

38. Wald NJ，Rodeck C，Hackshaw AK，et al.First and second trimester antenatal screening for Down syndrome：the results of the serum，urine and ultrasound screening study（SURUSS）. Health Technol Assess，2003，7：1-77.

39. Malone FD，Canick JA，Ball RH，et al.First trimester or second

trimester screening, or both, for Down's syndrome.N Engl J Med, 2005, 353: 2001-2011.

40. Wald NJ, Nuttly WJ, Hackshaw AK.Antenatal screening for Down syndrome with the quadruple test.Lancet, 2003, 361: 835-836.

41. 严英榴.胎儿结构异常的早孕期超声筛查.中国实用妇科与产科杂志, 2008, 24: 102-106.

42. Nicolaides KH.Increased nuchal translucency with normal karyotype//Nicolaides KH.The 11-13^{+6} weeks scan.London: Fetal Medicine Foundation, 2004: 71-94.

43. American Institute of Ultrasound in Medicine.AIUM practice guideline for the performance of an antepartum obstetric ultrasound examination[EB/OL].[2007-10-01].http://www.aium.org/publications/guideline/obstetric.pdf.

44. 周建军, 胡娅莉.唐氏综合征的中孕期筛查.中国实用妇科与产科杂志, 2008, 24: 90-93.

45. 边旭明, 刘俊涛, 戚庆炜, 等.对孕中期妇女行血清学二联指标筛查胎儿唐氏综合征的多中心前瞻性研究.中华妇产科杂志, 2008, 43: 805-809.

46. Abuhamad AZ; ACOG Committee on Practice Bulletins-Obstetrics.ACOG Practice Bulletin, clinical management guidelines for obstetrician-gynecologists number 98, October 2008.Ultrasonography in pregnancy.Obstet Gynecol, 2008, 112: 951-961.

47. 陈敏.胎儿结构异常的中孕期超声筛查.中国实用妇科与产科杂志, 2008, 24: 106-110.

48. 严英榴.先天性心脏病的产前筛查及诊断.中华临床医师杂志, 2010, 4: 706-710.

49. Pilu G, Nicolaides KH, Ximenes R, et al.Stansard views for examination of the fetus: the 18-23 weeks scan.London: ISUOG Fetal Medicine Foundation, 2002: 1-3.

50. 中华医学会妇产科分会产科学组.早产的临床诊断与治疗推荐指南(草案).中华妇产科杂志, 2007, 42: 498-500.

51. International Association of Diabetes and Pregnancy Study Groups Consensus Panel.International association of diabetes

and pregnancy study groups recommendations on the diagnosis and classification of hyperglycemia in pregnancy.Diabetes Care, 2010, 33: 676-682.

52. 时春艳, 杨慧霞, 金燕志, 等 . 胎儿纤维连接蛋白对先兆早产孕妇发生早产的预测价值 . 中华围产医学杂志, 2006, 9: 2-5.

53. American College of Obstetricians and Gynecologists Committee on Health Care for Undeserved Women.ACOG Committee Opinion No.343: psychosocial risk factors: perinatal screening and intervention.Obstet Gynecol, 2006, 108: 469-477.

54. 马延敏, 吴连方, 黄醒华, 等 . 孕妇 B 族溶血性链球菌带菌与母婴预后的关系 . 中华妇产科杂志, 2000, 35: 32-35.

55. American College of Obstetricians and Gynecologists.ACOG Committee Opinion: number 279.Prevention of early-onset group B streptococcal disease in newborns.Obstet Gynecol, 2002, 100: 1405-1412.

56. 中华医学会妇产科学分会产科学组 . 妊娠晚期促宫颈成熟与引产指南(草案). 中华妇产科杂志, 2008, 43: 75-76.

（通信作者：漆洪波）

备注：中华医学会妇产科学分会参与执笔"孕前和孕期保健指南(第 1 版)"的专家组成员：漆洪波, 常青, 李力。审阅专家组成员：杨慧霞, 张为远, 黄醒华, 胡娅莉, 刘兴会, 时春艳, 刘彩霞, 董悦

（本文刊载于《中华妇产科杂志》2011 年第 46 卷第 2 期第 150-153 页）

第六章

《妊娠期肝内胆汁淤积症诊疗指南》解读·病案分析

贺　晶　陈　璐

浙江大学医学院附属妇产科医院

引　言

为了规范我国ICP的诊断和治疗,中华医学会妇产科学分会产科学组组织国内有关专家制定了我国第一版《妊娠期肝内胆汁淤积症诊疗指南》(以下简称《指南》)。自2011年5月指南出台以来,全国各级医院妇产科医生广泛转载,认真学习,对改进长期以来ICP相对混乱的临床管理局面大有裨益,此文也荣获了《中华妇产科杂志》期刊高下载论文奖。但对任何事物的认识都是辨证深入的过程,虽然在《指南》的制定过程,查阅了大量文献,遵循循证医学原则,又结合临床实际,但在诊断、分型或者治疗上尚缺乏大样本,尤其是国内人群的随机对照试验数据,对特殊病例缺乏可操作性,因此,有必要对《指南》进行后续讨论,以期更好地指导临床实际。

解 读 细 则

一、指南背景解读

妊娠期肝内胆汁淤积症(intrahepatic cholestasis of pregnancy, ICP)(以下简称ICP)是一种重要的妊娠期并发症。本病病因未明,有较大的地域差异,在世界范围内对于其定义、诊断、分型和治疗等问题尚缺乏共识。基于ICP是增加围产儿病死率的主要原因之一,因此,对该疾病做出合理的临床决策意义重大。

二、ICP 高危因素解读

国内外研究表明,具有 ICP 危险因素的人群 ICP 发生率明显升高,因此将 ICP 的发病危险因素与种族、地域特征相结合,对设计更有效的筛查方案,提高识别该疾病的准确性具有重要的临床价值。在《指南》中,将 ICP 的高危因素分为孕妇因素及本次妊娠因素两大类。

(一)孕妇因素

《指南》中描述:

孕妇年龄 >35 岁;具有慢性肝胆基础疾病,如:丙型肝炎、非酒精性肝硬化、胆结石和胆囊炎、非酒精性胰腺炎、有口服避孕药诱导的肝内胆汁淤积病史;家族中有 ICP 者;前次妊娠为 ICP 史。

解读:

年龄对于 ICP 来说可能是一个相关的危险因素,Heinonen 等曾就 91 例 ICP 孕妇进行分析后认为高龄妊娠(≥35 岁)是 ICP 发病的危险因素[1]。但由于样本量小,年龄对于 ICP 的影响是否为连续的从量变到质变的递进过程,以及增加 ICP 风险的母亲年龄切值尚需进一步研究。

现有的流行病学证据显示,ICP 患者中慢性肝胆基础疾病的发生率远高于正常人,但两者发病是否存在遗传学基础尚未明确[2]。Ropponen 等证实 ICP 患者今后发生慢性肝胆疾病如丙型肝炎、非酒精性肝硬化、胆结石和胆囊炎、非酒精性胰腺炎等风险增加,因此产后需继续随访[3],此观点更支持肝胆疾病与 ICP 的密切关系。有学者观察到口服避孕药可能增加再次妊娠 ICP 的复发风险[4,5],但两次妊娠之间具体口服避孕药的剂量、疗程未见确切报道。此外,理论上讲孕期使用孕激素保胎也可能增加复发率,但缺乏临床证据支持。

早先研究者就观察到部分家族中 ICP 具有遗传倾向,有 ICP 家族史的孕妇 ICP 发生率高于无家族史者。Eloranta 报道 ICP 患者一级亲属分娩时的危险度为 6%,而一般产妇人群的危险度为 0.54%[6]。ICP 有复发倾向,再次妊娠复发率大约在 40% 到 70%[4,5,7],不同种族之间 ICP 的复发率存在差异。

复发时疾病变化程度相似，但近期的报道认为复发时病情程度难于预测[8]，甚至可能进展加重。尚有众多学者提出其他ICP 发病高危因素，如宫内节育器避孕、距前次妊娠时间（>6 年）、既往流产史、剖宫产史、不育史，失业、未婚、吸烟等，但缺乏世界范围内 ICP 流行病学研究的支持。

（二）本次妊娠因素

《指南》中描述：

双胎妊娠 ICP 患病率较单胎显著升高，而 ICP 发病与多胎妊娠的关系仍需进一步积累；人工授精后孕妇 ICP 发病相对危险度增加。

解读：

较多流行病学证据支持双胎妊娠时 ICP 患病率较单胎妊娠显著升高，由于辅助生殖技术的开展，许多学者开始关注到试管妊娠与 ICP 发病可能存在一定联系。Koivurova 对 1990～1995 年间 IVF 妊娠的 225 例单胎孕妇进行研究，发现 ICP 发病率为 2.7%（vs.0.7%），相对危险度 3.8，提示 IVF 与 ICP 发病关联强度大。继之，Wanggren 和 Zamah 等分别报道了 IVF 后孕妇在妊娠晚期出现瘙痒、肝功能损害等 ICP 表现，并一致认为可能与卵泡过度刺激及高雌激素水平有关[9, 10]。

三、ICP 诊断依据解读

ICP 的诊断建立在症状、体格检查及辅助检查之上，由于 ICP 的症状特异性不高，又缺乏重要体征，故实验室检查具有重要地位。更值得一提的是 ICP 早期临床表现不明显，对高发地区进行规范筛查至关重要。在 ICP 诊断问题上还有三个因素必须提及：第一，不同地区 ICP 的定义不一导致难以做到纳入标准的一致性；第二，由于 ICP 导致的死胎风险，长期以来临床存在及早干预和过度治疗的现象，因此对于疾病的自然进程把握欠佳；第三，产后症状消失及肝功能恢复作为 ICP 的重要特点可以帮助我们回溯性研究临床存在争议的病例。

（一）命名

解读：

妊娠期肝内胆汁淤积症既往曾有过许多命名，如妊娠期黄疸（jaundice in pregnancy/icterus gravidarum）、妊娠期复发性黄疸（recurrent jaundice of pregnancy）、妊娠期肝功能障碍或妊娠期肝损（obstetric hepatosis/hepatosis gestationalis）、妊娠期良性胆汁淤积（症）（benign cholestasis of pregnancy）、特发性妊娠期黄疸（idiopathic jaundice of pregnancy）、妊娠瘙痒（症）（pruitus gravidarum）、产科胆汁淤积症（obstetric cholestasis, OC）、妊娠合并肝内胆汁淤积等，这些名称的改变是特定时期对疾病某方面特征片面认识的体现，但反映了 ICP 的基本临床特征，即瘙痒和黄疸。

（二）病史

《指南》中描述：

瘙痒为主要首发症状，70% 以上发生在妊娠晚期，初起为手掌、脚掌或脐周瘙痒，可逐渐加剧而延及四肢、躯干、颜面部，瘙痒大多在分娩后 24～48 小时缓解。

解读：

ICP 的症状特异性不高，常在 28～32 周明朗化，孕妇的主要自觉症状为瘙痒，可伴有黄疸等其他表现。瘙痒的发生机制不明，可能由于胆盐潴留于皮肤深层刺激皮肤感觉神经末梢引起，但也有血清胆汁酸水平正常而出现严重瘙痒的病例[11]。《指南》中描述，少数病例可有恶心、呕吐、食欲缺乏、腹痛、腹泻、轻微脂肪痢等非特异性表现。虽然从理论上讲脂肪泄可导致维生素 K 吸收不良从而增加产后出血风险，但实际报道少见。

（三）体格检查

《指南》中描述：

瘙痒发生后 2～4 周内部分患者可出现黄疸，于分娩后 1～2 周内消退。ICP 不存在原发皮损，而是因瘙痒抓挠皮肤出现条状抓痕，皮肤活检无异常表现。

解读：

总体来讲，ICP 患者中黄疸发生率不高但差异较大，《指南》中描述在 20%～50%，Geens 等报道约 10%～15% 患者可出现黄疸，即使出现黄疸者其血清胆红素水平亦只有轻度升高，很少超过 100μmol/L，且黄疸一般不会随孕周延长而加重[8]。至于原发皮损在 ICP 是不存在的，皮损是由于瘙痒难以忍受抓挠皮肤而出现的皮肤抓痕，可表现为表皮剥脱、出血结痂和痒疹[12]，尽管 ICP 不存在原发皮损，但由于该疾病的特殊

性和可能对胎儿造成的风险，目前有学者提出将 ICP 的皮肤
表现归属于妊娠期皮肤病的一种。

（四）辅助检查

1. 胆汁酸系列

《指南》中描述：

目前血清胆汁酸的测定主要包括总胆汁酸和甘胆酸。
ICP 者胆汁酸水平较正常孕妇显著上升，可用于评估 ICP
严重程度。甘胆酸敏感性强，可作为筛查和随访 ICP 的
指标。

解读：

人体内的胆汁酸主要分布于肝脏、胆囊、血清、膀胱内尿
液及大肠内粪便中。正常人血清中的胆汁酸以结合型为主，
主要为甘氨胆酸、甘氨鹅脱氧胆酸、甘氨脱氧胆酸及牛磺胆
酸、牛磺鹅脱氧胆酸、牛磺脱氧胆酸等结合型胆汁酸。目前
临床工作中，血清胆汁酸的测定主要包括总胆汁酸和甘胆酸。
ICP 患者体内胆汁酸的代谢不同于正常孕妇，也不同于正常
非孕妇女。目前认为，ICP 患者存在遗传环境等多因素引起
的肝细胞转运障碍，从而造成相关胆汁酸代谢紊乱。由于胆
汁酸改变是 ICP 最主要的实验室证据，因此在 ICP 的筛查、
诊断、分度上胆汁酸系列作为关键的实验室指标尤其值得我
们关注和商榷。

综述大部分文献，ICP 患者总胆汁酸水平较正常孕妇显
著上升，与胎儿并发症如早产、胎儿窘迫、羊水粪染等围产
不良结局具有良好相关性，可用于评估 ICP 病情及其严重程
度。有代表性的研究是 Glanz 等分析总胆汁酸水平，结果是
总胆汁酸每升高 1mmol/L，胎儿并发症如早产、胎儿窘迫、羊
水粪染的发生率增加 1%～2%[13]。甘胆酸对 ICP 的意义仍
存在争议，部分学者认为甘胆酸水平升高更易检测到，是筛
查的敏感指标，但其结果稳定性差，因此对于甘胆酸的评价
是：①暂未舍弃甘胆酸在 ICP 筛查和诊断及分度中的地位，
但需注意提高其检测值的可靠性；②在检测的方法学上，既
往甘胆酸长期使用放射免疫法，成本低，但测定线性区间窄，
结果重复性差，建议用化学发光法，其测定区间宽，结果重
复性好；③临床可见部分甘胆酸升高而胆汁酸正常的病例，
对这部分病例缺乏良好的随访数据，甘胆酸可以作为肯定的

预测指标还是导致"疾病过度诊断"存在争议。总之，随着检测手段提高，探索敏感性特异性强的胆汁酸系列指标尤为迫切。

2. 肝酶系列及胆红素系列

《指南》中描述：

丙氨酸氨基转移酶和天冬氨酸氨基转移酶正常或轻度升高，与胆汁酸升高无明显先后顺序，其变化与血清胆汁酸、胆红素变化不平行。血清总胆红素正常或轻度升高，以直接胆红素升高为主。血清 α-谷胱甘肽转移酶及 α-羟丁酸脱氢酶水平与 ICP 患者肝损伤可能存在相关性。

解读：

与其他肝脏原发或继发的疾病一样，肝酶和胆红素指标的变化是学者关注的重点之一，以期望发掘对疾病诊断和病情评估敏感而特异的指标，但收获甚微。根据国内外多数学者意见，ALT 和 AST 一般升高可波动在正常的 2～10 倍，重症者可有 10 倍以上的升高，一般分娩后不遗留肝脏损害。在早期文献中，ICP 患者检测血清胆红素水平升高者较多，如 Haemmerli 在 1966 年曾报道 29 例 ICP 其血清胆红素水平均有升高，但在随后的研究中并不支持，不同的研究小组胆红素升高概率及幅度相差大。一般而言，血清总胆红素一般正常或轻度升高，平均 30～40μmol/l，直接胆红素升高，间接胆红素一般无明显改变[5]。

有学者尝试探索其他的肝酶指标，如碱性磷酸酶（alkaline phosphatase，AKP）、γ-谷氨酰转移酶（γ-glutamyltransferase，γ-GT）、α-谷胱甘肽转移酶（glutathione S-transferase alpha，GSTA）、α-羟丁酸脱氢酶（α-hydroxybutyrate dehydrogenase，α-HBDH）在 ICP 中是否存在特征性变化。但由于胎盘本身能产生碱性磷酸酶，因此限制了检测该酶对于 ICP 的诊断价值。近期研究发现子痫前期及 HELLP 综合征患者血清 GSTA 显著升高，且较其他肝功能指标更为敏感[14, 15]，有少数学者认为 GSTA 在 ICP 诊断中的敏感性及特异性优于胆汁酸和转氨酶[16, 17]。2005 年 Wojcicka 发现 ICP 患者血清 α-HBDH 水平升高，较正常妊娠妇女有显著性差异，且其升高水平与总胆红素、直接胆红素及碱性磷酸酶变化呈正相关[18]。近期研究并发现 ICP 敏感指标较多，但这些指标可能与 ICP 患者的肝损伤存在相关,但其诊断价值有限。

3. 其他

《指南》中描述:

肝炎系列病毒学检查及肝脏 B 超检查主要用于排除孕妇有无肝胆系统基础疾病。肝脏病理学检查为有创检查,较少使用。ICP 胎盘组织可有特殊病理改变。

解读:

排除其他原因引起的瘙痒、黄疸和肝功能异常是诊断 ICP 的重要环节,但常常容易被忽视。许多内科疾病可能导致肝功能异常和黄疸,如病毒性肝炎、原发性胆汁性肝硬化、肝外胆道系统机械性梗阻(结石、炎症或肿瘤等引起)、药物性肝损。此外,一些严重的妊娠期合并症如妊娠期急性脂肪肝和 HELLP 综合征也可能导致上述改变。肝炎系列病毒学检查和肝脏超声对于 ICP 诊断意义不大,但对明确孕妇有无肝胆系统基础疾病有一定意义。

从理论上讲 ICP 时不仅胎盘存在缺血缺氧的形态学改变,同时还伴有胎盘组织本身病理生理改变。但尚无证据显示 ICP 胎盘重量、体积及厚度与正常妊娠存在显著性差异。因此,胎盘组织电镜、免疫组化及其他相关技术检查的临床意义不大,但有助于认识疾病的病理生理。

四、ICP 诊断流程解读

(一)孕期筛查

《指南》中描述:

产前检查应常规询问有无瘙痒,有瘙痒者,即测定并跟踪血甘胆酸或胆汁酸变化;发现妊娠合并黄疸、肝酶和胆红素升高者,即测定血甘胆酸和总胆汁酸;ICP 高危因素者:28 周测定血甘胆酸,测定结果正常者 3~4 周后重复;一般孕妇孕 32~34 周常规测定血甘胆酸或总胆汁酸水平。

解读:

由于 ICP 发病率较高,临床无特征性表现,一旦疾病进展,易对胎儿造成严重的后果,因此有筛查的必要性,如何降低费效利用围产保健资源提高疾病检出率、降低母儿并发症值得关注。结合目前我国国情和围产期保健策略,建议一般孕妇在孕 32~34 周常规测定甘胆酸或总胆汁酸水平,对于高危者,检测孕周应适当提前,如结果阴性,相隔 3～4 周再次复检。

（二）基本诊断

《指南》中描述：

起病大多数在妊娠晚期,少数在妊娠中期;以皮肤瘙痒为主要症状,以手掌、脚掌及四肢为主,程度轻重不等,无皮疹,少数孕妇可出现轻度黄疸;患者全身情况良好,无明显消化道症状;可伴肝功能异常,主要是血清谷丙转氨酶和谷草转氨酶轻、中度升高;可伴血清胆红素升高,以直接胆红素为主;分娩后瘙痒及黄疸迅速消退,肝功能亦迅速恢复正常。

解读：

了解病史时,ICP 家族史、既往 ICP 病史、口服避孕药后瘙痒和黄疸史有助于诊断。鉴于部分 ICP 患者即使胆酸显著升高者亦可不伴有瘙痒,该项不作为诊断金标准。因 ICP 不存在原发性皮疹,但一些妊娠期皮肤病造成瘙痒皮疹可能与 ICP 混淆,需根据皮肤表现及皮肤组织学等检查加以鉴别诊断,注意两者合并存在的可能。一旦患者出现瘙痒、黄疸或生化指标异常之中的任何一项,即使临床诊断不够条件,也应该密切随访,以便尽早做出诊断和及早治疗。

（三）确诊要点

《指南》中描述：

一般空腹检测血甘胆酸升高 $\geq 10.75\mu mol/L$（正常值 $5.61\mu mol/L$）或总胆汁酸升高 $\geq 10\mu mol/L$ 可诊断为 ICP。

解读：

英国皇家妇产科医师学院（RCOG）于 2006 年 2 月首次将 ICP 的诊治写入《指南》,提出 ICP 的诊断依据主要包括三点,并列为 C 级证据：妊娠相关的肝功能异常[包括转氨酶、γ- 谷氨酰转移酶和（或）总胆汁酸],除外其他疾病引起的瘙痒和肝功能异常,产后瘙痒和肝功能异常恢复正常。2011 年 5 月 RCOG 更新了 ICP 的诊疗指南,未更改及细化其诊断标准尤其是实验室指标的切割值,但提出应该建立妊娠期各项指标的正常值,并认为转氨酶、胆红素及 γ- 谷氨酰转移酶的正常上限值应较非孕期人群低 20%。目前国内第 1 版《指南》对于胆汁酸系列的评价是"甘胆酸敏感性强而特异性差,总胆汁酸特异性强而敏感性差,因此确诊可根据临床表现结合上述两指标综合进行评估",并将"空腹血甘胆酸升高 >10.75μmol/L(500μg/dL)或总胆汁酸升高≥10μmol/L"作为 ICP 的确诊依据。

(四)区分疾病严重程度

《指南》中描述：

常用的分型参考指标包括瘙痒程度和时间、血清甘胆酸、总胆汁酸、转氨酶、胆红素水平,但没有一项指标能单独预测与不良围产儿结局间的确切关系。

重度 ICP 定义:①生化指标:血清总胆汁酸≥40μmol/L,血清甘胆酸≥43μmol/L,总胆红素≥21μmol/L,直接胆红素≥6μmol/L,丙氨酸氨基转移酶≥200U/L,天冬氨酸氨基转移酶≥200U/L。②临床症状:瘙痒严重,伴有其他症状。③<34 周出现 ICP、合并多胎妊娠、妊娠高血压疾病、复发性 ICP、曾因 ICP 致围产儿死亡者。

解读:

鉴于瘙痒症状、胆汁淤积及肝功能损害程度均与围生儿预后有一定的关联,毫无疑问,ICP 疾病分型对于临床监护和管理意义重大。鉴于全球范围内诊断标准尚缺乏统一,分型的量化指标更是各异。综合各文献报道,国内外各医疗机构常用的分型指标包括瘙痒程度和持续时间、血清甘胆酸和总胆汁酸水平、转氨酶水平、黄疸及胆红素水平。近期有学者开始关注发病孕周对 ICP 围产期结局的影响,提出早发型 ICP 概念,虽然不同研究中界定孕周不同,且尚局限于回顾性分析和小样本前瞻性研究,但发病孕周是否可以作为影响 ICP 预后的独立危险因素这个观点的提出对临床实际处理有帮助[19]。

Glanz 等对 1999～2002 年 45 485 例孕妇进行前瞻性队列分析研究,其中 ICP 患者 693 例(1.5%),ICP 诊断标准为瘙痒伴空腹总胆汁酸≥10μmol/L,回归分析发现胆汁酸高于 40μmol/L 预后差,因此将总胆汁酸≥40μmol/L 定义为 ICP 重型[13]。国内漆洪波等将 1999 年 1 月至 2003 年 5 月间重庆医科大学附属第一医院诊为 ICP 的 278 例患者进行分型,将总胆红素≥21μmol/L,直接胆红素≥6μmol/L;ALT≥250U/L、AST≥250U/L;CG≥30mg/L 定义为重度 ICP,结果发现,重度组和轻度组在终止妊娠的平均孕周、期待治疗时间及羊水粪染、新生儿窒息和新生儿转入重症监护室的发生率均有显著性差异[20]。

五、治疗要点解读

ICP 治疗目标是缓解瘙痒症状,改善肝功能,降低血胆酸水平,延长孕周,改善妊娠结局。无论选用何种治疗方案,治疗前必须检查胆酸、肝功能、胆红素及凝血功能。治疗后及时复查,监测治疗效果。鉴于 ICP 病生过程认识的局限性和环境、遗传等所导致的研究对象的异质性限制了 ICP 药物治疗的发展,急切需要更多大规模多中心临床试验指导循证用药。

(一)药物治疗

《指南》中描述:

熊脱氧胆酸:15mg/(kg·d)的剂量,分 3 次口服。

S- 腺苷蛋氨酸:静脉滴注,每日 1g,疗程 12～14 天;口服 500mg 每日 2 次。

地塞米松:6mg,肌肉注射,每 12 小时 1 次,共 4 次。

降胆酸联合治疗:尚不统一。

解读:

《指南》中提到的降胆酸药物主要三种,即熊脱氧胆酸(ursodeoxycholic acid,UDCA)和 S- 腺苷蛋氨酸(S-adenosylmethionine,SAMe)和地塞米松。UDCA 与其他药物对照治疗相比,在缓解瘙痒、降低血清学指标、延长孕周、改善围产期结局预后方面具有优势,推荐作为 ICP 治疗的一线药物。《指南》推荐用量为 15mg/(kg·d),分 3 次口服,国外报道 UDCA 常用剂量为 1000mg 每天或 15mg/(kg·d)(Sentilhes 和 Bacq,2008),国内常用 250～500mg,一日 2～3 次。但我们更推荐按孕妇体重给药,即 15mg/(kg·d),分 3 次口服。

没有良好的循证医学证据证明 S- 腺苷蛋氨酸在改善孕妇症状和生化指标、改良围产结局方面的有效性。国内王涛等就 SAMe 治疗 ICP 疗效进行 meta 分析,纳入文献 8 篇,包括随机对照试验 2 篇,半随机对照试验 6 篇,共有研究对象424 例,所有纳入研究的方法学质量均不高。结果显示 SAMe可以改善某些妊娠结局,如降低剖宫产率、延长孕周、增加新生儿体重等，但其确切的疗效和安全性尚不能肯定，还需要大样本、高质量的随机对照试验加以证实[21]。推荐剂量为每日 1g 静滴，疗程 12～14 天，或 500mg 每日 2 次口服。对胆汁酸和甘胆酸水平较高的患者推荐使用 2g/d 治疗，而 1g/d 治疗的患者若效果不明显可先适当延长用药时间再考虑加大剂量[22]。

地塞米松曾被用于 ICP 的降胆酸治疗，但在缓解症状、改善生化指标、延长孕周及改良母儿结局方面的疗效仍未确定[23]。随着对孕期多疗程激素使用对新生儿造成近远期不良影响的认识，目前不主张长期使用。根据《指南》中指出，对于妊娠 34 周之前的 ICP 患者，在 7 天之内可能发生早产或疾病严重需计划终止分娩者可短期应用地塞米松，既能促进胎肺成熟又能避免长期大量类固醇激素的副作用。根据美国妇产科医师学院第 402 号 ACOG 委员会意见，可使用地塞米松 6mg，肌肉注射，每 12 小时 1 次，共 4 次或倍他米松 12mg，肌肉注射，每 24 小时 1 次，共 2 次。对于无存活能力的胎儿，尚无证据说明使用激素的有效性，故目前不推荐使用。

对于重症、进展性、难治性 ICP 患者，UDCA 和 SAMe 可能存在协同作用，近期国内学者就两者联合治疗 ICP 的疗效进行 meta 分析，认为疗效优于单药治疗，但尚缺乏最佳联合方案[24]。对于药物治疗后生化指标仍处于高水平状态者，需结合孕周、病情严重程度以及有无其他产科合并症、并发症综合评估是否需要终止妊娠。

（二）病情监测

1. 孕妇生化指标监测

《指南》中描述：

血甘胆酸 10.75～21.5μmol/L、总胆汁酸 10～20μmol/L 或丙氨酸氨基转移酶 <100U/L，且无宫缩者，若孕周 <32 周，1～2 周复查；若孕周 >32 周，1 周复查。血甘胆酸 >21.5μmol/L、总胆汁酸 >20μmol/L 或丙氨酸氨基转移酶 >100U/L 者，无论孕周大小，需 1 周复查。

解读：

基于临床经济学和减少孕妇痛苦的考虑，需结合孕周和疾病严重程度确定复查的频率，对于血甘胆酸 <1000μg/dl 或肝功能 ALT<100U/L 且无宫缩的患者，一般 7～10 天后复查。

对于重症者、大孕周或治疗效果不佳的患者应适当缩短复查间隔。

《指南》中描述：

ICP 的住院标准：血甘胆酸≥21.5μmol/L 或总胆汁酸≥20μmol/L，丙氨酸氨基转移酶>100U/L 和（或）出现黄疸；ICP 患者出现规律宫缩；ICP 患者瘙痒严重者；门诊治疗无效者；伴其他情况需立即终止妊娠者；孕周在 28～32 周后的 ICP 患者。

解读：

对于 ICP 患者在门诊或收住入院需根据病情评估。住院治疗可以加强对 ICP 患者的监测，但过度的住院治疗不仅增加病人精神负担，且造成不必要的医疗资源浪费。轻症可以门诊观察，应做好宣教工作，提高患者对疾病的认识及重视，了解自身疾病严重性和所面临风险，更重要是在于指导患者学会自我检测病情，如自数胎动等，了解赴医院就诊的时机。《指南》中对住院治疗和门诊治疗的标准做了相应规定，临床工作中各级医疗机构应根据其医疗资源和从业人员资质等不同适当调整。

2. 胎儿宫内状况监测

《指南》中描述：

强调发现胎儿宫内缺氧并采取措施与治疗同样重要，监测指标包括胎动、胎儿电子监护、脐动脉血流分析及产科 B 超，不建议将羊膜腔穿刺和羊膜镜检查作为 ICP 孕妇常规检查。

解读：

ICP 的主要危害在于围产儿，因此监测胎儿宫内安危至关重要。《指南》中提到的监测指标包括胎动、胎儿电子监护、脐动脉血流分析及产科 B 超。胎动是评估胎儿宫内状态最简便客观的方法，尤其是胎动次数明显减少甚至消失时，是胎儿宫内缺氧的危险信号。部分研究认为，胎儿电子监护异常、脐动脉 S/D 值升高及生物物理评分对于反映 ICP 胎儿宫内安危有一定价值，但其敏感性存在争议。鉴于 NST 操作简便、价格低廉、对母婴无任何创伤、重复性强等，目前仍可将胎心监护作为 ICP 胎儿的首选监护方法。羊膜腔穿刺的优点在于了解羊水性状、胎儿成熟度甚至宫内注药，但不易被孕妇接受,增加感染和早产风险,即使检查结果阴性也不能说明胎儿一定安全,结论的时效性差,不建议常规采用。

六、产科处理

虽然 ICP 导致胎儿宫内窘迫的原因仍存在争议,但无任何先兆的胎心突然消失是不争的临床事实。在通过恰当治疗帮助病人顺利过渡到妊娠晚期后,选择恰当的分娩时机和方式最终获得良好的围产结局是对 ICP 的整个孕期管理的最后一笔。矛盾在于继续妊娠可能增加胎死宫内风险,而主动干预则导致医源性早产和过高剖宫产率。如何尽可能地延长孕周,又不至于发生胎死宫内是产科医生极为棘手的选择。

(一)终止妊娠需考虑的因素

《指南》中描述:

终止妊娠需考虑孕周、病情严重程度及胎儿监护指标。

解读:

RCOG 关于 ICP 诊疗指南中统计多组临床病例研究发现 1500 例 ICP 患者中共发生 18 例死胎,其中 13 例发生于孕 37 周前,余 5 例发生在孕 37 周后,并提出目前尚无充分的循证医学证据证明孕 37 周前终止妊娠能改善不良围产结局(Ⅱ/B)。虽然孕 37 周前后是否存在死胎、围产儿结局不良发生率差异的关键孕周,目前尚无定论,但可以肯定的是足月后尽早终止妊娠可以避免继续待产可能出现的死胎风险。因此需结合孕周、病情严重程度及治疗后变化趋势综合评估。鉴于 37 周后死胎风险仍较大,是否 36 周后即可考虑有无终止妊娠指征有待商榷。

(二)产科处理

《指南》中描述:

对于一些情况者尽早终止妊娠:孕周 >37 周,血甘胆酸≥43μmol/L 或总胆汁酸≥30μmol/L,伴有黄疸,总胆红素 >20μmol/L;孕周 34~37 周:血甘胆酸≥64.5μmol/L 或总胆汁酸 >40μmol/L;伴有黄疸,总胆汁酸 >20μmol/L;或既往因 ICP 致围产儿死亡者,此次妊娠已达 34 周,又诊断为重度 ICP;孕周 32~34 周:重度 ICP,宫缩 >4 次/小时或强度 >30mmHg,保胎药物无效者;重度 ICP:孕周 >28 周;高度怀疑胎儿窘迫。

解读：

鉴于目前无良好的循证医学证据，且 ICP 的产科处理又涉及多个重要参考指标，对 ICP 是否采取积极处理处理意见不一，终止妊娠的时机需遵循个体化原则[25]。毫无疑问对于病情重、近足月或已足月的患者尽早终止妊娠；对于病情轻、孕周小的患者适当延长孕周，收益是确切的；当延长孕周的可能获益和疾病对胎儿的潜在风险不相上下时，需综合围产单位的医疗水平权衡考虑。《指南》中特别提及对于以下情况，如：①孕周 34～37 周：血甘胆酸 43～64.5μmol/L 或总胆汁酸 30～40μmol/L；②孕周 <34 周：血甘胆酸≥64.5μmol/L 或总胆汁酸 >40μmol/L；③ ICP 合并其他产科合并症，如双胎妊娠、子痫前期等需权衡后综合考虑。新生儿重症监护中心的建立和对极低体重儿、超低体重儿救治水平的不断提高，终止孕周可适当提前。

许多临床研究显示实施母儿状况严密监测，对于即便发病早、病情重的 ICP 进行药物期待治疗是可行的，在保守处理期间，若病情控制平稳，无母儿并发症发生，多数学者期望继续妊娠达 34 周。当然，如延长到足月（孕 37 周）更为理想。因此妊娠 34 周和 37 周是值得停留的两个孕周，临床决策应避免盲目延长孕周造成死胎或规避死胎而导致医源性早产。

（三）终止妊娠方式

《指南》中描述：

阴道分娩指征：ICP 轻度；无产科其他剖宫产指征者；孕周 <40 周。

剖宫产指征：重度 ICP；既往死胎死产、新生儿窒息或死亡史；胎盘功能严重下降或高度怀疑胎儿窘迫；合并双胎或多胎、重度子痫前期等；存在其他阴道分娩禁忌证。

解读：

ICP 不是剖宫产的绝对指征，有研究显示 ICP 患者足月妊娠行剖宫产者胎儿继发 NRDS 的危险性高[26]，对于重度 ICP、既往死胎死产、新生儿窒息或死亡史、胎盘功能严重下降或高度怀疑胎儿窘迫、合并双胎或多胎、重度子痫前期等或存在其他阴道分娩禁忌证者可行剖宫产终止妊娠。对于血甘胆酸 <1000μg/dl，肝酶正常或轻度升高，无黄疸的 ICP 孕妇可行阴道试产，结合近期国外引产指征进行分析，结论认为

引产可能可减少胎死宫内风险，但证据水平极低，需更多前瞻性队列分析和 RCT 试验[27]。决定阴道分娩者，应制定产程计划，产程初期常规作 OCT 或 CST 检查，产程中密切监测孕妇宫缩、胎心变化，避免产程过长，做好新生儿窒息复苏准备，若存在胎儿窘迫状态，放宽剖宫产指征。

评价与展望

《指南》中对于妊娠期肝内胆汁淤积症的诊断、病情评估、治疗、母胎情况监测及终止妊娠时的产科决策与管理进行了具体的阐述，实用性很强。但由于目前关于 ICP 的文献大多存在病例数较少、缺乏良好设计、更无大样本的配对研究或随机对照试验，多数药物治疗模式是在既往各时期对药物缺乏严格评估的基础上形成的，故仍存在许多不足之处。希望在新的《指南》中，对诊断和分型给出高证据级别的评价。此外，临床发现越来越多发病早至 28 周甚至 20 周的 ICP 患者，如何界定早发或者晚发的临床范围，其发病机制和围产儿结局是否存在差异，尚需更深入的研究。

════════ 病 案 分 析 ════════

病例1

孕妇，36 岁，孕 1 产 0，2013-7-22 因"停经 36+ 周，产前检查发现异常 1 天"就诊。平素月经规则，末次月经 2012-11-11，量与性状同前。2012-12-1 因"原发不孕，夫无精症"行冰冻胚胎移植（6CII*2, 4CII*1），移植术后予黄体酮针 40mg 肌注 1 次 / 日 + 达芙通 10mg 口服 3 次 / 日保胎至孕 3 月。停经 3+ 月建围产期保健卡，定期产前检查，孕 14+ 周行早孕筛查，B 超提示双胎 NT 均为 1.2mm。停经以来无明显头痛头晕，无视物模糊，无阴道流血，无胸闷心悸，无畏寒发热，无皮肤瘙痒皮疹等不适。2013-7-22 门诊产前检查，无头痛头晕，无视物模糊，无上腹部胀痛等不适，血压 165/80mmHg，双下肢水肿（++），尿常规：尿蛋白（++），总胆汁酸 25μmol/l，甘胆酸 1590μg/dl，谷丙转氨酶 100U/L，谷草转氨酶 50U/L。胎儿电子监护：A 胎 NST(−)，基线 0 型；B 胎 NST(+)，基线 0 型。产科超声：胎位 LSA/LOA，胎心 149/141 次 / 分，胎动可及，双顶径 7.9/7.9cm，股骨长 6.0/6.1cm，胎盘后壁 GRI 级，羊水最大平段 4.2/4.5cm，脐动脉 S/D 比值 3.0～3.7/2.8。门诊拟"孕 1 产 0 孕 36+ 周 LSA/LOA 待产，双胎妊娠，子痫前期重度，妊娠期肝内胆汁淤积症，A 胎胎儿窘迫"急诊收住入院。

查体：体温 36.7 度，脉搏 88 次 / 分钟，呼吸 19 次 / 分钟，血压 165/80mmHg，皮肤巩膜无黄染，双下肢水肿(++)。

产科检查：骨盆外测量 24-26-20-9cm，胎数 2，胎位 LSA/LOA，胎心 140/148 次 / 分，估计胎儿体重 2400/2500g。宫高 41cm，腹围 103cm。先露：臀 / 头。先露衔接：浮。宫缩：偶有。胎膜：未破。宫口：未开。先露：V=-3cm。

治疗经过：入院后完善术前检查，急诊在硬膜外麻醉下行子宫下段剖宫产术。术中见：羊水量 500ml，色清，A 孩胎先露位置 LSA，娩出胎儿方式牵引胎足，胎儿性别男，体重 2050g，Apgar 评分：1 分钟 9 分，5 分钟 10 分。B 孩胎先露位置 LOA，娩出胎儿方式托出胎头，胎儿性别女，体重 2700g，Apgar 评分：1 分钟 10 分，5 分钟 10 分。胎盘附着于前壁，下缘未达子宫下段，检查胎盘完整，胎膜完整，脐带附着于胎盘中央，脐带长约 55cm。术后诊断：孕 1 产 1 孕 36+ 周 LSA/LOA 难产活婴，双胎妊娠，子痫前期重度，妊娠期肝内胆汁淤积症。术后予抗生素预防感染、缩宫素肌注促进子宫收缩等对症支持治疗，术后 6 小时起予硫酸镁 40ml 静滴解痉，拉贝洛尔 100mg 口服 Q12H 降压治疗。

2013-7-23（术后 D1）：血压波动在 135～140/72～75mmHg，无自觉症状。复查肝功能：白蛋白 24.2g/L，总胆汁酸 15μmol/L，谷丙转氨酶 73U/L，谷草转氨酶正常范围。24 小时尿蛋白定量：24h 尿量 6.50L/24h，24h 尿蛋白定量 3.11g/24h。

2013-7-24（术后 D3）：血压波动在 128～137/71～82mmHg，无自觉症状。停用抗生素及硫酸镁，继续拉贝洛尔口服降压。

2013-7-27（术后 D6）：复查肝功能及总胆汁酸均正常范围，甘胆酸 380μg/dl。产妇出院，予带回拉贝洛尔片 50mg 每

12 小时口服 1 次,嘱出院后继续监测血压,1 周后复诊。

2013-8-2(术后 D12):患者至门诊就诊,血压 115/68mmHg,肝功能、总胆汁酸及甘胆酸均正常范围。

分析:

1. 孕妇高龄产妇,系辅助生殖技术助孕,双胎妊娠,均为妊娠期肝内胆汁淤积症发病的高危因素。从病程看,起病快,临床表现不典型。该患者诊断妊娠期肝内胆汁淤积症的主要的确诊依据为 2013-07-22 总胆汁酸 25μmol/L,甘胆酸 1590μg/dl 伴肝酶升高,但需要与重度子痫前期的特殊形式——HELLP 综合征引起的肝功能损害相鉴别。HELLP 综合征的临床症状不典型,常伴有全身不适头痛、恶心、呕吐、上腹痛、肝大、腹水、黄疸、出血倾向,甚至呼吸窘迫、心衰,体格检查可以没有任何阳性体征,根据血象、凝血功能、肝肾功能的紊乱一般诊断不困难。该孕妇血小板计数、凝血功能及肝肾功能均无异常,无胸腹水等并发症,肝功能损害的发生和消退与总胆汁酸及甘胆酸平行,并在产后同时恢复正常,首先考虑因妊娠期肝内胆汁淤积症引起的肝损。

2. 结合胎儿电子监护及脐动脉血流比值,高度怀疑存在胎儿宫内缺氧,无论是重度子痫前期全身小血管痉挛,或是高浓度胆汁酸使胎盘绒毛表面血管痉挛,导致血管收缩,脐血流急性减少,胎儿血液灌注急剧下降,若这样的胎儿宫内缺氧持续存在,将引起严重后果。患者急诊行剖宫产术,A 胎 Apgar 评分 1 分钟 9 分,5 分钟 10 分,手术及时有效,避免了新生儿窒息甚至胎死宫内等严重并发症发生。

点评: 选择恰当的分娩时机和方式最终获得良好的围产结局至关重要,孕周、病情严重程度及是否存在其他严重产科并发症是 ICP 终止妊娠时必须考虑的主要指标。对于该患者,孕周近足月,合并重度子痫前期、重症 ICP,且高度怀疑胎儿宫内窘迫,尽快终止妊娠毋庸置疑。《指南》中指出"剖宫产指征主要包括重症 ICP,既往死胎死产、新生儿窒息或死亡史,胎盘功能严重下降或高度怀疑胎儿窘迫,合并双胎或多胎、重度子痫前期等,存在其他阴道分娩禁忌证"。对于需尽快终止妊娠的患者,迅速判断病情、选择分娩方式并制定分娩计划、做好新生儿抢救准备是保证母儿安全的必要条件。

病例 2

孕妇，29 岁，孕 4 产 1，因"停经 32$^+$ 周，皮肤瘙痒 1 周"于 2013-06-17 就诊。平素月经规则，2010 年 6 月因"臀位"于孕 37$^+$ 周在外院行子宫下段剖宫产术，手术经过顺利，术后恢复可。末次月经 2012 年 11 月 3 日，量与性状同前。停经 8 周出现轻微恶心呕吐等早孕反应，持续 2 周后自行缓解。停经 3$^+$ 月建围产期保健卡，定期产前检查，孕 18$^+$ 周产前筛查为低风险。停经以来无明显头痛头晕，无视物模糊，无阴道流血，无胸闷心悸，无畏寒发热，无皮肤瘙痒皮疹，无下肢水肿等不适。2013-05-20 孕妇在无明显诱因下出现皮肤瘙痒，以脐周及四肢为主，夜间睡前较为明显，社区医院查肝功能谷丙转氨酶 243U/L，谷草转氨酶 203U/L，予护肝片 4 片每日 3 次口服。2013-06-17 孕妇来就诊，自述瘙痒加重，夜不能寐，自觉胎动如常，复查肝功能示：谷丙转氨酶 416U/L，谷草转氨酶 323U/L，总胆汁酸 58μmol/L，总胆红素 39.5U/L，直接胆红素 26.2U/L，甘胆酸 2505.1μg/dl，产科超声示：胎位 ROA，胎心 138 次 / 分，胎动可及，双顶径 8.9cm，股骨长 6.1cm，胎盘宫底 - 前壁 Gr Ⅰ 级。羊水指数 20.9cm，脐动脉 S/D 比值 2.8。门诊拟"孕 4 产 1 孕 32$^+$ 周 LOA 待产，瘢痕子宫"入院。

查体：体温：36.5℃；脉搏：106 次 / 分钟；呼吸：19 次 / 分钟；血压：103/67mmHg；皮肤巩膜无黄染，脐周皮肤轻微抓痕；水肿：无；心肺听诊无殊。体重 62kg。

产科检查：胎位 LOA，胎心 142 次 / 分，估计胎儿体重 2900g，宫高 31cm，腹围 94cm，先露头，先露衔接：浮，宫缩无，阴道检查：宫口未开，先露棘上 3cm，胎膜：未破。

治疗经过：入院后予丁二磺酸腺苷蛋氨酸 1.0g 静滴 1 次 / 日联合熊去氧胆酸 2 片口服 2 次 / 日降胆酸，复方甘草酸苷注射液 80mg 静滴 1 次 / 日联合注射用还原型谷胱苷肽 1.2g 静滴 1 次 / 日护肝，脂溶性维生素 2 支静滴补充维生素等对症支持治疗。

2013-06-19 肝胆胰脾超声示：肝切面形态及大小正常，被膜光整，边缘锐利，实质回声均匀，血管网络清晰，门脉内径正常，血流通畅。肝内管道系统走行正常，肝内外胆管不扩张。胆囊大小正常，壁薄，囊壁上见多枚偏强回声附着，其中一枚 0.3cm,不随体位改变而移动,内透声佳。脾脏形态及大小正常,被膜光滑,实质回声细密均匀。胰腺形态结构未见异常,实质回声均匀。诊断考虑:胆囊多发息肉样病变。

2013-06-21(治疗后第 5 天)自述瘙痒较前缓解,四肢瘙痒不明显。复查肝功能:总胆汁酸 40μmol/L,谷丙转氨酶 119U/L,谷草转氨酶 38U/L,总胆红素 26.0μmol/L,直接胆红素 13.2μmol/L,谷氨酰转肽酶 70U/L ↑;甘胆酸 1144.9μg/dl;

2013-06-24(治疗后第 8 天)复查肝功能:总胆汁酸 47μmol/L,谷丙转氨酶 55U/L,谷草转氨酶 31U/L,总胆红素 16.1μmol/L,直接胆红素 9.3μmol/L,谷氨酰转肽酶 60U/L ↑;甘胆酸 1628.5μg/dl;

2013-06-27(治疗后第 11 天)自述偶有脐周瘙痒,程度较轻。复查肝功能:总胆汁酸 27μmol/L,谷丙转氨酶 36U/L,谷草转氨酶 31U/L,总胆红素 12.8μmol/L,直接胆红素 8.0μmol/L,间接胆红素 4.8μmol/L,谷氨酰转肽酶 51U/L ↑;甘胆酸 522.7μg/dl。予出院,嘱一周后门诊复查。

2013-07-04 门诊复查:自述出院后未服药,自觉胎动正常,无明显瘙痒症状。肝功能:总胆汁酸 37μmol/L,谷丙转氨酶 114U/L,谷草转氨酶 130U/L;血甘胆酸 1089.4μg/dl。产科超声示:胎位 LOA,胎心 129 次 / 分,胎动可及,双顶径 9.4cm,股骨长 6.6cm,胎盘前壁 GrII级,羊水 3[+]cm,脐动脉 S/D 比值 3.0。再次入院予丁二磺酸腺苷蛋氨酸 2.0g 静滴 1 次 / 日联合熊去氧胆酸 2 片口服 2 次 / 日降胆酸,复方甘草酸苷注射液 40mg 静滴 1 次 / 日护肝。

2013-07-08(二次入院第 5 天):肝功能:总胆汁酸 51μmol/L,谷丙转氨酶 68U/L,谷草转氨酶 42U/L,直接胆红素 5.5μmol/L,间接胆红素 4.6μmol/L,谷氨酰转肽酶 53U/L ↑;甘胆酸 1935.3μg/dl。

2013-07-09(二次入院第 6 天)孕 35 周,孕妇在持续硬膜外麻醉下行子宫下段剖宫产术及双侧输卵管结扎术。术中见:羊水量 1000ml,色清,胎先露位置 LOA,娩出胎儿方式托出胎头,胎儿性别男,体重 2900g,Apgar 评分:1 分钟 10 分,5 分钟 10 分。胎盘附着部位前壁,下缘未达子宫下段,检查胎盘完整,胎膜完整,无胎盘粘连无胎盘植入,脐带附着于胎盘中央,脐带长约 55cm。术后诊断:孕 4 产 2 孕 35[+] 周 ROA

难产活婴,妊娠期肝内胆汁淤积症,瘢痕子宫。

2013-07-11(术后 D2):停用抗生素。复查肝功能:总胆汁酸 10μmol/L,谷丙转氨酶 57U/L,谷草转氨酶 69U/L,总胆红素 13.2μmol/L;甘胆酸 925.4μg/dl。

2013-07-14(术后 D4)复查甘胆酸 435μg/dl。产妇一般情况良好,予出院。

分析:

1. 患者为经产妇,前次妊娠无妊娠合并症及并发症发生,既往无病毒性肝炎病史,此次妊娠于孕 28+ 周无明显诱因下出现皮肤瘙痒,以脐周及四肢为主,夜间睡前较为明显,肝功能谷丙转氨酶 243U/L,谷草转氨酶 203U/L,虽当时未测定甘胆酸及总胆汁酸水平,但根据瘙痒的临床特征及转氨酶异常升高,应考虑到妊娠期肝内胆汁淤积症诊断。从一月后患者再次就诊的病史资料分析,典型的进行性加剧的瘙痒症状,异常升高的甘胆酸和总胆汁酸,符合妊娠期肝内胆汁淤积症诊断。2013-06-19 肝胆胰脾超声示胆囊多发息肉样病变,无其他胆道系统梗阻征象,基本排除肝外胆汁淤积可能性。

2. 根据《指南》中描述,"血清总胆汁酸≥40μmol/L,血清甘胆酸≥43μmol/L,总胆红素≥21μmol/L,直接胆红素≥6μmol/L,丙氨酸氨基转移酶≥200U/L,天冬氨酸氨基转移酶≥200U/L"诊断为重症 ICP,显然该患者归为此类。患者虽病情重,但入院时仅孕周 32+ 周,无胎儿宫内窘迫征象,无早产临产征象,继续妊娠利大于弊,故入院后给予降胆酸和护肝为主的药物治疗。从第一次入院用药后复查的指标看,无论总胆汁酸、甘胆酸或是转氨酶均持续下降,治疗是有效的。

3. 患者在孕 34+ 周出现病情反复,由门诊再次转入院治疗,药物治疗 5 天后 2013-07-08 复查总胆汁酸 51μmol/L,甘胆酸 1935.3μg/dl,疗效欠佳。《指南》中指出"孕周 34~37 周:血甘胆酸 43~64.5μmol/L 或总胆汁酸 30~40μmol/L 或孕周 <34 周:血甘胆酸≥64.5μmol/L 或总胆汁酸 >40μmol/L 需权衡后决定是否终止妊娠",该患者孕 35+ 周,重症 ICP 且病情进行性加重,继续待产胎儿宫内窘迫甚至胎死宫内的风险大,故需立即终止妊娠。手术经过顺利,新生儿评分好,取得良好围产结局。

点评:ICP 的症状特异性不高,症状起初不明,常在 28~

32周明朗化，平均发病孕周为30周。随着对疾病关注度的提高，加之对有高危因素的患者进行早期筛查，早期及中期妊娠发病的病例逐渐受到关注，国外最早有妊娠8周即出现瘙痒的病例报道。相较而言，早发型子痫前期已经引起围产医学界的广泛重视和研究，并将孕34周作为相对一致的界定孕周，对于ICP，高危因素是否与发病提前正相关，如何界定早发或者晚发的临床范围，其发病机制和围产儿结局是否存在差异，尚需更深入的研究。

在妊娠28周以前甚至更早至20周前出现瘙痒症状的患者，需每1～2周跟踪其总胆汁酸、甘胆酸及肝功能水平，结果正常者亦应于孕32周时再次复查。若出现生化指标异常者，需关注是否存在肝胆系统基础疾病如病毒性肝炎（甲肝、乙肝、丙肝、EB病毒、巨细胞病毒等），原发性胆汁性肝硬化、自身免疫性肝炎（抗平滑肌抗体、抗线粒体抗体）、肝外胆汁淤积症（结石、炎症或肿瘤等引起的肝外胆道系统机械性梗阻）。肝炎病毒血清学检查、自身抗体如抗平滑肌抗体、抗线粒体抗体检测及肝脏超声均有助于鉴别诊断。此外，尚需排除子痫前期、HELLP综合征、妊娠期急性脂肪肝等妊娠相关疾病造成的肝功能异常。

由于迄今对ICP无有效且经济的预测和预防方法，处理早期发病的ICP成为重要的临床课题。对于较早发病的轻度ICP的处理，继续监护和维持妊娠基本无争议。而对于发病早病情重的患者，已出现严重的胎儿宫内窘迫甚至胎死宫内者终止妊娠毋庸置疑，但随着产科重症医疗监测的加强及新生儿重症监护中心的发展，针对早期发病的ICP仍以药物保守治疗为主，尤其对于重症、病情反复，应加大药物剂量、延长用药时间或联合用药，以期延长孕周，减少因医源性早产而导致的不良围产结局。在保守治疗过程中，孕妇的症状、生化指标及胎儿宫内情况监测是保守处理之关键。

病例3

孕妇，30岁，孕2产0，因"停经34⁺周，产前检查异常6天"于2010-3-5就诊。患者平素月经规则，末次月经为2009-7-15。停经4⁺月建立围产期保健卡，定期行产前检查，未见明显异常。2010-3-5孕妇来我院行产前检查，诉偶有脐周皮肤瘙痒，无抓痕，无胃纳减退，无恶心、呕吐，无腹痛、腹胀，无阴道流血、流液，自觉胎动如常，血甘胆酸 810.5μg/dl，肝功能及总胆汁酸正常，拟诊"妊娠期肝内胆汁淤积症"，予熊去氧胆酸 1 片口服 2 次 / 日治疗，嘱一周后门诊复查。2010-03-12 孕妇来院复诊，自述仍偶有瘙痒，程度不剧，复查总胆汁酸 11μmol/L，肝功能正常范围，甘胆酸 1111.22μg/dl，产科 B 超示：胎位 ROA，胎心 146 次 / 分，双顶径 8.9cm，股骨长 6.2cm，胎盘右侧壁 GrⅡ级，羊水指数 9.4cm，脐动脉 S/D 比值 2.5。门诊拟"孕 2 产 0 孕 34⁺ 周 LOA 待产、妊娠期肝内胆汁淤积症"收住入院。

查体： 体温 36.5℃，脉搏 100 次 / 分，呼吸 20 次 / 分，血压 116/69mmHg，皮肤巩膜无黄染，水肿：无，心肺听诊无殊。

产科检查： 骨盆外测量：23-26-19-8.5cm，宫高 30cm，腹围 90cm，先露头，衔接浮，胎儿计体重 2700g，胎位 LOA，胎心 142 次 / 分。阴道指检未行，无宫缩，胎膜未破，胎动可及。

治疗经过： 入院后予丁二磺酸腺苷蛋氨酸 1.0 静滴 1 次 / 日及熊去氧胆酸 2 片 2 次 / 日口服降胆酸治疗。

2010-03-16 复查总胆汁酸 15μmol/L，甘胆酸 1248.93μg/dl，肝功能正常范围。改丁二磺酸腺苷蛋氨酸 2.0 静滴 1/ 日继续治疗。

2010-03-19 复查总胆汁酸 5μmol/L，甘胆酸 448.93μg/dl，肝功能正常范围。予出院，出院后继续熊去氧胆酸 2 片口服 2 次 / 日，每周复查胆汁酸、转氨酶及甘胆酸正常。

2010-04-06 复查总胆汁酸 6μmol/L，甘胆酸 553.26μg/dl，肝功能正常范围。

2010-04-08 凌晨 4 时正规宫缩，CST（-），9 时 50 分阴道分娩一男活婴，Apgar 评分 10-10 分 /1-5 分，重 2550g，无脐带绕颈、绕体，胎盘、胎膜自娩完整，后羊水清，量约 100ml，会阴Ⅱ度裂伤，皮内缝合。产程经过顺利，第一产程 5 时 40 分，第二产程 0 小时 10 分，第三产程 5 分，总产程 5 时 55 分，产时出血约 200ml。产后诊断：孕 2 产 1 孕 37⁺ 周 LOA 平产活婴（纠正孕周后），妊娠期肝内胆汁淤积症，会阴Ⅱ度裂伤。产后第二天复查总胆汁酸、转氨酶及甘胆酸正常。

分析：

1. 患者瘙痒症状不明显，2010-03-05 甘胆酸 810.5μg/dl，

总胆汁酸正常，2010-03-12复查总胆汁酸11μmol/L，甘胆酸1111.22μg/dl，妊娠期肝内胆汁淤积症诊断明确。《指南》中提到"甘胆酸敏感性强而特异性弱，总胆汁酸特异性强而敏感性弱"，该患者即首先筛查到甘胆酸的升高，而后出现胆汁酸升高。在治疗期间，以定期复查总胆汁酸、甘胆酸及肝功能作为病情评估的指标，从孕妇妊娠至足月且取得良好围产结局来看，对病情的诊治和病情把握是到位的。

2. 该患者至妊娠足月病情控制理想，诊断为轻度妊娠期肝内胆汁淤积症，经产科评估后，无其他阴道分娩禁忌，故自然临产后予严密监护下试产，产程初期行CST检查排除胎儿窘迫，新生儿评分良好。

点评：在《指南》中讲到"ICP轻度、无产科其他剖宫产指征者、孕周<40周者可行阴道分娩"，"制定产程计划，产程初期常规做OCT或CST检查"。对于此病例，自然临产，经评估后决定阴道分娩，产程初期行CST，产程中密切监测孕妇宫缩、胎心变化。对于引产的患者应注意，避免产程过长，避免宫缩过强加重胎儿缺氧，做好新生儿窒息复苏准备，若存在胎儿窘迫状态，放宽剖宫产指征。

病例4

孕妇，30岁，孕2产1，因"停经38+周，产前检查发现异常半天"于2013-07-22入院。平素月经规则，2011年8月于孕41周平产分娩一女婴，出生体重3750g，至今体健。末次月经2012年10月22日，量与性状同前。停经3+月建围产期保健卡，定期产前检查，孕18+周，产前筛查结果为低风险。停经以来无明显头痛头晕，无视物模糊，无阴道流血，无胸闷心悸，无畏寒发热，无皮肤瘙痒皮疹，无下肢水肿等不适。2013-07-22孕妇至门诊常规产前检查，当时无腹痛腹胀，无阴道流血流液，无畏寒发热，无恶心、呕吐，无外阴、阴道瘙痒等不适，自觉胎动如常，查胎心136次/分，胎动好，胎儿电子监护提示：NST可疑，评分7分，产科超声：胎位ROA，胎心140次/分，胎动可及，双顶径9.5cm，头围33.1cm，股骨长7.0cm，腹围34.7cm，胎盘前壁GrⅡ级，羊水指数10.9cm，脐动脉S/D比值1.9，观察期间胎儿呼吸样运动未及，一手半握拳状，另一手显示困难。急诊拟"孕2产1孕38+周ROA待产，胎儿窘迫?"收住入院。

查体: 体温:36.5℃;脉搏:78 次 / 分钟;呼吸:18 次 / 分钟;血压:115/68mmHg;皮肤巩膜无黄染;水肿:无;心肺听诊无殊。

产科检查: 胎位 ROA,胎心 136 次 / 分,估计胎儿体重 3400g,宫高 33cm,腹围 98cm,先露头,先露衔接半固定,宫缩偶有,阴道检查:宫口未开,先露棘上 2.5cm,宫颈评分 4 分。

治疗经过: 入院后予吸氧,监测胎心,嘱孕妇自数胎动,吸氧后复查胎心监护 NST(+),基线 0-I 型。2013-07-23 肝功能:白蛋白 34.0g/L,总胆汁酸 14μmol/L,转氨酶正常;甘胆酸 1163.5μg/dl。于当日 10 时起予缩宫素 2.5U 静滴引产,12 时 50 分规律宫缩,行 OCT(-),继续执行阴道分娩。18 时 18 分经阴道分娩一男活婴,体重 3700g,Apgar 评分 10-10 分 /1-5 分钟,脐带无绕颈,无绕体,后羊水清,量约 200ml,胎盘胎膜自娩完整,产后出血 150ml。会阴 I°裂伤,产后予催产素 10U 肌注促进子宫收缩,观察期间宫底脐下 1 指,血压 122/66mmHg,脉搏 80 次 / 分,阴道流血 105ml。产后诊断:孕 2 产 2 孕 38⁺ 周 ROA 平产活婴,分娩伴会阴裂伤 I 度,妊娠期肝内胆汁淤积症。

2013-07-24(产后 D2)复查肝功能:白蛋白 28.2g/L,总胆汁酸 5μmol/L,转氨酶正常,碱性磷酸酶 274U/L;甘胆酸 165μg/dl。

分析:

该病例较简单,患者因怀疑胎儿宫内窘迫入院,诊断轻度妊娠期肝内胆汁淤积症明确。因孕周足月,无阴道分娩禁忌证,予缩宫素引产。值得讨论的是对于该患者是否应该主动引产干预,换言之,是否该在足月后主动引产干预终止妊娠。《指南》中提到"足月后尽早终止妊娠可以避免继续待产可能出现的死胎风险",但"有观点认为引产可能可减少胎死宫内风险,但证据水平极低"。从目前的文献资料看,尚无证据显示常规引产能降低围产儿不良结局的发生率,相反,在产程中使用缩宫素可能加重胎儿缺氧。而该病例 OCT(-),所以可大胆进行阴道分娩。

点评: 虽然轻度 ICP 可经阴道分娩,但没有证据显示 ICP

是医学引产指征。对引产者需慎重,尤其对于病程长、病情重的患者,即便治疗后病情好转,鉴于胎儿长期暴露在高胆酸的环境下,胎儿对宫缩耐受性差,应避免宫缩过强或产程过长,产程中加强对胎儿宫内情况的监测。

参 考 文 献

1. Heinonen S., P.Kirkinen.Pregnancy outcome with intrahepatic cholestasis.Obstet Gynecol, 1999., 94(2): 189-193.

2. Kaaja R.J., I.A.Greer.Manifestations of chronic disease during pregnancy.JAMA, 2005, 294(21): 2751-2757.

3. Ropponen A., et al., Intrahepatic cholestasis of pregnancy as an indicator of liver and biliary diseases: a population-based study. Hepatology, 2006, 43(4): 723-728.

4. Jones S.A.V., M.M.Black.Pregnancy dermatoses.Journal of the American Academy of Dermatology, 1999.40(2): 233-241.

5. Sherard G.B.3rd, S.M.Atkinson Jr.Focus on primary care: pruritic dermatological conditions in pregnancy.Obstet Gynecol Surv, 2001, 56(7): 427-432.

6. Eloranta M.L., et al.Risk of obstetric cholestasis in sisters of index patients.Clin Genet, 2001, 60(1): 42-45.

7. Kroumpouzos G., L.M.Cohen.Dermatoses of pregnancy.Journal of the American Academy of Dermatology, 2001, 45(1): 1-19.

8. Geenes V., C.Williamson.Intrahepatic cholestasis of pregnancy. World J Gastroenterol, 2009, 15(17): 2049-2066.

9. Wanggren K., L.S.Sparre, H.Wramsby.Severe jaundice in early IVF pregnancy.Eur J Obstet Gynecol Reprod Biol, 2004, 112(2): 228-229.

10. Zamah A.M., Y.Y.El-Sayed, A.A.Milki.Two cases of cholestasis in the first trimester of pregnancy after ovarian hyperstimulation. Fertil Steril, 2008, 90(4): 1202 e7-10.

11. Kenyon A.P., et al.Pruritus may precede abnormal liver function tests in pregnant women with obstetric cholestasis: a longitudinal analysis.BJOG, 2001, 108(11): 1190-1192.

12. Ambros-Rudolph C.M., et al.The specific dermatoses of pregnancy revisited and reclassified: results of a retrospective

two-center study on 505 pregnant patients.J Am Acad Dermatol,
2006, 54(3): 395-404.

13. Glantz A., H.U.Marschall, L.A.Mattsson.Intrahepatic
cholestasis of pregnancy: Relationships between bile acid levels
and fetal complication rates.Hepatology, 2004, 40(2): 467-
474.

14. Kumtepe Y., et al.Measurement of plasma glutathione
S-transferase in hepatocellular damage in pre-eclampsia.J Int
Med Res, 2002, 30(5): 483-487.

15. Knapen M.F., et al.Plasma glutathione S-transferase alpha 1-1:
a more sensitive marker for hepatocellular damage than serum
alanine aminotransferase in hypertensive disorders of pregnancy.
Am J Obstet Gynecol, 1998, 178(1 Pt 1): 161-165.

16. Joutsiniemi T., et al.Hepatocellular enzyme glutathione
S-transferase alpha and intrahepatic cholestasis of pregnancy.
Acta Obstet Gynecol Scand, 2008, 87(12): 1280-1284.

17. Dann A.T., et al.Glutathione S-transferase and liver function in
intrahepatic cholestasis of pregnancy and pruritus gravidarum.
Hepatology, 2004, 40(6): 1406-1144.

18. Wojcicka J., et al.Alpha-hydroxybutyrate dehydrogenase
activity in intrahepatic cholestasis of pregnancy.Int J Gynaecol
Obstet, 2005, 89(3): 247-250.

19. Jin J, Pan SL, Huang LP, et al.Risk factors for adverse
fetal outcomes among women with early-versus late-onset
intrahepatic cholestasis of pregnancy.Int J Gynaecol Obstet,
2014 Nov 8.doi: 10.1016/j.ijgo.2014.09.013.

20. Qi, H.B., et al.Grading of intrahepatic cholestasis of pregnancy.
Zhonghua Fu Chan Ke Za Zhi, 2004, 39(1): 14-17.

21. 王涛,等 .S- 腺苷蛋氨酸改善妊娠肝内胆汁淤积症患者妊娠
结局的评价 . 中国循证医学杂志, 2005, 5(2): 130-135, 156.

22. 王雯, 姚琦玮 . 两种剂量腺苷蛋氨酸治疗妊娠期肝内胆汁淤
积症临床观察 . 肝脏, 2006.11(5): 367-368.

23. Diac M., et al.Dexamethasone in the treatment of obstetric
cholestasis: a case series.J Obstet Gynaecol, 2006, 26(2): 110-
114.

24. Zhou F1，Gao B，Wang X，et al.Meta-analysis of ursodeoxycholic acid and S-adenosylmethionine for improving the outcomes of intrahepatic cholestasis of pregnancy. Zhonghua Gan Zang Bing Za Zhi，2014 Apr，22（4）：299-304.

25. Henderson CE，Shah RR，Gottimukkala S，et al.Primum non nocere：how active management became modus operandi for intrahepatic cholestasis of pregnancy.Epub ahead of print.Am J Obstet Gynecol，2014，211（3）：189-196.

26. 邵丽珍，郑雪辉，章幽芳.妊娠肝内胆汁淤积症母亲足月剖宫产对其新生儿呼吸窘迫的影响.实用医学杂志，2008.24（15）：2667-2668.

27. Mozurkewich E.，et al.Indications for induction of labour：a best-evidence review.BJOG，2009，116（5）：626-636.

附录十 妊娠期肝内胆汁淤积症
诊疗指南（第1版）

中华医学会妇产科学分会产科学组

　　妊娠期肝内胆汁淤积症（intrahepatic cholestasis of pregnancy，ICP）是一种严重的妊娠期并发症，是导致围产儿病死率升高的主要原因之一。其发生有明显的地域和种族差异，目前，我国无确切的 ICP 流行病学资料，迄今国际上尚无有关 ICP 的一致诊治意见，也缺乏基于循证医学并适合于我国的诊治指南。为此，中华医学会妇产科学分会产科学组组织国内有关专家，制定了"妊娠期肝内胆汁淤积症诊疗指南（第1版）"。本指南旨在帮助临床医师对 ICP 诊疗做出合理的临床决策，并非强制性标准，也不可能包括或解决 ICP 诊治中的所有问题。对此，在针对某一具体患者时，临床医师在参考本指南基础上，需全面评估患者具体病情及检查结果，制定合理的诊治方案。随着有关 ICP 新研究结果和循证医学证据的出现，本指南将不断更新和完善。

　　ICP 曾有过许多命名，如妊娠期黄疸、妊娠期复发性黄疸、妊娠期肝功能障碍或妊娠期肝损害、妊娠期良性胆汁淤积、特发性妊娠期黄疸、妊娠瘙痒、产科胆汁淤积症、妊娠合并肝内胆汁淤积等。这些名称的改变是特定时期对疾病某方面特征片面认识的体现，反映了人们对 ICP 认识的演变过程。相对而言，ICP 更符合该病的病理生理过程，鉴于国内教科书及文献大多采用 ICP 这一名称，本指南推荐使用该命名。

高危因素

　　具有 ICP 高危因素的人群其发生率明显升高，因此，认识高危因素对提高该病的识别具有临床价值。

一、孕妇因素

　　能从常规产前保健中获得，为相对有效、可靠的因素。包括：（1）孕妇年龄 >35 岁[1]；（2）具有慢性肝胆疾病，如丙型肝炎、非酒精性肝硬变、胆结石和胆囊炎、非酒精性胰腺炎、有口服避孕药诱导的肝内胆汁淤积病史[2-4]；（3）家族中有 ICP 者[5]；（4）前次妊娠有 ICP 史，据报道再次妊娠 ICP 复发率在 40%～70%[5-6]。

二、本次妊娠因素

（1）双胎妊娠孕妇 ICP 发病率较单胎显著升高，而 ICP 发病与多胎妊娠的关系仍需进一步积累[7]；（2）人工受精后孕妇 ICP 发病相对危险度增加[8]。

临床表现

一、皮肤瘙痒

为主要首发症状，初起为手掌、脚掌或脐周瘙痒，可逐渐加剧而延及四肢、躯干、颜面部。瘙痒程度各有不同，夜间加重，严重者甚至引起失眠。70% 以上发生在妊娠晚期，平均发病孕周为 30 周[9]，也有少数在孕中期出现瘙痒的病例。瘙痒大多在分娩后 24～48h 缓解，少数在 1 周或 1 周以上缓解。

二、黄疸

瘙痒发生后 2～4 周内部分患者可出现黄疸，发生率为 20%～50%[10]，多数仅轻度黄疸，于分娩后 1～2 周内消退。

三、皮肤抓痕

ICP 不存在原发皮损，而是因瘙痒抓挠皮肤出现条状抓痕，皮肤活检无异常表现[11]。尽管 ICP 不存在原发皮损，但由于该病的特殊性和对胎儿造成的风险，有学者提出将 ICP 的皮肤表现归属于妊娠期皮肤病的一种[11]。

四、其他表现

少数孕妇可有恶心、呕吐、食欲不振、腹痛、腹泻、轻微脂肪痢等非特异性症状[12]。极少数孕妇出现体质量下降及维生素 K 相关凝血因子缺乏，而后者可能增加产后出血的风险。

辅助检查

一、胆汁酸系列

胆汁酸改变是 ICP 最主要的实验室证据[13-14]。目前，血清胆汁酸的测定主要包括总胆汁酸和甘胆酸。近年文献报道中对胆汁酸系列比较一致的评价是：（1）ICP 孕妇总胆汁酸水平较健康孕妇显著上升，可用于评估 ICP 严重程度。（2）甘胆酸敏感性强，可作为筛查和随访 ICP 的指标。

二、肝酶系列

1. 丙氨酸氨基转移酶和天冬氨酸氨基转移酶：丙氨酸

氨基转移酶和天冬氨酸氨基转移酶水平正常或轻度升高,与胆汁酸水平升高无明显先后顺序,其变化与血清总胆汁酸、胆红素变化不平行。升高波动在正常值的2～10倍,分娩后10d左右转为正常,不遗留肝脏损害。

2. α-谷胱甘肽转移酶:血清α-谷胱甘肽转移酶水平上升是反映肝细胞损害快速而特异的指标。其在ICP诊断中的敏感度及特异度可能优于胆汁酸和肝酶[15-16]。

3. α-羟丁酸脱氢酶:研究发现,ICP孕妇血清α-羟丁酸脱氢酶水平较健康孕妇有显著升高,且其升高水平与总胆红素、直接胆红素及碱性磷酸酶呈正相关[17],但能否作为评估ICP严重程度的指标未见支持性的证据。

三、胆红素系列

有关胆红素升高的研究报道结果相差颇大。一般而言,血清总胆红素水平正常或轻度升高,平均30～40μmol/L,最高不超过170μmol/L,以直接胆红素升高为主。

四、肝炎病毒学系列检查

单纯ICP者,其肝炎病毒学系列检查结果为阴性。

五、肝脏B超检查

ICP肝脏无特征性改变,因此,肝脏B超检查对于ICP诊断意义不大,仅对排除孕妇有无肝胆系统基础疾病有重要意义。

六、肝脏病理检查

肝组织活检是有创性操作,临床少用,仅在诊断不明,而病情严重时进行。

七、胎盘病理检查

ICP孕妇的胎盘组织光镜及电镜检查:胎盘绒毛板及羊膜均有胆盐沉积,合体滋养细胞肿胀、增生、合体芽增多,血管合体膜减少,绒毛间质水肿、绒毛间隙狭窄、新生绒毛较多,有的绒毛内无血管生长,绒毛小叶间新绒毛互相粘连,占据了绒毛间腔的有限空间,使绒毛间腔更加狭窄。

但尚无证据显示ICP胎盘重量、体积及厚度与健康孕妇的胎盘存在差异。

诊断

一、妊娠期筛查

由于ICP发病率较高,临床无特征性表现,一旦疾病进展,又已对胎儿造成严重影响,因此,在ICP高发地区有筛查的必要。

(1)产前检查应常规询问有无瘙痒,有瘙痒者即测定并跟踪血清甘胆酸或总胆汁酸水平变化;(2)发现妊娠合并黄疸、肝酶和胆红素水平升高者,即测定血清甘胆酸和总胆汁酸水平;(3)有ICP高危因素者,孕28周时测定血清甘胆酸水平,测定结果正常者3~4周后重复;(4)一般孕妇孕32~34周常规测定血清甘胆酸或总胆汁酸水平。

二、诊断的基本要点

(1)起病大多数在妊娠晚期,少数在妊娠中期;(2)以皮肤瘙痒为主要症状,以手掌、脚掌及四肢为主,程度轻重不等,无皮疹,少数孕妇可出现轻度黄疸;(3)患者全身情况良好,无明显消化道症状;(4)可伴肝功能异常,主要是血清丙氨酸氨基转移酶和天冬氨酸氨基转移酶水平轻、中度升高;(5)可伴血清胆红素水平升高,以直接胆红素为主;(6)分娩后瘙痒及黄疸迅速消退,肝功能也迅速恢复正常。

三、确诊要点

鉴于甘胆酸敏感度强而特异度弱,总胆汁酸特异度强而敏感度弱这一特点,在确诊ICP时可根据临床表现并结合这2个指标综合评估。一般空腹检测血清甘胆酸水平升高≥10.75μmol/L(正常值5.61μmol/L)或总胆汁酸水平升高≥10μmol/L可诊断为ICP。

四、疾病严重程度判断

制定ICP疾病分度有助于临床监护和管理,常用的分度指标包括瘙痒程度和时间、血清甘胆酸、总胆汁酸、肝酶、胆红素水平,但没有一项指标能单独预测与不良围产儿结局间的确切关系。比较一致的观点认为,总胆汁酸水平与疾病程度的关系最为相关[18-20]。

1. 轻度:(1)生化指标:血清总胆汁酸10~39μmol/L,甘胆酸10.75~43μmol/L,总胆红素<21μmol/L,直接胆红素<6μmol/L,丙氨酸氨基转移酶<200U/L,天冬氨酸氨基转移酶<200U/L。(2)临床症状:瘙痒为主,无明显其他症状。

2. 重度:(1)生化指标:血清总胆汁酸≥40μmol/L,血清甘胆酸≥43μmol/L,总胆红素≥21μmol/L,直接胆红素≥6μmol/L,丙氨酸氨基转移酶≥200U/L,天冬氨酸氨基转移酶≥200U/L。（2）临床症状：瘙痒严重，伴有其他症状；<34孕周发生 ICP、合并多胎妊娠、妊娠期高血压疾病、复发性ICP、曾因 ICP 致围产儿死亡者。

治疗

一、治疗的目标

治疗的目标是缓解瘙痒症状，降低血清总胆汁酸水平，改善肝功能；最终达到延长孕周，改善妊娠结局的目的。

二、病情监测

（一）孕妇生化指标监测

1. 血清甘胆酸 10.75～21.5μmol/L、总胆汁酸 10～20μmol/L 或丙氨酸氨基转移酶 <100U/L 且无宫缩者，若孕周 <32 周，1～2 周复查；若孕周 >32 周，1 周复查。

2. 血清甘胆酸 >21.5μmol/L、总胆汁酸 >20μmol/L 或丙氨酸氨基转移酶 >100U/L 者，无论孕周大小，需 1 周复查。

（二）胎儿宫内状况监测

强调发现胎儿宫内缺氧并采取措施与治疗同样重要。

1. 胎动：评估胎儿宫内状态最简便及时的方法。胎动减少、消失、频繁或无间歇的躁动是胎儿宫内缺氧的危险信号，应立即就诊。

2. 胎儿电子监护：无应激试验（NST）在 ICP 中的价值研究结果不一，鉴于 NST 的特点，仍可将其作为 ICP 胎儿的监护方法，推荐孕 33～34 周，每周 1 次，34 周后每周 2 次。但更应认识到胎心监护的局限性，并强调 ICP 有无任何预兆胎死宫内的可能，而产程初期缩宫素激惹试验（OCT）异常对围产儿预后不良的发生有良好的预测价值，因此，ICP 阴道分娩者必须在产程初期常规做宫缩负荷试验[21-22]。

3. 脐动脉血流分析：胎儿脐动脉收缩期最大血流与舒张末期最大血流比值（S/D）对预测围产儿预后可能有意义，建议孕 34 周后每周检测 1 次[23-24]。

4. 产科 B 超检查：在胎心监护出现不可靠图形，临床又难于做出确切判断时，选用 B 超进行生物物理评分，但只能作为了解胎儿宫内情况的瞬间指标，其对 ICP 胎儿在宫内安危的敏感度、特异度有待进一步研究。

5. 羊膜腔穿刺和羊膜镜检查：不建议将羊膜腔穿刺和羊

膜镜检查作为 ICP 孕妇的常规检查，仅建议在了解羊水性状、胎儿成熟度甚至宫内注药时应用[25]。

三、门诊管理

1．门诊管理患者的标准：无症状或症状较轻、血清甘胆酸 <21.5μmol/L 或总胆汁酸 <20μmol/L、丙氨酸氨基转移酶 <100U/L，且无规律宫缩者。

2．方法：口服降胆酸药物，7～10d 为 1 个疗程。

3．评估：口服药物治疗后根据症状是否缓解及实验室检查结果综合评估，如治疗有效，则继续服药治疗直至血清甘胆酸或总胆汁酸水平接近正常。

4．随访：适当缩短产前检查间隔，重点监测血清甘胆酸及总胆汁酸指标，加强胎儿电子监护，如病情无好转，则需住院治疗。

四、住院治疗患者的标准

（1）血清甘胆酸≥21.5μmol/L 或总胆汁酸≥20μmol/L，丙氨酸氨基转移酶 >100U/L 和（或）出现黄疸；（2）ICP 患者出现规律宫缩；（3）ICP 患者瘙痒严重者；（4）门诊治疗无效者；（5）伴其他情况需立即终止妊娠者；（6）孕周在 28～32 周后的 ICP 患者。

五、一般处理

（1）低脂饮食[10]；（2）适当休息，左侧卧位为主，增加胎盘血流量，计数胎心、胎动；（3）每日吸氧 3 次，每次 30min，以改善胎儿胎盘氧供；（4）局部皮肤涂抹含有薄荷醇的润肤霜、炉甘石制剂，能缓解瘙痒症状，无副作用，但其疗效不确切[26]；（5）重视其他不良产科因素治疗，如妊娠期高血压疾病、妊娠期糖尿病的治疗。

六、药物治疗

（一）基本原则

尽可能遵循安全、有效、经济和简便的原则。目前，尚无一种药物能治愈 ICP，临床医师应恰当掌握用药的风险与效益比。鉴于对 ICP 病理生理过程认识的局限性和环境、遗传等所导致的孕妇体质异质性，急切需要大规模多中心临床试验指导循证用药。无论选用何种治疗方案，治疗前必须检查总胆汁酸系列、肝功能、胆红素及凝血功能，治疗中及治疗后需及时监测治疗效果、观察药物不良反应，及时调整用药。

（二）降胆酸基本药物

1. 熊脱氧胆酸：(1)疗效评价：熊脱氧胆酸（ursodeoxycholic acid, UDCA）缺乏大样本量随机对照试验，在 Cochrane 数据库中只有一篇相关的系统评价，认为 UDCA 在治疗 ICP 中的疗效仍不确切，属于 A 级证据[27]。但与其他药物对照治疗相比，在缓解瘙痒、降低血清学指标、延长孕周、改善母儿预后方面具有优势[28-31]，推荐作为 ICP 治疗的一线药物，但停药后可出现反跳情况。(2)剂量：建议按照 $15mg \cdot kg^{-1} \cdot d^{-1}$ 的剂量，分 3 次口服，常规剂量疗效不佳，而又未出现明显副作用时，可加大剂量为每日 1.5～2.0g[32]。(3)胎儿安全性：动物实验证明，UDCA 在羊水和脐血中的蓄积量很低，对胚胎和出生的幼仔无直接损害[33]。目前，尚未发现 UDCA 造成人类胎儿毒副作用和围产儿远期不良影响的报道，妊娠中晚期使用安全性良好[34]。

2. S-腺苷蛋氨酸：(1)S-腺苷蛋氨酸（S-adenosylmethionine, SAMe)疗效评价：虽有较多的临床研究，但尚无良好的循证医学证据证明其确切疗效和改善围产结局方面的有效性（Ⅰ/A 级），国内就其治疗 ICP 疗效的荟萃分析（Meta 分析）显示，该药可以改善某些妊娠结局，如降低剖宫产率、延长孕周等，停药后也存在反跳现象。建议作为 ICP 临床二线用药或联合治疗（Ⅳ/C 级）[35-38]。(2)剂量：静脉滴注每日 1g，疗程 12～14d；口服 500mg，每日 2 次。对总胆汁酸和甘胆酸水平较高的患者，推荐使用静脉滴注每日 2g[39]。(3)胎儿安全性：尚未发现 SAMe 有对胎儿的毒副作用和对新生儿的远期不良影响。

3. 地塞米松：(1)疗效评价：地塞米松在改善症状和生化指标、改善母儿结局方面疗效不确切（Ⅲ/B 级）[40]。同时由于激素对母胎的副作用，在距离分娩时间尚远时使用更应该慎重。主要应用在妊娠 34 周之前，估计在 7d 之内可能发生早产的 ICP 患者，或疾病严重需计划终止妊娠者的促胎肺成熟（Ⅲ/C 级）[30]。(2)剂量：推荐用量为地塞米松 6mg，肌内注射，每 12 小时 1 次，共 4 次。(3)胎儿安全性：孕期单疗程地塞米松促进胎肺成熟是安全有效的（Ⅰ/A 级），多疗程对新生儿近远期有不良影响（Ⅱ/B 级）。

（三）降胆酸药物的联合治疗

联合治疗报道的文章样本量小或药物组合复杂，因此，目前尚无统一的联合治疗方案。比较集中的联合方案是：UDCA 250mg 每日 3 次口服，联合 SAMe 500mg 每日 2 次静脉滴注，能改善瘙痒症状及生化指标，认为可能存在协同作用。建议对于重症、进展性、难治性 ICP 患者可考虑两者联合治疗[35,41]。

（四）辅助治疗

1. 护肝治疗：对于血清肝酶水平升高而其他指标未见明显异常者，在降胆酸治疗基础上使用护肝药物，不宜同时应用多种抗炎护肝药物，以免加重肝脏负担及因药物间相互作用而引起的不良反应。

2. 改善瘙痒症状：薄荷类、抗组胺药物、苯二氮䓬类药物对瘙痒有缓解作用，以薄荷类药物较为安全。

3. 血浆置换：血浆置换用于治疗 ICP 和其他妊娠合并胆汁淤积性疾病，有良好疗效[42-44]，这为重症 ICP 治疗开辟了新的思路，但存在医疗资源昂贵及血制品副作用问题，不列入诊疗常规。

4. 维生素 K 的应用：支持产前使用维生素 K 减少出血风险[10]。

产科处理

ICP 孕妇会发生临床上无任何先兆的胎心消失，通过恰当治疗顺利过渡到妊娠晚期后，选择最佳的分娩方式和时机，最终获得良好的围产结局是对 ICP 整个孕期管理的最终目的。关于 ICP 终止妊娠时机，至今没有很好的评价体系，无良好的循证医学证据，一般认为终止妊娠的时机和方法需结合孕周、病情严重程度及治疗后变化趋势等综合因素，遵循个体化评估的原则而实施。

一、终止妊娠时需考虑的因素

1. 孕周：是 ICP 孕妇终止妊娠时必须考虑的主要指标。根据英国皇家妇产科学院（RCOG）2006 年指南中的观点，尚无充分的循证医学证据证明孕 37 周前终止妊娠能改善 ICP 孕妇的不良围产结局（Ⅱ/B 级），但可以肯定的是，足月后尽早终止妊娠可以避免继续待产可能出现的死胎风险[45]。

2. 病情严重程度：病情程度的判断应当包括发病孕周、病程、瘙痒程度、生化指标（特别是血清甘胆酸、总胆汁酸、肝酶、胆红素)最高值和治疗后变化等,但至今无具体标准,更无涉及多个重要参考指标的评分标准,产前总胆汁酸水平>40μmol/L者是预测围产结局不良的较好指标[46-47]。

3. 胎儿监护指标:目前,无证据证明胎儿官内死亡与胎儿监护指标异常之间有相关性(Ⅱ/B级)。

二、ICP孕妇的产科处理

1. 继续妊娠并严密观察:(1)血清甘胆酸<43μmol/L或总胆汁酸<30μmol/L,肝酶水平正常或轻度升高,无黄疸,孕周<40周,可等待自然临产经阴道分娩;(2)孕周<34周时,尽可能延长孕周。

2. 尽早终止妊娠:(1)孕周>37周:血清甘胆酸≥43μmol/L或总胆汁酸>30μmol/L,伴有黄疸,总胆红素>20μmol/L;(2)孕周34～37周:血清甘胆酸≥64.5μmol/L或总胆汁酸>40μmol/L;伴有黄疸,总胆红素>20μmol/L;或既往因ICP致围产儿死亡者,此次妊娠已达34周,又诊断为重度ICP;(3)孕周32～34周:重度ICP,官缩>4次/h或强度>30mmHg(1mmHg=0.133kPa),保胎药物治疗无效者;(4)重度ICP:孕周>28周,高度怀疑胎儿官内窘迫。

3. 权衡后综合考虑:(1)孕周34～37周:血清甘胆酸43～64.5μmol/L或总胆汁酸30～40μmol/L;(2)孕周<34周:血清甘胆酸≥64.5μmol/L或总胆汁酸>40μmol/L;(3)ICP合并其他产科合并症:如双胎妊娠、子痫前期等。

三、阴道分娩

1. 阴道分娩指征:(1)ICP轻度;(2)无产科其他剖官产指征者;(3)孕周<40周。

2. 引产和产程管理:(1)引产:有观点认为,引产可能减少胎死官内风险,但证据水平极低[48]。在引产过程中注意避免官缩过强加重胎儿缺氧。(2)产程管理:制定产程计划,产程初期常规行OCT检查,产程中密切监测孕妇官缩、胎心率变化,避免产程过长,做好新生儿窒息的复苏准备,若存在胎儿窘迫状态,放宽剖官产指征。

四、剖宫产指征

(1)重度ICP;(2)既往死胎死产、新生儿窒息或死亡史;(3)胎盘功能严重下降或高度怀疑胎儿窘迫;(4)合并双胎或多胎、重度子痫前期等;(5)存在其他阴道分娩禁忌证者。

参 考 文 献

1. Heinonen S, Kirkinen P.Pregnancy outcome with intrahepatic cholestasis.Obstet Gynecol, 1999, 94: 189-193.

2. Kaaja RJ, Greer IA.Manifestations of chronic disease during pregnancy.JAMA, 2005, 294: 2751-2757.

3. Hardikar W, Kansal S, Oude Elferink RP, et al.Intrahepatic cholestasis of pregnancy: when should you look further? World J Gastroenterol, 2009, 15: 1126-1129.

4. Paternoster DM, Fabris F, Palù G, et al.Intra-hepatic cholestasis of pregnancy in hepatitis C virus infection.Acta Obstet Gynecol Scand, 2002, 81: 99-103.

5. Eloranta ML, Heinonen S, Mononen T, et al.Risk of obstetric cholestasis in sisters of index patients.Clin Genet, 2001, 60: 42-45.

6. Muehlenberg K, Wiedmann K, Keppeler H, et al.Recurrent intrahepatic cholestasis of pregnancy and chain-like choledo-cholithiasis in a female patient with stop codon in the ABDC4-gene of the hepatobiliary phospholipid transporter.Z Gastroenterol, 2008, 46: 48-53.

7. Mazhar SB, Rahim F, Furukh T.Fetomaternal outcome in triplet pregnancy.J Coll Physicians Surg Pak, 2008, 18: 217-221.

8. Wanggren K, Sparre LS, Wramsby H.Severe jaundice in early IVF pregnancy.Eur J Obstet Gynecol Reprod Biol, 2004, 112: 228-229.

9. Laifer SA, Stiller RJ, Siddiqui DS, et al.Ursodeoxycholic acid for the treatment of intrahepatic cholestasis of pregnancy.J Matern Fetal Med, 2001, 10: 131-135.

10. Al-Fares SI, Jones SV, Black MM.The specific dermatoses of pregnancy: a re-appraisal.J Eur Acad Dermatol Venereol, 2001, 15: 197-206.

11. Ambros-Rudolph CM, Müllegger RR, Vaughan-Jones SA, et al.The specific dermatoses of pregnancy revisited and reclassified: results of a retrospective two-center study on 505 pregnant patients.J Am Acad Dermatol, 2006, 54: 395-404.

12. Geenes V，Williamson C.Intrahepatic cholestasis of pregnancy. World J Gastroenterol，2009，15：2049-2066.

13. Barth A，Rost M，Kindt A，et al.Serum bile acid profile in women during pregnancy and childbed.Experimental Clin Endocrinol Diabetes，2005，113：372-375.

14. Castano G，Sookoian S，Burgueno A，et al.Association between single nucleotide polymorphisms in exon 28 of the ABC-transporter encoding gene MRP2（ABCC2）with intrahepatic cholestasis of pregnancy：a tagging single nucleotide polymorphism approach.Hepatology，2006，44：10.

15. Joutsiniemi T，Leino R，Timonen S，et al.Hepatocellular enzyme glutathione S-transferase alpha and intrahepatic cholestasis of pregnancy.Acta Obstet Gynecol Scand，2008，87：1280-1284.

16. Dann AT，Kenyon AP，Seed PT，et al.Glutathione S-transferase and liver function in intrahepatic cholestasis of pregnancy and pruritus gravidarum.Hepatology，2004，40：1406-1414.

17. Wojcicka J，Sienko J，Smolarczyk R，et al.Alpha-hydroxybutyrate dehydrogenase activity in intrahepatic cholestasis of pregnancy. Int J Gynaecol Obstet，2005，89：247-250.

18. 谈月娣.443 例妊娠期肝内胆汁淤积症临床分析.华西医科大学学报，1999，30：210-213.

19. 漆洪波，邵勇，吴味辛，等.妊娠肝内胆汁淤积症分度诊断和处理的临床意义.中华妇产科杂志，2004，39：14-17.

20. Glantz A，Marschall HU，Mattsson LA.Intrahepatic cholestasis of pregnancy：relationships between bile acid levels and fetal complication rates.Hepatology，2004，40：467-474.

21. 黄晓萍，邵建兰，姜荣娅.胎心率电子监护与脐血流测定对妊娠肝内胆汁淤积症胎儿监护的临床价值.临床和实验医学杂志，2008，7：59-60.

22. 孙红兵，梅劼，岳军，等.妊娠期肝内胆汁淤积症胎儿监护与围产儿预后关系分析.实用妇产科杂志，2007，23：424-427.

23. 梁青，邓学东，殷林亮.妊娠期肝内胆汁淤积症的脐动脉超声多普勒变化.中国医学影像技术，2006，22：1233-1235.

24. 梁萍.妊娠期肝内胆汁淤积症的脐动脉超声多普勒变化.医

学影像学杂志，2008，18：529-531.

25. Roncaglia N，Arreghini A，Locatelli A，et al.Obstetric cholestasis：outcome with active management.Eur J Obstet Gynecol Reprod Biol，2002，100：167-170.

26. Kroumpouzos G.Intrahepatic cholestasis of pregnancy：what's new.J Eur Acad Dermatol Venereol，2002，16：316-318.

27. Burrows RF，Clavisi O，Burrows E.Interventions for treating cholestasis in pregnancy.Cochrane Database Syst Rev，2001：CD000493.

28. Glantz A，Reilly SJ，Benthin L，et al.Intrahepatic cholestasis of pregnancy：Amelioration of pruritus by UDCA is associated with decreased progesterone disulphates in urine. Hepatology，2008，47：544-551.

29. Roncaglia N，Locatelli A，Arreghini A，et al.A randomised controlled trial of ursodeoxycholic acid and S-adenosyl-l-methionine in the treatment of gestational cholestasis.BJOG，2004，111：17-21.

30. Glantz A，Marschall HU，Lammert F，et al.Intrahepatic cholestasis of pregnancy：a randomized controlled trial comparing dexamethasone and ursodeoxycholic acid. Hepatology，2005，42：1399-1405.

31. Zapata R，Sandoval L，Palma J，et al.Ursodeoxycholic acid in the treatment of intrahepatic cholestasis of pregnancy.A 12-year experience.Liver Int，2005，25：548-554.

32. Sentilhes L，Bacq Y.Intrahepatic cholestasis of pregnancy.J Gynecol Obstet Biol Reprod（Paris），2008，37：118-126.

33. Mazzella G，Rizzo N，Azzaroli F，et al.Ursodeoxycholic acid administration in patients with cholestasis of pregnancy：effects on primary bile acids in babies and mothers.Hepatology，2001，33：504-508.

34. Smolarczyk R，Grymowicz M，Sienko J，et al.Successful perinatal outcome in an early onset intrahepatic cholestasis of pregnancy with extremely high serum hepatic function tests. Gynecol Endocrinol，2009，25：475-476.

35. Nicastri PL，Diaferia A，Tartagni M，et al.A randomised

placebo-controlled trial of ursodeoxycholic acid and S-adenosylmethionine in the treatment of intrahepatic cholestasis of pregnancy.Br J Obstet Gynaecol,1998,105: 1205-1207.

36. 许倩,许建娟.腺苷蛋氨酸治疗妊娠肝内胆汁淤积症疗效探讨.中国优生与遗传杂志,2004,12:83-84.

37. 王涛,刘淑芸,许良智,等.S-腺苷蛋氨酸改善妊娠肝内胆汁淤积症患者妊娠结局的评价.中国循证医学杂志,2005,5: 130-135,156.

38. Floreani A,Paternoster D,Melis A,et al.S-adenosylmethionine versus ursodeoxycholic acid in the treatment of intrahepatic cholestasis of pregnancy:preliminary results of a controlled trial.Eur J Obstet Gynecol Reprod Biol,1996,67:109-113.

39. 王雯,姚琦玮.两种剂量腺苷蛋氨酸治疗妊娠期肝内胆汁淤积症临床观察.肝脏,2006,11:367-368.

40. Diac M,Kenyon A,Nelson-Piercy C,et al.Dexamethasone in the treatment of obstetric cholestasis:a case series.J Obstet Gynaecol,2006,26:110-114.

41. Binder T,Salaj P,Zima T,et al.Randomized prospective comparative study of ursodeoxycholic acid and S-adenosyl-L-methionine in the treatment of intrahepatic cholestasis of pregnancy.J Perinat Med,2006,34:383-391.

42. Warren JE,Blaylock RC,Silver RM.Plasmapheresis for the treatment of intrahepatic cholestasis of pregnancy refractory to medical treatment.Am J Obstet Gynecol,2005,192:2088-2089.

43. Alallam A,Barth D,Heathcote EJ.Role of plasmapheresis in the treatment of severe pruritus in pregnant patients with primary biliary cirrhosis:case reports.Can J Gastroenterol,2008,22: 505-507.

44. Lemoine M,Revaux A,Francoz C,et al.Albumin liver dialysis as pregnancy-saving procedure in cholestatic liver disease and intractable pruritus.World J Gastroenterol,2008,14:6572-6574.

45. Lee RH,Kwok KM,Ingles S,et al.Pregnancy outcomes during

an era of aggressive management for intrahepatic cholestasis of pregnancy.Am J Perinatol，2008，25：341-345.

46．Savonius H，Riikonen S，Gylling H，et al.Pregnancy outcome with intrahepatic cholestasis.Acta Obstet Gynecol Scand，2000，79：323-325.

47．Favre N，Bourdel N，Sapin V，et al.Importance of bile acids for intra-hepatic cholestasis of pregnancy.Gynecol Obstet Fertil，2010，38：293-295.

48．Mozurkewich E，Chilimigras J，Koepke E，et al.Indications for induction of labour: a best-evidence review.BJOG，2009，116：626-636.

（通信作者：贺　晶）

备注：中华医学会妇产科学分会产科学组参与执笔"妊娠期肝内胆汁淤积症诊疗指南"的专家组成员：贺晶、刘兴会、漆洪波。审阅专家组成员：杨慧霞、边旭明、胡娅莉

（本文刊载于《中华妇产科杂志》2011年第46卷第5期第391-395页）

第七章

《妊娠合并梅毒的诊断和处理专家共识》解读·病案分析

樊尚荣　黎　婷

北京大学深圳医院

引　言

梅毒螺旋体可以通过胎盘感染胎儿,对孕妇和胎婴儿均危害严重。妊娠合并梅毒在国内发病率多数地区为 2‰~5‰[1-2]。孕妇未经治疗的一、二期梅毒早产发病率达 50%,早期潜伏梅毒早产发病率达 20%,先天性梅毒发病率达 40%;二期梅毒几乎 100% 感染胎儿,晚期潜伏梅毒感染胎儿机会仍有 10%。先天性梅毒仍是引起不良围产儿结局的原因之一。对妊娠合并梅毒的规范治疗可有良好的妊娠结局,二期梅毒治疗后可预防94% 的先天性梅毒,一期梅毒和晚期潜伏梅毒治疗后可预防先天性梅毒,如在妊娠 20 周内治疗,可预防99%的先天性梅毒[3]。中华医学会妇产科学分会感染性疾病协作组在 2012 年发表了《妊娠合并梅毒的诊断和处理专家共识》(以下简称《共识》),对相关问题提出了推荐。以下对《共识》进行解读,同时对一个案例进行分析,讨论治疗方法,在文末也附了《2010 年美国疾病控制和预防中心的梅毒治疗指南》,以其帮助读者理解《共识》。

解 读 细 则

一、概述

《共识》中描述:

梅毒是由梅毒螺旋体引起的一种慢性传染病,临床表现复杂，几乎可侵犯全身各器官，造成多器官损害。妊娠合并梅毒发病率在多数地区为2‰～5‰[1-2]。梅毒对孕妇和胎婴儿均危害严重，梅毒螺旋体可以通过胎盘感染胎儿，自妊娠2周起即可感染胎儿引起流产，妊娠16～20周后梅毒螺旋体可通过感染胎盘播散到胎儿所有器官，引起死胎、死产或早产。梅毒如未经治疗，可导致自然流产或死产（17%～46%）、早产或低出生体重（25%）、新生儿死亡（12%～35%）或婴儿感染（21%～33%），不良围产结局发生率为36%～81%。导致不良围产结局的因素包括：早期梅毒（特别是二期梅毒）、非螺旋体试验抗体高滴度［如快速血浆反应素环状卡片实验（RPR）或性病研究实验室试验（VDRL）滴度≥1∶16］和孕早期未及时诊治（如治疗后30天内分娩）[3-8]。国外研究中，对妊娠合并梅毒规范治疗，二期梅毒治疗后可预防94%的新生儿患先天性梅毒，一期梅毒和晚期潜伏梅毒治疗后可预防新生儿患先天性梅毒，如在妊娠20周内治疗，则可预防99%的新生儿患先天性梅毒[9]。国内研究中，通过及时诊断和治疗妊娠合并梅毒，99%孕妇可获得健康婴儿[10]。

解读：

基于妊娠合并梅毒的严重危害，中华医学会妇产科学分会感染性疾病协作组专家经过2年反复集中讨论、研究国内外文献，在2011年7月就妊娠合并梅毒的诊断和处理取得一致意见，《妊娠合并梅毒的诊断和处理专家共识》在2012年《中华妇产科杂志》发表[11]。当前存在妊娠合并梅毒的诊断和处理认识不足，临床医生甚至研究人员对妊娠合并梅毒的诊断和处理概念不清，存在对妊娠合并梅毒在妊娠期过度治疗和对妊娠合并梅毒孕妇所分娩新生儿过度诊断和过度治疗的问题[12]。根据上海535 537例孕妇和深圳159 017例孕妇梅毒筛查结果，《共识》指出中国妊娠合并梅毒发病率为2‰～5‰[1-2]。根据美国Parkland医院对340例妊娠合并梅毒孕妇的治疗研究结果，发现对妊娠合并梅毒进行规范治疗，二期梅毒治疗后可预防94%的新生儿患先天性梅毒，一期梅毒和晚期潜伏梅毒治疗后可预防新生儿患先天性梅毒，如在妊娠20周内治疗，则可预防99%的新生儿患先天性梅毒[9]。根据深圳对1768例妊娠合并梅毒的治疗研究，发现通过及时诊断和治疗妊娠合并梅毒，99.1%的孕妇可获得健康婴儿[10]。

二、病程和分期

《共识》中描述：

梅毒螺旋体侵入人体后，经过2～4周的潜伏期，在侵入部位发生炎症反应，形成硬下疳，称为一期梅毒。出现硬下疳后，梅毒螺旋体由硬下疳附近的淋巴结进入血液扩散到全身。经过6～8周，几乎所有的组织及器官均受侵，称为二期梅毒。二期梅毒的症状可不经治疗而自然消失，又进入潜伏状态，称为潜伏梅毒。当机体抵抗力降低时，可再出现症状，称为二期复发梅毒，可以复发数次。根据病期可将梅毒分为早期梅毒与晚期梅毒。早期梅毒：病期在2年以内，包括：①一期梅毒（硬下疳）；②二期梅毒（全身皮疹）；③早期潜伏梅毒。晚期梅毒：病期在2年以上，包括：①皮肤、黏膜、骨、眼等梅毒；②心血管梅毒；③神经梅毒；④内脏梅毒；⑤晚期潜伏梅毒[3, 13-18]。

解读：

大约70%的妊娠合并梅毒为潜伏梅毒[9]。潜伏梅毒感染者表现为梅毒血清学试验阳性但患者无梅毒临床表现。潜伏梅毒并不代表疾病无进展或传染性。有关诊断早期潜伏梅毒和晚期潜伏梅毒的时间规定并不一致，之前的文献规定病期在2年以内的潜伏梅毒为早期潜伏梅毒，2年以后的潜伏梅毒为晚期潜伏梅毒[3, 11, 15]。最近的文献规定早期潜伏期梅毒指感染第1年以内的潜伏梅毒，晚期潜伏梅毒指感染1年之后的潜伏梅毒[13-14]。潜伏梅毒通常只在感染后头4年可能发生复发，感染后4年内的患者均可能有传染性。感染4年后的晚期潜伏梅毒不易复发。但晚期潜伏梅毒可通过垂直传播感染胎儿。晚期潜伏梅毒或三期梅毒可累及全身器官系统，表现为神经梅毒、心血管梅毒、树胶肿样梅毒[19]。将早期潜伏梅毒的诊断时间缩短至1年内，提示有更多的潜伏梅毒会诊断为晚期潜伏梅毒，这些患者将需要更多的长效青霉素治疗。

三、诊断

《共识》中描述：

对所有孕妇在妊娠后首次产科检查时做梅毒血清学筛

查,最好在妊娠 3 个月内开始首次产科检查。对梅毒高发地区孕妇或梅毒高危孕妇,在妊娠末 3 个月及临产前再次筛查。一期梅毒可直接从病灶皮肤黏膜损害处取渗出物,暗视野显微镜下如见活动的梅毒螺旋体即可确诊。各期梅毒均可通过血清学和脑脊液检查诊断。妊娠合并梅毒以潜伏梅毒多见,强调血清学筛查[3, 13-18]。

诊断梅毒的实验室检查方法如下:(1)暗视野显微镜检查早期梅毒皮肤黏膜损害处渗出物可查到活动的梅毒螺旋体。(2)血清学检查非螺旋体试验包括 PRP、VDRL,螺旋体试验包括螺旋体明胶凝集试验(TPPA)、荧光螺旋体抗体吸附试验(FTA-ABS)。非螺旋体试验或螺旋体试验可相互确诊。非螺旋体试验用心磷脂做抗原,检查血清中抗心磷脂抗体。如上述试验阳性,还可作定量试验,用于疗效判断。但当患者有自身免疫性疾病、近期有发热性疾病、妊娠或药瘾时可出现假阳性反应,进一步确诊需作螺旋体试验。螺旋体试验的抗原为梅毒螺旋体本身,以检查血清中抗梅毒螺旋体特异性抗体。螺旋体实验检测抗梅毒螺旋体 IgG 抗体,感染梅毒后该抗体将终身阳性,故不能用于疗效、复发或再感染的判定。(3)脑脊液检查:包括脑脊液非螺旋体试验、细胞计数及蛋白测定等。需要脑脊液检查除外神经梅毒的情况包括:神经系统或眼部症状和体征;治疗失败;人免疫缺陷病毒(HIV)感染;非螺旋体试验抗体效价≥1:32(明确病期 1 年内者除外);非青霉素治疗(明确病期少于 1 年者除外)。

解读:

非螺旋体试验抗体浓度与疾病活动性相关,抗体滴度 4 倍变化或稀释 2 倍(如从 1:16 到 1:4,或从 1:8 到 1:32)代表 2 次螺旋体试验结果差异有临床意义。同一患者的非螺旋体试验抗体滴度检测最好应用相同的测试方法(如 VDRL 或 RPR),并最好在同一实验室检测。VDRL 和 RPR 定量结果不能直接比较,通常 RPR 抗体滴度略高于 VDRL 者,非螺旋体试验抗体滴度在治疗后通常下降或随时间推移转阴,某些患者非螺旋体试验抗体可持续很长一段时间不转为阴性,称为"血清固定"。无论患者是否经过治疗,多数患者的螺旋体试验终生阳性,大约有 15%~25% 一期梅毒患者在治疗后 2~3 年后螺旋体试验转为阴性。所以,螺旋体试验抗体滴度检测不能评估治疗反应。对螺旋体筛选实验阳性患者选择检测非螺旋体试验抗体滴度指导治疗,当病毒感染和自身免疫性疾病时非螺旋体试验(RPR 或 VDRL)可出现假阳性反应[13]。为达到世界卫生组织和国家卫生计生委根除先天性梅毒的目标,规定对所有孕妇在怀孕 3 个月内开始首次产科检查时筛查梅毒[7, 20-21]。由于怀孕后仍然存在感染机会,《共识》要求对梅毒高发地区孕妇或梅毒高危孕妇,在妊娠末 3 个月及临产前再次筛查。

四、梅毒的治疗

《共识》中描述:

一般原则:妊娠合并梅毒的治疗原则为及早和规范治疗。首选青霉素治疗有双重目的,一方面治疗孕妇梅毒,另一方面预防或减少婴儿患先天性梅毒。在妊娠早期治疗有可能避免胎儿感染,在妊娠中晚期治疗可能使受感染胎儿在分娩前治愈。如孕妇梅毒血清学试验阳性,又不能排除梅毒时,尽管曾接受过抗梅毒治疗,为保护胎儿应再次接受抗梅毒治疗。梅毒患者妊娠时,如果已经接受正规治疗和随诊,则无需再治疗。如果对上次治疗和随诊有疑问,或此次检查发现有梅毒活动征象,应再接受一个疗程的治疗[3, 13-18]。

解读:

由于梅毒对孕妇和胎婴儿的严重危害,妊娠期筛查和治疗梅毒的重要目标之一是预防先天性梅毒。先天性梅毒发生与以下因素相关:①梅毒期别:梅毒期别越早,发生先天性梅毒的几率越高,未经治疗的早期梅毒、早期潜伏梅毒和晚期潜伏梅毒患者先天性梅毒的发生率分别为 50%、40% 和 10%;②治疗时机:文献[22]报道,如距分娩 30 天内治疗,先天性梅毒很难避免,新生儿生后即需驱梅治疗;③梅毒血清抗体滴度高低:梅毒血清滴度越高,死胎或死产发生率越高,如果没有及时治疗,孕妇非梅毒血清抗体滴度 RPR 或 VDRL≥1∶16 者容易发生胎儿感染,RPR 或 VDRL≤1∶4 者不容易发生胎儿感染[8];④未系统产前检查:产前检查次数少及首次产前检查过晚或没有产前检查均是发生先天性梅毒的高危因素。

由于国内缺乏高质量循证医学研究结果,《共识》推荐的治疗原则和治疗方案主要依据《2010 年美国 CDC 性传播疾病治疗指南》、《2008 年欧洲梅毒治疗指南》和《2008 年英国梅毒治疗指南》，并结合国内经验，指出妊娠合并梅毒不同病期的治疗与非妊娠期梅毒相似[3, 11, 13-17]。"《共识》"没有沿用国内以往推荐中"发现梅毒即开始一疗程正规驱梅治疗，妊娠晚期再行一疗程驱梅治疗"。主要基于以下考虑：①原推荐没有明确的研究支持；②原推荐存在滥用抗生素问题，不符合抗生素应用原则。③董悦[3]在《中华妇产科学》（第 2 版）梅毒治疗中已不采用"发现梅毒即开始一疗程正规驱梅治疗，妊娠晚期再行一疗程驱梅治疗"，上海市皮肤病性病医院性病研究室周平玉也提出对妊娠合并梅毒应该做有说服力的临床研究[23]；④为最大限度预防先天性梅毒，在《共识》中强调治疗后严格随访，对有重复治疗指征者重复治疗，《共识》中罗列了重复治疗的指征，指出"治疗后 3 个月如非螺旋体抗体滴度上升或未下降 2 个稀释度，应予重复治疗"[11]。

《共识》中描述：

治疗方案：妊娠合并梅毒不同病期的治疗与非妊娠期梅毒治疗相似[3, 13-18]。

一期梅毒、二期梅毒和病程不到 1 年的潜伏梅毒，应用苄星青霉素 240 万 U，肌内注射，每周 1 次，连用 2 周；或普鲁卡因青霉素 80 万 U，肌内注射，1 次 /d，10～14d。

病程超过 1 年或病程不清楚的潜伏梅毒、梅毒瘤树胶肿及心血管梅毒，应用苄星青霉素 240 万 U，肌内注射，每周 1 次，连用 3 周（共 720 万 U）；或普鲁卡因青霉素 80 万 U，肌内注射，1 次 /d，10～14d。

神经梅毒：水剂青霉素：300 万～400 万 U，静脉滴注，每 4 小时 1 次，连用 10～14d。之后继续应用苄星青霉素：240 万 U，肌内注射，每周 1 次，连用 3 周（共 720 万 U），或普鲁卡因青霉素：240 万 U，肌内注射，1 次 /d，加丙磺舒 500mg，口服，4 次 /d，两药合用，连用 10～14d。

特殊问题：

对青霉素过敏者：首先探究其过敏史的可靠性，必要时重做青霉素皮肤试验。对青霉素过敏者，首选口服或静脉滴注青霉素脱敏后再用青霉素治疗[3, 13]。脱敏无效时，可选用头孢类抗生素或红霉素治疗，如头孢曲松 500mg，肌内注射，

1次/d, 共10d, 或红霉素500mg, 4次/d, 口服, 连续14d。应该注意的是头孢曲松可能和青霉素交叉过敏, 之前有严重青霉素过敏史者不应选用头孢曲松治疗或进行青霉素脱敏。尚缺乏头孢类抗生素经胎盘到胎儿的药代动力学及其预防先天性梅毒效果的文献。分娩后选择强力霉素治疗。

吉-海反应(Jarisch-Herxheimer reaction): 吉-海反应为驱梅治疗后梅毒螺旋体被杀死后释放出大量异种蛋白和内毒素, 导致机体产生强烈变态反应。表现为发热、子宫收缩、胎动减少、胎心监护暂时性晚期胎心率减速等。孕妇与胎儿梅毒感染严重者治疗后吉-海反应、早产、死胎或死产发生率高。对孕晚期非螺旋体试验抗体高滴度(如RPR≥1:32阳性)患者治疗前口服强的松5mg, 4次/d, 共4d, 可减轻吉-海反应。

产科处理: 妊娠合并梅毒属高危妊娠, 在妊娠期24~26周的超声检查时应注意和发现胎儿先天性梅毒征象, 包括胎儿肝脾肿大、胃肠道梗阻、腹水、胎儿水肿、胎儿生长受限及胎盘增大变厚等, 超声检查发现胎儿明显受累常常提示预后不良, 未发现胎儿异常者无需终止妊娠。驱梅治疗时注意监测和预防吉-海反应; 分娩方式根据产科指征确定; 在分娩前已接受规范驱梅治疗并对治疗反应良好者, 排除胎儿感染后, 可以母乳喂养。

其他注意事项: 四环素和强力霉素孕妇禁用, 需要告知应用红霉素治疗不能预防先天性梅毒。许多孕妇治疗失败与再感染有关, 性伴侣必须同时检查和治疗。所有妊娠合并梅毒孕妇在治疗前应同时检查(HIV)及其他性传播疾病(STD)。

解读:

以上治疗推荐主要参考美国、英国和欧洲等国家或地区妊娠合并梅毒的诊断和处理指南[13-15], 并结合我国实际情况而制定。对应用非青霉素治疗者, 需要充分告知分娩先天性梅毒儿的风险。对妊娠合并梅毒的治疗需要了解和重视吉-海反应, 在治疗前需要知情告知, 在治疗中要注意监测和预防[3, 13-15]。梅毒螺旋体对青霉素敏感, 应用青霉素治疗后基本可以治愈, 有关妊娠合并梅毒的指南和主要专著均没有提出妊娠合并梅毒孕妇需要特别的分娩方式[3, 13-15]。妊娠合并梅毒孕妇所分娩的婴儿，如果母亲在孕期已经接受规范驱梅治疗并对治疗反应良好者，不会在乳汁中出现梅毒螺旋体。一些患者由于在孕期应用非青霉素治疗，不能确保药物通过胎盘治愈胎儿，这种情况下，可能出现胎儿感染梅毒，母乳喂养有可能使已经治愈的产妇再次感染，所以《共识》要求需要"排除胎儿感染后可以母乳喂养"。梅毒和 HIV 都是性传播疾病，它们同时存在于一个病体并不少见，在 120 例梅毒实验阳性妇女中，5.8%（7/120）有 HIV-1 抗体；44 例 VDRL 滴度大于等于 1∶16（表明近期感染）妇女中，2.3%（1/44）有 HIV-1 抗体[24]。梅毒合并 HIV 感染患者可以出现不同的梅毒血清学反应，这些患者的梅毒血清学抗体滴度常常稍高，也可能出现假阴性或延迟出现梅毒血清学抗体[14]。

五、随访

《共识》中描述：

孕妇的随访：早期梅毒经足量规范治疗后 3 个月非螺旋体试验抗体滴度下降 2 个稀释度，6 个月后下降 4 个稀释度。一期梅毒 1 年后非螺旋体试验转为阴性，二期梅毒 2 年后转为阴性。晚期梅毒治疗后非螺旋体试验抗体滴度下降缓慢，大约 50% 患者治疗后 2 年非螺旋体试验仍阳性。

妊娠合并梅毒治疗后，在分娩前应每个月行非螺旋体试验，抗体高滴度在患者治疗后 3 个月如非螺旋体抗体滴度上升或未下降 2 个稀释度，应予重复治疗。低抗体滴度（如 VDRL≤1∶2；RPR≤1∶4）患者治疗后非螺旋体试验抗体滴度下降常不明显，只要治疗后非螺旋体试验抗体滴度无上升，通常无需再次治疗，分娩后按非孕妇梅毒随诊[3, 13-18]。

新生儿的随访：根据妊娠合并梅毒孕妇分娩前是否诊断或有效治疗，新生儿可能有以下 4 种情况[13]。

第一，对妊娠合并梅毒孕妇所分娩婴儿，体检无异常发现，婴儿血非螺旋体试验抗体滴度≤4 倍母血抗体滴度，若母亲符合下列情况：①母亲在怀孕前得到恰当治疗；②孕期和分娩时非螺旋体试验抗体滴度稳定地维持在低水平（VDRL≤1∶2；RPR≤1∶4），无需对婴儿进行有关临床和实验室的检测，也无需对婴儿进行治疗或选择以下方案治疗：苄星青霉素 5 万 U/kg，肌内注射，共 1 次。

第二，对妊娠合并梅毒孕妇所分娩婴儿，体检无异常发现，婴儿血非螺旋体试验抗体滴度≤4倍母血抗体滴度，若母亲符合下列情况：①已经在分娩前1个月恰当治疗者；②经抗梅毒治疗后，非螺旋体试验抗体滴度降低超过4倍；③晚期潜伏梅毒血非螺旋体试验抗体滴度维持在低水平；④孕妇无梅毒复发或再感染证据者，无需对婴儿进行有关临床和实验室的检测。上述婴儿也可选择单纯观察或以下治疗：苄星青霉素5万U/kg，肌内注射，共1次。

第三，对妊娠合并梅毒孕妇所分娩婴儿，体检无异常发现，婴儿血非螺旋体试验抗体滴度≤4倍母血抗体滴度，若母亲存在下列情况：①患梅毒而未经治疗或未恰当治疗者；②产前1个月内开始梅毒治疗者；③妊娠期应用非青霉素疗法治疗者；④经抗梅毒治疗后，非螺旋体试验抗体滴度未获预期降低或升高者；⑤缺乏充分抗梅毒治疗证据者；其婴儿的检测包括：脑脊液检查，长骨X线检查和血液常规检查。上述检查诊断或高度怀疑先天性梅毒的患儿需要进行以下治疗：**方案1：**水剂青霉素，出生7d内，5万U/kg，1次/12h，静脉滴注；出生7d后，5万U/kg，1次/8h，静脉滴注，连续10d。**方案2：**普鲁卡因青霉素，5万U/kg，1次/d，肌内注射，连续10d。**方案3：**苄星青霉素，5万U/kg，肌内注射，共1次。

第四，诊断或高度怀疑先天性梅毒的依据：①先天性梅毒的临床症状和体征；②从病变部位、胎盘或脐带处找到梅毒螺旋体；③体液梅毒螺旋体IgM抗体(+)；④婴儿血非螺旋体试验抗体滴度较母血增高>4倍。对诊断或高度怀疑先天性梅毒患儿的检查项目：脑脊液检查；血常规检查；根据临床需要做其他检查，如长骨X线检查、胸片、肝功能检查、颅脑超声、眼底检查和脑干视觉反应。对诊断或高度怀疑先天性梅毒的患儿按先天性梅毒治疗，治疗方案1：水剂青霉素，出生7d内，5万U/kg，1次/12h，静脉滴注；出生7d后，5万U/kg，1次/8h，静脉滴注，连续10d。治疗方案2：普鲁卡因青霉素，5万U/kg，1次/d，肌内注射，连续10d。

新生儿随诊中其他情况的处理有以下三点：

第一，血清阳性未加治疗的婴儿于生后0、3、6和12个月时进行严密随诊，未获感染者，非螺旋体试验抗体滴度从3月龄应逐渐下降，至6月龄时消失。若发现其滴度保持稳定或增高,则应对患婴重新检测评价,并彻底治疗。少数未获感染者,梅毒螺旋体抗体可能存在长达1年之久,若超过1年仍然存在,则该婴儿应按先天性梅毒治疗。

第二,已予驱梅治疗的婴儿,注意观察非螺旋体试验抗体滴度下降情况,该抗体滴度通常至6月龄时消失。不应选用螺旋体试验诊断婴儿是否感染,因为若婴儿已感染,尽管经过有效治疗,该类试验仍可为阳性。已经证实脑脊液细胞数增高的婴儿,应每6个月复查脑脊液1次,直至脑脊液细胞计数正常为止。如果2年后细胞计数仍不正常,或每次复查无下降趋势者,则该婴儿应予重复治疗,亦应6个月检查脑脊液1次,若仍脑脊液非螺旋体试验阳性,应予重复治疗。

第三,若治疗曾中断1天以上,则整个疗程必须重新开始。所有有症状梅毒患儿,均应进行眼科检查。凡需作检测评估的婴儿,经评估后未发现任何需治疗指征者,则属于先天性梅毒低危对象。若其母亲在妊娠期接受红霉素治疗,或不能确保密切随诊,则婴儿予苄星青霉素5万U/kg单次肌内注射预防性治疗。

第四,新生儿期以后,发现患儿梅毒,均应作脑脊液检查,排除先天性梅毒。如考虑先天性梅毒或病变累及神经系统,可以采用水剂青霉素5万U/kg,静脉注射,1次/4~6h,连用10~14d。年龄较大儿童,确定为获得性梅毒且神经系统检查正常者,应用苄星青霉素5万U/kg,单剂(最大剂量240万U)肌内注射治疗。有青霉素过敏史儿童,应作皮肤试验,必要时脱敏。治疗后随诊同前述[3, 13-18]。

解读:

《共识》强调对孕妇在治疗后严密随诊,这样可发现需要重复治疗的患者。治疗失败与再感染有关,强调对患者的性伴常规检查和治疗(流行病学治疗)。目前存在先天性梅毒过度诊断,并由此引起过度治疗,不但造成资源浪费,还对产妇造成巨大压力。《共识》主要根据2010年美国CDC[13]性传播疾病治疗指南,根据对妊娠合并梅毒孕妇在分娩前是否诊断或有效治疗,对新生儿可能的4种情况分别处理。避免将妊娠合并梅毒孕妇分娩的所有新生儿转诊到儿科检查和治疗。指南也努力使新生儿得到合理检查和治疗,强调对先天性梅毒低危险新生儿避免常规住院输注抗生素,可以选择最简单的方案如单次肌内注射苄星青霉素预防,做好知情告知,对新生儿规范随诊和处理[11]。有关先天性梅毒诊断标准第3项依据"体液抗梅毒螺旋体IgM(+)"项的体液主要指血液,尽管有文献[3]报道应用其诊断先天性梅毒,但因为其敏感性和特异性较低,临床应用较少,2010年美国CDC[13]性传播疾病治疗指南并没有推荐应用其诊断先天性梅毒。

评价与展望

Gomez等(2013年)进行文献分析,在确定的3258份引文中,6份纳入分析,所有都是病例对照研究。在未经治疗的梅毒妇女妊娠中,较之非梅毒妇女,妊娠丢失和死胎率要高出21%,新生儿死亡率高出9.3%,早产或低出生体重高5.8%。未经治疗梅毒母亲的婴儿中,15%有临床证据表明其感染先天性梅毒[25]。对妊娠合并梅毒的规范治疗可有良好的妊娠结局,二期梅毒治疗后可预防94%的先天性梅毒,一期梅毒和晚期潜伏梅毒治疗后可预防先天性梅毒,如在妊娠20周内治疗,可预防99%的先天性梅毒[3, 11]。2007年世界卫生组织启动全球根除先天性梅毒计划,设定在2015年对至少90%的孕妇筛查梅毒,至少使90%的血清学诊断的妊娠期梅毒得到恰当治疗[26]。为了应对梅毒疫情蔓延,国家卫生计生委(前卫生部)启动了10年国家梅毒预防和控制计划(National Syphilis Prevention and Control Plan, NSCP),计划的中心任务是避免先天性梅毒(congenital syphilis, CS)病例,提高产前梅毒筛查覆盖率,使城市和乡村梅毒筛查覆盖率分别达到80%和60%,城市和乡村妊娠梅毒恰当治疗率分别达到90%和70%,并增加成年人对梅毒的认识[27]。NSCP的目标是减少新增CS病例,到2015年,新增CS病例低于30/10万活产;到2020年,新增CS病例低于15/10万活产。在2009年,新增CS病例为139/10万活产,2015年的目标预计为在2009年新增CS病例的基础上减少78.4%,这一目标与世界卫生组织的推荐相一致,最终实现2020年目标,使新增CS病例低于15/10万活产[7]。一项孕妇梅毒筛查干预的系统性回顾总结通过产前保健服务实现的一系列可行的具有成本效益的干预措施,可使梅毒引起的死胎和围产期死亡减少 50%[28]。为实现根除先天性梅毒目标，所有孕妇均应在妊娠后首次产科检查时作梅毒血清学筛查，最好在妊娠 3 个月内开始首次产科检查。对梅毒高发地区的孕妇或梅毒高危孕妇，在妊娠末 3 个月及临产前再次筛查。

《共识》没有沿用国内以往推荐的在妊娠晚期重复驱梅治疗，主要基于以下考虑：①常规重复治疗没有明确的循证医学依据，包括世界卫生组织及英、美等国的相关指南中均不曾建议重复治疗，国外的医学专著中也无类似提法；②重复治疗存在滥用抗生素问题，不符合抗生素应用原则；③董悦在《中华妇产科学》(第 2 版)妊娠合并梅毒治疗中已经不提倡重复治疗，上海市皮肤病性病医院性病研究室周平玉对"妊娠末 3 个月重复 1 个疗程驱梅治疗"的建议提出应该做有说服力的临床研究；④为最大限度预防先天性梅毒，在《共识》中强调治疗后严格随访[3,11,23]。有必要研究《共识》推荐的治疗原则与之前推荐的治疗原则在预防先天性梅毒方面的效果差异。

目前存在先天性梅毒过度诊断，并由此引起过度治疗，不但造成资源浪费，还对产妇造成巨大压力。Wu 和 Zhou 在质疑 Tucker 等关于中国先天性梅毒发病率快速上升文章中介绍上海对先天性梅毒的诊断研究，追踪 42 例报告到 CDC 先天性梅毒 12 个月，最后没有病例可确诊为先天性梅毒[12]。《共识》根据孕期诊断、治疗、及治疗的反应和新生儿检测结果，对妊娠合并梅毒孕妇所分娩新生儿的处理做了推荐，对不能诊断为先天性梅毒的新生儿强调随诊，必要时予苄星青霉素 5 万 U/kg，单剂(最大剂量 240 万 U)肌内注射治疗。医务人员需要不断更新知识，避免对妊娠合并梅毒孕妇所分娩新生儿过度诊断和过度治疗[3,11,13,15,29]。

病 案 分 析

病例 1

孕妇，28 岁，妊 1 产 0，停经 11 周。末次月经 1998 年 10 月 23 日，预产期 1999 年 7 月 30 日。

查体：体温 37℃，脉率 80 次/分钟，呼吸 20 次/分钟，血压 14.6/9.3kPa。全身皮肤黏膜无异常,头颅、脊柱、四肢、心、肺无异常,腹部平坦。血液常规:血红蛋白(HGB)109g/L,白细胞计数(WBC)6.46×10^9/L,血小板计数(PLT)225×10^9/L。肝功能、肾功能各项指标在正常范围。TORCH 筛查:弓形虫抗体(TG)−,IGM(−);疹病毒抗体(RV)−,IGM(−);巨细胞病毒抗体(CMV)−,IGM(−);单纯疱疹病毒Ⅱ(HSV)−,IGM(−)。乙型肝炎病毒表面抗原(HbsAg)(−)。人类免疫缺陷病毒抗体筛查:(−)。梅毒血清学筛查:血清 TRUST 滴度 1:8 (+),TPHA 滴度 1160(+)。

妇科检查:外阴:无充血及皮疹;阴道:畅;子宫颈:光滑;子宫:前位,增大如孕 11 周大小;附件:双侧未触及包块和压痛。B超检查:宫内早孕,妊娠 11 周大小。

诊断:①宫内孕 11 周,妊 1 产 0;②潜伏期梅毒。

治疗:予苄星青霉素 240 万 U,肌内注射,每周 1 次,连用 3 周(共 720 万 U)。患者经驱梅治疗后,每月监测 TRUST 滴度,治疗后第 12 周 TRUST 滴度下降为 1:4(+),产时 TRUST 滴度 1:2(+),新生儿出生后取血查 TRUST 滴度 1:2 (+),19s-IgM-TPHA(−)。随诊到出生后第 3 个月,婴儿血 TRUST(−),19s-IgM-TPHA 阴性。证实婴儿无先天性梅毒。产妇产后第 3 个月复查 TRUST 滴度 1:2(+),仍在随访中。

分析:

国内研究中,通过及时诊断和治疗妊娠合并梅毒,99% 孕妇可获得健康婴儿。规定对所有孕妇在早孕期常规进行梅毒血清学筛查[11]。本例患者在早孕期按规范筛查,发现孕妇 TRUST 滴度 1:8(+),TPHA 滴度 1:160(+),确诊为妊娠合并梅毒,由于患者潜伏期不清楚,按照《共识》,予苄星青霉素 240 万 U,肌内注射,每周 1 次,连用 3 周(共 720 万 U)[30]。治疗后每月监测 TRUST 滴度,治疗后第 12 周 TRUST 滴度下降为 1:4(+),显示治疗有效,按照《共识》,晚孕期未再应用苄星青霉素,产时检查 TRUST 滴度 1:2(+)。对新生儿出生后取血查 TRUST 滴度 1:2(+),这一滴度与其母 TRUST 滴度 1:2(+)相同,考虑为母亲梅毒 IgG 抗体通过胎盘到胎儿,结合母亲孕期治疗历史,不诊断新生儿感染,未予进一步检查和治疗,随诊到出生后第 3 个月,婴儿血 TRUST(−),19s-IgM-TPHA 阴性,证实婴儿无先天性梅毒。产妇在产后第 3 个月复查 TRUST 滴度仍未 1:2(+)，考虑为血清固定，未进一步应用苄星青霉素治疗，仅继续随访。通过本个案，强调规范产检，按《共识》治疗和随访，可以获得满意结局[11,30]。

病例2

孕妇，22 岁，停经 34 周，检查发现死胎 1 天于 2008 年 12 月 19 日入院。末次月经 2008 年 4 月 20 日，预产期 2009 年 1 月 27 日，未规范产前检查，孕期未筛查梅毒、人免疫缺陷病毒和糖尿病，未做唐氏筛查。因胎动消失 3 天来院超声检查发现死胎。

入院查体：体温 37℃，脉率 80 次 / 分钟，呼吸 20 次 / 分钟，血压 14.6/9.3kPa。全身皮肤黏膜无异常，头颅、脊柱、四肢、心、肺无异常，腹部膨隆。专科检查：宫高 30cm，腹围 88cm，头先露，胎心未闻及。骨盆检查各经线在正常范围。宫口未开，胎膜未破。血液常规：血红蛋白（HGB）110g/L，白细胞计数（WBC）$6.46×10^9$/L，血小板计数（PLT）$225×10^9$/L。凝血检查：纤维蛋白原（FIB）：3.8g/L（正常：2～4g/L）；凝血酶原时间（PT）：12 秒（正常：11～14 秒）；部分凝血活酶时间（APTT）：27 秒（正常：25～37 秒）；凝血酶时间（TT）：13 秒（正常：12～16 秒）。B 超检查：双顶径：8.5cm，股骨长度：6.0cm。胎盘位置：后壁，成熟度：2 度。羊水指数：15cm。未探及胎心搏动。75 克葡萄糖耐量试验（OGTT）：空腹血糖（FPG）及葡萄糖后 1、2、3h 血糖值分别为 5.0、8.6、7.2 和 6.1（正常值分别为 5.8、10.6、9.2 和 8.1）mmol/L。TORCH 筛查：弓形虫抗体（TG）-，IGM（-）；风疹病毒抗体（RV）-，IGM（-）；巨细胞病毒抗体（CMV）-，IGM（-）；单纯疱疹病毒 Ⅱ（HSV）-，IGM（-）。肝功能、肾功能各项指标在正常范围。乙型肝炎病毒表面抗原（HbsAg）（-）。人类免疫缺陷病毒抗体筛查：（-）。梅毒血清筛查：血清 TRUST 滴度 1:32(+)，TPHA 滴度 1:640(+)。

入院诊断：①宫内孕 34 周，妊 1 产 0，死胎；②潜伏期梅毒。

治疗：住院后予凝血检查、死胎原因检查[75g 葡萄糖耐量试验（OGTT）、TORCH 筛查和梅毒血清筛查]和性传播疾病筛查（淋病、沙眼衣原体感染和人类免疫缺陷病毒）。考虑死胎系梅毒所致，予青霉素皮肤过敏试验，阴性后予肌内注射苄星青霉素240万单位，一周及两周后分别再次肌内注射苄星青霉素240万单位，同时行羊膜腔内注射利凡诺100mg引产，36小时后阴道娩出一体重3000g死胎，腹膨隆。胎盘，25cm×25cm×3.5cm，重1000g。脐带血清TRUST滴度1：128(+)，TPPA滴度1：1280(+)。产妇出院后在门诊随访。

分析：

孕妇未经治疗的一、二期梅毒早产发病率达50%，早期潜伏梅毒早产发病率达20%及先天性梅毒发病率达40%，二期梅毒几乎100%感染胎儿，晚期潜伏梅毒感染胎儿机会仍有10%，妊娠合并梅毒仍是引起不良妊娠结局的原因之一[30]。本例患者未规范产检，在晚孕期发现死胎，孕妇血清TRUST滴度1：32(+)，都是先天性梅毒的危险因素[30]。引产死胎腹膨隆，胎盘增大变厚，脐带血TRUST滴度1：128(+)，TPPA滴度1：1280(+)，脐带血非螺旋体试验抗体滴度较母血增高>4倍，确诊死胎存在先天性梅毒。本例患者由于没有规范产检，以致失去早期诊断和治疗的机会，最终出现先天性梅毒和死胎严重结局[11, 30]。鉴于妊娠合并梅毒未经治疗可导致死胎，梅毒血清学检查应列为死胎病因筛查项目，对所有死胎个案进行梅毒血清学筛查，根据《共识》，螺旋体试验和非螺旋体试验均可用于梅毒筛查，螺旋体试验和非螺旋体试验可以相互确诊。产妇按病期不清的潜伏梅毒，予苄星青霉素240万U，肌内注射，每周1次，连用3周（共720万U），产妇出院后在门诊随访[11]。

参 考 文 献

1. Hong FC，Liu JB，Feng TJ，et al.Congenital syphilis: an economic evaluation of a prevention program in China.Sex Transm Dis.2010，37(1): 26-31.

2. Zhu L，Qin M，Du L，et al.Maternal and congenital syphilis in Shanghai，China，2002 to 2006.Int J Infect Dis.2010，14 Suppl 3: e45-8.

3. 樊尚荣，单莹莹，董悦.妊娠期感染性疾病.// 曹泽毅.中华妇产科学.第3版.北京：人民卫生出版社，2014年，665-680.

4. Schmid GP，Stoner BP，Hawkes S，et al.The need and plan for

global elimination of congenital syphilis.Sex Transm Dis，2007，34（7 Suppl）：S5-10.

5. Mobley JA，McKeown RE，Jackson KL，et al.Risk factors for congenital syphilis in infants of women with syphilis in South Carolina.Am J Public Health.1998，88（4）：597-602.

6. Berman SM.Maternal syphilis：pathophysiology and treatment. Bull World Health Organ，2004，82（6）：433-438.

7. Kamb ML，Newman LM，Riley PL，et al.A road map for the global elimination of congenital syphilis.Obstet Gynecol Int.2010，2010（pii）：312798.

8. Watson-Jones D，Gumodoka B，Weiss H，et al.Syphilis in pregnancy in Tanzania.II.The effectiveness of antenatal syphilis screening and single-dose benzathine penicillin treatment for the prevention of adverse pregnancy outcomes.J Infect Dis，2002，186（7）：948-957.

9. Alexander JM，Sheffield JS，Sanchez PJ，et al.Efficacy of treatment for syphilis in pregnancy.Obstet Gynecol，1999，93：5-8.

10. Cheng JQ，Zhou H，Hong FC，et al.Syphilis screening and intervention in 500，000 pregnant women in Shenzhen，the People's Republic of China.Sex Transm Infect，2007，83（5）：347-350.

11. 中华医学会妇产科学分会感染性疾病协作组.妊娠合并梅毒诊断和治疗专家共识.中华妇产科杂志，2012，39（6）：430-431.

12. Wu Z，Zhou P.Syphilis and social upheaval in China.N Engl J Med，2010，363（11）：1088.

13. Centers for Disease Control and Prevention.Sexually transmitted diseases treatment guidelines，2010.MMWR Recomm Rep，2010，59（RR-12）：1-110.

14. French P，Gomberg M，Janier M，et al.IUSTI：2008 European Guidelines on the Management of Syphilis.Int J STD AIDS，2009，20（5）：300-309.

15. Kingston M，French P，Goh B，et al.UK National Guidelines on the Management of Syphilis 2008.Int J STD AIDS.2008，19

(11): 729-740.

16. The Central Research Institute for Skin and Venereal Disease, Moscow.Syphilis treatment recommendations for Russian Federation.Int J STD AIDS, 2001, 12(supll 3): 22-26.

17. U.S.Preventive Services Task Force.Screening for syphilis infection in pregnancy: U.S.Preventive Services Task Force reaffirmation recommendation statement.Ann Intern Med, 2009, 150(10): 705-709.

18. Majeroni BA, Ukkadam S.Screening and treatment for sexually transmitted infections in pregnancy.Am Fam Physician, 2007, 76(2): 265-270.

19. James DK, Steer PJ, Weiner CP, et al.High risk pregnancy management options.4rd ed.Philadelphia Pennsylvania.Elsevier saunders, 2011: 551-554.

20. World Health Organization(2007).The global elimination of congenital syphilis: rationale and strategy for action.Geneva: World Health Organization.Available: http: //www.who.int/ reproductivehealth/publications/rtis/9789241595858/en/. Accessed 17 may 2013.

21. Tucker JD, Cohen MS.China's syphilis epidemic: epidemiology, proximate determinants of spread, and control responses.Curr Opin Infect Dis, 2011, 24: 50-55.

22. Sheffield JS, Sánchez PJ, Morris G, et al.Congenital syphilis after maternal treatment for syphilis during pregnancy.Am J Obstet Gynecol, 2002, 186(3): 569-573.

23. 周平玉. 对妊娠梅毒预防、诊断和治疗的一些看法. 中华皮肤科杂志, 2009, 42(12): 874-876.

24. Sperling RS, Joyner M, Hassett J, et al.HIV-1 seroprevalence in pregnant women testing positive on serologic screening for syphilis, 1992, 59(1): 67-68.

25. Gomez GB, Kamb ML, Newman LM, et al.Untreated maternal syphilis and adverse outcomes of pregnancy: a systematic review and meta-analysis.Bull World Health Organ, 2013, 91 (3): 217-226.

26. World Health Organization(2007).The global elimination of

congenital syphilis: rationale and strategy for action.Geneva: World Health Organization.Available: http: //www.who.int/ reproductivehealth/publications/rtis/9789241595858/en/. Accessed 17 may 2013.

27. Tan NX, Rydzak C, Yang LG, et al.Prioritizing congenital syphilis control in south China: a decision analytic model to inform policy implementation.PLoS Med, 2013; 10(1): e1001375.

28. Hawkes S, Matin N, Broutet N, Low N.Effectiveness of interventions to improve screening for syphilis in pregnancy: a systematic review and meta-analysis.Lancet Infect, 2011 Dis 11: 684-691.

29. WHO(2003).Guidelines for the management of sexually transmitted infections.Available: http: //www.who.int/hiv/pub/ sti/en/STIGuidelines2003.pdf/.Accessed 17 may 2013.

30. 漆洪波,常青,李力.孕前和孕期保健指南(第1版).中华妇 产科杂志,2011; 46(2): 150-3.

附录十一　妊娠合并梅毒的诊断和处理专家共识

中华医学会妇产科学分会感染性疾病协作组

梅毒是由梅毒螺旋体引起的一种慢性传染病,临床表现复杂,几乎可侵犯全身各器官,造成多器官损害。妊娠合并梅毒发病率在多数地区为 2‰～5‰[1-2]。梅毒对孕妇和胎儿均危害严重,梅毒螺旋体可以通过胎盘感染胎儿。自妊娠 2 周起梅毒螺旋体即可感染胎儿,引起流产。妊娠 16～20 周后梅毒螺旋体可通过感染胎盘播散到胎儿所有器官,引起死胎、死产或早产。梅毒如未经治疗,可导致胎儿自然流产或死产(17%～46%)、早产或低出生体质量(25%)、新生儿死亡(12%～35%)或婴儿感染(21%～33%),不良围产结局发生率为 36%～81%。导致不良围产结局的因素包括:早期梅毒(特别是二期梅毒)、非螺旋体试验抗体高滴度[如快速血浆反应素环状卡片试验(RPR)或性病研究实验室试验(VDRL)滴度≥1∶16]和孕早期未及时诊治(如治疗后 30d 内分娩)[3-8]。国外研究中,对妊娠合并梅毒规范治疗,二期梅毒治疗后可预防 94% 的新生儿患先天性梅毒,一期梅毒和晚期潜伏梅毒治疗后可预防新生儿患先天性梅毒,如在妊娠 20 周内治疗,则可预防 99% 的新生儿患先天性梅毒[9]。国内研究中,通过及时诊断和治疗妊娠合并梅毒,99% 的孕妇可获得健康婴儿[10]。

一、病程和分期

梅毒螺旋体侵入人体后,经过 2～4 周的潜伏期,在侵入部位发生炎症反应,形成硬下疳,称为一期梅毒。出现硬下疳后,梅毒螺旋体由硬下疳附近的淋巴结进入血液扩散到全身。经过 6～8 周,几乎所有的组织及器官均受侵,称为二期梅毒。二期梅毒的症状可不经治疗而自然消失,又进入潜伏状态,称为潜伏梅毒。当机体抵抗力降低时,可再次出现症状,称为二期复发梅毒,可以复发数次。根据病期可将梅毒分为早期梅毒与晚期梅毒。早期梅毒:病期在 2 年以内,包括:(1)一期梅毒(硬下疳);(2)二期梅毒(全身皮疹);(3)早期潜伏梅毒。晚期梅毒:病期在 2 年以上,包括:(1)皮肤、黏膜、骨、眼等梅毒;(2)心血管梅毒;(3)神经梅毒;(4)内脏梅毒;(5)晚期潜伏梅毒[3, 11-16]。

二、诊断

对所有孕妇在怀孕后首次产科检查时作梅毒血清学筛查,最好在怀孕3个月内开始首次产科检查。对梅毒高发地区孕妇或梅毒高危孕妇,在妊娠末3个月及临产前再次筛查。一期梅毒可直接从病灶皮肤黏膜损害处取渗出物,暗视野显微镜下如见活动的梅毒螺旋体即可确诊。各期梅毒均可通过血清学和脑脊液检查诊断。妊娠合并梅毒以潜伏梅毒多见,强调血清学筛查[3, 11-16]。

诊断梅毒的实验室检查方法如下:(1)暗视野显微镜检查:早期梅毒皮肤黏膜损害处渗出物可查到活动的梅毒螺旋体。(2)血清学检查:非螺旋体试验包括RPR、VDRL;螺旋体试验包括螺旋体明胶凝集试验(TPPA)、荧光螺旋体抗体吸附试验(FTA-ABS)。非螺旋体试验或螺旋体试验可相互确诊。非螺旋体试验用心磷脂做抗原,检查血清中抗心磷脂抗体。如上述试验阳性,还可作定量试验,用于疗效判断。但当患者有自身免疫性疾病、近期有发热性疾病、妊娠或药瘾时可出现假阳性反应,进一步确诊需作螺旋体试验。螺旋体试验的抗原为梅毒螺旋体本身,以检查血清中抗梅毒螺旋体特异性抗体。螺旋体试验检测抗梅毒螺旋体IgG抗体,感染梅毒后该抗体将终身阳性,故不能用于疗效、复发或再感染的判定。(3)脑脊液检查:包括脑脊液非螺旋体试验、细胞计数及蛋白测定等。需要脑脊液检查除外神经梅毒的情况包括:神经系统或眼部症状和体征;治疗失败;人免疫缺陷病毒(HIV)感染;非螺旋体试验抗体效价≥1:32(明确病期1年内者除外);非青霉素治疗(明确病期少于1年者除外)。

三、治疗

(一)一般原则

妊娠合并梅毒的治疗原则为及早和规范治疗。首选青霉素治疗有双重目的,一方面治疗孕妇梅毒,另一方面预防或减少婴儿患先天性梅毒。在妊娠早期治疗有可能避免胎儿感染;在妊娠中晚期治疗可能使受感染胎儿在分娩前治愈。如孕妇梅毒血清学检查阳性,又不能排除梅毒时,尽管曾接受过抗梅毒治疗,为保护胎儿,应再次接受抗梅毒治疗。梅毒患者妊娠时,如果已经接受正规治疗和随访,则无需再治疗。

如果对上次治疗和随诊有疑问，或此次检查发现有梅毒活动征象，应再接受一个疗程的治疗[3, 11-16]。

（二）治疗方案

妊娠合并梅毒不同病期的治疗与非妊娠期梅毒治疗相似[3, 11-16]。

1. 一期梅毒、二期梅毒、病程不到 1 年的潜伏梅毒：苄星青霉素：240 万 U，肌内注射，每周 1 次，连续 2 周。或普鲁卡因青霉素：80 万 U，肌内注射，1 次 /d，10～14d。

2. 病程超过 1 年或病程不清楚的潜伏梅毒、梅毒瘤树胶肿及心血管梅毒：苄星青霉素：240 万 U，肌内注射，每周 1 次，连续 3 周（共 720 万 U）。或普鲁卡因青霉素：80 万 U，肌内注射，1 次 /d，10～14d。

3. 神经梅毒：水剂青霉素：300 万～400 万 U，静脉滴注，每 4 小时 1 次，连续 10～14d。之后继续应用苄星青霉素：240 万 U，肌内注射，每周 1 次，连续 3 周（共 720 万 U）。或普鲁卡因青霉素：240 万 U，肌内注射，1 次 /d，加丙磺舒 500mg，口服，4 次 /d，两药合用，连续 10～14d。

（三）特殊问题

1. 对青霉素过敏者：首先探究其过敏史可靠性。必要时重作青霉素皮肤试验。对青霉素过敏者，首选口服或静脉滴注青霉素脱敏后再用青霉素治疗[3, 11]。脱敏无效时，可选用头孢类抗生素或红霉素治疗。如头孢曲松 500mg，肌内注射，1 次 /d，共 10d。或红霉素 500mg，4 次 /d，口服，连续 14d。注意头孢曲松可能和青霉素交叉过敏。之前有严重青霉素过敏史者不应选用头孢曲松治疗或进行青霉素脱敏。尚缺乏头孢类抗生素经胎盘到胎儿的药代动力学及其预防先天性梅毒效果的已有报道文献。分娩后选择强力霉素治疗。

2. 吉 - 海反应（Jarisch-Herxheimer reaction）：吉 - 海反应为驱梅治疗后梅毒螺旋体被杀死后释放出大量异种蛋白和内毒素，导致机体产生强烈变态反应。表现为：发热、子宫收缩、胎动减少、胎心监护暂时性晚期胎心率减速等。孕妇与胎儿梅毒感染严重者治疗后吉 - 海反应、早产、死胎或死产发生率高。对孕晚期非螺旋体试验抗体高滴度（如 RPR≥1：32 阳性）患者治疗前口服泼尼松（5mg，口服，4 次 /d，共 4d），可减轻吉 - 海反应。

3. 产科处理：妊娠合并梅毒属高危妊娠。妊娠期在24～26周超声检查注意发现胎儿先天性梅毒征象，包括：胎儿肝脾肿大、胃肠道梗阻、腹水、胎儿水肿、胎儿生长受限及胎盘增大变厚等。超声检查发现胎儿明显受累常常提示预后不良。未发现胎儿异常者无需终止妊娠。驱梅治疗时注意监测和预防吉 - 海反应。分娩方式根据产科指征确定。在分娩前已接受规范驱梅治疗并对治疗反应良好者，排除胎儿感染后，可以母乳喂养。

4. 其他注意事项：四环素和强力霉素孕妇禁用。需要告知应用红霉素治疗不能预防先天性梅毒。许多孕妇治疗失败与再感染有关，性伴侣必须同时检查和治疗。所有妊娠合并梅毒孕妇在治疗前应同时检查HIV及其他性传播疾病（STD）。

四、随访

1. 孕妇的随访：早期梅毒经足量规范治疗后3个月非螺旋体试验抗体滴度下降2个稀释度，6个月后下降4个稀释度。一期梅毒1年后非螺旋体试验转为阴性，二期梅毒2年后转为阴性。晚期梅毒治疗后非螺旋体试验抗体滴度下降缓慢，大约50%患者治疗后2年非螺旋体试验仍阳性。

妊娠合并梅毒治疗后，在分娩前应每个月行非螺旋体试验，抗体高滴度患者治疗后3个月如非螺旋体抗体滴度上升或未下降2个稀释度，应予重复治疗。低抗体滴度（如VDRL≤1:2，RPR≤1:4）患者治疗后非螺旋体试验抗体滴度下降常不明显，只要治疗后非螺旋体试验抗体滴度无上升，通常无需再次治疗。分娩后按非孕妇梅毒随访[3, 11-16]。

2. 新生儿的随访：根据妊娠合并梅毒孕妇分娩前是否诊断或有效治疗，新生儿可能有以下4种情况[11]：（1）对妊娠合并梅毒孕妇所分娩婴儿，体检无异常发现，婴儿血非螺旋体试验抗体滴度≤4倍母血抗体滴度，若母亲符合下列情况：①母亲在怀孕前得到恰当治疗，②孕期和分娩时非螺旋体试验抗体滴度稳定地维持在低水平（VDRL≤1:2，RPR≤1:4），无需对婴儿进行有关临床和实验室的检测，也无需对婴儿进行治疗或选择以下方案治疗：苄星青霉素，5万U/kg，肌内注射，共1次。（2）对妊娠合并梅毒孕妇所分娩婴儿，体检无异常发现，婴儿血非螺旋体试验抗体滴度≤4倍母血抗体滴度,若母亲符合下列情况:①已经在分娩前 1 个月恰当治疗者,②经抗梅毒治疗后,非螺旋体试验抗体滴度降低超过 4 倍,③晚期潜伏梅毒血非螺旋体试验抗体滴度维持在低水平,④孕妇无梅毒复发或再感染证据者,无需对婴儿进行有关临床和实验室的检测。上述婴儿也可选择单纯观察或以下治疗:苄星青霉素,5 万 U/kg,肌内注射,共 1 次。(3)对妊娠合并梅毒孕妇所分娩婴儿,体检无异常发现,婴儿血非螺旋体试验抗体滴度≤4 倍母血抗体滴度,若母亲符合下列情况:①患梅毒而未经治疗或未恰当治疗者,②分娩前 1 个月内开始梅毒治疗者,③妊娠期应用非青霉素疗法治疗者,④经抗梅毒治疗后,非螺旋体试验抗体滴度未获预期降低或升高者,⑤缺乏充分抗梅毒治疗证据者。符合上述条件婴儿的检测包括:脑脊液检查,长骨 X 线检查,血液常规检查。上述检查诊断或高度怀疑先天性梅毒的患儿需要进行以下治疗:方案 1:水剂青霉素,出生 7d 内,5 万 U/kg,每 12 小时 1 次,静脉滴注;出生 7d 后,5 万 U/kg,每 8 小时 1 次静脉滴注;连续 10d。方案 2:普鲁卡因青霉素,5 万 U/kg,1 次 /d,肌内注射,连续 10d。方案 3:苄星青霉素,5 万 U/kg,肌内注射,共 1 次。(4)诊断或高度怀疑先天性梅毒的依据:①先天性梅毒的临床症状和体征,②从病变部位、胎盘或脐带处找到梅毒螺旋体,③体液抗梅毒螺旋体 IgM 抗体(+),④婴儿血非螺旋体试验抗体滴度较母血增高 >4 倍。对诊断或高度怀疑先天性梅毒患儿的检查项目:脑脊液检查;血常规检查;根据临床需要做其他检查如长骨 X 线检查、胸片、肝功能检查、颅脑超声、眼底检查和脑干视觉反应。对诊断或高度怀疑先天性梅毒的患儿按先天性梅毒治疗。治疗方案:方案 1:水剂青霉素,出生 7d 内,5 万 U/kg,每 12 小时 1 次,静脉滴注;出生 7d 后,5 万 U/kg,每 8 小时 1 次,静脉滴注,连续 10d。方案 2:普鲁卡因青霉素,5 万 U/kg,1 次 /d,肌内注射,连续 10d。

新生儿随诊中其他情况的处理:(1)血清阳性未加治疗的婴儿,于生后 0、3、6 和 12 个月时进行严密随诊。未获感染者,非螺旋体试验抗体滴度从 3 月龄应逐渐下降,至 6 月龄时消失。若发现其滴度保持稳定或增高,则应对患婴重新检测评价,并彻底治疗。少数未获感染者,梅毒螺旋体抗体可能存在长达 1 年之久,若超过 1 年仍然存在,则该婴儿应按先天性梅毒治疗。(2)已予驱梅治疗的婴儿,注意观察非螺旋体试验抗体滴度下降情况;该抗体滴度通常至 6 月龄时消失。不应选用螺旋体试验诊断婴儿是否感染,因为若婴儿已感染,尽管经过有效治疗,该类试验仍可为阳性。已经证实脑脊液细胞数增高的婴儿,应每 6 个月复查脑脊液 1 次,直至脑脊液细胞计数正常为止。如果 2 年后细胞计数仍不正常,或每次复查无下降趋势者,则该婴儿应予重复治疗,亦应 6 个月检查脑脊液 1 次,若仍脑脊液非螺旋体试验阳性,应予重复治疗。(3)若治疗曾中断 1d 以上,则整个疗程必须重新开始。所有有症状梅毒患儿,均应进行眼科检查。凡需作检测评估的婴儿,经评估后未发现任何需治疗指征者,则属于先天性梅毒低危对象。若其母亲在妊娠期接受红霉素治疗,或不能确保密切随访,则婴儿予苄星青霉素 5 万 U/kg 单次肌内注射预防性治疗。(4)新生儿期以后,发现患儿梅毒,均应作脑脊液检查,排除先天性梅毒。如考虑先天性梅毒或病变累及神经系统,可以采用水剂青霉素 5 万 U/kg,静脉注射,每 4~6 小时 1 次,连用 10~14d。年龄较大儿童,确定为获得性梅毒且神经系统检查正常者,应用苄星青霉素 5 万 U/kg,单剂(最大剂量 240 万 U)肌内注射治疗。有青霉素过敏史儿童,应作皮肤试验,必要时脱敏。治疗后随诊同前述[3, 11-16]。

参 考 文 献

1. Hong FC, Liu JB, Feng TJ, et al.Congenital syphilis: an economic evaluation of a prevention program in China.Sex Transm Dis, 2010, 37: 26-31.

2. Zhu L, Qin M, Du L, et al.Maternal and congenital syphilis in Shanghai, China, 2002 to 2006.Int J Infect Dis, 2010, 14 Suppl 3: 45-48.

3. 董悦. 妊娠合并梅毒. 曹泽毅主编. 中华妇产科学. 2 版. 北京: 人民卫生出版社, 2004: 660-663.

4. Schmid GP, Stoner BP, Hawkes S, et al.The need and plan for global elimination of congenital syphilis.Sex Transm Dis, 2007, 34(7 Suppl): 5-10.

5. Mobley JA, McKeown RE, Jackson KL, et al.Risk factors for congenital syphilis in infants of women with syphilis in South

Carolina.Am J Public Health, 1998, 88: 597-602.

6. Berman SM.Maternal syphilis: pathophysiology and treatment. Bull World Health Organ, 2004, 82: 433-438.

7. Kamb ML, Newman LM, Riley PL, et al.A road map for the global elimination of congenital syphilis.Obstet Gynecol Int, 2010, 2010: 312798.

8. Watson-Jones D, Gumodoka B, Weiss H, et al.Syphilis in pregnancy in Tanzania.Ⅱ.The effectiveness of antenatal syphilis screening and single-dose benzathine penicillin treatment for the prevention of adverse pregnancy outcomes.J Infect Dis, 2002, 186: 948-957.

9. Alexander JM, Sheffield JS, Sanchez PJ, et al.Efficacy of treatment for syphilis in pregnancy.Obstet Gynecol, 1999, 93: 5-8.

10. Cheng JQ, Zhou H, Hong FC, et al.Syphilis screening and intervention in 500, 000 pregnant women in Shenzhen, the People's Republic of China.Sex Transm Infect, 2007, 83: 347-350.

11. Workowski KA, Berman S.Centers for Disease Control and Prevention(CDC).Sexually transmitted diseases treatment guidelines, 2010.MMWR Recomm Rep, 2010, 59: 1-110.

12. French P, Gomberg M, Janier M, et al.IUSTI: 2008 European guidelines on the management of syphilis.Int J STD AIDS, 2009, 20: 300-309.

13. Kingston M, French P, Goh B, et al.UK national guidelines on the management of syphilis 2008.Int J STD AIDS, 2008, 19: 729-740.

14. The Central Research Institute for Skin and Venereal Disease, Moscow.Syphilis treatment recommendations for Russian Federation.Int J STD AIDS, 2001, 12 Suppl 3: 22-26.

15. U.S.Preventive Services Task Force.Screening for syphilis infection in pregnancy: U.S.Preventive Services Task Force reaffirmation recommendation statement.Ann Intern Med, 2009, 150: 705-709.

16. Majeroni BA, Ukkadam S.Screening and treatment for sexually

transmitted infections in pregnancy.Am Fam Physician,2007,
76:265-270.

（通信作者：樊尚荣）

协作组成员：北京大学第一医院（廖秦平、刘朝晖、杨慧霞）；中国医学科学院北京协和医院（王友芳、向阳）；解放军总医院（宋磊）；上海交通大学医学院附属仁济医院（狄文）；北京大学人民医院（梁旭东）；首都医科大学附属北京妇产医院（范玲）；天津医科大学总医院（薛凤霞）；山东大学齐鲁医院（杨新升）；西安交通大学医学院第一附属医院（安瑞芳）；浙江大学医学院附属妇产科医院（贺晶）；上海交通大学医学院附属新华医院（杨祖菁）；北京大学深圳医院（樊尚荣）；中山大学附属第二医院（张帝开）；四川大学华西第二医院（胡丽娜）；中国医科大学附属盛京医院（张淑兰）；河北医科大学第二医院（王惠兰）

（本文刊载于《中华妇产科杂志》2012年第47卷第2期第158-160页）

第八章

《妊娠期高血压疾病诊治指南》
解读·病案分析

邹丽颖　张为远
首都医科大学附属北京妇产医院

引　言

妊娠期高血压疾病（hypertensive disorder complicating pregnancy，HDCP）是产科常见的并发症，严重影响母儿健康。迄今为止，不论是在发达国家还是在发展中国家，其仍然是导致孕产妇和胎婴儿病率和死亡率高的主要原因，成为全球性的健康问题。近年来，随着对 HDCP 研究的不断深入，对该疾病的认识越来越明确，有关 HDCP 的命名和分类发生变化。2000 年美国国立卫生研究院（National Institute of Health，NIH）的妊娠期高血压工作组（Working Group on High Blood Pressure in Pregnancy）首先引入了 HDCP 的概念，并废除了"妊娠诱导的高血压（pregnancy induced hypertension，PIH）"的概念，对几个关键概念进行了重新定义。为此，2002 年美国妇产科医师学院（American College of Obstetricians and Gynecologists，ACOG）进一步完善了有关定义和临床诊治规范。随后，英国、澳大利亚、加拿大等国家相继制定了各自的指南。

在我国，1983 年第二届全国妊娠高血压防治科研协作组将"妊娠中毒症"废弃，提出统一命名：妊娠高血压综合征，简称"妊高征"。但在多年的诊治和研究工作中发现，我国 1983年制定的分类诊断方法中存在着一定的局限性，如未将妊娠后加重的慢性高血压患者归入其中。并且上述分类方法与国外当今普遍采用的分类标准差别很大，影响了我国的相关研究及与国际学术界的交流与接轨。在 2004 年第 6 版《妇产科学》中采用较为统一的国际分类标准，即妊娠期高血压疾病五类分法。并逐步接受了国际最新的治疗理念。但在新旧诊断标准交替的过程中，我国不同地区在 HDCP 的分类及诊断上较为混乱。为了进一步规范我国 HDCP 的临床诊治，中华医学会妇产科学分会妊娠期高血压疾病学组组织国内有关专家根据国内外最新研究进展，遵循循证医学的理念，参考加拿大、澳大利亚等国外最新的相关指南。并结合我国国情和临床治疗经验，历经 2 年反复讨论修改，最终形成了《妊娠期高血压疾病诊治指南（2012 版）》（以下简称 2012 版《指南》）。希望在该疾病的分类、诊断及治疗上给临床工作者一些提示及指导。

解 读 细 则

一、指南背景解读

HDCP 是产科常见的严重并发症，发病率为 7%～12%，是孕产妇和胎婴儿死亡的主要原因之一。对该病的发病机制及诊治措施的研究一直是产科工作者的重要研究方向。在我国，各地区对于该病的诊治情况存在较大的差异，尤其在分类、诊断及降压药物的应用上存在诸多不同。目前，国际上普遍接受的妊娠期高血压疾病概念，包括有妊娠期高血压、子痫前期、子痫、慢性高血压并发子痫前期和妊娠合并慢性高血压，其中子痫前期、子痫是可致脑、心、肝等多器官损害、临床表现多样的妊娠期特发疾病，严重影响母儿健康。由于该病的严重性及分类、诊治的多样性，对该病的分类、诊断及治疗进行规范化，制定指南显得尤为重要。

二、分类解读

HDCP 是以高血压为特点的一类疾病，但孕期诊断的该类患者中包括：高血压患者妊娠和妊娠后出现高血压两大类疾病。两大类疾病在病因及发病机制上存在不同，治疗及预后上也存在差异。即使同为妊娠后出现的高血压，在疾病的严重程度、临床表现及治疗上也存在差异,为方便 HDCP 的病情描述及管理,对 HDCP 进行了分类。2012 版《指南》基本是以人民卫生出版社出版的《妇产科学》(第 7 版)推荐的妊娠期高血压疾病的分类与诊断标准为模板,但是更具体、更具有指导性。

(一)妊娠期高血压

《指南》中描述:

妊娠期首次出现高血压,收缩压≥140mmHg(1mmHg=0.133kPa)和(或)舒张压≥90mmHg。于产后 12 周恢复正常。尿蛋白阴性。产后方可确诊。少数患者可伴有上腹部不适或血小板减少。

解读:

妊娠期高血压疾病是指在妊娠 20 周后出现的高血压,但无蛋白尿,且血压在产后 12 周内恢复正常。根据定义,妊娠期高血压应该为回顾性诊断。其诊断应具备的条件:①高血压出现在妊娠 20 周后;②整个孕期和产后均未出现蛋白尿;③产后 12 周内血压恢复正常。妊娠 20 周前出现的高血压,或者虽然高血压出现在妊娠 20 周后,且整个孕期没有蛋白尿出现,但在产后 12 周血压仍未恢复正常,应该诊断为慢性高血压。

关于高血压的定义,可以是收缩压或舒张压的某一单项升高,也可以是两项同时升高。少数患者可伴有上腹部不适或血小板减少。当出现上述症状时,是诊断妊娠期高血压还是重度子痫前期关键看是否存在蛋白尿,以及病情的严重程度及发展。原则上,此类患者应给予高度关注,警惕重度子痫前期被忽略导致严重后果。

在妊娠期高血压的病程中,约有 1/4 的患者在数天或数周后出现蛋白尿,发展为子痫前期;亦有直接发展为子痫或 HELLP 综合征(溶血、肝酶升高、血小板减少)的可能。因此,对孕期血压升高的孕妇,即使尚未出现蛋白尿,仍需警惕病情加重的可能。

(二)子痫前期

子痫前期定义为血压升高,同时伴有蛋白尿的出现。高血压和蛋白尿是诊断子痫前期的两个必要条件。蛋白尿应为中段尿的检测结果,需剔除白带、血尿等因素的干扰,必要时需复查。蛋白尿是 HDCP 病情加重的标志。持续、逐渐加重的蛋白尿使母胎的风险急剧增加。根据病情的严重程度，子痫前期可分为轻度及重度。

1. 轻度

《指南》中描述：

妊娠 20 周后出现收缩压≥140mmHg 和（或）舒张压≥90mmHg 伴尿蛋白≥0.3g/24h 或随机尿蛋白≥(+)。

解读：

根据轻度子痫前期的定义，轻度子痫前期是在妊娠期高血压基础上出现了蛋白尿，不伴随任何的症状。在实际工作中，可见到轻度子痫前期由妊娠期高血压发展而来，也常常见到轻度子痫前期被直接诊断，均应引起重视。

2. 重度

《指南》中描述：

血压和尿蛋白持续升高，发生母体脏器功能不全或胎儿并发症。子痫前期患者出现下述任一不良情况可诊断为重度子痫前期：①血压持续升高：收缩压≥160mmHg 和（或）舒张压≥110mmHg。②尿蛋白≥2.0g/24h 或随机尿蛋白≥(++)。③持续性头痛、视觉障碍或其他脑神经症状。④持续性上腹部疼痛等肝包膜下血肿或肝破裂症状。⑤肝酶异常：血丙氨酸转氨酶（ALT）或天冬氨酸转氨酶（AST）水平升高。⑥肾功能异常：少尿（24h 尿量 <400ml 或每小时尿量 <17ml）或血肌酐 >106μmol/L。⑦低蛋白血症伴腹水或胸水。⑧血液系统异常：血小板计数呈持续性下降并低于 $100×10^9$/L；血管内溶血、贫血、黄疸或血乳酸脱氢酶（LDH）水平升高。⑨心力衰竭、肺水肿。⑩胎儿生长受限或羊水过少。⑪孕 34 周前发病。

解读：

在重度子痫前期的诊断中，除了血压及尿蛋白的升高，孕妇各重要脏器受累及胎儿并发症的出现成为了主要的诊断指标。把母胎并发症纳入到重度子痫前期的诊断指标中，能更准确地反映病情的严重程度。孕妇各重要脏器受累表现在：神经系统（持续性头痛、视觉障碍或其他脑神经症状）、消化系统（肝包膜下血肿或肝破裂症状，以及肝酶异常）、泌尿系统（肾功能异常、低蛋白血症）、血液系统［血小板计数呈持续性下降；血管内溶血、贫血、黄疸或血乳酸脱氢酶（LDH）水平升高]、循环系统（心力衰竭、肺水肿）。胎儿并发症主要为胎儿生长受限或羊水过少。值得一提的是，子痫前期的发病孕龄也是判断病情严重程度的指标，孕 34 周前发病也是重度子痫前期的诊断指标之一。妊娠 34 周前发病的子痫前期称为早发型子痫前期，存在孕期病情加重的可能。妊娠 34 周前发病的妊娠期高血压有 50% 在以后发展为子痫前期，应加强监测。

在某些子痫前期患者中，孕妇的症状和体征可能不严重，但如出现了胎儿的并发症，临床还是要诊断为重度子痫前期。2012 版《指南》中胎儿并发症包括胎儿生长受限及羊水过少。在 ACOG（2002）的指南中，胎儿并发症除了羊水过少和胎儿发育受限，还包括胎儿窘迫。加拿大妇产科医师学会（Society of Obstetricians and Gynecologists of Canada，SOGC）（2008）的指南中，胎儿并发症包括羊水过少、胎儿生长受限、死胎、脐动脉舒张期末血流缺失或反流。临床工作中，若发现胎儿脐动脉血流异常或胎儿窘迫，虽不能作为诊断依据，仍应给予高度关注，尤其在孕妇本身症状较轻时。

孕妇的血压和蛋白尿不是反映病情严重程度的唯一指标。在很多病情十分严重的孕妇，血压和蛋白尿的改变可能并不明显。如子痫抽搐或 HEILP 综合征患者血压亦可能在 140/90mmHg 以下。

子痫前期的病情进展缓急不一。部分患者在很短的时间内从轻度子痫前期转化为重度子痫前期，也有部分患者直到分娩仍为轻度子痫前期。因此，一旦诊断为子痫前期，就需要定期评估病情，密切监测母胎并发症。

（三）子痫

《指南》中描述：

子痫前期基础上发生不能用其他原因解释的抽搐。

解读：

大多数子痫发生在子痫前期的基础上，但仍有大约 10% 的子痫患者抽搐时未发现蛋白尿，该部分患者应关注后面的病情发展。当妊娠期高血压患者发生抽搐、不能用其他原因解释时仍应考虑子痫。

子痫患者的抽搐具有特征性，表现为：突然眼球固定，瞳孔散大,头偏向一侧,牙关紧闭;继而口角及面肌颤动,数秒后发展为全身及四肢肌肉强直,双手紧握,双臂屈曲,迅速发生强烈抽动。抽搐时呼吸暂停,面色发绀。持续一分钟左右,抽搐强度减弱,全身肌肉松弛,随即深长吸气,发出鼾声而恢复呼吸。抽搐发作前及抽搐时神志丧失。抽搐次数少,间隔时间长者,抽搐过后短期即可苏醒;抽搐频繁且持续时间长者,往往陷入深昏迷。

子痫多发生在妊娠晚期或临产前,也可发生在产时或产后。

(四)妊娠合并慢性高血压

《指南》中描述:

妊娠 20 周前收缩压≥140mmHg 和(或)舒张压≥90mmHg,妊娠期无明显加重;或妊娠 20 周后首次诊断高血压并持续到产后 12 周以后。

解读:

妊娠合并慢性高血压是一个回顾性诊断,对于病史明确或者在孕 20 周前发现血压高的孕妇可在孕期即进行诊断,但由于孕妇多数较为年轻,对以往的血压情况关注不多,对于孕 20 周后发现的、病史不详的高血压孕妇常常需要产后 12 周复查时根据血压情况重新分类或修正诊断。

(五)慢性高血压并发子痫前期

《指南》中描述:

慢性高血压孕妇妊娠 20 周前无蛋白尿,20 周后出现尿蛋白≥0.3g/24h 或随机尿蛋白≥(+);或妊娠 20 周前有蛋白尿,20 周后尿蛋白明显增加或血压进一步升高或出现血小板减少 <100×10^9/L。

解读:

慢性高血压并发子痫前期实际上是在妊娠合并慢性高血压的基础上并发了子痫前期。慢性高血压与子痫前期在病因及发病机制上不同,实际上是不同的疾病。但慢性高血压本身是子痫前期发生的高危因素。在对慢性高血压并发子痫前期进行分类诊断时,妊娠合并慢性高血压的孕妇,在孕 20 周后,是否出现蛋白尿或原有蛋白尿孕妇尿蛋白有无增加成为是否并发子痫前期的依据。除此之外,血压进一步升高、血小板减少都是妊娠合并慢性高血压孕妇是否并发子痫前期的诊断依据。

三、诊断解读

(一)病史

对于 HDCP 患者,询问病史很重要,直接关系到分类诊断及治疗。尤其应关注以往高血压、肾病、糖尿病等疾病的病史。由于妊娠期高血压和妊娠合并慢性高血压在病因及发病机制上不同,因此,病情发展及预后判断也有所不同。但由于 HDCP 患者人群的特殊性——育龄妇女,多数较为年轻,对以往身体情况关注不足,常常需要待患者产后 12 周复查后才能明确诊断分类并给予进一步的建议及指导。

(二)高血压的诊断

《指南》中描述:

血压的测量:测量血压前被测者至少安静休息 5 分钟。测量取坐位或卧位,注意肢体放松,袖带大小合适。通常测量右上肢血压,袖带应与心脏处于同一水平。

解读:

2012 版《指南》在血压的测量方法上强调了注意事项:①血压测量应在安静状态下,即测量前被测者至少安静休息 5 分钟。②体位:测量取坐位或卧位均可,注意肢体放松。③袖带松紧合适:袖带过紧时,袖带的捆扎力可能抵消部分血管的张力而使测量值低于实际血压,反之,袖带过松时测得的血压值常较实际血压偏高。袖带适宜的松紧度应为袖带平覆贴于皮肤,皮肤与袖带间能放置一手指为宜。测量血压时,听诊器不应放置于袖带内,以免造成袖带过紧;被测量上臂的衣袖亦不应过紧。④通常测量右上肢血压,袖带应与心脏处于同一水平。除了上述情况,测量血压的过程中还应注意:①袖带气囊至少覆盖 80% 上臂周径,而宽度至少为臂围的 40%(两者的比例为 2∶1)。目前常用的标准规格的袖带(12cm×24cm)只适合于臂围小于 28cm 的人,对于过胖的人应依据上臂的粗细选择合适的袖带。②血压测量时应当将气囊的中部放在肱动脉之上。③袖带下缘距肘窝2cm。

在妊娠期高血压的诊断上,强调测同一手臂、至少 2 次的血压值。取消血压较基础血压升高 30/15mmHg 的诊断标准，只看血压的水平是否达到 140/90mmHg 的诊断标准。2 次血压的测量间隔 4 小时或以上，以除外单一应急事件造成的影响。

（三）尿蛋白检测和蛋白尿的诊断

《指南》中描述：

高危孕妇每次产前检查均应检测尿常规。尿常规检查应选用中段尿。可疑子痫前期孕妇应检测 24h 尿蛋白定量。

尿蛋白≥0.3g/24h 或随机尿蛋白≥300mg/L（即 30mg/dl）或尿蛋白定性≥（+）定义为蛋白尿。

解读：

关于蛋白尿，2012 版《指南》中给出了明确的定义，并强调了高危孕妇每次产前检查均应常规检测尿常规，以便及时发现蛋白尿；因每日早、中、晚不同的状态下，同一患者的尿常规中的蛋白含量具有较大差异，因此，可疑子痫前期孕妇应检测 24 小时尿蛋白定量以全面掌握患者情况。因女性患者尿常规易受白带等因素的干扰，因此，在留取尿标本时，需留取中段尿，尽量减少干扰，如实反映患者实际情况。

（四）辅助检查

《指南》中描述：

1. 妊娠期高血压应定期进行以下常规检查：①血常规；②尿常规；③肝功能；④血脂；⑤肾功能；⑥心电图；⑦B 超。

2. 子痫前期、子痫视病情发展和诊治需要应酌情增加以下有关的检查项目：①眼底检查；②凝血功能；③血电解质；④超声等影像学检查肝、胆、胰、脾、肾等脏器；⑤动脉血气分析；⑥心脏彩超及心功能测定；⑦B 超检查胎儿发育、脐动脉、子宫动脉等血流指数；⑧必要时行头颅 CT 或 MRI 检查。

解读：

HDCP 的辅助检查强调了定期常规检查项目，如血常规、尿常规、肝功能、血脂、肾功能、心电图和 B 超。这些辅助检查项目在各级医院都可以进行，应作为常规检查。通过这些常规检查，可以初步了解患者的诊断分类及病情发展状况。如通过血常规可了解患者有无贫血、有无血液浓缩（红细胞压积情况）、有无血小板减少等；通过尿常规了解孕妇是否有蛋白尿，蛋白尿的程度，必要时行 24 小时尿蛋白定量，尿比重可用于辅助判断患者肾脏功能及血液浓缩情况；肝、肾功能用于监测患者的病情发展,是否造成肝、肾功能的损害;血脂检查用于评估患者整体情况、指导治疗及预后;心电图检查可简单了解患者心脏的一般状况;而 B 超检查更是作为监测胎儿的常规指标,用于监测胎儿的大小、羊水量、脐血流情况以及大脑中动脉血流情况。

2012 版《指南》针对子痫前期、子痫视病情发展和诊治需要以及不同地区医疗监测手段的差异,提出了酌情选择的检查项目。这些辅助检查项目可以基本满足分类诊断、病情评估及治疗的需要。各级医院应在满足常规检查项目的基础上,根据病情和本医院的条件酌情选择其他项目。

(五)诊断思路

因 2012 版《指南》中对 HDCP 给出了明确的分类,且不同的分类可能有不同的病因及治疗,因此对 HDCP 应进行分类诊断。对 HDCP 的诊断需关注发病孕周、血压、尿蛋白、症状及合并症等情况,并通过必要的辅助检查了解患者的全身情况。诊断思路见图 8.1。

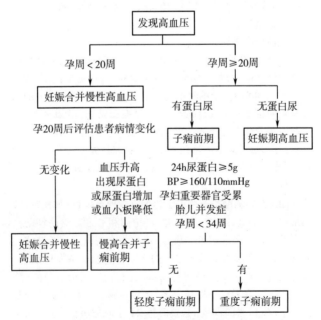

图 8.1 妊娠期高血压疾病的诊断思路

四、治疗及处理解读

由于 HDCP 的病因尚不清楚,给其治疗带来极大的困难。HDCP 是妊娠相关疾病,其发病及病情进展与妊娠有关,终止妊娠是唯一有效的、针对病因的治疗方式,但过早终止妊娠会导致胎儿并发症增加。目前的治疗目的是控制病情、延缓病情发展及预防重度子痫前期、子痫的发生,降低母儿围产期病率和死亡率。主张根据病情轻重分类,进行个体化治疗。处理原则是对症治疗,预防并发症,适时终止妊娠。由于病情复杂多变,产前、产时和产后均可发生病情变化。因此,对病情进行密切监测和评估治疗效果十分重要,及时合理干预,适时终止妊娠,减少母儿并发症。

(一) 评估和监测

《指南》中描述:

妊娠高血压疾病在妊娠期病情复杂、变化快,分娩和产后生理变化以及各种不良刺激等均可能导致病情加重。因此,对产前、产时和产后的病情进行密切监测和评估十分重要。监测和评估的目的在于了解病情轻重和进展情况,及时合理干预,早防早治,避免不良临床结局发生。

1. 基本检查 了解头痛、胸闷、眼花、上腹部疼痛等自觉症状,检查血压、血尿常规、体质量、尿量、胎心、胎动、胎心监护。

2. 孕妇的特殊检查 包括眼底检查、凝血功能、心肝肾功能、血脂、血尿酸和电解质等检查。

3. 胎儿的特殊检查 包括胎儿发育情况、B 超和胎心监护监测胎儿宫内状况和脐动脉血流等。

根据病情决定检查频度和内容,以掌握病情变化。

解读:

在妊娠期,HDCP 有时会发展非常迅速,短时间内可出现严重并发症,尤其在孕晚期。因此,对于诊断妊娠期高血压疾病的患者应缩短复诊的间隔,每次就诊对病情进行评估,根据病情调整治疗方案,必要时收入院治疗。因 HDCP 患者的病情发展情况个体差异较大,复诊间隔也应根据患者病情评估及监测情况确定,而教会患者自我监测尤其重要。患者的自我监测包括:自觉症状的监测、血压的监测、体质量的监测、尿量的监测及胎动的监测。

2012 年《指南》对于 HDCP 应监测的内容给出了分类,包括:①基本内容,即于患者每次复诊时,或者住院期间定期监测的内容。作为基本内容,这些项目是能进行产前检查的各级医院都应能够开展的项目,是监测患者病情发展及评估患者病情的必查项目;②孕妇的特殊检查,是根据患者的病情选择性监测的内容,有条件的医院对患者病情进行评估时应行全面检查,并定期监测,根据评估情况确定复查日期;③胎儿的特殊检查,有条件的医院应将监测胎儿生长发育情况、B超监测胎儿宫内状况(包括脐血流)作为监测 HDCP 患者胎儿情况的常规项目,定期监测。对于子痫前期患者在胎儿有成活能力、孕 28 周后应定期行电子胎心监护,但应注意孕 34 周前胎心监护的评价标准。

(二)一般治疗

《指南》中描述:

1. 地点 妊娠期高血压患者可在家或住院治疗;轻度子痫前期患者应评估后决定是否院内治疗;重度子痫前期、子痫患者均应住院治疗。

2. 休息和饮食 应注意休息,并取侧卧位。但子痫前期患者住院期间不建议绝对卧床休息。保证摄入充足的蛋白质和热量。不建议限制食盐摄入。

3. 镇静 为保证充足睡眠,必要时可睡前口服地西泮 2.5~5.0mg。

解读:

对于治疗地点,2012 版《指南》中提出了妊娠期高血压患者可根据病情程度在家或住院治疗;轻度子痫前期患者应进行评估、决定是否住院治疗;重度子痫前期、子痫患者应住院治疗。子痫前期患者住院期间不建议绝对卧床休息,但要保证充足睡眠。在饮食上应保证充足的蛋白质和热量摄入;并改变了以往低盐饮食的观念,提出"不建议限制食盐摄入"的理念。

(三)降压治疗

《指南》中描述:

收缩压≥160mmHg 和(或)舒张压≥110mmHg 的高血压孕妇应降压治疗;收缩压≥140mmHg 和(或)舒张压≥

90mmHg 的高血压患者可使用降压治疗。目标血压：孕妇无并发脏器功能损伤，收缩压应控制在 130～155mmHg，舒张压应控制在 80～105mmHg；孕妇并发脏器功能损伤，则收缩压应控制在 130～139mmHg，舒张压应控制在 80～89mmHg。降压过程力求下降平稳，不可波动过大，且血压不可低于 130/80mmHg。以保证子宫胎盘血流灌注。

解读：

诊断 HDCP 并不意味着降压药的应用，2012 版《指南》中，降压治疗提出了明确的指征，并给出了目标血压。由于过低的血压不能保证子宫胎盘的血流灌注，从而导致胎儿宫内生长受限、胎儿窘迫等，甚至胎死宫内。因此，当患者高压在 140～160mmHg 和（或）低压 90～110mmHg 时，是否需要降压治疗要根据患者的自觉症状、血压波动的情况、胎儿的情况综合考虑决定，将患者血压控制在目标血压范围内。当患者血压波动过大时，警惕胎盘早剥的发生。

在降压药物的选择上本着对母儿安全、疗效肯定、经济方便的原则，推荐了几种常用口服降压药物。明确指出了对母儿存在一定危害的血管紧张素转换酶抑制剂和血管紧张素 II 受体拮抗剂禁止使用。对口服药物血压控制不理想者应使用静脉用药。2012 版《指南》推荐的降压药物，均是目前较为常用的降压药物，不存在首选哪种药物或一线、二线药物之分，各级医师可根据当地条件和孕妇的病情酌情选择。选择降压药物需要考虑到患者的病情以及药物的副作用，如肾上腺素能受体阻滞剂拉贝洛尔有升血糖的副作用，用于糖尿病患者时，尤应关注血糖；二氢吡啶类钙离子通道阻滞剂如尼卡地平可增快心率，引起患者心悸、面色潮红等不适，应用于子痫前期患者时应监测心率，警惕心衰。另外，对强效血管扩张剂硝普钠，提出了严格的规定，"孕期仅适用于其他降压药物应用无效的高血压危象孕妇。产前应用不超过 4 小时"。硝普钠的代谢产物（氰化物）可与红细胞的硫基结合而产生毒性作用，动物实验证明连续 24 小时给孕羊静脉注射硝普钠，可致胎羊宫内中毒死亡，所以在分娩前应慎用此药。

（四）硫酸镁的应用

循证医学证据显示，硫酸镁是子痫治疗的一线药物，也是重度子痫前期预防子痫发作的预防用药。研究显示，硫酸镁的作用不但具有抗惊厥作用，还能影响患者血清中心钠素、内皮素、前列腺素、血管紧张素水平，并降低外周阻力，解除小动脉和远端血管痉挛状态，改善微循环及肾脏、子宫等脏器功能，目前在预防子痫的发生上，没有其他药物可替代硫酸镁的作用。硫酸镁不是降压药物，但当注射给药时，过量镁离子可直接舒张外周血管平滑肌，并引起交感神经节冲动传递障碍，从而使血管扩张，血压下降，故在应用过程中应监测血压。由于硫酸镁作为抗惊厥药物的有效治疗浓度与中毒浓度较为接近，因此，在硫酸镁治疗期间的监测很重要。至少每天要评估 1 次膝腱反射是否存在，观测呼吸次数和 24 小时尿量，并详细记录；并应备有硫酸镁中毒的解毒剂——10% 葡萄糖酸钙；如有条件应监测血清镁离子浓度，以防硫酸镁中毒。硫酸镁由肾脏排出，排出的速度与血镁浓度和肾小球滤过率有关；因此，当患者合并肾功能不全时，硫酸镁应慎用或减量使用；应用保钾利尿药可致高镁血症。本药在应用过程中不良反应较为明显，包括潮热、出汗、口干、恶心、呕吐、心慌、头晕等，严重者可引起肺水肿。随着血镁浓度的提高，肌肉兴奋性可受抑制，出现乏力、感觉反应迟钝、膝腱反射消失，呼吸抑制等。心肌病及重症肌无力患者慎用。

（五）扩容及利尿治疗

子痫前期孕妇需要限制补液量及输液速度，不适当的补液可导致心衰、肺水肿、脑水肿等情况的发生。子痫前期患者出现少尿如无肌酐升高不建议常规补液，只有在严重的液体丢失（如呕吐、腹泻、分娩失血）或高凝状态时需要扩容治疗，严重患者最好同时监测中心静脉压，以了解补液情况。患者持续性少尿不推荐使用多巴胺或呋塞米，因为利尿治疗能产生血容量减少、母体电解质紊乱、排钠增加及血中尿酸、尿素氮、红细胞压积升高等不良反应，其后果是加重病理改变、引起电解质紊乱、酸碱失衡及出现产后血管舒张性休克等。只有当患者出现全身性水肿、肺水肿、脑水肿、肾功能不全、急性心力衰竭时，可酌情使用呋塞米等快速利尿剂。

（六）镇静药物的应用

HDCP 患者适量地应用镇静药物，可缓解患者精神紧张、失眠等症状，保证患者获得足够的休息，从而改善患者血压，并预防子痫的发生。当子痫发生时,镇静药物可通过抑制中枢神经系统,起到解痉、降压、控制子痫抽搐的作用。常用的地西泮与苯巴比妥可用于预防及控制子痫,但冬眠合剂只用于子痫发作硫酸镁治疗效果不佳时,应用镇静药物需严密监测母婴情况。

(七)促胎肺成熟

《指南》中描述:

孕周 <34 周的子痫前期患者产前预计1周内可能分娩者均应接受糖皮质激素促胎肺成熟治疗。用法:地塞米松5mg,肌内注射,每12小时1次,连续2d;或倍他米松12mg,肌内注射,每天1次,连续2d;或羊膜腔内注射地塞米松10mg 1次。

目前尚无足够证据证明地塞米松、倍他米松,以及不同给药方式促胎肺成熟治疗的优劣。不推荐反复、多疗程产前给药。临床已有宫内感染证据者禁忌使用糖皮质激素。

解读:

糖皮质激素的应用明显地改善了早产儿结局,但反复应用有胎儿体重下降、感染等风险,且孕妇有发生肺水肿、血糖增高等风险,应权衡利弊进行应用。并非所有的HDCP引起早产都需进行促胎肺治疗,对于孕周≥34周的孕妇,应用糖皮质激素激素是否能明显地改善早产儿结局目前无确切证据,不推荐常规应用。2012年《指南》中明确指出,只有孕周 <34 周的子痫前期患者产前预计1周内可能分娩者,需接受糖皮质激素促胎肺成熟治疗。且不推荐反复多次给药。

考虑到糖皮质激素的副作用,应用过程中应监测血糖,尤其是糖尿病患者,应警惕酮症的发生,羊膜腔内注射给药可减轻糖皮质激素的副作用。用于HDCP患者时,尤其在应用硫酸镁的同时应用,警惕肺水肿及心衰的发生。对有宫内感染证据的患者禁用糖皮质激素。

(八)分娩时机与方式

HDCP为妊娠期特有的疾病,其发病与妊娠有关;因此,对子痫前期患者经积极治疗,症状无改善或病情恶化情况下,终止妊娠是唯一有效的对因治疗措施。对HDCP患者掌握终止妊娠的时机很重要,终止妊娠的时机与发病孕周、病情严重程度、母儿状况、救治单位的条件等密切相关。对于病情较轻的患者,如妊娠期高血压、轻度子痫前期的孕妇,若病情稳定,尽量期待至孕 37 周以后;病情较重(如重度子痫前期)且控制病情不稳定的患者,任何孕周均应考虑终止妊娠,根据孕周及病情评估胎儿存活的可能性并采取相应措施;若病情控制稳定,根据孕周及救治医疗机构条件确定是否期待治疗以及是否转诊,通常孕 34 周后应考虑终止妊娠。子痫前期患者无产科剖宫产指征,原则上考虑阴道试产。但分娩过程中需严密监测患者病情变化,若短时间内不能阴道分娩或病情加重者可考虑放宽剖宫产指征。

(九)子痫的处理

子痫在世界范围内是危险孕产妇生命的严重疾病。患者可出现各种严重并发症,如胎盘早剥、吸入性肺炎、肺水肿、心肺功能停止、急性肾衰、脑出血、失明或视力下降,甚至孕产妇死亡;在抽搐过程中还易发生唇舌咬伤,摔伤,呕吐误吸等各种创伤。因此,对于 HDCP 患者强调子痫的预防,一旦发生应紧急处理,控制抽搐、控制血压、并预防子痫复发。在积极治疗的同时,应监测心、肝、肾、中枢神经系统等重要脏器的功能、凝血功能和水电解质酸碱平衡,警惕并发症的发生。子痫患者抽搐控制 2 小时后可考虑终止妊娠,终止妊娠方式的选择应考虑到患者的病情、监测救治手段及胎儿的成活能力,有阴道分娩条件且短期内可分娩者可阴道试产,否则,应放宽剖宫产的指征。子痫患者产后仍有子痫复发的可能性,需监测生命体征、尿量等,保证休息,避免声、光等刺激,并继续应用硫酸镁 24~48 小时。

(十)产后处理

《指南》中描述:

重度子痫前期患者产后应继续使用硫酸镁 24~48h 预防产后子痫。

子痫前期患者产后 3~6d 是产褥期血压高峰期,高血压、蛋白尿等症状仍可能反复出现甚至加重,因此.此期间仍应每天监测血压及尿蛋白。如血压≥160/110mmHg 应继续给予降压治疗。哺乳期可继续应用产前使用的降压药物,禁用 ACEI 和 ARB 类(卡托普利、依那普利除外)。

注意监测及记录产后出血量。患者在重要脏器功能恢复正常后方可出院。

解读：

产后大量的细胞外液回流，产后 3～6 天循环血容量急剧增加，血压可能进一步升高，处理不当将导致子痫前期患者在产后病情加重。因此，HDCP 的产后处理十分重要。主要的处理原则如下：继续解痉治疗 24～48 小时，产后 3～6 天需要密切监测血压及尿蛋白的变化和并发症，直到血压恢复正常且并发症得到改善；血压升高者仍需降压治疗。

对于严重的子痫前期和妊娠期高血压患者，产后需要确认是否存在慢性高血压、隐匿性肾脏疾病和高凝倾向。重度子痫前期患者，特别是早发型重度子痫前期患者，2 年内或 10 年后再次妊娠者，子痫前期复发可能高，应进行预防指导。

五、HDCP 的预测与预防

了解高危因素及患病风险的预测，采取适当的预防方法，对降低子痫前期、子痫患病率，改善母儿预后，提高妊娠期妇女的健康水平有重要意义。

（一）高危因素

HDCP 的高危因素包括：初产妇、孕妇的极限年龄（<20 岁或 >40 岁）、多胎妊娠、既往子痫前期病史、慢性高血压或肾脏疾病、风湿性疾病、肥胖及胰岛素抵抗、妊娠期糖尿病、感染性疾病、先前存在血栓形成倾向、子痫前期家族史、孕妇为低出生体质量儿等。应加强对具有高危因素的人群的管理与随访，预防子痫前期及子痫的发生。

（二）预测

大量的病因学研究提示子痫前期的病理生理改变在早期妊娠即已发生，先于临床症状的出现，该理论为子痫前期的预测提供了理论基础。理想的预测方法应简便易行且无创伤性。许多科学家为此进行了长期的探索，但至今尚未发现理想的、能准确预测子痫前期发生的方法。

以下是几种预测子痫前期 - 子痫的生物物理的手段、方法，由于存在其局限性，均未广泛应用于临床：①母胎血流动力学：妊娠中期彩超测量子宫胎盘血管阻力被用以早期筛查子痫前期的发病。子痫前期 - 子痫的主要病理基础是滋养细胞侵入子宫螺旋动脉过程障碍,造成子宫循环的血管抵抗增加;表现为彩超检测时,子宫动脉的阻力指数(RI)、搏动指数(PI)升高,出现子宫动脉血流频谱的舒张期切迹,这些变化均可作为子痫前期-子痫预测的有用指标。妊娠期高血压疾病学组对正常单胎孕妇在妊娠早期、中期、晚期采用彩超检测子宫动脉及其胎儿脐动脉的 PI、RI、脐动脉收缩期最大血流速度与舒张末期最大血流速度比值(S/D),正常妊娠组均随妊娠进展而逐渐降低,子痫前期组妊娠中、晚期子宫动脉 RI、PI 及 S/D 均随妊娠进展升高,子宫动脉的血流阻力明显升高。高危妊娠子宫动脉血流阻力的增加与子痫前期的发生相关。因此,子宫动脉血流阻力尤其是对舒张早期切迹的观察成为监测子宫-胎盘循环的重要指标之一。②动态血压监测:正常孕妇和子痫前期患者妊娠期血压变化模式存在明显差异,提示动态血压监测可有一定的预测价值。③血液流变学实验:当血细胞比容≥0.35、全血黏度 >3.6、血浆黏度 >1.6 时,提示有发生子痫前期的倾向。④尿钙测定:妊娠期高血压疾病患者尿钙排泄量明显降低。尿钙/肌酐比值的降低早于妊娠期高血压疾病的发生,若≤0.04 有预测子痫前期的价值。⑤尿酸测定:孕 24 周血清尿酸值 >5.9mg/L,是33% 的子痫前期孕妇的预测值。⑥纤维结合素:子痫前期患者血清纤维结合素水平升高,与血管内皮细胞损伤有关。孕妇自 12 周开始纤维结合素持续升高,预测子痫前期的阳性预测值仅 29%,而阴性预测值高达 98%。⑦胎盘多肽:胎盘可产生多种多肽类物质,如胎盘生长因子、促皮质激素释放激素、绒毛膜促性腺激素等,这些标记物随子痫前期的病程和严重性而升高或下降。胎盘生长因子在子痫前期临床发病前即降低,可作为早期标记物预测子痫前期的发病。⑧母体血中游离胎儿 DNA 和 RNA 检测:子痫前期孕妇血中游离胎儿DNA 和 RNA 量与正常孕妇存在明显差异。早孕期筛查游离胎儿 DNA 可以预测子痫前期的发生,孕 28 周以后升高提示疾病即将发生。检测孕妇血中游离胎儿 RNA,不受胎儿性别和母婴之间遗传多态性的限制。

以往的研究为我们提供了线索和方向,对于子痫前期-子痫预测方法的深入探讨,将有利于早期筛查、早期对高危患者进行预防及干预,降低 HDCP 的发病率,改善母儿结局。

（三）预防

1. 保持健康心态　孕期应保持愉快的心情，调整自己的心态，避免长期紧张、烦躁、抑郁等不良情绪。参加孕妇学校的课程，看一些有关生育的科普读物，克服对妊娠和分娩的恐惧。

2. 适度的户外活动　有规律和适当的体育活动可减少子痫前期的发生。

3. 养成良好的饮食习惯　孕期应加强营养，合理膳食。多吃富含蛋白质、维生素、铁、钙、钾及其他微量元素（镁、硒、锌等）的食品，减少脂肪的摄入。高血压疾病患者需要低脂饮食，但是否可以降低子痫前期发生的依据不足。

4. 戒烟、戒酒、围孕期服用多种维生素（含叶酸）　有一定的保健效果。

5. 加强孕期体质量管理　是预防妊娠期高血压疾病的一个关键措施。对体质量增加高于或低于正常范围者均应视为高危妊娠进行管理并进行相应的营养指导。肥胖是子痫前期的高风险因素，理论上控制饮食减肥可以降低子痫前期的发病风险，但目前尚无足够的证据。

6. 保证足够的休息　对有高危因素的孕妇保证足够的休息，特别是增加左侧卧位休息，能防止妊娠期高血压疾病的发生。

7. 药物预防　目前针对低危人群预防均不理想，但针对高危人群的预防可能有一定的效果。每日补钙 1～2g 可有效降低妊娠期高血压疾病的发生。高危人群应用小剂量阿司匹林，可降低 HDCP 的发生，在妊娠中晚期每天口服阿司匹林 50～150mg，可使妊娠期高血压疾病发生的危险性减少 65%。

六、管理

2012 年《指南》在规范诊断及治疗的同时，强调 HDCP 的综合管理尤为重要，包括孕前管理、孕期管理及产后管理；在每一层面又可分为医院管理及患者自我管理。健康教育包括对公众的宣教及对医务人员的强化培训；强调为危重患者建立救治、转诊绿色通道；建立完善的三级妇幼保健网，转诊时应对患者做好交接；产后监测血压，对患者进行疾病再分类，必要时建议内科会诊以提高患者远期生活质量；并对再次妊娠进行指导。

七、HELLP综合征诊断及治疗的解读

1982年,Weinstein最早提出了HELLP综合征的概念,把重度子痫前期发生溶血(hemolysis)、肝酶升高(elevated liver enzymes)和血小板减少(low platelets)称为HELLP综合征。约70%的HELLP综合征发生在妊娠期,30%发生在产后,自产后数小时至产后6天均有可能发生,大多在产后48小时内出现。

HELLP综合征虽然被认为是子痫前期的并发症,但仍可以发生在子痫前期临床表现不明显的情况下。孙瑜和杨慧霞报道,即使是轻度子痫前期患者,亦可能发生HELLP综合征。10%的HELLP综合征患者发病时血压在正常范围。

HELLP综合征的最多见的临床表现为右上腹疼痛不适,其他临床表现还可见乏力、恶心、呕吐、头痛、黄疸、血尿、上消化道出血、胎盘早剥等。但亦有部分患者临床表现不明显。因此,本病的确诊最终依赖于实验室检查。对于该病的及时准确诊断的关键是:①对本病有一定的认识及高度警惕性;②对子痫前期患者定期评估及监测。

在实验室检查的各项指标中,乳酸脱氢酶(LDH)升高和血清结合珠蛋白降低是诊断HELLP综合征的敏感指标。溶血的指标除了外周血涂片见破碎、变形红细胞,胆红素≥20.5μmol/L,血清结合珠蛋白<250mg/L外,还可见血色素的下降。肝酶升高与肝损害的程度不一致,但是当丙氨酸氨基转移酶(ALT)和LDH水平季度升高时,则孕妇极为危险。

根据实验室检查,HELLP综合征可分为完全性与部分性两种。当子痫前期患者溶血、肝酶升高(LDH>600U/L,AST>70U/L)及血小板降低(<100×10^9/L)三项均存在时,称为完全性HELLP综合征;仅有1项或2项HELLP指标异常者,称为部分性HELLP综合征。发生完全性HELLP综合征时,患者预后较差。与完全性HELLP比较,部分性HELLP的预后相对较好;但与无HELLP的重度子痫前期相比,早产、子痫的发病率明显升高,围产儿死亡率仍明显升高,因此,部分性HELLP综合征患者仍要引起重视。

在HELLP综合征的治疗中,尽快终止妊娠时最为有效的治疗。只有当胎儿不成熟且母胎病情稳定的情况下方可

在有治疗及监测条件的三级医疗机构进行期待治疗，但期待治疗的目的是争取胎肺成熟的时机，仍应适时终止妊娠。其他治疗包括解痉、降压、促肺等子痫前期的常规治疗，肾上腺皮质激素及保肝治疗等。终止妊娠前可预防性输注血小板治疗，但需要明确的指征（见《指南》中描述）。

评价与展望

妊娠期高血压疾病目前在全球范围内仍然是威胁母儿健康的产科重要并发症。随着对疾病研究的深入，国际化交流与合作日益增加，日常工作中医务工作者对于疾病的诊断和管理越来越希望能有章可循，因此，2012版《指南》应运而生。本《指南》参考加拿大、澳大利亚等国外最新的相关指南，并结合我国研究结果，有利于国际交流。本《指南》与第8版《妇产科学》相比，一些指标更为具体和细化，更具有可操作性，有利于在临床工作中推广，如明确规定血压测量前需休息至少5分钟，且对血压测量方法进行了规范。对于以往的标准结合最新研究进行了修改，如取消血压较基础血压升高的诊断标准，对于水肿在诊断中的价值也进行了重新的评估等。对妊娠期高血压疾病的规范诊断和管理将起到有效的指导作用。

尽管目前对于妊娠期高血压疾病发病机制及预测、预防方法的研究不断深入，但目前针对该病仍缺乏有效的预测和预防方法，而有效的预测、预防方法是改变疾病结局最为有效的措施。对于妊娠期高血压疾病的发病机制虽然有多个假说，但目前仍是未解之谜。科学的进步以及新的研究手段在医学研究中的应用，为妊娠期高血压疾病的发病机制及预测、预防方法的研究提供了新的契机。随产科学的进步和观念的转变，人们在对疾病的认识和处理方面也发生了变化，不久将对妊娠高血压疾病的诊疗指南进行修订，奉献给妇产科工作者。

病 案 分 析

病例1

患者，26岁，主因"停经30$^+$周，发现血压升高1周"于

2010-8-19 入院。患者平素月经规律, 6/30 天, LMP 2010-1-20, 预产期 2010-10-27, 结合早孕反应时间、尿 HCG(+)时间及早孕 B 超核对孕周无误。患者孕早期无阴道出血, 无感冒发热病史。孕 4^+ 个月自觉胎动, 活跃, 孕期于外院正规产检, 自诉 50g 糖筛正常、唐氏筛查低危, 均未见报告单, 孕期平顺。1 周前产检时发现血压升高, 最高 150/100mmHg, 尿蛋白 3+, 无头痛、头晕等自觉症状。于外院行硫酸镁静点、口服拉贝洛尔降压, 及促肺治疗治疗, 一周后来笔者医院就诊, 自发病以来, 无头晕眼花、视物模糊、无腹痛及阴道流血流液。

既往体健, 否认高血压糖尿病等慢性病史, 否认肝炎结核病史, 否认外伤史, 否认药物过敏史。既往孕 0 产 0。

查体: T 36.5℃, P 80 次 / 分, R 20 次 / 分, BP 160/100mmHg, 一般状态好, 全身皮肤黏膜无黄染, 浅表淋巴结未及肿大, 双侧瞳孔等大正圆, 未见颈静脉怒张及颈动脉异常搏动。双肺呼吸音清、未闻及干湿啰音, 心脏各瓣膜区未闻及杂音, 肝脾肋下未及, 全腹软, 无压痛及反跳痛。双侧膝腱反射存在, 不亢进。产科情况: 宫高: 25cm; 腹围: 94cm; 未触及宫缩, 先露为头; 胎心: 148bpm; 估计胎儿体重 1100g。

辅助检查:

B 超 (2010-8-19): 单活胎头位, BPD 7.6cm, FL 5.2cm, AFI 12.1cm, S/D 3.95;

B 超 (2010-8-20): 单活胎头位, BPD 7.5cm, FL 5.3cm, AFI 11.6cm, 脐动脉 B=0- 负值, 胎儿大脑中动脉 B=0;

胎心监护 (2010-8-20): 基线 140bpm, 窄幅, NST(−);

尿蛋白 (2010-8-19): 3+; 24 小时尿蛋白 (2010-8-19) 6.732g。

入院后诊断: ①孕 1 产 0, 孕 30^+ 周, 头位; ②重度子痫前期。

治疗经过: 入院后继续行硫酸镁解痉、口服拉贝洛尔降压、复方氨基酸营养治疗, 血压波动于 120∼140/70∼100mmHg。

2010-8-20 因 B 超提示胎儿大脑中动脉 B=0、脐动脉 B=0, 考虑胎儿窘迫? 急诊行子宫下段剖宫产术, 术中以 LOA 位娩出一男婴, 体重 1115g, 生后 Apgar 评分 1 分钟 -5 分钟 -10 分钟: 10-10-10 分。手术顺利, 麻醉欠佳, 术中血压最高升至 185/140mmHg,给予降压治疗,术中出血 300ml。

回室后:BP140/90mmHg,心率 82 次 / 分,SPO$_2$:100%,予抗感染、补液、对症、支持治疗。患者较为烦躁,术后 1.5h 开始给予硫酸镁解痉治疗,术后 2h 产妇无明显诱因出现抽搐,牙关紧闭、双上肢屈曲、眼球固定、颈项强直。BP 169/114mmHg,P 108 次 / 分 SPO$_2$ 100%,立即置开口器,25% 硫酸镁 20ml 缓慢静推、安定 10mg 静推、眼罩遮光,患者抽搐持续 2 分钟停止。抽搐后 BP 163/108mmHg,P 92 次 / 分 SPO$_2$ 100%,R 22 次 / 分。患者入睡,呼之不应,可闻及鼾声。5 分钟后患者浅睡眠,呼之可应,撤出开口器,给予速尿 20mg 入壶,甘露醇 125ml 静点。30 分钟后患者清醒,无不适主诉,意识清晰,回答切题,BP 140/90mmHg,P 82 次 / 分,SPO$_2$ 100%,R 20 次 / 分,急查生化全项、血常规、凝血五项。结果回报均正常。术后 5 天携带降压药出院,患者无不适。转入地段妇幼保健院继续随访,嘱监测血压,产后 6 周复查。

出院诊断:①孕 1 产 1,孕 30$^+$ 周 LOA 剖宫产;②早产;③ 重度子痫前期;④子痫。

分析:

(1)患者 26 岁育龄妇女,孕 30 周,病史明确,血压升高 1 周,150/100mmHg,伴有尿蛋白 3+,24 小时尿蛋白定量 6.732g,无自觉症状,"重度子痫前期"诊断明确。诊断后已进行解痉、降压及促肺治疗 1 周,患者病情尚平稳。治疗 1 周后复查 B 超提示胎儿脐血流及大脑中动脉血流异常,胎儿窘迫不除外,故行剖宫产术。因患者胎儿大小与孕周相符,且已经过促肺治疗,当胎儿窘迫不除外时,可选择终止妊娠治疗。

(2)患者术中麻醉欠佳,疼痛、手术均是对患者的刺激,术后 1.5h 给予硫酸镁解痉治疗,术后 2h 发生子痫,此时硫酸镁尚未达到有效的血药浓度,同时外界刺激的存在诱发患者发生术后子痫。子痫发生后,给予患者解痉、镇静、降颅压等治疗,尚及时,患者预后好。

点评:妊娠高血压疾病是孕妇在妊娠 20 周后特有的疾病,子痫是妊娠高血压疾病的严重并发症,是孕产妇和围生儿死亡的主要原因之一。病理生理特点是血管痉挛性收缩引起血管内皮缺血缺氧,内皮细胞受损致花生四烯酸转变为血栓素(TXA$_2$)。TXA$_2$ 有强烈的缩血管作用,因而使血压恶性升高,当平均动脉压增高到 140mmHg 时,脑血管自动调节发生障碍,颅内压增高,脑灌流不足,局部缺血缺氧、水肿,此时出现先兆子痫症状,如未得到及时治疗控制,则因脑血管痉挛而发生抽搐。通常产前子痫占 71%,产时及产后子痫占 29%。产后子痫的危险因素有:①不良刺激:一些强烈的刺激,如宫缩痛、过度疲劳、手术的刺激、伤口疼痛、产后按压宫底排积血,更有甚者因分娩女婴后精神压力过大,护士在患者休息、睡眠及疼痛时治疗均可使交感神经兴奋,儿茶酚胺分泌增多,从而使血压上升而诱发产后子痫。②季节原因:寒冷季节高发。③产后巨大妊娠子宫对下腔静脉压力的消除,静脉血及组织间液回流增加。血容量明显增加,使心脏负担加重,血压升高而加重病情。④医护人员重视不够:对患者的病情估计不够,认为分娩后病情有所好转,忽视了对血压的连续监测,或硫酸镁用量的不足,对患者出现的一些先兆症状未引起足够重视,极易导致产后子痫。

本例患者产前经过规范的硫酸镁解痉治疗、口服拉贝洛尔降压治疗,血压控制平稳,入院后 1 天因"胎儿窘迫"急诊行剖宫产术,术后新生儿送入 NICU 治疗。因患者对手术缺乏心理准备和对新生儿预后的担忧,患者情绪波动较大,术中血压最高升至 185/140mmHg,手术中麻醉效果欠满意,术后伤口疼痛;术后静脉及组织间液回流增加,血容量增加,循环负荷加重;术中停用硫酸镁,血镁浓度未能有效维持,多因素作用而出现子痫抽搐。出现抽搐后经过及时的硫酸镁解痉、安定镇静、速尿快速利尿、甘露醇降颅压治疗后,患者抽搐得到及时控制,抢救尚成功。

经验教训:①对于子痫前期患者手术中应确保麻醉效果,如术中即有麻醉欠佳,术后应给予相应镇痛治疗,以免疼痛刺激诱发子痫;②注意与患者沟通、交流技巧,重视患者情绪波动,必要时予以镇静治疗;③加强术后监测、护理及治疗,切不可因已终止妊娠、认为病情已好转就掉以轻心;④加强术中、术后用药及液体管理,加强与麻醉医师的沟通,保证硫酸镁的有效血药浓度。

病例 2

患者,32 岁,主因"停经 9 个月,视物模糊 4 天,发现血

压升高 1 天"于 2010-1-6 入院。患者平素月经规律,5/30 天,
LMP:2009-4-13,结合早孕反应时间、尿 HCG(+)时间、孕早
期 B 超等核对孕周无误,停经 4 月余自觉胎动,孕期未行唐
氏筛查及血糖筛查,未规律产检。4 天前开始自觉视物模糊,
未予重视,昨天于当地医院检查发现血压升高 160/90mmHg,
尿蛋白 3+,血小板 27×10^9/L,转来笔者医院。

既往体健,否认高血压、糖尿病等慢性病史,否认肝炎结
核病史,无药物过敏史。生育史:孕 1 产 1,2002 年自娩一男
活婴,现体健,无妊娠期高血压疾病史。

入院查体:T36.8℃,P92 次/分,R19 次/分,BP150/90mmHg,
一般情况可,神志清楚,全身无黄染,无皮疹及皮下出血点,
咽无红肿,双肺呼吸音清,心律规整,腹膨隆,无压痛,肝肾
脾区无叩痛,输尿管压痛点无压痛,胸骨及脊柱无压痛,双下
肢水肿达小腿,病理反射未引出。产科情况:宫高 33cm,腹
围 107cm,子宫放松好,未及宫缩,胎儿头位,先露浮,胎心
150bpm。

辅助检查:血常规:WBC 14.36×10^9/L,N 80.3%,HB
82g/L,PLT 25×10^9/L。生化:ALT 45IU/L,AST 105IU/L,
LDH 600IU/L,TBIL 33.9μmol/,ALP 127IU/L。凝血五项 FIB
4.35g/L,PT 10.6S,INR 0.9,D-D 926ng/ml。胎心监护 NST
(-),基线平直。尿常规:PRO 3+,BLD +

入院诊断:①孕 2 产 1,孕 38 周 头位;②重度子痫前期;
③HELLP 综合征;④胎儿窘迫。

入院诊治经过:考虑"重度子痫前期、HELLP 综合征、胎
儿宫内窘迫(胎心型)"诊断成立,而现已孕 38^+ 周,应尽早终
止妊娠。但考虑患者血小板低,自娩过程中易发生颅内出血,
故不宜阴道试产,且目前已存在胎儿宫内窘迫,故决定即刻
行剖宫产术终止妊娠。术前应充分考虑患者血小板低,且重
度子痫前期属高凝状态,大量消耗凝血因子,术后易发生产
后出血。另患者孕期未定期产检,未在笔者医院行筛畸 B 超
检查,也未行唐氏筛查,故向患者及家属交待不除外胎儿畸
形及胎儿染色体异常以及其他手术风险,患者及家属表示理
解,并同意手术。嘱尽快术前准备,同时积极联系血库,准备
输血小板、血浆及悬浮红细胞。

患者于 21:13 入手术室,BP150/110mmHg,P95 次/分,

开放静脉通路，21：52胎儿娩出，阿氏评分1分钟9分，5分钟10分，10分钟10分。术中见淡黄色腹水约500ml，羊水Ⅲ度，量约600ml，总入量2300ml（血小板400ml，悬浮红细胞400ml，血浆400ml，0.9%氯化钠1000ml，乳酸钠林格液100ml），出量1200ml（尿400ml+出血300ml+腹水500ml）。术后复查血常规示WBC 18.92×10^9/L，N 74.4%，HB 74g/L，PLT 158×10^9/L。凝血五项FIB 3.71g/L，PT 10.8S，INR 0.92，BP 160/100mmHg，P 96次/分，SaO$_2$ 98%，子宫收缩好，宫底脐下一指，压宫底阴道无出血，生命体征平稳，患者安返病房观察，记重症监护，继续抗感染促宫缩输血补充凝血物质等治疗。

回室后继续将术中余液输完。并加用阿莫西林纳克拉维酸钾2.4两组抗感染治疗，葡醛内酯（肝泰乐）0.399g保肝治疗，硫酸镁7.5g泵入解痉治疗，共输晶体液约350ml，术后至次日7：00尿量400ml。

术后1天，因血色素78g/L，HCT 21%，予继续输注悬浮红细胞400ml。同时继续解痉（乳酸钠林格500ml+25%硫酸镁60ml，配制液每小时70ml静点）、抗感染（0.9%氯化钠100ml+阿莫西林钠克拉维酸钾2.4g静点两组）治疗。当日7：00至18：00入液量1100ml，出量800ml。于当日下午18：40突发咳嗽、喘憋，咳大量粉红色泡沫痰，不能平卧，心电监护血压130/80mmHg，心率110次/分，呼吸28次/分，动脉血氧浓度91%。查体：双肺可闻及大量湿啰音，以右肺为著。诊断急性左心衰，即刻启动院内抢救。

抬高床头，予持续面罩吸氧5L/min，速尿20mg入壶，西地兰0.2mg入壶，急查血尿常规，凝血五项，生化全项及血气分析，并予吗啡5mg皮下注射，同时0.9%氯化钠100ml+氨茶碱250mg静点，20分钟后再次予速尿20mg入壶，吗啡5mg皮下注射，19：25 BP 140/90mmHg，P 101次/分，R 24次/分，SaO$_2$ 93%，给予患者0.9%氯化钠50ml+硝普钠12.5mg静脉泵入3ml/L，减轻心脏后负荷。19：30患者诉喘憋较前好转，查体：双肺可及少量散在湿啰音，较前好转，予0.9%氯化钠100ml+沐舒坦30mg缓慢静点以对症治疗，此时血常规回报WBC 25.26×10^9/L，N 89.1%，HB 88g/L，PLT 129×10^9/L。凝血五项FIB 4.191g/L，PT 10.8S，INR 0.92；生化：ALT 45IU/L，AST 59IU/L，TBIL 33.9μmol/，ALP 127IU/L。20：00 BP 129/85mmHg，P 101 次 / 分，R 28 次 / 分，SaO_2 94%，患者诉喘憋较前好转，咳嗽咳痰明显缓解。查体：双肺呼吸音粗，但未闻及湿啰音。抢救成功。术后 2 天继续补液、抗感染、解痉治疗，严密监测出入量，患者病情渐趋平稳，术后 5 天出院，出院时 BP 130/80mmHg，P 89 次 / 分，R 19/ 分，无不适主诉。转入地段妇幼保健机构继续监测。

出院诊断：①孕 $_2$ 产 $_1$ 孕 38$^+$ 周 LOA 剖宫产；②重度子痫前期；③HELLP 综合征；④急性左心衰；⑤中度贫血。

分析：

（1）患者女性，主因"停经 9 月，视物模糊 4 天，发现血压升高 1 天"入院，患者孕 38 周，核对孕周无误，无正规产前检查，入院前 4 天出现视物模糊，入院前一天查血压 160/90mmHg，尿蛋白 3+，血小板 27×10^9/L，入院当天查患者 BP 150/90mmHg，双下肢水肿，尿蛋白 3+、BLD+、AST 105IU/L，LDH 600IU/L，PLT 25×10^9/L，从患者病史、临床表现及化验检查看，患者"重度子痫前期"诊断成立，结合患者有肝酶升高、血小板降低、贫血及血尿，"HELLP 综合征"诊断成立。

（2）患者已孕 38 周，出现 HELLP 综合征，且入院胎心监护提示胎儿窘迫不除外，故应立刻终止妊娠。虽然患者为经产妇，但因胎儿窘迫不除外，且血小板过多，分娩过程中有胎儿颅内出血可能，故以剖宫产分娩为宜。该患者处理较及时。术前根据患者贫血、血小板低、产后出血可能大等情况作了相应的准备，术中控制输液量及输液速度，患者病情平稳，分娩过程顺利，因此，产时处理得当。

（3）术后第 1 天因贫血给予患者输血治疗，同时给予解痉、抗感染治疗，输液后患者发生急性左心衰，出现典型心衰症状：心率增快、呼吸增快，不能平卧，咳粉红色泡沫痰，听诊双肺湿啰音。急性左心功能不全诊断明确，经积极利尿、解痉、平喘、降压等治疗后，症状明显改善。在术后的护理上，对该患者的发生心衰的风险估计不足，对于术后心率及输液量、输液速度关注不足，从而发生心衰。在心衰的处理上得当。

点评：该患者重度子痫前期术后，因长期高血压造成心脏后负荷过重,且术前就存在中度贫血,也增加心脏负荷,同时心肌细胞供氧下降,易发生心衰。同时产妇 HELLP 致溶血性贫血,与普通的大出血不同,血容量变化不大,故补充血制品或是其他液体时必须严格控制输注速度及用量,并且及时注意出入量平衡。该患者 24 小时补液,包括晶体液、胶体液及血细胞,虽已严格控制入液速度,但总量仍相对较多,且当出现出入量负平衡时,未予及时有效的处理,如限制入量及利尿治疗。另因产妇为急性发病,心肝肾功能处于边缘状态,肾脏排泄功能下降,补液更应小心谨慎。

病例 3

患者,女,30 岁,主因"停经 33 周,发现胎儿生长迟缓 3 天"于 2013-07-27 入院。患者平素月经规律 4/30 天,LMP:2012-12-03,核对孕周无误。孕 16 周在笔者医院建病历并定期产前检查。孕 16 周唐氏筛查低风险,孕 23 周 B 超筛查无异常,胎儿大小与孕周相符。孕 28 周检查 BP 120/80mmHg,尿蛋白(-),B 超示:胎儿偏小,BPD 及 FL 均小于均值,AC 22.5cm,AFI=15.7cm。CVT 检查正常。行甲状腺功能检查正常。TORCH 系列:RUV-IgG 14.57IU/ml,CMV-IgG 8.4IU/ml,微小病毒 B19(-)。嘱加强营养治疗。孕 31 周检查 BP 120/80mmHg,尿蛋白(+),无不适主诉,余未见异常,未予处理。孕 33 周查 BP 130/80mmHg,PRO(+++),尿微球蛋白 0.237mg/L;再次复查 B 超:胎儿臀位,BPD 7.7cm,FL 5.7cm,AC 24.6cm,S/D 2.61,AFI 16.5cm。因胎儿 BPD、FL 均小于 SD,考虑"胎儿生长受限"收入院。

既往体健,否认高血压、糖尿病等慢性病史,否认肝炎、结核病史,否认药物过敏史。生育史:孕 0 产 0。

入院查体:T 36.4℃,P 78 次/分,R 19 次/分,BP 120/78mmHg,一般情况可,神志清楚,全身无黄染及出血点,咽无红肿,双肺呼吸音清,心律规整,心音有力,各瓣膜听诊区未闻及杂音;腹膨隆,无压痛,肝肾触诊不满意,双下肢水肿(-),生理反射存在,病理反射未引出。产科情况:宫高 27cm,腹围 96cm,子宫放松好,未及宫缩,胎儿头位,先露浮,胎心 145bpm,估计胎儿体重 1500g。

辅助检查:复查尿蛋白(±),尿细菌培养(-)。CVT 示:

BP 149/95mmHg，外周阻力增大，血液黏度增高。

入院诊断：①孕1产0，孕33周臀位；②胎儿生长受限。

入院诊治经过：入院后给予复方氨基酸营养支持治疗3天。入院后第4天（2013-07-30）晨2：00孕妇自觉右下腹坠痛，腹泻3次，未通知值班医师。晨4：30感头痛、恶心、呕吐一次，通知值班医师，查BP 170/120mmHg，P 84次／分，血氧饱和度98%，腹软，可及明显宫缩，不规律，持续10～20s，子宫放松欠佳，未闻及胎心，无阴道出血，立即予硫酸镁静点解痉，口服拉贝洛尔100mg降压。行B超示：胎死宫内；胎盘非均质增厚9.8cm×6.2cm×3.7cm，胎盘早剥可能性大。急查血常规：Hb 133g/L，PLT 183×10^9/L，WBC 14.53×10^9/L，GR 80.6%。凝血功能：FIB 4.1g/L，D-D 2112ng/ml。生化检查：ALT 46IU/L，AST 65IU/L，LDH 280IU/L，CK-MB 30.4IU/L，UA 433μmol/L，ALB 30g/L。复查尿蛋白（+++）。复测血压170/110mmHg，P 76次／分，血氧饱和度98%，考虑患者胎死宫内，重度子痫前期，胎盘早剥可能大，因胎儿死亡，血色素无明显下降，动态监测病情变化，1小时复查血常规及凝血功能，若各项指标平稳，尽量争取阴道分娩，向患者及家属交代病情，同意阴道试产。

予患者甘露醇125ml静点降低颅压，并予硝普钠静点降压。于1小时后复查Hb及PLT无明显下降，凝血功能：FIB 3.0g/L，D-D 2493mg/ml。为减少孕妇损伤在严密监测下行卡孕栓引产术，同时密切监测患者生命体征及血常规、凝血功能及肝肾功能情况。放置卡孕栓4小时后患者无规律宫缩，复查B超：胎盘位于宫底，较厚处约5.9cm，其与宫底肌层间可见非均质回声9.8cm×7.1cm×3.2cm。孕妇右下腹液性暗区厚约2.7cm，左下腹液性暗区3.5cm。复查血常规：Hb 127g/L，PLT 129×10^9/L。凝血功能：FIB 2.78g/L，D-D 6991ng/ml。于放置卡孕栓6小时后再次复查：Hb 124g/L，PLT 111×10^9/L，FIB 2.44g/L，D-D 7220ng/ml。生化检查：ALT 221IU/L，AST 375IU/L，LDH 1060IU/L，TP 54g/L，ALB 26.2g/L，UA 459μmol/L，TBIL 24.5μmol/L，DBIL 5.7μmol/L。患者PLT、FIB进行性下降，肝酶、D-D及LDH持续升高，不除外HELLP综合征。再次评估患者情况：孕妇宫颈条件差，宫缩不规律，短时间内不能经阴道分娩，应以剖宫产终止妊娠。术前予甲强龙 300mg，人纤维蛋白原 2g 静点，给予硝普钠静点，于 2013-07-30 17：45 以 LSA 剖宫产娩一女死婴，身长 44cm，体重 1625 克，脐带长 35cm，绕颈一周（紧），检查胎盘剥离 3/4，剥离面有暗红色血凝块约 100ml，脐带细，嵌插于胎盘中央。卡贝缩宫素 100μg 入壶，凝血酶原复合物 1200μ 静点。胎盘 15cm×12cm×2.5cm，重 380 克，产后送尸检及病理。手术顺利，术毕 BP120/84mmHg，P68 次 / 分，动脉血气分析 PH 7.356，PCO_2 30.5，HCO_3 17.1，BE -8，SO_2 96%，患者无不适，安返病房，术后 7 天出院。出院时患者 BP 110/70mmHg，P 78 次 / 分，无不适主诉。

出院诊断： ①孕 1 产 1，孕 34 周 LSA 剖宫产；②死胎；③重度子痫前期；④ HELLP 综合征；⑤重度胎盘早剥（2/3）；⑥子宫胎盘卒中；⑦脐带绕颈一周（紧）；⑧初产臀位（全臀）；⑨胎儿生长受限。

分析：

（1）患者，30 岁，主因"停经 33 周，发现胎儿生长迟缓 3 天"入院。孕期无明显血压升高，但曾有尿蛋白（+），并出现了胎儿生长受限。因为住院前血压一直无升高，症状不典型，容易被忽略，故住院前一直未诊断子痫前期，也未引起关注。入院后行 CVT 检查时血压曾有升高，未引起重视，未进一步监测血压。导致后期患者病情急剧，出现胎盘早剥时，方诊断重度子痫前期。因此，在诊断及相应的治疗上有延误。

（2）患者发生胎盘早剥后，检测各项化验指标尚平稳，为减少对孕妇的损伤，征得患者及家属的同意后，尝试短期阴道试产，故行卡孕栓引产。引产过程中监测患者病情变化。试产 6 小时，因患者未出现规律宫缩，短期内不能阴道分娩，且伴有肝酶升高及血小板、纤维蛋白原的进行性下降，考虑病情进展，故改为剖宫产终止妊娠。术前给予凝血物质预防 DIC 的发生，并继续降压治疗。患者结局尚好。但在患者的分娩方式考虑上存在欠缺。患者入院 3 天后于夜间突发右下腹疼痛、腹泻、头痛、恶心、呕吐等，除胎盘早剥外，还应警惕 HELLP 综合征的发生。患者晨起初次生化检查已经提示肝酶轻度升高，选择引产前应再次评估患者病情。即使试产，试产过程中应严密监测肝功能的变化，并可适当缩短试产过程。

点评：妊娠期高血压疾病，血压升高是主要症状，但仍有部分患者以其他表现为主并首发，如尿蛋白阳性，胎儿生长受限等，应引起重视。该患者在发现胎儿生长受限时，尿蛋白 3+，故应除外子痫前期导致的胎儿生长受限，并严密监测血压。该患者发生胎盘早剥前，对血压的监测不足，HDCP 发展急进的患者，常常病情进展迅速，甚至在一天之中发生很大变化，故应引起重视并加强监测。患者以突发右下腹疼痛、腹泻、头痛、恶心、呕吐等为首发症状，包括了消化道症状、高血压症状，故在诊断胎盘早剥时，还应警惕 HELLP 综合征的发生。HELLP 综合征是妊娠期高血压疾病的严重并发症，以溶血、肝酶升高、血小板减少为特点，可并发肺水肿、胎盘早剥、产后出血、DIC、肝破裂等严重并发症，危及母儿生命。本例患者胎盘早剥与 HELLP 综合征同时存在，提示患者病情进展迅速且严重，HELLP 综合征及子痫前期的血压过大波动，都使胎盘早剥高发。患者发生胎盘早剥后，为减少对孕妇的损伤，当患者病情平稳时，可在严密监测下短期试产，尝试阴道分娩。但需严密监测病情变化，随时做好抢救的准备，患者病情发生变化，随时终止妊娠。以往笔者医院曾有多例胎盘早剥后阴道分娩的成功病例。但若没有监测及抢救条件，建议及时剖宫产终止妊娠，以免肾衰竭、DIC 等并发症的发生。

参 考 文 献

1. 张为远. 规范妊娠期高血压疾病的诊疗与管理. 中华妇产科杂志, 2012,47（6）: 401-404.

2. 李笑天. 妊娠期高血压疾病诊治的相关问题. 中华围产医学杂志, 2010,13（4）: 268-272.

3. ACOG practice bulletin. Diagnosis and management of preeclampsia and eclampsia. Number 33, January 2002. American College of Obstetricians and Gynecologists. Int J Gynaecol Obstet, 2002, 77: 67-75.

4. Report of the National High Blood Pressure Education Program Working Group on High Blood Pressure in Pregnancy. Am J Obstet Gynecol, 2000, 183: S1-S22.

5. SOGC clinical practice guidline: Diagnosis, evaluation, and

management of the hypertensive disorders of pregnancy. J Obstet Gynaecol Can，2008，30：S1-S48.

6. 张为远.中华围产医学.北京：人民卫生出版社，2012：378-395.

7. 苏海.重视血压测量的规范操作.高血压杂志，2005，13（10）：597-599.

8. Pickering TG，Hall JE，Appel LJ，et al.Recommendations for blood pressure measurement in humans and experimental animals part 1：blood pressure measurement in humans. Hypertension, 2005,45：142-161.

9. Lindheimer MD，Taler SJ，Cunningham FG. Hypertension in pregnancy. Am Soc Hypertens，2010，4（2）：58-78.

10. Stella CL，Sibai BM. Preeclampsia：Diagnosis and management of the atypical presentation：J Matern Fetal Neonatal Med，2006：19（7）：381-386.

11. Haram K，Svendsen E，Abildgaard U. The HELLP syndrome：clinical issues and management. A Review. BMC Pregnancy Childbirth，2009，9：8.

12. 孙瑜，杨慧霞.HELLP综合征30例临床分析.中华围产医学杂志，2004，7：272-275.

13. Pokharel SM，Chattopadhyay SK，Jaiswal R，et al. HELLP syndrome-a pregnancy disorder with poor prognosis. Nepal Med Coil J,2008，10：260-263.

14. Weinstein L. Syndrome of hemolysis，elevated liver enzymes，and low platelet count：a severe consequence of hypertension in pregnancy. Am J Obstet Gynecol,1982，142：159-167.

15. Haddad Z，Kaddour C. Partial and complete HELLP，does the difference matter? J Obstet Gynecol Res，2008，34：291.

16. Abbade JF，Peracoli JC，Costa RA，et a1. Partial HEI，LP Syndrome：maternal and perinatal outcome. Sao Paulo Med J，2002，120：180-184.

17. Chhabra SA，Qureshi N，Datta N. Perinatal outcome with HELLP/ partial HELLP complicating hypertensive disorders of pregnancy. An Indian rural experience. J Ohstet Gynecol，2006，26：531-533.

《妊娠期高血压疾病诊治指南》补充解读—— 子痫前期的预防与预测

朱毓纯　杨慧霞
北京大学第一医院

在 2012 年的《妊娠期高血压疾病诊治指南》（以下简称《指南》）中并未提及有关子痫前期预防和预测方面的内容。但是近年来，在子痫前期的预测和预防方面有许多研究新进展，尤其是一些基于循证医学的新进展，对于临床工作有一定的指导意义。在此，对这方面做一解读，希望也是对《指南》的一个补充。

一、子痫前期的预测

子痫前期以往的筛查和预测多依靠病史，如初产妇、肥胖、子痫前期史和家族史等。英国的指南提出，有高危因素的孕妇需要在早孕期接受咨询。然而仅仅基于这些高危因素进行筛查其敏感性和特异性太差。能否像唐氏综合征筛查一样，建立一种较为简便经济的，而又有较高敏感性和特异性的综合的筛查方案，是产科医生们所希望的。这一综合的筛查方案包括病史、子宫动脉多普勒搏动指数（uterine artery Doppler pulsatility index，UAPI）、平均动脉压（mean arterial pressure，MAP）和血清学指标等。

（一）UAPI

有很多研究表明可以通过检测子宫动脉的血流阻力评估子痫前期的风险。有研究通过检测孕 20～24 周的 UAPI 来筛查子痫前期，对于早发子痫前期的检出率可达 80%～90%，但是假阳性率也达到 30%～35%。在正常妊娠过程中，随着孕周的增加，UAPI 明显下降，而发展为子痫前期的患者其 UAPI 下降不明显，由此，通过联合检测早孕期（孕 11～13^{+6} 周）的 UAPI，可以提高筛查的效果，在早孕期筛查高危（UAPI 大于第 90 百分位）的孕妇应在中孕期进行复查。也有研究表明无论是否合并子痫前期，胎儿宫内生长受限时早孕期 UAPI 也升高。包含 74 项研究、共 8000 例孕妇的综述表明，对于子痫前期的预测，中孕期的子宫动脉血流指标比早孕期更为可靠。目前并不推荐单一使用 UAPI,因为假阳性率高、花费大、筛查结果异常会增加患者的焦虑,但是对于改善妊娠结局没有帮助。现有研究多将 UAPI 和血清学指标联合进行筛查。

(二)血清学标记物

理想的血清学指标需要具备以下几方面:简单快速、能与已知产前筛查同时进行、在早孕期进行检测以便早期干预。子痫前期的发病机制为遗传、免疫、氧化应激等共同作用,导致胎盘着床和功能障碍,由此产生一些血管活性因子和其他调节因子,作用于各个靶器官,引起临床表现。这些血清学因子有些在发病前,尤其孕早期即出现明显变化,可用于预测,如血管内皮生长因子(VEGF)、游离血管内皮生长因子受体 -1(sFlt-1)、sEndoglin(sEng)、胎盘生长因子(PlGF)、妊娠相关血浆蛋白 A(PAPP-A)、抑制素 A 和激活素 A、P 选择素、胎盘蛋白 13(PP13)等。

Levine 等的研究发现,发病前 5 周子痫前期患者血清中 sFlt1 开始升高,VEGF 水平有所降低,在孕 13~16 周时血清 PlGF 水平开始明显下降,sEng 在子痫前期发病前 2~3 个月开始升高。

目前这些血清因子尚不能投产应用于临床,而监测尿中的这些血管活性因子意义不大。但是,sFlt-1/VEGF,sFlt-1/PlGF 等比值对于预测子痫前期更有前景,也需要进一步前瞻性研究以证实,目前,WHO 正在开展一项大样本的研究。

(三)联合性筛查

由于没有理想的单一指标,目前的研究多采用联合多项指标进行筛查。Lorenzo 等的前瞻性研究包含 2118 名孕 11~13 周筛查非整倍体的妇女,结果发现 PlGF 联合 β-hCG 和慢性高血压的病史,筛查早发型子痫前期的检出率为 75%(5% 假阳性率),如联合 UAPI、PlGF 和慢性高血压病史,对所有子痫前期的检出率为 60%(20% 假阳性率)。而 Poon 等的研究表明,在假阳性率均为 5% 的情况下,孕 11~13 周联合母体高危因素、MAP、UAPI 和 PlGF,对于早发子痫前期的检出率为 88.5%,Poon 等的包含 7797 例孕妇的研究表明,如以上指标再联合 PAPP-A,则对于预测早发子痫前期的敏感性为 94.1%,特异性为 94.3%。也有学者比较了中孕期和早孕期

sFlt-1 和 PlGF 的增长值，或 sFlt-1 和 sEng 的增长值以筛查子痫前期。

除预测子痫前期外，也有研究表明血清学指标可用于妊娠期高血压疾病的危险分层。Verlohren 等的多中心研究共包括 351 例单胎孕妇，监测指标为 sFlt-1、PlGF 和 sFlt-1/PlGF，子痫前期组 sFlt-1/PlGF 是对照组的 18 倍，而早发子痫前期组升高更明显，如果以 85 为切割值，筛查早发子痫前期的敏感性和特异性分别为 89% 和 97%，筛查晚发子痫前期的敏感性和特异性分别为 74% 和 89%，而妊娠期高血压组、慢性高血压组的 sFlt-1/PlGF 均小于此切割值。而且对照组、妊娠期高血压组、慢性高血压组的 sFlt-1/PlGF 随孕周上升，而子痫前期 /HELLP 组随孕周下降。

最理想的预测子痫前期的因子不仅能筛查子痫前期，而且还能对病情的严重程度进行分型，但是目前尚处于研究阶段。

（四）其他筛查方法

目前已经明确的是，既往曾经应用的翻身诱发试验、血清尿酸、遗传性易栓症筛查、抗磷脂抗体等筛查方法是无效的。需要强调的是，孕期应监测血压，尿蛋白，尤其是对于高危孕妇，应加强监测。

二、子痫前期的预防

（一）小剂量阿司匹林

目前认为在子痫前期的发病过程中有血小板和凝血系统的活化参与，导致了血小板聚集和血管收缩。因此，阿司匹林被用于预防和治疗子痫前期。一开始，基于极高危人群的小样本研究证实了阿司匹林的有效性，后来基于中高危人群的大样本研究提出了不同意见，但是目前有包含多项 RCT 研究的 meta 分析已经证实对于有高危因素的孕妇，阿司匹林可以预防子痫前期，尤其是早发重症子痫前期的发生。Coomarasamy 等对 14 项安慰剂对照研究进行了 meta 分析，共包含 12 416 名孕妇，结果表明有高危因素者应用阿司匹林可以使围产儿死亡率降低约 21%，子痫前期发生率降低约 14%，早产发生率降低约 14%，高危因素包括子痫前期史、慢性高血压、糖尿病、肾病等。Askie 等进行的 32 217 例 meta

分析表明,对于中低危子痫前期的潜在人群,阿司匹林能使孕 34 周前早产的子痫前期发生率降低约 10%,研究也表明有妊娠期高血压疾病史的经产妇女是最大受益人群。以上两项 meta 分析发现阿司匹林并不增加胎盘早剥出血的风险。Cochrane 的综合数据包括 51 项研究,共 36 000 名妇女,也表明预防性使用小剂量阿司匹林可以使子痫前期发生率降低 19%,并能降低早产、围产儿死亡率和小于胎龄儿的发生率,同时不增加胎盘早剥的风险。对于未经筛选、没有危险因素的初产妇,阿司匹林的作用有限,没有预防意义。对于已经发病者,阿司匹林没有意义。

关于高危孕妇开始应用阿司匹林的时机,目前的研究认为应开始于孕 16 周前,也有研究提早至早孕期末,这与阿司匹林参与调节胎盘绒毛和血管形成相关。2009 年 Bujold 等对 9 项随机对照研究进行了 meta 分析,共包括 1317 名孕妇,将子宫动脉多普勒血流异常者定义为高危,阿司匹林剂量为 50~150mg,和对照组(安慰剂或不用药组)相比,孕 16 周前开始使用阿司匹林组的子痫前期发生率下降 52%,胎儿宫内生长受限下降 49%,而孕 16 周之后开始使用并没有明显降低子痫前期的风险;但是孕 16 周之前开始用药并不能降低早产的发生。另一项 11 348 例的 meta 分析结果也支持孕 16 周之前开始用药,只是此 meta 分析中各项研究对于高危孕妇的定义各不相同。比较公认的高危指标有前次妊娠有早发子痫前期并且胎儿结局不良,1 型糖尿病伴血管损害,抗磷脂综合征,控制不满意的慢性高血压等。

基于此,有多个国家已经将小剂量阿司匹林用于预防高危患者子痫前期的发生写入指南,推荐剂量为每天 50~160mg 不等。英国的指南(2010,NICE)建议,有一项以上高危因素(慢性高血压或肾脏疾病、糖尿病、自身免疫性疾病、前次妊娠有高血压)或两项以上中危因素(年龄≥40 岁、初产妇、多胎妊娠、距上次妊娠 >10 年、BMI≥35kg/m²、有子痫前期家族史)的孕妇从孕 12 周起每天服用 75mg 阿司匹林,直至分娩。加拿大的指南(2008,SOGC)建议,对于高危孕妇,从孕 16 周前开始服用阿司匹林,每天 75~100mg。2013 年美国妇产科医师学会(ACOG)新发布的《妊娠期高血压疾病指南》中,明确提出建议:有早发子痫前期且 34 周前早产分娩病史，或有一次以上子痫前期病史的患者，从早孕期末开始每天服用阿司匹林 60～80mg。2014 年 USPSTF 在内科学年鉴上发布了关于小剂量阿司匹林预防子痫前期的指南。文中建议高危孕妇从孕 12 周以后开始预防性服用小剂量阿司匹林，每天 81mg。推荐等级为 B 级。

（二）钙剂

既往关于补充钙剂能否预防子痫前期存在争议。1992 年至 1995 年的大样本多中心 CPEP 研究表明健康初产妇补充钙剂并不能降低子痫前期的风险。而 2006 年 Cochrane 的系统综述（共 13 项 RCT 研究，15 000 名妇女）表明，补充钙剂可以使子痫前期的风险降低一半（RR0.45，95%CI 0.31～0.65），尤其对于高危孕妇以及低钙摄入人群，补充钙剂可以降低高血压的风险，并且相对安全经济。故澳大利亚和新西兰的指南建议低钙摄入孕妇每天补充 1.5g 钙剂，以预防子痫前期。法国的指南中也有类似建议。

（三）其他预防措施

目前不推荐使用维生素 C、维生素 E 和鱼油等抗氧化物预防子痫前期（基于循证医学 1A 级证据）。对于已经发病者，尚没有药物能预防疾病的进展。

总结来说，对于子痫前期的预防，小剂量阿司匹林不推荐用于低危孕妇（1A 级证据），推荐用于中高危孕妇（2B 级证据），推荐在早孕期末或至少孕 16 周开始（2B 级证据），分娩前 5～10 天停药；不推荐健康初产妇常规补钙（1A），但对于高危人群或低钙摄入人群可能有益。

参 考 文 献

1. 杨孜. 生物学标记结合临床风险推动子痫前期预测更上一层楼. 中华围产医学杂志，2011，14（7）：385-389.

2. Nicolaides KH, Papageorghiou AT, Yu CKH, et al.Multicenter screening for preeclampsia and fetal growth restriction by transvaginal uterine artery Doppler at 23 weeks of gestation. Ultrasound Obstet Gynecol，2001，18：441-449.PMID：11844162

3. Levine RJ, Maynard SE, Qian C, et al.Circulating angiogenic factors and the risk of preeclampsia.N Engl J Med，2004，350：

672-83.PMID：14764923

4. Lorenzo GD，Ceccarello M，Cecotti V，et al.First trimester maternal serum PlGF，free b-hCG，PAPP-A，uterine artery Doppler and maternal history for the prediction of preeclampsia. Placenta，2012，1-7.PMID：22459245

5. Poon LC，Akolekar R，Lachmann R，et al.Hypertensive disorders in pregnancy：screening by biophysical and biochemical markers at 11-13weeks.Ultrasound Obstet Gynecol，2010，35（6）：662-70.PMID：20232288

6. Poon LC，Kametas NA，Maiz N，et al.First-trimester prediction of hypertensive disorders in pregnancy.Hypertension，2009，53（5）：812-8.PMID：19273739

7. Akolekar R，Syngelaki A，Sarquis R，et al.Prediction of early，intermediate，late pre-eclampsia from maternal factors，biophysical and biochemical markers at 11-13 weeks.Prenat Diagn，2011，31（1）：66-74.PMID：21210481

8. Vatten LJ，Eskild A，Nilsen TI，et al.Changes in circulating level of angiogenic factors from the first to second trimester as predictors of preeclampsia.Am J Obstet Gynecol，2007，196（3）：239.e1-6.PMID：17346536

9. Rana S，Karumanchi SA，Levine RJ，et al.Sequential changes in antiangiogenic factors in early pregnancy and risk of developing preeclampsia.Hypertension，2007，50：137-142.PMID：17515455

10. Cowans NJ，Stamatopoulou A，Spencer K.First trimester maternal serum placental growth factor in trisomy 21 pregnancies.Prenat Diagn，2010，30（5）：449-53.PMID：20301202

11. 朱毓纯，孙瑜，杨慧霞．胎盘蛋白-13与子痫前期的早期预测．中华围产医学杂志，2009，12（6）：463-465.

12. Verlohren S，Herraiz I，Lapaire O，et al.Risk stratification of hypertensive pregnancy disorders.European Obstet Gynecol，2012，7（1）：14-7.

13. Coomarasamy A，Honest H，Papaionnou S，et al.Aspirin for prevention of preeclampsia in women with historical risk factors：a systematic review.Obstet Gynecol，2003，101：1319-

1332.PMID: 12798543

14. Askie LM, Duley L, Henderson-Smart DJ, et al.Antiplatelet agents for prevention of preeclampsia: a meta-analysis of individual patient data.The Lancet, 2007, 369: 1791-1798. PMID: 17512048

15. Duley L, Henderson-Smart DJ, Knight M, et al.Antiplatelet agents for preventing preeclampsia and its complication. Cochrane Database Syst Rev, 2004;（1）: CD004659.PMID: 14974075

16. Bujold E, Morency A-M, Roberge S, et al.Acetylsalicylic acid for the prevention of preeclampsia and intra-uterine growth restriction in women with abnormal uterine artery Doppler: a systematic review and meta-analysis.J Obstet Gynaecol Can, 2009, 31（9）: 818-826.PMID: 19941706

17. Bujold E, Roberge S, Lacasse Y, et al.Prevention of preeclampsia and intrauterine growth restriction with aspirin started in early pregnancy: a meta-analysis.Obstet Gynecol, 2010, 116: 402-14.PMID: 20664402

18. Visintin C, Mugglestone MA, Almerie MQ, et al.Management of hypertensive disorders during pregnancy: summary of NICE guidance.BMJ, 2010, 340: c2207.PMID: 20739360

19. Magee LA, Helewa M, Moutquin J-M, et al.Diagnosis, evaluation, and management of the hypertensive disorders of pregnancy.J Obstet Gynecol Can, 2008, 30（3 Suppl）: S1-48. PMID: 18817592

20. Atallah AN, Hofmeyr GJ, Duley L.Calcium supplementation during pregnancy for preventing hypertensive disorders and related problems.Cochrane Database Syst Re, 2006, 3: CD001059.PMID: 11869587

21. Regitz-Zagrosek V, Blomstrom Lundqvist C, Borghi C, et al.ESC Guidelines on the management of cardiovascular diseases during pregnancy: the Task Force on the Management of Cardiovascular Diseases during Pregnancy of the European Society of Cardiology（ESC）.Eur Heart J, 2011, 32（24）: 3147-97.PMID: 21873418.

22. Cnossen JS，Morris RK，ter Riet G，et al.Use of uterine artery Doppler ultrasonography to predict pre-eclampsia and intrauterine growth restriction：a systematic review and bivariable meta-analysis.CMAJ，2008，178：701.

23. American College of Obstetricians and Gynecologists；Task Force on Hypertension in Pregnancy.Hypertension in pregnancy.Report of the American College of Obstetricians and Gynecologists' Task Force on Hypertension in Pregnancy.Obstet Gynecol.2013，122（5）：1122-31.

24. LeFevre ML.Low-Dose Aspirin Use for the Prevention of Morbidity and Mortality From Preeclampsia：U.S.Preventive Services Task Force Recommendation Statement.Ann Intern Med.2014 Sep 9.doi：10.7326/M14-1884.［Epub ahead of print］

附录十二　妊娠期高血压疾病诊治指南（2012版）

中华医学会妇产科学分会妊娠期高血压疾病学组

中华医学会妇产科学分会妊娠期高血压疾病学组组织有关专家根据国内外最新研究进展，参考加拿大、澳大利亚等国外最新的相关指南[1-3]，并结合我国国情和临床治疗经验，经反复讨论修改，最终形成本指南。本指南遵循循证医学的理念，对有关治疗方案做出证据评价[4]，以进一步规范我国妊娠期高血压疾病的临床诊治。

本指南的循证证据进行等级评价并有推荐建议[4]：（1）证据等级：Ⅰ：证据来自至少1个高质量的随机对照试验；Ⅱ-1：证据来自设计良好的非随机对照试验；Ⅱ-2：证据来自设计良好的队列（前瞻性或回顾性）研究或者病例对照研究；Ⅱ-3：证据来自比较不同时间或地点干预措施效果的差异；Ⅲ：基于临床经验、描述性研究或者专家委员会报告等的专家意见。（2）推荐建议：A：证据适合推荐应用于临床预防；B：证据较适合推荐应用于临床预防；C：现有的证据间不一致；D：有一定证据不推荐用于临床预防；E：有相当证据建议不推荐用于临床预防；Ⅰ：没有足够的证据。

一、分类[3,5]

（一）妊娠期高血压

妊娠期首次出现高血压，收缩压≥140mmHg（1mmHg=0.133kPa）和（或）舒张压≥90mmHg，于产后12周恢复正常。尿蛋白阴性。产后方可确诊。少数患者可伴有上腹部不适或血小板减少。

（二）子痫前期

轻度：妊娠20周后出现收缩压≥140mmHg和（或）舒张压≥90mmHg伴尿蛋白≥0.3g/24h或随机尿蛋白≥（+）。

重度：血压和尿蛋白持续升高，发生母体脏器功能不全或胎儿并发症。子痫前期患者出现下述任一不良情况可诊断为重度子痫前期：（1）血压持续升高：收缩压≥160mmHg和（或）舒张压≥110mmHg；（2）尿蛋白≥2.0g/24h或随机尿蛋白≥（++）；（3）持续性头痛、视觉障碍或其他脑神经症状；

(4)持续性上腹部疼痛等肝包膜下血肿或肝破裂症状;(5)肝酶异常:血丙氨酸转氨酶(ALT)或天冬氨酸转氨酶(AST)水平升高;(6)肾功能异常:少尿(24h 尿量 <400ml 或每小时尿量 <17ml)或血肌酐 >106μmol/L;(7)低蛋白血症伴腹水或胸水;(8)血液系统异常:血小板计数呈持续性下降并低于 $100×10^9/L$;血管内溶血、贫血、黄疸或血乳酸脱氢酶(LDH)水平升高;(9)心力衰竭、肺水肿;(10)胎儿生长受限或羊水过少;(11)孕 34 周前发病(Ⅱ-2B)。

(三)子痫

子痫前期基础上发生不能用其他原因解释的抽搐。

(四)妊娠合并慢性高血压

妊娠 20 周前收缩压≥140mmHg 和(或)舒张压≥90mmHg,妊娠期无明显加重;或妊娠 20 周后首次诊断高血压并持续到产后 12 周以后。

(五)慢性高血压并发子痫前期

慢性高血压孕妇妊娠 20 周前无蛋白尿,20 周后出现尿蛋白≥0.3g/24h 或随机尿蛋白≥(+);或妊娠 20 周前有蛋白尿,20 周后尿蛋白明显增加或血压进一步升高或出现血小板减少 $<100×10^9/L$。

二、诊断

(一)病史

注意询问妊娠前有无高血压、肾病、糖尿病等病史,了解患者此次妊娠后高血压、蛋白尿等症状出现的时间和严重程度,有无妊娠期高血压疾病家族史。

(二)高血压的诊断

血压的测量[1]:测量血压前被测者至少安静休息 5min。测量取坐位或卧位,注意肢体放松,袖带大小合适。通常测量右上肢血压,袖带应与心脏处于同一水平(Ⅱ-2A)。

妊娠期高血压定义为同一手臂至少 2 次测量的收缩压≥140mmHg 和(或)舒张压≥90mmHg。若血压较基础血压升高 30/15mmHg,但低于 140/90mmHg 时,不作为诊断依据,但须严密观察。对首次发现血压升高者,应间隔 4h 或以上复测血压,如 2 次测量均为收缩压≥140mmHg 和(或)舒张压≥90mmHg 诊断为高血压。对严重高血压患者[收缩压≥160mmHg 和(或)舒张压≥110mmHg],为观察病情指导治疗应密切监测血压。

（三）尿蛋白检测和蛋白尿的诊断

高危孕妇每次产前检查均应检测尿常规（Ⅱ-2B）。尿常规检查应选用中段尿。可疑子痫前期孕妇应检测 24h 尿蛋白定量[6]。

尿蛋白≥0.3g/24h 或随机尿蛋白≥300mg/L（即 30mg/dl）或尿蛋白定性≥(+)定义为蛋白尿。

（四）辅助检查

1. 妊娠期高血压应定期进行以下常规检查：(1)血常规；(2)尿常规；(3)肝功能；(4)血脂；(5)肾功能；(6)心电图；(7)B 超。

2. 子痫前期、子痫视病情发展和诊治需要应酌情增加以下有关的检查项目：(1)眼底检查；(2)凝血功能；(3)血电解质；(4)超声等影像学检查肝、胆、胰、脾、肾等脏器；(5)动脉血气分析；(6)心脏彩超及心功能测定；(7)B 超检查胎儿发育、脐动脉、子宫动脉等血流指数；(8)必要时行头颅 CT 或 MRI 检查。

三、处理

妊娠期高血压疾病的治疗目的是预防重度子痫前期和子痫的发生，降低母胎围产期病率和死亡率，改善母婴预后。治疗基本原则是休息、镇静、解痉，有指征地降压、利尿，密切监测母胎情况，适时终止妊娠。应根据病情轻重分类，进行个体化治疗。(1)妊娠期高血压：休息、镇静、监测母胎情况，酌情降压治疗。(2)子痫前期：镇静、解痉，有指征地降压、利尿，密切监测母胎情况，适时终止妊娠。(3)子痫：控制抽搐，病情稳定后终止妊娠。(4)妊娠合并慢性高血压：以降压治疗为主，注意子痫前期的发生。(5)慢性高血压并发子痫前期：兼顾慢性高血压和子痫前期的治疗。

（一）评估和监测

妊娠高血压疾病在妊娠期病情复杂、变化快，分娩和产后生理变化及各种不良刺激等均可能导致病情加重。因此，对产前、产时和产后的病情进行密切监测和评估十分重要。监测和评估的目的在于了解病情轻重和进展情况，及时合理干预，早防早治，避免不良临床结局发生（Ⅲ-B）。

1. 基本检查：了解头痛、胸闷、眼花、上腹部疼痛等自觉症状,检查血压、血尿常规、体质量、尿量、胎心、胎动、胎心监护。

2．孕妇的特殊检查:包括眼底检查、凝血功能、心肝肾功能、血脂、血尿酸和电解质等检查(Ⅲ-B)。

3．胎儿的特殊检查:包括胎儿发育情况、B超和胎心监护监测胎儿宫内状况和脐动脉血流等(Ⅲ-B)。

根据病情决定检查频度和内容,以掌握病情变化(Ⅲ-B)。

(二)一般治疗

1．地点:妊娠期高血压患者可在家或住院治疗;轻度子痫前期患者应评估后决定是否院内治疗;重度子痫前期、子痫患者均应住院治疗。

2．休息和饮食:应注意休息,并取侧卧位。但子痫前期患者住院期间不建议绝对卧床休息[7](Ⅰ-D)。保证摄入充足的蛋白质和热量。不建议限制食盐摄入[8](Ⅱ-2D)。

3．镇静:为保证充足睡眠,必要时可睡前口服地西泮2.5～5.0mg。

(三)降压治疗

降压治疗的目的是预防子痫、心脑血管意外和胎盘早剥等严重母胎并发症。收缩压≥160mmHg和(或)舒张压≥110mmHg的高血压孕妇应降压治疗;收缩压≥140mmHg和(或)舒张压≥90mmHg的高血压患者可使用降压治疗。目标血压[1]:孕妇无并发脏器功能损伤,收缩压应控制在130～155mmHg,舒张压应控制在80～105mmHg;孕妇并发脏器功能损伤,则收缩压应控制在130～139mmHg,舒张压应控制在80～89mmHg。降压过程力求下降平稳,不可波动过大,且血压不可低于130/80mmHg,以保证子宫胎盘血流灌注(Ⅲ-B)。

常用的口服降压药物有:拉贝洛尔(Ⅰ-A)、硝苯地平短效(Ⅰ-A)或缓释片(Ⅰ-B)。如口服药物血压控制不理想,可使用静脉用药,常用有:拉贝洛尔(Ⅰ-A)、尼卡地平、酚妥拉明(Ⅱ-3B)。孕期一般不使用利尿剂降压,以防血液浓缩、有效循环血量减少和高凝倾向[9](Ⅲ-B)。不推荐使用阿替洛尔和哌唑嗪[10](Ⅰ-D)。硫酸镁不可作为降压药使用(Ⅱ-2D)。禁止使用血管紧张素转换酶抑制剂(ACEI)和血管紧张素Ⅱ受体拮抗剂(ARB)[10](Ⅱ-2E)。

1．拉贝洛尔:为α、β肾上腺素能受体阻滞剂。用法:

50～150mg 口服，3～4 次 /d。静脉注射：初始剂量 20mg，10min 后如未有效降压则剂量加倍，最大单次剂量 80mg，直至血压被控制，每天最大总剂量 220mg。静脉滴注：50～100mg 加入 5% 葡萄糖溶液 250～500ml，根据血压调整滴速；血压稳定后改口服。

2. 硝苯地平：为二氢吡啶类钙离子通道阻滞剂。用法：5～10mg 口服，3～4 次 /d，24h 总量不超过 60mg。紧急时舌下含服 10mg，起效快，但不推荐常规使用。

3. 尼莫地平：二氢吡啶类钙离子通道阻滞剂，可选择性扩张脑血管。用法：20～60mg 口服，2～3 次 /d；静脉滴注：20～40mg 加入 5% 葡萄糖溶液 250ml，每天总量不超过 360mg。

4. 尼卡地平：二氢吡啶类钙离子通道阻滞剂。用法：口服初始剂量 20～40mg，3 次 /d。静脉滴注：1mg/h 起，根据血压变化每 10 分钟调整剂量。

5. 酚妥拉明：为 α 肾上腺素能受体阻滞剂。用法：10～20mg 溶入 5% 葡萄糖溶液 100～200ml，以 10μg/min 的速度静脉滴注；必要时根据降压效果调整滴注剂量。

6. 甲基多巴：为中枢性肾上腺素能神经阻滞剂。用法：250mg 口服，每天 3 次，以后根据病情酌情增减，最高不超过 2g/d。

7. 硝酸甘油：作用于氧化亚氮合酶，可同时扩张静脉和动脉，降低前、后负荷，主要用于合并急性心力衰竭和急性冠脉综合征时高血压急症的降压治疗。起始剂量 5～10μg/min 静脉滴注，每 5～10 分钟增加滴速至维持剂量 20～50μg/min。

8. 硝普钠：强效血管扩张剂。用法：50mg 加入 5% 葡萄糖溶液 500ml 按 0.5～0.8μg·kg^{-1}·min^{-1} 缓慢静脉滴注。孕期仅适用于其他降压药物应用无效的高血压危象孕妇。产前应用不超过 4h。

（四）硫酸镁防治子痫

硫酸镁是子痫治疗的一线药物（I-A），也是重度子痫前期预防子痫发作的预防用药[11]（I-A）。硫酸镁控制子痫再次发作的效果优于地西泮、苯巴比妥和冬眠合剂等镇静药物[11]（I-A）。除非存在硫酸镁应用禁忌证或者硫酸镁治疗效果不佳，否则不推荐使用苯巴比妥和苯二氮䓬类（如地西泮）用于子痫的预防或治疗。对于轻度子痫前期患者也可考虑应用硫酸镁（Ⅰ-C）。

1．用法：（1）控制子痫：静脉用药：负荷剂量 2.5～5.0g，溶于 10% 葡萄糖溶液 20ml 静脉推注（15～20min），或 5% 葡萄糖溶液 100ml 快速静脉滴注，继而 1～2g/h 静脉滴注维持。或者夜间睡眠前停用静脉给药，改用肌内注射，用法：25% 硫酸镁 20ml+2% 利多卡因 2ml 臀部肌内注射。24h 硫酸镁总量 25～30g（Ⅰ-A）。（2）预防子痫发作（适用于子痫前期和子痫发作后）：负荷和维持剂量同控制子痫处理。用药时间长短根据病情需要调整，一般每天静脉滴注 6～12h，24h 总量不超过 25g。用药期间每天评估病情变化，决定是否继续用药。

2．注意事项：血清镁离子有效治疗浓度为 1.8～3.0mmol/L，超过 3.5mmol/L 即可出现中毒症状。使用硫酸镁的必备条件：（1）膝腱反射存在；（2）呼吸≥16 次 /min；（3）尿量≥25ml/h（即≥600ml/d）；（4）备有 10% 葡萄糖酸钙。镁离子中毒时停用硫酸镁并缓慢（5～10min）静脉推注 10% 葡萄糖酸钙 10ml。如患者同时合并肾功能不全、心肌病、重症肌无力等，则硫酸镁应慎用或减量使用。条件许可，用药期间可监测血清镁离子浓度。

（五）扩容疗法

子痫前期孕妇需要限制补液量以避免肺水肿（Ⅱ-1B），不推荐扩容治疗[12]（Ⅰ-E）。扩容疗法可增加血管外液体量，导致一些严重并发症的发生，如肺水肿、脑水肿等。除非有严重的液体丢失（如呕吐、腹泻、分娩失血）或高凝状态者。子痫前期患者出现少尿如无肌酐升高不建议常规补液，持续性少尿不推荐使用多巴胺或呋塞米[13]（Ⅰ-D）。

（六）镇静药物的应用

应用镇静药物的目的是缓解孕产妇的精神紧张、焦虑症状，改善睡眠，预防并控制子痫[11]（Ⅲ-B）。

1．地西泮：2.5～5.0mg 口服，2～3 次 /d，或者睡前服用，可缓解患者的精神紧张、失眠等症状，保证患者获得足够的休息。地西泮 10mg 肌内注射或静脉注射（>2min）有助于控制子痫发作和再次抽搐。

2．苯巴比妥：镇静时口服剂量为 30mg/ 次，3 次 /d。控制子痫时肌内注射 0.1g。

3. 冬眠合剂：冬眠合剂由氯丙嗪（50mg）、哌替啶（100mg）和异丙嗪（50mg）3 种药物组成，可抑制中枢神经系统，有助于解痉、降压、控制子痫抽搐。通常以 1/3～1/2 量肌内注射，或以半量加入 5% 葡萄糖溶液 250ml 静脉滴注。由于氯丙嗪可使血压急剧下降，导致肾及胎盘血流量降低，而且对母胎肝脏有一定损害，故仅应用于硫酸镁治疗效果不佳者。

（七）利尿治疗

子痫前期患者不主张常规应用利尿剂[14]，仅当患者出现全身性水肿、肺水肿、脑水肿、肾功能不全、急性心力衰竭时，可酌情使用呋塞米等快速利尿剂。甘露醇主要用于脑水肿，甘油果糖适用于肾功能有损伤的患者。严重低蛋白血症有腹水者应补充白蛋白后再应用利尿剂效果较好。

（八）促胎肺成熟

孕周 <34 周的子痫前期患者产前预计 1 周内可能分娩者均应接受糖皮质激素促胎肺成熟治疗[15]（I-A）。用法：地塞米松 5mg，肌内注射，每 12 小时 1 次，连续 2d；或倍他米松 12mg，肌内注射，每天 1 次，连续 2d；或羊膜腔内注射地塞米松 10mg 1 次。

目前尚无足够证据证明地塞米松、倍他米松，以及不同给药方式促胎肺成熟治疗的优劣。不推荐反复、多疗程产前给药[16]。临床已有宫内感染证据者禁忌使用糖皮质激素。

（九）分娩时机和方式

子痫前期患者经积极治疗母胎状况无改善或者病情持续进展的情况下，终止妊娠是惟一有效的治疗措施。

1. 终止妊娠时机：(1)妊娠期高血压、轻度子痫前期的孕妇可期待至孕 37 周以后。(2)重度子痫前期患者：< 孕 26 周经治疗病情不稳定者建议终止妊娠[17]。孕 26～28 周根据母胎情况及当地母儿诊治能力决定是否可以行期待治疗[18]。孕 28～34 周，如病情不稳定，经积极治疗 24～48h 病情仍加重，应终止妊娠；如病情稳定，可以考虑期待治疗，并建议转至具备早产儿救治能力的医疗机构[19]（I-C）。> 孕 34 周患者，胎儿成熟后可考虑终止妊娠。孕 37 周后的轻度子痫前期患者可考虑终止妊娠[20]（III-B）。(3)子痫：控制 2h 后可考虑终止妊娠。

2. 终止妊娠的方式：妊娠期高血压疾病患者，如无产科剖官产指征,原则上考虑阴道试产[20](Ⅱ-2B)。但如果不能短时间内阴道分娩、病情有可能加重,可考虑放宽剖官产的指征[21]。

3．分娩期间的注意事项:(1)注意观察自觉症状变化;(2)监测血压并应继续降压治疗,应将血压控制在≤160/110mmHg(Ⅱ-2B);(3)监测胎心变化;(4)积极预防产后出血(Ⅰ-A);(5)产时不可使用任何麦角新碱类药物(Ⅱ-3D)。

（十）子痫的处理

子痫发作时的紧急处理包括一般急诊处理,控制抽搐,控制血压,预防子痫复发以及适时终止妊娠等。子痫诊治过程中,要注意与其他强直性-痉挛性抽搐疾病(如癔病、癫痫、颅脑病变等)进行鉴别。同时,应监测心、肝、肾、中枢神经系统等重要脏器的功能、凝血功能和水电解质酸碱平衡(Ⅲ-C)。

1．一般急诊处理:子痫发作时须保持气道通畅,维持呼吸、循环功能稳定,密切观察生命体征、尿量(应留置导尿管监测)等。避免声、光等刺激。预防坠地外伤、唇舌咬伤。

2．控制抽搐:硫酸镁是治疗子痫及预防复发的首选药物。硫酸镁用法及注意事项参见"三、(四)硫酸镁防治子痫"。当患者存在硫酸镁应用禁忌证或硫酸镁治疗无效时,可考虑应用地西泮、苯巴比妥或冬眠合剂控制抽搐(Ⅰ-E),具体参见"三、(六)镇静药物的应用"。子痫患者产后需继续应用硫酸镁24~48h,至少住院密切观察4d[22]。

3．控制血压:脑血管意外是子痫患者死亡的最常见原因。当收缩压持续≥160mmHg,舒张压≥110mmHg时要积极降压以预防心脑血管并发症(Ⅱ-2B),具体参见"三、(三)降压治疗"。

4．适时终止妊娠:子痫患者抽搐控制2h后可考虑终止妊娠。分娩方式参见"三、(九)分娩时机和方式"。

（十一）产后处理(产后6周内)

重度子痫前期患者产后应继续使用硫酸镁24~48h预防产后子痫[23]。

子痫前期患者产后3~6d是产褥期血压高峰期,高血压、蛋白尿等症状仍可能反复出现甚至加重,因此,此期间仍应每天监测血压及尿蛋白[24](Ⅲ-B)。如血压≥160/110mmHg应继续给予降压治疗(Ⅱ-2B)。哺乳期可继续应用产前使用的降

压药物,禁用 ACEI 和 ARB 类(卡托普利、依那普利除外)[25]
(Ⅲ-B)。

注意监测及记录产后出血量。患者在重要脏器功能恢复
正常后方可出院(Ⅲ-I)。

四、管理

1.健康教育和管理是妊娠期高血压疾病防治的重要内
容。通过教育提高公众对于本病的认识,强化医务人员培训,
制订重度子痫前期和子痫孕产妇抢救预案,建立急救绿色通
道,完善危重孕产妇救治体系。

2.危重患者转诊:重度子痫前期和子痫患者转诊前应在
积极治疗的同时联系上级医疗机构,在保证转运安全的情况
下转诊。如未与转诊医疗机构联系妥当,或患者生命体征不
稳定,或估计短期内产程有变化等,则应就地积极抢救。

3.转出机构应有医务人员护送,必须做好病情资料的
交接。

4.接受转诊的医疗机构需设有抢救绿色通道,重症抢救
室人员、设备和物品配备合理、齐全。

5.远期随访(产后 6 周后):患者产后 6 周血压仍未恢复
正常时应于产后 12 周再次复查血压排除慢性高血压。建议
内科会诊。

6.妊娠期高血压疾病特别是重度子痫前期患者,远期
罹患高血压(Ⅱ-2B)、肾病(Ⅱ-2B)、血栓形成(Ⅱ-2C)的风险增
加。计划再生育者,如距本次妊娠间隔时间 <2 年或 >10 年,
子痫前期复发的风险增加(Ⅱ-2D)。应充分告知患者上述风
险,加强筛查与自我健康管理。建议进行如下检查:尿液分
析、血电解质、血肌酐、空腹血糖、血脂检测及标准 12 导联心
电图(Ⅲ-I)。

7.鼓励健康的饮食和生活习惯(Ⅰ-B),如规律体育锻
炼、控制食盐摄入(<6g/d)、戒烟等。鼓励超重患者控制体质
量[体质指数(BMI):18.5~25.0kg/m², 腹围 <80cm[17]],以减
小再次妊娠时的发病风险(Ⅱ-2A)并利于长期健康(Ⅰ-A)。

(附:HELLP 综合征的诊断和治疗)

HELLP 综合征以溶血、肝酶升高及低血小板计数为特
点,是妊娠期高血压疾病的严重并发症。多数发生在产前。
典型症状为全身不适,右上腹疼痛,体质量骤增,脉压增大,

但少数患者高血压、蛋白尿的临床表现不典型[26]。确诊主要依靠实验室检查（Ⅲ-A）。

（一）诊断标准

1. 血管内溶血：外周血涂片见破碎红细胞、球形红细胞，胆红素≥20.5μmol/L（即 1.2mg/dl），血清结合珠蛋白 <250mg/L。

2. 肝酶升高：ALT≥40U/L 或 AST≥70U/L，LDH 水平升高。

3. 血小板减少：血小板计数 <100×10⁹/L。

LDH 升高和血清结合珠蛋白降低是诊断 HELLP 综合征的敏感指标，常在血清未结合胆红素升高和血红蛋白降低前出现。HELLP 综合征应注意与血栓性疾病、血小板减少性紫癜、溶血性尿毒症性综合征、妊娠期急性脂肪肝等鉴别。

（二）治疗

HELLP 综合征必须住院治疗（Ⅲ-A）。在按重度子痫前期治疗的基础上（Ⅲ-A），其他治疗措施包括：

1. 有指征地输注血小板和使用肾上腺皮质激素[15]。血小板计数：（1）>50×10⁹/L 且不存在过度失血或血小板功能异常时，不建议预防性输注血小板或剖宫产术前输注血小板（Ⅱ-2D）；（2）<50×10⁹/L 可考虑肾上腺皮质激素治疗（Ⅲ-I）；（3）<50×10⁹/L 且血小板计数迅速下降或者存在凝血功能障碍时应考虑备血，包括血小板（Ⅲ-I）；（4）<20×10⁹/L 时阴道分娩前强烈建议输注血小板（Ⅲ-B），剖宫产前建议输注血小板（Ⅲ-B）。

2. 适时终止妊娠：（1）时机：绝大多数 HELLP 综合征患者应在积极治疗后终止妊娠。只有当胎儿不成熟且母胎病情稳定的情况下方可在三级医疗机构进行期待治疗（Ⅱ-2C）。（2）分娩方式：HELLP 综合征患者可酌情放宽剖宫产指征（Ⅲ-B）。（3）麻醉：血小板计数 >75×10⁹/L，如无凝血功能障碍和进行性血小板计数下降，首选区域麻醉[27]（Ⅲ-B）。

3. 其他治疗：目前尚无足够证据评估血浆置换或血液透析在 HELLP 综合征治疗中的价值[28]（Ⅲ-I）。

参 考 文 献

1. Magee LA, Helewa M, Moutquin JM, et al. Diagnosis, evaluation, and management of the hypertensive disorders of pregnancy. J

Obstet Gynaecol Can，2008，30：S1-S48.

2. Lowe SA，Brown MA，Dekker GA，et al.Guidelines for the management of hypertensive disorders of pregnancy 2008.Aust N Z J Obstet Gynaecol，2009，49：242-246.

3. Report of the National High Blood Pressure Education Program Working Group on high blood pressure in pregnancy.Am J Obstet Gynecol，2000，183：S1-S22.

4. Campos-Outcalt D Sr.US Preventive Services Task Force：the gold standard of evidence-based prevention.J Fam Pract，2005，54：517-519.

5. 乐杰.妇产科学.7 版.北京：人民卫生出版社，2008：92-101.

6. Cote AM，Brown MA，Lam E，et al.Diagnostic accuracy of urinary spot protein：creatinine ratio for proteinuria in hypertensive pregnant women：systematic review.BMJ，2008，336：1003-1006.

7. Mathews DD，Agarwal V，Shuttleworth TP.A randomized controlled trial of complete bed rest versus ambulation in the management of proteinuric hypertension during pregnancy.Br J Obstet Gynaecol，1982，89：128-131.

8. Oken E，Ning Y，Rifas-Shiman SL，et al.Diet during pregnancy and risk of preeclampsia or gestational hypertension.Ann Epidemiol，2007，17：663-668.

9. Churchill D，Beevers GD，Meher S，et al.Diuretics for preventing pre-eclampsia.Cochrane Database Syst Rev，2007（1）：CD004451.

10. McCoy S，Baldwin K.Pharmacotherapeutic options for the treatment of preeclampsia.Am J Health Syst Pharm，2009，66：337-344.

11. Duley L，Gulmezoglu AM，Henderson-Smart DJ.Magnesium sulphate and other anticonvulsants for women with pre-eclampsia.Cochrane Database Syst Rev，2003（2）：CD000025.

12. Ganzevoort W，Rep A，Bonsel GJ，et al.A randomised controlled trial comparing two temporising management strategies，one with and one without plasma volume expansion，for severe and early onset pre-eclampsia.BJOG，2005，112：1358-1368.

13. Ho KM, Sheridan DJ.Meta-analysis of frusemide to prevent or treat acute renal failure.BMJ, 2006, 333: 420.

14. Ascarelli MH, Johnson V, McCreary H, et al.Postpartum preeclampsia management with furosemide: a randomized clinical trial.Obstet Gynecol, 2005, 105: 29-33.

15. Matchaba P, Moodley J.Corticosteroids for HELLP syndrome in pregnancy.Cochrane Database Syst Rev, 2004 (1): CD002076.

16. American College of Obstetricians and Gynecologists Committee on Obstetric Practice.ACOG Committee Opinion No.402: Antenatal corticosteroid therapy for fetal maturation. Obstet Gynecol, 2008, 111: 805-807.

17. Sezik M, Ozkaya O, Sezik HT, et al.Expectant management of severe preeclampsia presenting before 25 weeks of gestation. Med Sci Monit, 2007, 13: 523-527.

18. Bombrys AE, Barton JR, Nowacki EA, et al.Expectant management of severe preeclampsia at less than 27 weeks' gestation: maternal and perinatal outcomes according to gestational age by weeks at onset of expectant management.Am J Obstet Gynecol, 2008, 199: 247.

19. Alanis MC, Robinson CJ, Hulsey TC, et al.Early-onset severe preeclampsia: induction of labor vs elective cesarean delivery and neonatal outcomes.Am J Obstet Gynecol, 2008, 199: 262.

20. Koopmans CM, Bijlenga D, Groen H, et al.Induction of labour versus expectant monitoring for gestational hypertension or mild pre-eclampsia after 36 weeks' gestation (HYPITAT): a multicentre, open-label randomised controlled trial.Lancet, 2009, 374: 979-988.

21. Kim LH, Cheng YW, Delaney S, et al.Is preeclampsia associated with an increased risk of cesarean delivery if labor is induced? .J Matern Fetal Neonatal Med, 2010, 23: 383-388.

22. Chames MC, Livingston JC, Ivester TS, et al.Late postpartum eclampsia: a preventable disease? .Am J Obstet Gynecol, 2002, 186: 1174-1177.

23. Magee L, Sadeghi S.Prevention and treatment of postpartum hypertension.Cochrane Database Syst Rev, 2005 (1): CD004351.

24. Hirshfeld-Cytron J，Lam C，Karumanchi SA，et al.Late postpartum eclampsia：examples and review.Obstet Gynecol Surv，2006，61：471-480.

25. Berlin CM，Briggs GG.Drugs and chemicals in human milk. Semin Fetal Neonatal Med，2005，10：149-159.

26. Baxter JK，Weinstein L.HELLP syndrome：the state of the art. Obstet Gynecol Surv，2004，59：838-845.

27. Vigil-De Gracia P，Silva S，Montufar C，et al.Anesthesia in pregnant women with HELLP syndrome.Int J Gynaecol Obstet，2001，74：23-27.

28. Nguyen TC，Stegmayr B，Busund R，et al.Plasma therapies in thrombotic syndromes.Int J Artif Organs，2005，28：459-465.

（通信作者：林其德）

妊娠期高血压疾病诊治指南专家组成员：林其德、张为远、李笑天、古航、杨慧霞、荀文丽、尚涛、李力、杨孜、张建平、林建华、刘俊涛、陈敦金、刘兴会、漆洪波、贺晶、王谢桐、胡娅莉、孙丽洲、马玉燕、王晨虹、牛建民、乔宠、叶太阳

（本文刊载于《中华妇产科杂志》2012年第47卷第6期第476-480页）

第九章

《胎盘早剥的临床诊断与处理规范》解读·病案分析

邹 丽 赵 茵

华中科技大学同济医学院附属协和医院

引 言

胎盘早剥是妊娠晚期出血的原因之一,病情严重可危及母儿生命。早期诊断和正确处理对胎盘早剥具有重要的临床意义。《胎盘早剥的临床诊断与处理规范(第1版)》(以下简称《规范》)已推出一段时间了,为了能给临床工作者更好的帮助,现对其内容做一些简要解读,并增加一部分案例分析和治疗方法的探讨。

解 读 细 则

一、胎盘早剥定义与分级的解读

胎盘早剥的病理表现明确,故国内外定义基本一致,但胎盘早剥的分级差异较大,为了能更好地指导临床,本《规范》在分级方面做了较大的调整,希望能在临床运用过程中得到进一步的完善。

（一）定义

《规范》中描述：

正常位置的胎盘在胎儿娩出前部分或全部从子宫壁剥离,称为胎盘早剥。

解读：

胎盘早剥的定义为妊娠 20 周以后或分娩期正常位置的胎盘在胎儿娩出前，部分或全部从子宫壁剥离。其发生率为 0.5%～2.1%，孕产妇死亡率可达 1%，围产儿死亡率达 4.4%～6.7%[1]，是妊娠晚期严重的并发症，也是产前出血常见的原因之一。

（二）分级

《规范》中描述：

在临床上推荐使用胎盘早剥分级标准作为对病情的判断与评估（表 9.1）。

表 9.1 胎盘早剥分级

分级	临床特征
0 级	胎盘后有小凝血块，但无临床症状
Ⅰ 级	阴道出血；可有子宫压痛和子宫强直性收缩；产妇无休克发生，胎儿无窘迫发生
Ⅱ 级	可能有阴道出血；产妇无休克；有胎儿窘迫发生
Ⅲ 级	可能有外出血；子宫强制性收缩明显，触诊呈板状；持续性腹痛，产妇发生出血性休克，胎儿死亡，30% 的产妇有凝血功能指标异常

解读：

根据胎盘早剥的不同临床表现及病理生理有多种分级、分类。目前国内的分类为：显性剥离、隐性剥离和混合性剥离。或根据胎盘的剥离面积和病情严重程度分为轻型和重型。轻型以外出血为主，剥离面不超过胎盘的 1/3，多见于分娩期；重型以隐性出血为主，剥离面积超过 1/3。此种分类强调的是病理改变，不便于临床上对剥离程度的迅速判断和治疗指导。因此，为了使临床医生能够准确地诊断和治疗，推荐使用《规范》中的胎盘早剥分级。0～Ⅲ级的分级，主要以母亲和胎儿可以检查到的不同程度的临床表现和实验室检查为依据，实用性更高。如，胎盘早剥出现胎死宫内时，不管孕产妇的临床症状轻重，一律归为Ⅲ级。因为胎盘早剥一旦发生胎儿死亡，孕产妇 DIC 的风险明显增高（BMJ）。再比如，胎盘早剥伴有胎儿窘迫发生，胎儿已达可存活孕周，则以手术终止妊娠为宜等。

二、胎盘早剥的诊断依据及解读

胎盘早剥的诊断须根据病史、体格检查和一些辅助检查综合得出。不可盲目诊断,诊断主要基于临床症状和体征。

(一)高危因素

《规范》中描述:

胎盘早剥的高危因素包括产妇有血管病变、机械因素、子宫静脉压升高、高龄多产、外伤及接受辅助生育技术助孕等。

解读:

病史是诊断胎盘早剥中的一个重要因素,易被忽视。孕妇患有严重的子痫前期、慢性高血压、肾脏疾病时全身血管病变,易形成胎盘后血肿,发生胎盘早剥;机械性损伤可引起血管破裂,胎盘剥离;双胎、羊水过多等发生胎膜早破,引起宫腔内压力骤减,发生胎盘错位分离;长时间仰卧,静脉淤血,压力升高,蜕膜血管破裂形成胎盘后血肿,导致胎盘剥离。同时还应注意了解是否为高龄孕妇,有无吸烟等不良嗜好,既往的生育史,有无胎盘早剥史和其他疾病,有文献报道有胎盘早剥史的孕妇再发胎盘早剥的风险为 6%~17%[2]。有研究发现辅助生殖技术(ART)诱导排卵与胎盘早剥发生的增加具有显著相关性,值得大家重视[3]。

(二)临床表现

《规范》中描述:

胎盘早剥的临床典型症状是阴道出血、腹痛、频繁宫缩和子宫压痛。

解读:

胎盘早剥的典型症状有阴道出血、腹痛、频繁宫缩和子宫压痛。有文献报道胎盘早剥患者各症状发生频率分别为:阴道出血 70%~80%、持续性腹痛或背痛 66%、血性羊水50%、胎心异常 69%、早产 22%、子宫收缩频繁及子宫高张性收缩 17%、死胎 15%[4](BMJ)。

值得注意的是,临床表现的严重程度存在偏差,有些主要症状并不是胎盘早剥分级的重要标准。胎盘早剥患者阴道出血量与胎盘早剥发生的部位和形式有关,Ⅱ~Ⅲ级胎盘早剥可导致患者休克、胎儿窘迫甚至胎死宫内,但无阴道出血或仅有少量阴道出血。所以，出血量的多少不是判断胎盘早剥分级的重要指征。胎盘早剥腹痛症状亦是如此，虽然腹痛的程度与剥离面积有关，如：发生在后壁的胎盘早剥，多表现为腰背部疼痛，腹部压痛可不明显。此外，腹痛的程度因人而异，主观性较强。故应重视患者主诉，动态观察孕妇生命体征变化，并行胎心监护，对胎盘早剥进行正确的分级并及时处理，避免不良结局。

对于腹痛和阴道流血不典型的患者要将胎盘早剥与早产、前置胎盘相鉴别。早产与胎盘早剥可同时存在，10%的自发性早产与胎盘早剥有关[5]。早产的阴道出血量少，而不是逐渐增多，B超检查无异常，不伴胎心改变及DIC。前置胎盘的典型表现为无痛性阴道出血，经阴道超声对前置胎盘的诊断准确性高，可用于鉴别两者。阴道出血的患者若超声检查排除了前置胎盘或早产诊断，都应怀疑是否存在胎盘早剥。

三、胎盘早剥的辅助检查及解读

《规范》中描述：

胎盘早剥的辅助检查包括超声检查，胎心监护和实验室检查。

解读：

胎盘早剥的临床表现往往不典型，易误诊、漏诊。最常见前三位临床表现为阴道出血、胎心异常、持续性腹痛或背痛[4]。辅助检查对明确诊断具有一定意义。常用方法有超声、NST等。由于胎盘早剥的病理表现为胎盘底蜕膜出血并形成血肿，其典型超声表现为：胎盘局部与宫壁之间底蜕膜回声带消失，可见不规则暗区，或不均质强回声团，胎盘局部突向羊膜腔。但超声表现也具多样性，如胎盘异常增厚、胎盘后异常肿块。当胎盘厚度超过55mm时，提示存在胎盘增厚，要进行动态观察。有时表现会出现羊水内强回声光点或光团。根据血肿形态与位置，可分为积液型、团块型、混合型、边缘型、胎盘外型[6]。

回顾性的研究发现超声对胎盘早剥诊断的敏感度、特异度和阳性及阴性预测值分别为24%、96%、88%、53%[4]。但超声的正确诊断率在15%～25%[7]，部分突发阴道出血的患者，超声检查阴性不能排除急性胎盘早剥的可能。对于子宫后壁剥离面积小的胎盘早剥，超声诊断价值有限，但可用于鉴别前置胎盘及保守治疗的病情监测,超声检查重点是有无胎盘早期剥离及了解胎盘剥离面积大小。鉴于临床表现不典型,超声影像的多样性,强调胎盘早剥的诊断需临床医生与超声医生共同会诊,有助于正确诊断。

在胎盘早剥中,第二位常见的临床表现为胎心异常,故胎儿电子监护对判断胎盘早剥非常重要,有利于判断胎儿宫内状况及宫腔内压力。一般 0～Ⅰ级胎盘早剥,胎心监护往往没有异常表现。但当剥离面积逐渐增大时,胎儿缺血缺氧,胎心监护图像可出现基线变异消失,变异减速,晚期减速,正弦波型,胎心缓慢等[8,9]。胎盘早剥时宫缩压力探头记录的曲线常显示高张力性子宫收缩的特点,因此,动态观察胎心监护图像有助于胎盘早剥的诊断。对于有外伤史的孕妇,即使受伤部位不在子宫区域,剪切力仍可能导致胎盘与子宫的分离,胎盘早剥在几个小时甚至几天后才表现出来。ACOG 推荐外伤的孕妇应进行至少 4 个小时的胎心监护以早期发现胎盘早剥的征象[10]。

监测贫血程度、凝血功能、肝功能、电解质等。Ⅱ级及Ⅲ级患者还应检测肾功能和 CO_2 结合力,并进行 DIC 筛选试验(血小板计数、凝血酶原时间、纤维蛋白原测定)和纤溶确诊试验(凝血酶时间、优球蛋白溶解时间、血浆鱼精蛋白副凝试验),以便及时发现 DIC。

总之,胎盘早剥的诊断主要依据病史、临床表现和体格检查,胎儿电子监护具有一定临床价值,但对胎盘急性大面积剥离意义不大。超声等结果对诊断有一定的帮助,但敏感性和特异性不高。目前尚无实验室的诊断方法能精确诊断 0～Ⅰ级的胎盘早剥。

四、胎盘早剥治疗要点解读

胎盘早剥的治疗应当个体化。方法包括:立即终止妊娠,剖宫产,或人工破膜阴道分娩;期待治疗,即继续妊娠。应强调,一旦怀疑胎盘早剥,应在迅速评价母儿状况的前提下,迅速做出决定,以免延误病情影响母儿预后。

(一)一般治疗,纠正休克,监测胎儿宫内情况

《规范》中描述:

胎盘早剥的治疗应根据孕周、早剥的严重程度、有无并发症、宫口开大情况、胎儿宫内状况等决定。

解读:

胎盘早剥一经诊断,必须立即处理,强调综合性治疗。胎盘早剥患者入院后应立即进行以下处理:①详细询问病史;②开放静脉通道;③检查血常规,有无贫血或血小板减少征象;④检查凝血功能,包括纤维蛋白原水平、PT 有无延长等 DIC 征象;⑤监测生命体征,记录尿量和出入量;⑥必要时进行补液或输血治疗。

积极纠正休克,给予面罩吸氧,心电监护。快速补充血容量,维持血红蛋白 100g/L,血细胞比容达 30%,尿量 30ml/h。胎盘早剥患者,尤其是Ⅲ级胎盘早剥者,易合并凝血功能异常,且随着病情的发展变化迅速,故需动态监测,一旦出现凝血功能障碍及时纠正,对于有 DIC 征象的要早输新鲜血浆、凝血因子、纤维蛋白原等血制品。

(二)终止妊娠

胎儿存活与否是决定胎盘早剥终止妊娠的时机和方式的重要指标。

1. 阴道分娩

《规范》中描述:

若胎儿死亡,在评价产妇生命体征前提下首选阴道分娩。

解读:

胎儿死亡往往提示严重的胎盘早剥,且多合并凝血功能异常。以往的处理是,一经确诊立即剖宫产终止妊娠。然而,在临床工作中,严重的胎盘早剥发生后,突然的宫腔内压力增高,可使宫口迅速开大,短时间内可结束分娩。因此,在评价产妇生命体征的前提下首选阴道分娩,以减少凝血功能异常情况下的手术风险。近期武汉协和医院收治的 6 例足月和近足月的胎盘早剥死胎病例,均在严密检测下,纠正凝血功能障碍的同时经阴道顺利分娩。分娩后凝血功能障碍、肾功能异常等均迅速恢复。避免了剖宫产手术的创伤,降低了产后出血、产褥感染的发生率。但应强调的是,提倡个体化处理,不可千篇一律。如果出现明显的胎位异常、母体病情恶化等,应手术终止妊娠。

2. 剖宫产术

《规范》中描述:

孕 32 周以上,胎儿存活,胎盘早剥Ⅱ级以上,建议尽快、果断进行剖宫产术,以降低围产儿死亡率。

解读:

胎儿存活时,处理原则为保证母体安全的前提下,尽力提高胎儿存活率。终止妊娠的时机和方式应结合孕周、胎儿宫内状况、早剥严重程度、合并症等情况进行,避免不必要的拖延。特别强调,Ⅱ级以上的胎盘早剥,一旦诊断明确,应在20分钟内施行手术,方可极大提高新生儿的存活率(BMJ)。因胎盘早剥会增加死产的可能,0~Ⅰ级胎盘早剥,孕周已达37周以上推荐手术终止妊娠。

(三)保守治疗

《规范》中描述:

对于孕32~34周0~Ⅰ级胎盘早剥者,可予以保守性治疗。孕28~32周,以及<28孕周的极早产产妇,如为显性阴道出血、子宫松弛,产妇及胎儿状态稳定时,促胎肺成熟的同时考虑保守治疗。

解读:

胎盘早剥发生在未足月时,在胎儿和母体均相对稳定的情况下可保守治疗。保守治疗的目的是为胎儿成熟争取时间。胎儿和孕妇情况要严密监测,包括超声,胎心监护,生物物理评分,其他监测手段根据病例的情况个体化选择,做好随时终止妊娠的准备。监测过程中一旦病情加重,应立即终止妊娠。

保守治疗过程中的注意事项:

(1)类固醇激素:34[+6]周以前促肺成熟治疗[11]。

(2)硫酸镁:32周以前给予硫酸镁保护胎儿脑神经[12]。

(3)宫缩抑制剂:对于存在出血、有宫缩者,使用宫缩抑制剂存有争议,有研究[13]表明对胎盘早剥并出血的患者使用宫缩抑制剂不增加输血及胎儿窘迫的发生率,可能对延长孕周有一定作用。

(4)住院治疗:所有患者需住院治疗直到分娩。如内出血减少,无继续出血的证据,可以门诊随访,但需告知患者一旦出现阴道出血、腹痛、子宫收缩或胎动减少要立即回报。

(四)严重并发症的处理

《规范》中描述:

在DIC处理方面应重点补充血容量及凝血因子,应在改善休克状态的同时及时终止妊娠。

解读:

怀疑胎盘早剥者,若胎儿存活,则很少发生严重的母体并发症。一旦胎儿死亡,即提示重度胎盘早剥,易发生严重的凝血功能障碍。从诊断胎盘早剥至终止妊娠的时间越长,母体预后越差。DIC 的发生提示胎盘早剥病情恶化。对于已发生DIC 者,治疗关键在于移除胎盘,阻止促凝物质继续进入母血循环,同时补充血制品。即终止妊娠,恢复循环量。DIC 发生时,由于凝血功能障碍,剖宫产会增加腹部及子宫切口出血的风险[14],而阴道分娩时可以使用药物及按摩的办法促进子宫肌层血管收缩,在凝血因子缺乏的情况下避免严重出血。因此,当诊断明确、胎儿存活且有生存希望时,为抢救胎儿生命,以剖宫产为主;当胎儿已死亡时,应迅速促成阴道分娩[14]。

严重胎盘早剥发生危及生命的大出血时,应把孕妇安全放在首位。需外科手术止血、介入栓塞。如果以上保守止血方法无效,采用子宫切除术,同时及时纠正凝血功能异常。低血容量性休克在某些早剥病例里容易被掩盖——如高血压导致的早剥。可监测中心静脉压以指导补液量。

评价与展望

在《规范》中,明确给出了胎盘早剥诊断、分级和治疗措施,内容具体,临床实用性强。但临床工作中还是会遇到某些发病隐匿、处理棘手胎盘早剥。在新版的《规范》中将增加宣传教育预防胎盘早剥危险因素等内容,以使《规范》能够更好地指导临床医师的诊断和处理。

病 案 分 析

下面就近几年我们处理的胎盘早剥病例的诊治经验进行介绍。

病例1

患者,女,32 岁,因"停经 32+ 周,阴道出血 5 小时"入院。现病史:平素月经规则,周期 26~27 天,经期 7 天,无痛经,LMP 2012-5-18,EDC 2013-2-25。停经 30 余天在当地医院行 B 超示：宫内早孕，单活胎。早孕期有轻微恶心、呕吐等早孕反应，持续至孕 3 月好转。孕 4 月余自觉胎动至今。孕期不定期产检，血压血糖正常，晚孕期无头晕眼花视物模糊，无心慌、胸闷呼吸困难。现患者孕 32+ 周，于 2013-1-19 下午 3 点无明显诱因下出现下腹痛，于 7 点出现阴道出血，色鲜红，量似平时月经量，急到当地医院查"胎心正常"，晚 10 点半查宫口开大 1.5cm，当地医院医生诉内诊可在宫口触及胎盘边缘，当时出血量约 300ml，救护车急送病人到笔者医院，路途中输生理盐水 500ml+25% 硫酸镁 30ml，口服硫酸舒喘灵 4.8mg，路途中出血量约 1000ml，入院时患者神志清楚，精神稍差，诉偶有下腹疼痛，阴道少量出血，无流水。入院查体：T 36.4℃，P 109bpm，R 20 次 / 分，BP 80/50mmHg，神志尚清楚，精神稍差，查体合作，心肺（−），腹隆，宫体部有压痛，余无特殊。专科检查：宫高 30cm，腹围 90cm，FHR 65bpm，宫体质硬，压痛，未扪及明显间歇期。内诊：先露 -2，宫口开大 1.5cm，可及前羊膜囊。辅助检查：行急诊 B 超：胎盘附着于前壁，厚 7.1cm，其内回声不均匀，胎盘早剥不排除。胎儿 BPD 8.94cm，HC 28.81cm，AC 28.81cm，AVF 5.8cm，FHR 72bpm。查血常规示 WBC 12.32G/L，RBC 2.3T/L，HGB 68g/L，NE 85% PLT 60G/L。DIC 全套：D- 二聚体 15.80mg/L，PT 25.6S，APTT 56.0S。

入院诊断：G7P1，孕 32+ 周，先兆早产，阴道出血原因待查：前置胎盘？胎盘早剥？

处理及转归：开放静脉通道，积极补液，再次行内诊：宫口开大 3cm，先露 -1。积极备血，并向患者及家属交代病情。目前胎心持续偏低，70～80bpm，存在严重胎儿宫内窘迫，可随时胎死宫内，患者及家属要求放弃胎儿。考虑现患者宫口开大 3cm，经产妇，短期内经阴道分娩可能性大，且患者处于休克状态，手术创伤可能加重患者休克，手术风险大，向患者交代经阴道分娩及手术风险后，患者及家属同意经阴道分娩。

产程中予持续心电监护，患者生命体征平稳，输血 4U，血小板 1 人份，冷沉淀 12U 纠正休克状态，行人工破膜术，羊水血性，于破膜后 40 分钟自娩一男死婴，立即予卡贝缩宫素注射液、卡前列素氨丁三醇注射液加强宫缩，胎盘自娩完整。胎盘母体面有 1/2 剥离面，宫腔有血凝块 1000ml。患者产后出血少,一般情况可。予抗感染、纠正贫血治疗,顺利出院。

总结:

(1)有典型的临床表现:腹痛、大量阴道流血、子宫张力高、胎心由正常到明显胎儿窘迫胎死宫内;同时出现休克及DIC的临床表现,胎盘早剥分级属Ⅲ级。

(2)宫口开大 1.5cm 时,当地医院医生诉内诊可在宫口触及胎盘边缘,后经笔者医院超声证实胎盘位于子宫前壁,推测宫口触诊到的可能是凝血块。

(3)虽然胎儿尚存活,但严重的胎儿窘迫,紧急手术胎儿存活的可能性极小,加之阴道分娩条件好,故仍建议选择阴道分娩。

病例 2

患者,女,34 岁,因"孕 32 周,双下肢水肿 3 个月,加重伴皮肤瘙痒半月,阴道流水 7 小时"入院。孕 7 月时当地医院 B 超检查示,胎盘异常,未予特殊治疗。近半月水肿加重;同时觉腹部和手心皮肤瘙痒。2012 年 1 月 21 日 11 时,因阴道流水 7 小时急诊入院。既往史:平素身体健康,结婚 12 年,一直未孕。入院查体:T 36.5℃,P 92bpm,R 23bpm,BP 140/95mmHg。全身皮肤及巩膜黄染,眼睑水肿,唇、舌无发绀,头颅五官未发现异常,颈静脉无怒张,甲状腺无肿大,气管居中,浅表淋巴结未触及。胸廓对称,双肺可闻及干湿啰音。HR 92bpm,律齐,心前区可闻及收缩期杂音。腹部膨隆,无压痛和反跳痛,肝脾触诊不满意,无移动性浊音,肠鸣音正常。水肿(+++),脊柱无异常,生理反射存在,病理反射未引出。专科检查:腹围 106cm,宫高 32cm,胎方位 LSA,胎心音 144 次/分。肛查未做。辅助检查:硝嗪纸测试(+);血常规:血红蛋白 92g/L,红细胞 $3.42×10^{12}$/L;HbsAg(−);肝功能:总胆红素 45.3μmol/L,直接胆红素 19.1μmol/L,胆汁酸 156.3μmol/L;尿常规:尿蛋白(+++)。B 超:胎儿大小相当于孕 27 周,胎盘异常增厚,有一约 7cm×9cm 不均匀回声区;结论:胎盘肿瘤?

入院诊断:第 1/0 孕 32 周待产;重度子痫前期;妊娠期肝内胆汁淤积症;胎膜早破;胎儿生长受限;胎盘异常原因待查:胎盘肿瘤?胎盘早剥?

处理:入院后给予吸氧、解痉、抗感染、护肝、补充维生

素 K_1 及地塞米松促肺成熟。1 月 22 日 0 时阴道出血量增多
如月经量，4 时出现宫缩，持续时间 20～25 秒，间歇时间约 30
秒。治疗期间严密观察血压、胎心及产兆变化。胎心监护出
现变异减速，提示胎儿窘迫，经讨论后认为胎盘早剥可能性
高，臀位初产妇，分娩不能在短时间内结束，拟在连续硬膜外
麻醉下，行子宫下段剖宫产术。

术中情况：腹腔内血性腹水约 600ml，子宫表面水肿，切
开子宫肌层，可见凝血块排出，羊水量少，血性，胎方位 LSA，
以完全臀位牵引娩出一女婴，Apgar 评分 3～5 分，脐带绕颈
3 周，胎盘位于子宫左侧后壁，人工剥离胎盘后有大量暗红色
血液涌出，约 500ml，凝血块约 300g，胎盘母体面呈蜂窝状，
有散在暗红色血块，胎盘面积约 27cm×35cm，未见明显胎盘
小叶组织，边缘有少许梗死灶。术中宫体注射缩宫素 20U，并
5% 葡萄糖 500ml 加缩宫素 20U，静滴维持宫缩，输血 400ml。

转归：术后生命体征稳定，安返病房，给予抗感染、止血
和护肝及支持对症治疗。胎盘病理检查报告为胎盘绒毛膜下
血栓伴胎盘梗死。

总结：

（1）本病例的诊断要点是子痫前期伴有胎盘异常时，胎
盘早剥与胎盘肿瘤的鉴别诊断。子痫前期为胎盘早剥的高危
因素。由于子痫前期的病理变化，胎盘反复慢性出血，在胎
盘与子宫壁之间形成血肿。血肿随时间推移发生血液凝固、
机化等变化，与胎盘的界限不清楚，声像图上则表现为胎盘
增厚或酷似肿瘤。临床表现缺乏阴道出血和腹痛等胎盘早剥
的特征表现。本病例中患者虽没有腹痛和明显的胎盘早剥超
声征象，但子痫前期诊断明确伴有胎盘增厚、羊水过少、胎儿
生长受限，更符合胎盘早剥的诊断。胎盘肿瘤以绒毛膜血管
瘤最多见，较小的肿瘤无临床症状，不影响胎盘功能，较大肿
瘤引起产前出血、羊水增多等，一般不引起胎儿生长受限。

（2）减少漏诊，提高诊断率，不典型早剥是漏诊的主要原
因。漏诊者多无明显症状或体征，少量病例有少许阴道流血
或持续少量阴道出血，腰痛、腰骶部酸胀痛，极易与先兆早产
相混淆。附着于后壁的胎盘早剥因剥离面积小，出血不多腹
部体征不明显，再加上宫缩的掩盖和个体痛阈的差异，也易
发生漏诊。后壁胎盘剥离面积虽小，但剥离部位恰恰在脐带

根部或附近直接影响或阻断脐带血流，导致脐血流频谱和胎心电子监测异常。因此强调加强母胎监护，不明原因的脐血流频谱或胎儿监护异常也应考虑胎盘早剥。

提高产前诊断率应注意以下几个方面：仔细询问病史，如外伤、孕晚期性生活史或妊娠期高血压疾病合并 FGR 者，长期仰卧患者；仔细观察宫缩、子宫张力、子宫高度以及孕妇神色的变化；孕晚期，对持续性少量阴道流血的先兆早产或临产患者应重视脐血流频谱和胎心电子监护，一旦发现不明原因的异常的脐血流频谱，胎心电子监护异常，或一过性胎心变化者应首先考虑为不典型胎盘早剥。

（3）强调个体化治疗：本病例入院时母胎情况尚可，胎儿存活，因此给予保守性治疗，治疗期间严密监测母胎情况。治疗过程中病情进展，发生胎儿窘迫，胎盘早剥分级达到Ⅱ级，臀位初产妇短时间内不能结束分娩，此时应果断行剖宫产，以提高新生儿的存活率。

病例3

患者，女，37 岁，因"孕 34^{+5} 周，持续性腹痛 6 小时"收入院。患者平时月经规律，LMP: 2008-12-17，停经早期无明显早孕反应，孕 4 月余自觉胎动，未行规律产检。于 2009 年 8 月 18 日凌晨 0 时 30 分无明显诱因开始腹部疼痛，呈持续性加重，后逐渐转为间歇性发作，无阴道出血，送当地医院，监测胎心率 100bpm，急诊入院。既往：无外伤史，否认乙肝、结核、艾滋病等病史，1994 年顺产一男婴，另有 3 次引产、4 次人工流产史。入院查体：T 36℃，Bp 波动在 178-129/90-131mmHg 之间，P96bpm，R20bpm。神志清楚，严重贫血貌，痛苦面容，心肺听诊正常，腹部膨隆，脐下可见三处直径 1cm 大小淤斑。专科检查：宫高 34cm，腹围 102cm，宫底位于剑突下三指，触之硬，有压痛，无反跳痛，胎心音未闻及，胎方位未扪清。辅助检查：急查 B 超见胎儿 BPD 8.97cm，HC 32cm，AC 32.4cm，FL 6.77cm，AFI 3.3cm；未见胎心搏动；胎盘附着于前壁，厚约 7.0cm，回声不均，胎盘与肌壁间可见 11.7×11.2×4.8cm 不均回声团，内未见血流信号；脐动脉未见血流信号。提示："晚孕，死胎；羊水过少；胎盘早剥。"

入院诊断：第 9/1 胎孕 34^{+5} 周，死胎，重度子痫前期，胎盘早剥Ⅲ级，DIC。

入院后病情变化：入院后 5 分钟即出现阴道出血，量约 600ml，色暗红。尿少，色黄。急查尿常规尿蛋白(++)。血常规（见表 9.2：白细胞 15.2G/L↑，中性粒细胞 85.3%↑，血红蛋白 76G/L↓，血小板 96G/L↓。肝肾功能见表 9.3。DIC 凝血功能全套检查见表 9.4，提示存在 DIC。

表 9.2　入院后患者血象变化情况

查血时间	WBC (G/L)	N (%)	RBC (T/L)	HB (G/L)	HCT (%)	PLT (fl)
产前	15.2↑	85.3↑	2.64↓	76↓	23.3↓	96↓
产后 1 小时	26.45↑	87.1↑	3.77↓	105↓	31.3↓	94↓
产后 12 小时	14.5↑	81.6↑	1.74↓	48↓	15↓	96↓
产后 2 天	10.06↑	72.5↑	2.51↓	71↓	21.4↓	104

处理：快速建立两条静脉通道并面罩给氧；行交叉配血，输入足够的晶、胶体溶液同时紧急输注压积红细胞 8U、冷沉淀 4.75U、血小板 1U、新鲜血浆 600ml 以快速补充血容量、恢复循环血液携氧能力；立即予尼卡地平降压治疗（根据血压情况调整滴速）；抗感染治疗。

终止妊娠的时机与方式：入院后行阴道检查宫颈管已消失，宫口已开大 2cm，胎头已降至 0，宫缩 40～50 次/2～3 分钟，基本具备短时间内经阴道分娩的条件。最终患者在严密生命体征监测下入院 3 小时后自然分娩一死男婴，胎盘几乎随胎儿同时娩出，约 2/3 面积血凝块压迹。分娩后迅速予卡贝缩宫素 100μg、卡前列素氨丁三醇 250μg 促进子宫收缩，减少产后子宫出血。

转归：产后 6 小时内出血近 800ml，暗红色，后逐渐减少。产后 8 小时尿量逐渐恢复正常。产后复查 DIC 凝血功能全套检查结果均恢复正常，DIC 症状明显改善。血象监测各项指标虽未完全正常，但均有逐渐恢复正常的趋势。患者血压逐渐恢复正常。

总结：

(1) 胎盘早剥起病急发展快，若不及时处理，可引发子宫

表 9.3 入院后肝肾功能生化指标变化情况

项目	总胆红素(STB) μmol/L	直接胆红素(DBIL) mol/L	谷丙转氨酶(ALT) U/L	谷草转氨酶(AST) U/L	碱性磷酸酶(ALP) U/L	总蛋白(TP) g/L	白蛋白(ALB) g/L	尿素氮(BUN) mmol/L	肌酐(Cr) μmol/L	尿酸(URIC) mmol/L
产前	38.2↑	31.3↑	6↓	47↑	299↑	64.7	33.4↓	5.26	95.6	405.0↑
产后	13.6	4	12	24	89	48.9↓	30.9↓	6.3	106	363.3↑

表 9.4 入院后 DIC 凝血功能全套检查指标变化情况

项目	纤维蛋白原含量(Fbg) g/L	部分凝血活酶时间(APTT)	凝血酶原时间(PT)	凝血酶时间(TT)	血浆国际标准化比率(INR)	甲苯胺蓝纠正实验(AT)	鱼精蛋白副凝实验(3P)
产前 3 小时	0.913	55.0″↑	36.1″↑	68.2″↑	3.62↑	>30″↑	+++
产后 12 小时	2.366	25.5″	9.9″	14″	0.83	18.7″	-

胎盘卒中、弥散性血管内凝血（DIC）、羊水栓塞、急性肾功能衰竭等严重并发症，威胁母儿生命安全。对于临床症状或辅助检查提示胎盘早剥患者，应动态监测妊娠进程，及早预防并及时发现胎盘早剥的发生发展。

（2）新鲜血浆可纠正 DIC，与浓缩红细胞保证 1：1 的比例对恢复循环血液的携氧能力所必需的条件，每单位新鲜冰冻血浆可恢复前凝血因子活力约 10%，并提高 40mg/L 纤维蛋白原；每单位冷沉淀可升高纤维蛋白原 100mg/L，每单位血小板可升高血小板计数约 5G/L。患者入院后及时输注压积红细胞、冷沉淀、血小板及冰冻血浆，大量液体支持及抗感染治疗，分娩后加用促进子宫收缩、减少产后出血的药物，出血量逐渐减少。复查血象、肝肾功能、DIC 凝血功能全套均有逐渐恢复正常的趋势。患者入院后立即行有效降压治疗，产后血压基本降至 116～136/61～92mmHg，降低了妊娠期高血压疾病的严重危害。

（3）根据胎盘早剥的分级，本病例中，胎儿死亡，孕妇凝血功能障碍，属于胎盘早剥Ⅲ级。患者为经产妇，专科检查提示阴道分娩条件佳，因此首选阴道分娩。在严密监护下，患者顺利经阴道分娩，避免了在 DIC 状态下行剖宫产术的手术风险，有效地减少了产后出血。

总结本病例的处理，快速确诊胎盘早剥及 DIC，迅速制定治疗方案，结合患者自身条件正确选择分娩方式，及时予以降压治疗，补充足够血容量及凝血因子，为患者的尽早治愈打下了基础。

参 考 文 献

1. F.G.C.Kenneth J.Leveno, Noman F.Gant, et al Williams Manual Of Obstetris（21st）译 . 威廉姆斯产科学 .21 版 . 湖南科学技术出版社, 2007 327-11.

2. C.S.Han, F.Schatz, C.J.Lockwood Abruption-associated prematurity Clin Perinatol, 2011, 38（3）: 407-21.

3. A.Shiozaki, Y.Matsuda, K.Hayashi, et al.Comparison of risk factors for major obstetric complications between Western countries and Japan: a case-cohort study J Obstet Gynaecol Res, 2011, 37（10）: 1447-54.

4. M.Tikkanen，M.Nuutila，V.Hiilesmaa，et al.Clinical presentation and risk factors of placental abruption Acta Obstet Gynecol Scand，2006，85（6）：700-5.

5. M.Tikkanen Placental abruption：epidemiology，risk factors and consequences Acta Obstet Gynecol Scand，2011，90（2）：140-9.

6. C.Glantz，L.Purnell Clinical utility of sonography in the diagnosis and treatment of placental abruption J Ultrasound Med，2002，21（8）：837-40.

7. D.A.Elsasser，C.V.Ananth，V.Prasad，et al.Diagnosis of placental abruption：relationship between clinical and histopathological findings Eur J Obstet Gynecol Reprod Biol，2010，148（2）：125-30.

8. Cunningham F.Catherine Spong Obstetrics Haemorrhage. Williams Obstetrics.23 rd ed.New York：McGraw-Hill Professional，2010，757-803.

9. Oppenheimer L.Diagnosis and management of placenta previa.J Obstet Gynaecol Can，2007；29（3）：261-73.

10. ACOG educational bulletin.Obstetric aspects of trauma management.Number 251，September 1998（replaces Number 151，January 1991，and Number 161，November 1991）. American College of Obstetricians and Gynecologists Int J Gynaecol Obstet，1999，64（1）：87-94.

11. Royal College of Obstetricians and Gynecologists. AntenatalCorticosteroids to Reduce Neonatal Morbidity and MortalityGreen-top Guideline No.7 London，RCOG［EB/OL］. ［2014-02-05］.

12. American College of Obstetricians and GynecologistsCommittee on Obstetric Practice，Society for Maternal-Fetal Medicine. Committee Opinion No.455：Magnesium sulfate before anticipated preterm birth

13. D.R.Hall Abruptio placentae and disseminated intravascular coagulopathy Semin Perinatol，2009，33（3）：189-95.

14. Y.Oyelese，C.V.Ananth.Placental abruption Obstet Gynecol，2006，108（4）：1005-16.

附录十三 胎盘早剥的临床诊断与 处理规范(第1版)

中华医学会妇产科学分会产科学组

胎盘早剥是病情危急的妊娠晚期出血原因之一,病情严重时可危及母儿生命。因此,早期诊断和正确处理胎盘早剥具有重要的临床意义。目前,国内外对胎盘早剥的诊治措施存在一些差别,我国对胎盘早剥的诊断与处理缺乏完善的循证医学证据,与国际上的诊疗方案有一定差异。为此,根据国外胎盘早剥的诊疗指南,以及最新的循证医学证据,结合国内临床工作的实际,中华医学会妇产科学分会产科学组组织国内有关专家制定了"胎盘早剥的临床诊断与处理规范(第1版)",旨在规范和指导妇产科医师对胎盘早剥的诊疗作出合理的临床决策,在针对具体患者时,临床医师可在参考本规范的基础上,全面评估患者的病情,制定出针对不同患者合理的个体化诊治方案。随着相关研究结果和循证医学证据的完善,本规范将不断进行更新与完善。

一、胎盘早剥的定义与分级

正常位置的胎盘在胎儿娩出前部分或全部从宫壁剥离,称为胎盘早剥[1]。胎盘早剥的病理为胎盘后出血,进而出现临床症状,随着剥离面增大,病情逐级加重,危及胎儿及孕妇生命。在临床上推荐使用胎盘早剥分级标准[2]作为对病情的判断与评估。见表1。

表1 胎盘早剥的分级[2]

分级	临床特征
0级	胎盘后有小凝血块,但无临床症状
Ⅰ级	阴道出血;可有子宫压痛和子宫强直性收缩;产妇无休克发生,无胎儿窘迫发生
Ⅱ级	可能有阴道出血;产妇无休克;有胎儿窘迫发生
Ⅲ级	可能有外出血;子宫强制性收缩明显,触诊呈板状;持续性腹痛,产妇发生失血性休克,胎儿死亡;30%的产妇有凝血功能指标异常

二、诊断

1. 高危因素：胎盘早剥的高危因素包括产妇有血管病变、机械因素、子宫静脉压升高[3]、高龄多产、外伤及接受辅助生育技术助孕等[3-6]。

2. 早期表现：常常是胎心率首先发生变化，宫缩后子宫弛缓欠佳。触诊时子宫张力增大，宫底增高，严重时子宫呈板状，压痛明显，胎位触及不清；胎心率改变或消失，胎盘早剥Ⅲ级患者病情凶险，可迅速发生休克、凝血功能障碍甚至多器官功能损害。

3. 临床表现：胎盘早剥的典型症状是阴道出血、腹痛、子宫收缩和子宫压痛。出血特征为陈旧性不凝血。绝大多数发生在孕 34 周以后。往往是胎盘早剥的严重程度与阴道出血量不相符。后壁胎盘的隐性剥离多表现为腰背部疼痛，子宫压痛可不明显。部分胎盘早剥伴有宫缩，但宫缩频率高、幅度低，间歇期也不能完全放松[7]。

三、辅助检查

1. 超声检查：超声检查不是诊断胎盘早剥的敏感手段，准确率在25%左右[8]。超声检查无异常发现也不能排除胎盘早剥，但可用于前置胎盘的鉴别诊断及保守治疗的病情监测。

2. 胎心监护：胎心监护用于判断胎儿的宫内状况，胎盘早剥时可出现胎心监护的基线变异消失、变异减速、晚期减速、正弦波形及胎心率缓慢等[9]。

3. 实验室检查：主要监测产妇的贫血程度、凝血功能、肝肾功能及电解质等。进行凝血功能检测和纤溶系统确诊试验，以便及时发现 DIC。

四、治疗

胎盘早剥的治疗应根据孕周、早剥的严重程度、有无并发症、宫口开大情况、胎儿宫内状况等决定。

1. 纠正休克：监测产妇生命体征，积极输血、补液维持血液循环系统的稳定，有 DIC 表现者要尽早纠正凝血功能障碍。使血红蛋白维持在 100g/L，血细胞比容 >30%，尿量 >30ml/h。

2. 监测胎儿宫内情况：持续监测胎心以判断胎儿的宫内情况。对于有外伤史的产妇，疑有胎盘早剥时，应至少行 4h 的胎心监护，以早期发现胎盘早剥[10]。

3. 终止妊娠：

(1) 阴道分娩：①如胎儿已死亡，在评价产妇生命体征前提下首选阴道分娩[4]。严重的胎盘早剥常致胎儿死亡，且合并凝血功能异常，抢救产妇是治疗的重点。应尽快实施人工破膜减压及促进产程进展，减少出血。缩宫素的使用要慎重，以防子宫破裂。如伴有其他异常，如胎横位等可行剖宫产术。应强调根据不同情况，个体化处理。②胎儿存活者，以显性出血为主，宫口已开大，经产妇一般情况较好，估计短时间内能结束分娩者，人工破膜后可经阴道分娩。分娩过程中密切观察血压、脉搏、宫底高度、宫缩与出血情况，建议全程行胎心电子监护，了解胎儿宫内状况，并备足血制品。

(2) 剖宫产术分娩：孕 32 周以上，胎儿存活，胎盘早剥Ⅱ级以上，建议尽快、果断进行剖宫产术，以降低围产儿死亡率[12]。阴道分娩过程中，如出现胎儿窘迫征象或破膜后产程无进展者，应尽快行剖宫产术。近足月的轻度胎盘早剥者，病情可能随时加重，应考虑终止妊娠并建议剖宫产术分娩为宜[10]。

4. 保守治疗：对于孕 32～34 周 0～Ⅰ级胎盘早剥者，可予以保守治疗。孕 34 周以前者需给予皮质类固醇激素促胎肺成熟[10]。孕 28～32 周，以及 <28 孕周的极早产产妇，如为显性阴道出血、子宫松弛，产妇及胎儿状态稳定时，行促胎肺成熟的同时考虑保守治疗。分娩时机应权衡产妇及胎儿的风险后再决定[10]。保守治疗过程中，应密切行超声检查，监测胎盘早剥情况。一旦出现明显阴道出血、子宫张力高、凝血功能障碍及胎儿窘迫时，应立即终止妊娠。

5. 产后出血的处理：由于凝血功能障碍及子宫收缩乏力，胎盘早剥患者常发生产后出血。应给予促宫缩药物，针对性补充血制品。另可采用压迫止血、动脉结扎、动脉栓塞、子宫切除等手段控制出血。

6. 严重并发症的处理：强调多学科联合治疗，在 DIC 处理方面应重点补充血容量及凝血因子，应在改善休克状态的同时及时终止妊娠，以阻止凝血物质继续进入血管内而发生消耗性凝血。对肾功能不全的处理，在改善休克后仍少尿者（尿量 <17ml/h）则给予利尿剂（呋塞米、甘露醇等）处理。注意监测肾功能，维持电解质及酸碱平衡，必要时行血液透析治疗。

参 考 文 献

1. Hladky K，Yankowitz J，Hansen WF.Placental abruption.Obstet Gynecol Surv，2002，57：299-305.

2. James DK，Steer PJ，Weiner CP，et al. 高危妊娠 . 段涛，杨慧霞译.3 版 . 北京：人民卫生出版社，2008：1127-1129.

3. Robbins RA，Estrara T，Russell C.Supine hypotensive syndrome and abruptio placentae.A case report.Am J Obstet Gynecol，1960，80：1207-1208.

4. Oyelese Y，Ananth CV.Placental abruption.Obstet Gynecol，2006，108：1005-1016.

5. Matsuda Y，Hayashi K，Shiozaki A，et al.Comparison of risk factors for placental abruption and placenta previa: case-cohort study.J Obstet Gynaecol Res，2011，37: 538-546.

6. Tikkanen M.Placental abruption: epidemiology，risk factors and consequences.Acta Obstet Gynecol Scand，2011，90: 140-149.

7. Hall DR.Abruptio placentae and disseminated intravascular coagulopathy.Semin Perinatol，2009，33: 189-195.

8. Kadasne AR，Mirghani HM.The role of ultrasound in life-threatening situations in pregnancy.J Emerg Trauma Shock，2011，4: 508-510.

9. Spong CY.Obstetrical hemorrhage//Cunningham FG，Leveno KJ，Bloom SL，et al.Williams Obstetrics.23rd ed.New York：McGraw-Hill Professional，2010: 757-803.

10. Gardberg M，Leonova Y，Laakkonen E.Malpresentations: impact on mode of delivery.Acta Obstet Gynecol Scand，2011，90: 540-542.

（通信作者：邹　丽）

备注：中华医学会妇产科学分会产科学组参与"胎盘早剥的临床诊断与处理规范（第 1 版）"执笔的专家：邹丽、杨慧霞、贺晶、马润玫、赵三存、常青、王谢桐、范玲

（本文刊载于《中华妇产科杂志》2012 年第 47 卷第 12 期第 957-958 页）

第十章

《乙型肝炎病毒母婴传播预防临床指南》解读·病案分析

南京大学医学院附属鼓楼医院　周乙华　胡娅莉

北京大学第一医院　杨慧霞

引　言

　　慢性乙型肝炎（乙肝）病毒（hepatitis B virus，HBV）感染是我国的常见病，目前 20～40 岁育龄期妇女 HBsAg 阳性率仍达 7% 左右[1,2]。HBsAg 阳性孕妇，易将病毒传播给其子女，即 HBV 母婴传播，其预防措施主要是对新生儿注射乙肝免疫球蛋白（hepatitis B immunoglobulin，HBIG）和接种乙肝疫苗。

　　HBV 感染的防治属于感染病学和预防医学的领域，而预防母婴传播措施的落实主要由妇产科和新生儿科医务人员完成，故这一领域属于交叉学科。因缺乏专门供妇产科和新生儿科医务人员参考的指南，在我国预防 HBV 母婴传播的实际工作中，有些措施没有很好落实[3]，存在过度干预和无科学证据的预防措施。例如，2011 年对全国 21 个省市区 559 名妇产科各级医务人员的调查发现，高达 87% 的医务人员错误地认为 HBV 感染产妇的新生儿不能母乳喂养[4]；HBsAg 阳性孕妇对 HBV 母婴传播的预防也存在许多误区[5]。

　　为规范我国 HBV 母婴传播的预防措施，合理地对新生儿进行预防，中华医学会妇产科学分会产科学组召集了相关学科专家，根据国内外公认的研究结果，结合自身的研究结果，制定了我国的《乙型肝炎病毒母婴传播预防临床指南》（以下简称《指南》）[6]。该指南对 HBV 感染孕妇的孕期管理、分娩方式、新生儿（包括早产儿）出生后的免疫预防和随访以及其他相关问题，进行了详细描述。为帮助广大医务工作者更好地理解该指南，现结合临床实际病例，将与该指南密切相关的知识介绍如下。

解 读 细 则

一、HBV 感染的临床诊断解读

合理预防 HBV 母婴传播的前提是正确诊断孕妇的 HBV 感染状态，主要指标是检测外周血 HBV 血清学标志（俗称"乙肝两对半"），其临床诊断意义已在《指南》的表 1 中详细描述。了解 HBV 的基本结构、主要抗原成分以及机体的抗体应答，有助于正确判断 HBV 血清学标志检测结果。

（一）HBV 的抗原成分以及机体的抗体应答

完整 HBV 的主要抗原成分有 2 种，即乙肝表面抗原（hepatitis B surface antigen，HBsAg）和乙肝核心抗原（hepatitis B core antigen，HBcAg）（图 10.1）。HBsAg 在肝细胞浆中合成，它不仅构成完整 HBV 的表面蛋白（完整病毒才有感染性），而且可单独形成小球形颗粒（无感染性），能分泌到细胞外而进入血循环，相对浓度是完整病毒的 1000～100 000 倍，绝对浓度可达 3～300μg/ml，因此，外周血很容易检测到 HBsAg。外周血中绝大部分的 HBsAg 以小球形颗粒存在，但 HBsAg 阳性仍可说明肝细胞内有病毒复制，其血液具有感染性。HBsAg 能刺激机体产生乙肝表面抗体（抗 -HBs），具有中和病毒的能力，是保护性抗体，抗 -HBs 阳性（≥10mIU/ml）说明对乙肝有免疫力。

HBV 的另一种主要抗原是 HBcAg（图 10.1），也在肝细胞浆中合成，但它不能分泌到细胞外，而是构成病毒的核心成分，因此外周血极少有游离的 HBcAg，临床上不检测 HBcAg。在 HBV 的所有蛋白中，HBcAg 的免疫原性最强，机体产生抗 -HBc 后多数可终身存在，但无中和作用。

HBV 复制过程中，还可产生一种序列与 HBcAg 相同但长度缩短约 47 个氨基酸的蛋白质，即乙肝 e 抗原（hepatitis B e antigen，HBeAg）（图 10.1），它并不是 HBV 本身的抗原成分，即 HBV 不含 HBeAg；HBeAg 可理解为病毒复制过程中产生的副产品。HBeAg 能分泌到细胞外，外周血可检测到，与 HBV DNA 水平具有良好的正相关性，因此，HBeAg 阳性说明病毒复制活跃，HBV DNA 水平高，传染性强。血清 HBeAg 消失，抗 -HBe 由阴性转为阳性（称 HBeAg 血清学转换）后，抗 -HBe 也可长期存在，此时体内病毒量较低，传染性减弱。

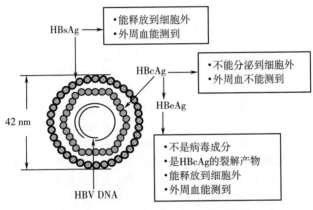

图 10.1　HBV 基本结构和主要抗原

（二）如何正确判读 HBV 血清学标志

HBsAg 阳性时，常伴有其他血清标志物阳性，如 HBeAg 和抗 -HBc 阳性（俗称"大三阳"）或抗 -HBe 和抗 -HBc 阳性（俗称"小三阳"），可明确诊断 HBV 感染。如果单纯 HBsAg 阳性，而其他标志物均阴性，通常为感染的潜伏期或者接种乙肝疫苗后不久。乙肝疫苗的成分是 HBsAg，接种后 2～3 周外周血可存在 HBsAg。因此，如果单纯 HBsAg 阳性，需询问有无疫苗接种史，并且间隔 1 个月后复查（病例 1）；如果复查时 HBsAg 转阴，抗 -HBs 阳性，为接种疫苗后；如果复查时 HBsAg 仍阳性，而且其他血清标志物也阳性，可诊断为 HBV 感染。HBsAg 阴性，除罕见的隐匿性感染或 HBsAg 变异外（发生率 <0.1%），通常无 HBV 感染，其血液无感染性。

抗 -HBs 阳性，具有免疫力。抗 -HBs 最好不要写成 HBsAb，因后者与 HBsAg 很相似，容易混淆。

HBsAg 和抗 -HBs 均阴性，但其他抗体阳性，说明既往感染,基本无感染性,也无需接种乙肝疫苗。如果血清学标志均阴性,说明无既往感染,对 HBV 易感,建议接种乙肝疫苗。

(三)HBV DNA 定量检测

是检测外周血病毒颗粒中的 DNA,并非游离的 DNA,因此 HBV DNA 水平可反映体内的病毒量。既往定量单位用"拷贝 /ml",目前多用"IU/ml",大约 5 拷贝 /ml 相当于 1IU/ml。

对 HBsAg 阴性孕妇,无需定量检测 HBV DNA。对 HBsAg 阳性孕妇,根据 HBV DNA 定量检测结果,可评估发生 HBV 母婴感染的风险。孕妇 HBV DNA 水平高,新生儿容易发生感染。通常认为血清 HBV DNA$\geq 10^6$ 拷贝 /ml 或 2×10^5IU/ml 时,说明病毒量高,易发生母婴传播[7],也有研究认为 HBV DNA$\geq 10^7$IU/ml 才是母婴传播的高危因素[2]。这可能与不同试剂的敏感性存在差异有关。

HBsAg 阳性孕妇,当 HBV DNA<1000 拷贝 /ml 或 200IU/ml,仅说明病毒量低于检测下限,而不能判读为"阴性",更不能认为体内无病毒复制。即使用进口的高灵敏试剂检测,低于检测下限时,只要 HBsAg 阳性,体内仍有病毒复制,其血液有传染性。国内许多学术论文对 HBsAg 阳性患者,统计所谓的 HBV DNA 阴性率,实际上是错误的。

国内有许多厂家生产检测 HBV DNA 的荧光实时定量 PCR 试剂,但检测结果不一,部分标本检测结果差异很大。进口试剂价格昂贵,许多基层医院无条件开展。而 HBeAg 与 HBV DNA 水平具有良好的正相关性。使用美国雅培 HBV DNA 定量检测 367 例 HBeAg 阳性孕妇,HBV DNA 平均水平高达 1.26×10^8IU/ml,$\geq 10^6$IU/ml 者达 82.6%,$\geq 10^8$IU/ml 者达 53.7%[2]。国产试剂检测 HBeAg 结果稳定可靠,适合于各级医院开展,因此,将 HBeAg 阳性作为母婴传播的高危因素更适合我国的国情。

二、慢性 HBV 感染者孕期管理解读

《指南》中:

"二、慢性 HBV 感染者孕期管理"部分的有关慢性 HBV 感染者"1. 妊娠时机"和"2. 孕妇随访"。

解读:

这些内容与预防 HBV 母婴传播本身无直接关系,但与

孕妇的身体健康密切相关。HBV 感染孕妇有发生重型肝炎的风险,选择合适的妊娠时机,并对孕妇密切随访,目的是减少和预防重型肝炎的发生,及早发现重型肝炎倾向,及时治疗。提示重型肝炎可能的临床表现有肝炎的一般症状加重,如极度乏力、明显食欲减退、顽固性呃逆、剧烈恶心和呕吐、腹胀、黄疸等,肝功能检查转氨酶升高、总胆红素和直接胆红素升高;如出现神经精神症状,必须高度怀疑重型肝炎,务必立即请感染科或肝病科医师会诊。如果仅有肝功能转氨酶升高,甚至明显升高(>400U/L),而无明显临床表现,无胆红素升高,这并不提示重型肝炎,但需要休息和密切观察,警惕有无重型肝炎的倾向。

孕早期孕妇常有食欲减退、恶心、呕吐、头晕、倦怠等早孕反应,这与肝炎的症状很相似,必须鉴别。检查肝功能有助于鉴别。仔细询问病史也有助于鉴别:肝炎的食欲减退是由于肝功能损害影响了消化功能而致,患者食欲明显下降,甚至闻到或想到油腻的味道都觉得不舒服,而早孕反应的食欲减退是由于进食后恶心和呕吐的难受而不愿意进食;肝炎的乏力在普通活动(如散步 15～30 分钟)后会加重甚至明显加重,而早孕反应的倦怠在普通活动后无明显加重,甚至减轻。但不管如何,HBV 感染孕妇肝功能异常时,需密切动态观察病情变化,做到既不延误重型肝炎的诊断,也不要将妊娠反应误诊为重型肝炎而过度干预。

《指南》中:

"二、慢性 HBV 感染者孕期管理"部分的"1.妊娠时机"描述:抗病毒治疗期间怀孕必须慎重。

解读:

此处是指在受孕前因为慢性乙肝的病情需要而进行的抗病毒治疗,因此也包括孕妇的丈夫。这与预防 HBV 母婴传播无直接关系,但需警惕药物对胎儿的影响。

夫妇任何一方抗 HBV 治疗期间,通常需要避孕;如果治疗期间怀孕,属于"意外怀孕"。虽然某些药物如拉米夫定和替比夫定在孕晚期服用是安全的,但有报道在孕前或孕早期服用这些药物对胎儿具有一定的致畸作用[8,9]。因此,对此类"意外怀孕",需充分告知夫妇双方潜在的对母体和胎儿的不良影响,并且密切进行胎儿结构筛查。干扰素、阿德福韦和恩替卡韦对胎儿有明确的不良作用,也的确存在胎儿畸形的病例[10],使用这些药物期间意外怀孕,通常建议终止妊娠。

《指南》中:

"二、慢性 HBV 感染者孕期管理"部分的"3.孕晚期使用 HBIG 不能减少母婴传播"。

解读:

我国学者 1995 年首先提出了 HBsAg 阳性孕妇孕晚期每月肌肉注射 200IU 的 HBIG,能减少 HBV 母婴传播;此后国内发表了大量的相关研究,绝大多数报道有效,仅少数报道无效。该方法一度成为我国对 HBV 感染孕妇的常规预防方法,其"理论根据"是孕妇使用 HBIG 后可降低体内的病毒量,其中的抗-HBs 可通过胎盘而进入胎儿体内。而实际上 HBV 感染者体内每天的病毒复制量高达 $10^{10\sim12}$ 拷贝,HBsAg 是 HBV 的 1000~100 000 倍,因此,HBIG 进入感染者体内后,主要和 HBsAg 结合,而不是中和病毒。动物实验和人体实验结果表明,孕妇每月注射 200IU HBIG,不可能降低体内病毒量[11-13],新生儿体内也无抗-HBs 存在[13],既往和最近的研究也表明该预防措施无效[14-16]。因此,对 HBV 感染孕妇孕晚期使用 HBIG 这一问题不存在争议,这是一种既缺乏理论基础,研究证明也是无效的方法。既往认为有效的根本原因是对照组孕妇的新生儿没有正规预防,其新生儿的感染率升高,而不是孕妇使用 HBIG 后,新生儿的感染率降低[17]。临床上不应该继续使用这一无效而浪费的方法,即使某些陈旧的科普宣传仍在提倡该方法,有些孕妇也主动提出使用的要求,但医生应该对病人充分说明,拒绝使用该方法预防 HBV 母婴传播。

《指南》中:

"二、慢性 HBV 感染者孕期管理"部分的"4.孕期抗病毒治疗问题"描述:对 HBeAg 阴性的感染孕妇,无需使用抗病毒治疗预防母婴传播;对 HBeAg 阳性孕妇,是否抗病毒治疗以降低母婴传播,有待于更多设计严谨、严格对照的大样本、多中心研究。

解读:

这里的抗病毒治疗目的是为了预防 HBV 母婴传播,而孕妇本身并没有抗病毒治疗的指征。因干扰素对胎儿生长的抑制作用,孕妇禁用,所以此处是指口服核苷(酸)类似物。HBV 母婴传播的主要危险因素是孕妇体内的 HBV DNA 水平,抗病毒药可降低体内的病毒量,可减少 HBV 母婴传播。但不管孕妇是否抗病毒治疗,其新生儿均需正规使用 HBIG 和乙肝疫苗。

对 HBsAg 阳性而 HBeAg 阴性的(小三阳)孕妇,其新生儿正规预防后,母婴传播仅 0~0.5%[2, 15-21],因此 HBeAg 阴性的 HBV 感染孕妇无需抗病毒预防母婴传播。新生儿正规预防后几乎无母婴传播的原因是这些孕妇体内 HBV 含量低,在 608 例这类孕妇中,仅 4 例(0.66%)HBV DNA>10^7IU/ml,而 552 例(90.79%)HBV DNA<10^4IU/ml[2]。所以,对 HBeAg 阴性的 HBV 感染孕妇,实际上可以不检测 HBV DNA,其新生儿正规预防即可。

对 HBsAg 和 HBeAg 均阳性的孕妇,按目前的预防措施正规预防后,仍有 5%~10% 的新生儿发生母婴传播[2, 15-21]。因此,研究如何进一步降低 HBeAg 阳性孕妇的子女的母婴传播,具有重要意义。抗 HBV 药物能降低体内的病毒量,可选择的药物有拉米夫定、替比夫定和替诺福韦,单用一种即可。抗病毒治疗后,母婴传播率降低甚至完全阻断[8, 9, 22-29]。然而,核苷(酸)类似物存在诸多不足,如只能抑制病毒复制,而不能清除体内的病毒;停药后病毒反跳,诱发肝炎,甚至重型肝炎导致死亡;长期用药可诱导病毒发生变异而耐药和其他不良作用等。更为重要的是,尽管尚缺乏大样本的临床研究,但孕妇服用核苷(酸)类似物后,可能增加胎儿 / 新生儿的不良事件。如低出生体重[8, 9, 24]、脑瘫[8]、听力障碍或外耳缺失[9, 24]、尿道下裂[28]等。在不多的孕期治疗病例中,低出生体重、听力障碍、耳廓缺如、脑瘫等严重不良事件重复发生,高度提示这些严重不良事件与孕期抗 HBV 治疗可能存在一定关系。因此,在明确抗病毒治疗预防母婴传播的利弊前,目前尚不能常规对 HBeAg 阳性或 HBV DNA 高载量孕妇进行抗病毒治疗以减少母婴传播,这有待更多设计严谨、严格对照的大样本、多中心研究。另外,最近研究显示,对 77 例 HBeAg 阳性孕妇的新生儿出生后 1 小时内注射 HBIG,同时接种疫苗,无 1 例新生儿发生感染,说明提前注射 HBIG 和接种疫苗,可进一步降低母婴传播[29]。

《指南》中：

"二、慢性 HBV 感染者孕期管理"部分的"4. 孕期抗病毒治疗问题"描述：HBV 感染者孕期肝功异常时，并不增加 HBV 母婴传播风险，分娩后多数异常者将恢复。因此，不能对肝功异常者进行常规抗病毒治疗，应严格掌握抗病毒治疗的适应证。

解读：

妊娠本身可引起肝功能损伤，HBV 感染孕妇肝功能损伤发生率相对较高，但通常只需要休息和保肝治疗，无需抗病毒治疗，因为孕妇肝功能异常并不是母婴传播的危险因素。只有当 HBV 感染孕妇发生重型肝炎倾向时，或确诊重型肝炎时，才需要使用抗病毒治疗。核苷（酸）类似物治疗乙肝时存在上述诸多不足，因此，使用核苷（酸）类似物治疗时，必须严格掌握适应证。

三、剖宫产不能减少母婴传播解读

解读：与自然分娩相比较，剖宫产宫缩强度较弱，产程短，可减少子宫对胎儿的挤压，也可减少胎儿吞咽，减少胎儿与母体体液的接触，对 HIV 或 2 型单纯疱疹病毒感染孕妇，剖宫产确实可以减少这些病毒的母婴传播。因此，一度认为剖宫产可以减少 HBV 母婴传播，有报道 HBsAg 阳性孕妇剖宫产率高达 82.3%[30]。然而，上述所谓支持剖宫产的理由都不是直接证据，HBV 母婴传播并不是通过挤压而进入胎儿，HBV 不经过消化道传播。研究证明，在正规实施现有的预防措施后，HBsAg 阳性孕妇，无论是 HBeAg 阴性还是 HBeAg 阳性，剖宫产和自然分娩的儿童 HBV 感染率相似[18,31]，换言之，剖宫产不能预防 HBV 母婴传播，自然分娩不增加母婴传播风险。因此，对 HBsAg 阳性孕妇，除非有其他确认的剖宫产指证，都应该鼓励自然分娩。

四、HBV 母婴传播的预防解读

《指南》中：

"四、HBV 母婴传播的预防"部分，分 5 节从多个方面对预防 HBV 母婴传播的措施展开了全面描述，这也是本《指南》的主要内容。为进一步理解和掌握这些主要内容，有必要说明 HBV 母婴感染的诊断标准及其预防措施的基础知识。

（一）HBV 母婴传播的定义和诊断标准

病毒暴露与感染是不同的概念，暴露是感染的前提，但暴露不一定感染。暴露于 HBV 后有 2 种结局，一种是在病毒进入肝细胞前被清除，另一种是病毒进入肝细胞复制，引起感染。HBsAg 阳性孕妇的新生儿娩出（包括剖宫产）过程中，一定暴露于 HBV，但此时尚未形成感染。及时采取预防措施，因此称暴露后预防，绝大部分有效；如果不采取预防措施，一部分暴露者的非特异性免疫也能清除病毒，因此并不是所有 HBV 感染母亲的新生儿都感染 HBV；如果新生儿体内的病毒没有清除，而是进入了肝细胞复制，这才称为 HBV 母婴传播。

诊断 HBV 母婴传播的标准是：母亲 HBsAg 阳性，其新生儿在 7~12 月龄 HBsAg 阳性，抗 -HBc 阳性和（或）HBeAg 阳性进一步支持诊断。因为 10%~20% 孕妇的 HBsAg 可通过胎盘进入胎儿，70%~80% HBeAg 阳性孕妇的 HBeAg 能通过胎盘，但这些抗原都不是完整病毒，且最长需要 6 个月才能清除，因此，根据脐带血或小于 6 月龄婴幼儿的 HBV 血清学标志，无法正确诊断 HBV 感染；换言之，即使 HBsAg 和（或）HBeAg 阳性，也不能确定母婴传播。因此无需常规检测脐带血或小于 6 月龄婴儿的 HBV 标志物。如果检测新生儿脐带血或外周血，又不能对检查结果合理解释，不仅增加患者的费用，还将给患者带来额外的痛苦（病例 2）。

（二）HBV 母婴传播途径和危险因素

HBV 母婴传播的途径与普通感染相同，即病毒经过破损的皮肤黏膜进入血循环。胎儿和新生儿皮肤黏膜薄嫩，易产生微小伤口。没有证据表明 HBV 可经胎儿或新生儿消化道传播，也无证据提示通过生殖细胞（卵细胞和精子 / 精液）和胎盘滋养细胞可传播 HBV。

HBV 母婴传播可分：①产前传播：即宫内感染，也称垂直传播，免疫预防对之无效。对 HBsAg 阳性而 HBeAg 阴性母亲的新生儿免疫预防后几乎无感染发生，证明真正的产前传播少见，估计总体小于 1%；②产时传播：此时最容易发生母婴传播，98% 以上的母婴传播发生于新生儿娩出过程，免疫预防有效；③产后传播：机会较小，免疫预防有效。

发生母婴传播的危险因素是孕妇的病毒量，即 HBV

DNA 水平。HBeAg 与 HBV DNA 水平具有良好的相关性，HBeAg 阳性也是母婴传播的危险因素。自然分娩、母乳喂养、孕期肝功能异常均不是母婴传播的危险因素。

《指南》中：

"四、HBV 母婴传播的预防"部分的"足月新生儿预防"描述：母亲 HBsAg 阴性时，无论 HBV 相关抗体如何，新生儿按"0、1、6 月"方案接种疫苗即可，不必使用 HBIG。

解读：

HBsAg 阴性孕妇，即使抗 -HBc 阳性，外周血一般也无病毒，其新生儿出生时没有接触 HBV，接种疫苗是为了预防将来可能接触的 HBV，因此无需注射 HBIG。实际工作中，有人将 HBsAg 阴性、抗 -HBc 阳性孕妇诊断为"小三阳"，这是错误的。

乙肝疫苗的有效成分是 HBsAg，能使人体主动产生抗 -HBs，为主动免疫。接种第 1 针疫苗后（10μg 或 20μg HBsAg），多数抗 -HBs 仍阴性或低于检测下限，接种第 2 针后 1 周左右抗 -HBs 才阳性，产生保护力。因此，必须按时接种第 2 针疫苗，才能产生预期的保护作用；延迟接种第 1 针和（或）第 2 针，将降低疫苗的效果。接种第 3 针的目的是使抗 -HBs 明显升高，延长保护年限，绝大部分保护期限可达 20 年以上。

我国原来的酵母乙肝疫苗有每支 5μg 和 10μg 两种，HBsAg 阴性母亲的子女接种每支 5μg 的疫苗，HBsAg 阳性母亲的子女接种每支 10μg 的疫苗。自 2013 年起我国不再生产每支 5μg HBsAg 的疫苗，所有新生儿和婴幼儿均使用每支 10μg 的疫苗。因此，无需特别区分《指南》表 2 中的乙肝疫苗剂量，每次每例孩子均注射 1 支疫苗即可。

乙肝疫苗无明显副作用，过敏性休克发生率小于 1/100 万，与过敏体质有关，多发生在接种后 1 小时内，需立即皮下注射肾上腺素、静脉使用肾上腺皮质激素、补液等。

新生儿生命体征不稳定或新生儿疾患时，乙肝疫苗需延迟接种，待身体状况稳定后接种第 1 针、第 2 针和第 3 针依次延后。

《指南》中：

"四、HBV 母婴传播的预防"部分的"足月新生儿预防"描

述：母亲 HBsAg 阳性时，无论 HBeAg 是阳性还是阴性，新生儿
必须及时注射 HBIG 和全程接种乙肝疫苗（"0、1、6 月"方案）。

解读：

HBsAg 阳性孕妇，新生儿出生过程中（包括剖宫产）已经
暴露于病毒。因此，对 HBsAg 阳性孕妇的新生儿，除接种乙
肝疫苗外，必须在 12 小时内注射 HBIG，越快越好。接种疫
苗的方法与普通新生儿相同，即按 0、1 和 6 月方案，全程接
种每支 10μg 的疫苗，共 3 针。

HBIG 是从高滴度抗 -HBs 阳性的健康人血液中提取的
总 IgG，有效成分是抗 -HBs，也含有普通免疫球蛋白的成分，
肌肉注射后 15～30 分钟即可发挥作用，可弥补接种疫苗后
不能立即产生抗 -HBs 的不足，属于被动免疫，用于暴露后预
防。HBIG 必须与乙肝疫苗注射在不同部位，因乙肝疫苗的
有效成分是 HBsAg，如果注射在同一部位，两者易发生反应，
从而相互影响各自的效果。虽然一般要求在出生 24 小时内
使用，本《指南》要求为 12 小时，但因新生儿体内很可能已有
HBV，所以越早注射越好；出生后数分钟至 1 小时内使用，保
护效果最好，24 小时内较好，3 天内仍有一定效果。如果孕
妇分娩 3 天后才确定 HBsAg 阳性，其新生儿仍需使用 HBIG，
虽然对分娩时的感染基本无效，但对产后的感染有一定效果。

HBIG 的副作用极其罕见，肌肉注射 HBIG 对身体状况
不稳定的新生儿并不产生额外的不良作用，因此不能因为新
生儿疾患或身体状况不稳定而延迟使用，甚至不使用 HBIG。
实际上我国部分免疫预防失败就是因为新生儿的身体状况不
稳定而没有采取正规的免疫预防措施（病例 3）。

HBIG 中的抗 -HBs 在体内的半衰期为 21～23 天，新生儿
注射 100IU 后，抗 -HBs 保护水平（≥10mIU/ml）至少可以维
持 2 个半衰期（42 天）；注射 200IU，至少可以维持 3 个半衰期
（63 天）。新生儿接种第 2 针乙肝疫苗后 1 周左右（出生后 37
天）可产生抗 -HBs，因此，一般无需注射第 2 针 HBIG。如果
新生儿因各种原因没有及时接种第 1 针疫苗，或者预计不能
按时接种第 2 针疫苗，需要在 3～4 周龄注射第 2 针 HBIG。

不同厂家每支 HBIG 的抗 -HBs 剂量不同，通常为 100IU
或 200IU 两种，无论 HBV 感染孕妇的 HBeAg 是阳性还是阴
性，对新生儿的保护效果一致。因此，无需对 HBeAg 阳性孕

妇的新生儿使用200IU的HBIG。而另一方面，如果只有每支200IU的HBIG，也无需弃去一半。

《指南》中：

"四、HBV母婴传播的预防"部分，专门用一节"早产儿的免疫预防"详细描述对早产儿的预防措施，强调对这一特殊人群进行合理预防。

解读：

对早产儿乙肝疫苗的应用，我国各家医院接种方案不一，绝大部分医院延迟接种，这也是新生儿出生后24小时内未能按时接种第1针乙肝疫苗的重要原因。考虑到早产儿的免疫系统发育不成熟，对疫苗的应答可能较弱；同时容易出现各种健康问题，因此，对早产儿的乙肝疫苗应用，需根据早产儿体重和健康状况而定。

因乙肝疫苗的不良反应非常轻微，原则上建议对早产儿尽早接种，而不是推迟接种疫苗。具体方案在《指南》中已有描述：如果母亲HBsAg阴性，早产儿体重≥2000克，且身体状况稳定，按"0、1、6月"方案接种，在1～2岁再加强1针；如果生命体征不稳定，先处理相关疾病，待稳定后再按上述方案接种。如果早产儿<2000克，待体重到达2000克后接种第1针（如出院前未达到2000克，在出院前接种第1针），1～2个月后，再重新按"0、1、6月"方案全程接种3针疫苗。

《指南》中：

"四、HBV母婴传播的预防"部分的"早产儿的免疫预防"描述：HBsAg阳性母亲的早产儿出生后无论身体状况如何，在12小时内必须肌肉注射HBIG，间隔3～4周后需再注射一次。

解读：

HBsAg阳性母亲的早产儿出生时一定暴露于病毒，更容易发生慢性感染，因此需加强预防，理论上越快使用HBIG越好，最好在1小时内。HBIG的不良作用极其罕见，肌肉注射HBIG对早产儿（即使身体状况不稳定）并不会产生额外的不良作用，因此不能因为早产儿或者新生儿身体状况存在问题而延迟使用，甚至不使用HBIG。因早产儿对疫苗应答弱，或者疫苗接种延迟，故在3～4周时需要重复使用一次HBIG。

HBsAg阳性母亲的早产儿，无论体重轻重，只要生命体征稳定，也需尽早接种疫苗，即使此时的免疫应答较差，但后续仍可全程接种 3 针疫苗，能使机体产生足够的抗体应答。因此，对 HBsAg 阳性母亲的早产儿，务必按《指南》要求，进行正规的免疫预防。

《指南》中：

"四、HBV 母婴传播的预防"部分的"3.HBV 感染母亲的新生儿可母乳喂养"描述：正规预防后，不管母亲 HBeAg 阳性还是阴性，其新生儿都可以母乳喂养，无需检测乳汁 HBV DNA。

解读：

虽然乳汁中可检测出 HBsAg 和 HBV DNA，乳头皲裂、婴幼儿过度甚至咬伤乳头等释放病毒，但与新生儿娩出过程相比，母乳喂养的病毒暴露量明显减少，而且 HBV 不经过消化道传播。因此，母乳喂养，只增加病毒暴露的可能，而不增加感染的风险。即使在过去没有免疫预防的情况下，母乳喂养并不增加母婴传播风险[32]；在已有免疫预防措施的今天，大量研究证明人工喂养不能降低 HBV 母婴传播率[18,19,33]；这些都是支持 HBsAg 阳性母亲的新生儿可以母乳喂养的直接证据。因此不应该放弃母乳喂养，而应该鼓励母乳喂养，也无需检测产妇乳汁中的 HBV DNA。

《指南》中：

"四、HBV 母婴传播的预防"部分的"4.HBsAg 阳性母亲的新生儿随访"描述：健康母亲的新生儿，无需定期检查乙肝血清学标志。

解读：

HBsAg 阴性母亲的新生儿，正规接种乙肝疫苗后，几乎不再感染 HBV，因此无需常规检测 HBV 血清学标志。但如果儿童家长主动要求检测，也需尊重他们的意愿。

《指南》中：

"四、HBV 母婴传播的预防"部分的"4.HBsAg 阳性母亲的新生儿随访"描述：HBsAg 阳性孕妇的新生儿，需随访乙肝血清学标志，且选择适当时间。

解读：

HBsAg 阳性母亲的新生儿，是感染 HBV 的高危人群，即使采取了正规的免疫预防措施，仍存在免疫预防失败，故必须随访，以明确预防效果。适当的随访时间是接种第 3 针疫苗后 1～6 个月，即 7～12 月龄，既可以明确婴幼儿有无感染

HBV，又可以明确对乙肝疫苗的应答情况。最佳时机是第3针疫苗后1个月左右，此时抗体水平最高，抗-HBs阳性率可达100%[34]，而第3针后1～4个月可降至98%[35]。

HBV血清学标志检测有国产定性试剂和进口定量试剂，它们分别又有多个厂家，特别是国产定性试剂，某些指标的检测结果差异较大。对HBsAg阳性母亲的婴幼儿，有条件者，最好用进口定量试剂检测；如无条件定量检测，可以用国产定性试剂检测，对大多数婴幼儿也能说明问题。

总体上，对7月龄以上儿童，国产定性试剂检测HBsAg的结果与进口定量试剂的结果基本一致，阳性可以诊断HBV感染，阴性可确定没有感染（除外非常罕见的变异病毒，此时进口试剂检测也常是阴性），HBsAg阳性儿童，常同时HBeAg和抗-HBc阳性。

检测抗-HBs时，国产定性试剂敏感性较低。检测抗-HBs>100mIU/ml的样本时，国产定性试剂基本都为阳性，但当抗-HBs为50～99mIU/ml时，大部分为弱阳性，5%～10%为阴性；当抗-HBs为10～49mIU/ml时，50%左右的样本显示阴性[36]，将判读为对HBV感染无保护性，而这些儿童实际上对HBV仍有免疫力。因此，用国产试剂检测时，需要注意这部分低水平抗-HBs阳性人群。

根据随访结果，可确定婴幼儿有无感染HBV或者对HBV有无免疫力。如果第3针疫苗后1～6个月的抗-HBs<10mIU/ml，属于无应答者，需要重新按0、1、6月方案接种乙肝疫苗。

《指南》中：

"四、HBV母婴传播的预防"部分"5.预防HBV母婴传播的其他事项"描述：若在接种乙肝疫苗期间怀孕，无需特别处理，且可完成全程接种。

解读：

孕期通常不能接种减毒活疫苗，但乙肝疫苗的成分是HBsAg，仅仅是HBV的表面蛋白成分，对人体和胎儿均无害。对存在HBV感染高风险的孕妇，可在孕期接种乙肝疫苗，以减少可能的孕妇感染而导致的母婴传播[37]。

《指南》中：

"四、HBV母婴传播的预防"部分"5.预防HBV母婴传播的其他事项"描述：对孕期没有筛查 HBsAg，或无法确定孕妇 HBsAg 阳性还是阴性时，最好对新生儿注射 HBIG；如有乙肝家族史，强烈建议注射 HBIG。

解读：

我国目前育龄妇女总体 HBsAg 阳性率 7% 左右。孕期没有筛查 HBsAg 者，通常是经济条件较差、教育层次低的流动人口或者进城务工者或农村人口，她们的 HBsAg 阳性率更高。如果根据入院后 HBsAg 的检测结果再决定使用 HBIG，通常已经失去最佳时机（病例 4），甚至产妇和新生儿已经出院而无法使用。对这类新生儿 24 小时内均注射 HBIG，势必会造成浪费，但 HBIG 几乎无不良作用，总体而言，每使用 1000～2000 人次，只要减少 1 例慢性 HBV 感染，即符合卫生经济学原则。

《指南》中：

"四、HBV 母婴传播的预防"部分"5. 预防 HBV 母婴传播的其他事项"描述：母亲 HBsAg 阴性，但新生儿父亲或其他家庭成员 HBsAg 阳性时，如果新生儿而与其密切接触，新生儿最好注射 HBIG。

解读：

对这一描述，更确切地说，适用于 HBsAg 和抗 -HBs 均阴性的母亲。如果孕妇在孕期检测抗 -HBs 阳性，因为母体 IgG 抗体可通过胎盘进入胎儿，其新生儿体内已经存在抗 -HBs，出生时对 HBV 已有免疫力，即使新生儿父亲或祖辈 HBsAg 阳性，无论密切接触与否，都不易感染 HBV，因此，无需注射 HBIG。

《指南》中：

"四、HBV 母婴传播的预防"部分"5. 预防 HBV 母婴传播的其他事项"描述：精液不能引起胎儿感染 HBV。

解读：

尽管有些学者根据精液中检测到 HBV DNA，认为精液可以将 HBV 带入受精卵而传给子女，但这仅是推测。某些国家将乙肝纳入性病，但并不意味着 HBV 直接通过精液传播给子代。如果精液的确可以将 HBV 传播给子女，那免疫预防对 HBsAg 阳性父亲的子女将无效，而实际上这些子女免疫预防后无 1 例发生慢性感染[38]。在无免疫预防的年代，家庭中母亲 HBsAg 阴性,父亲 HBsAg 阳性,其子女的 HBV 感染率确实较高,但这是因为与其父亲长期密切接触的结果,而不是精液传播引起的。因此,在临床上遇到类似情况咨询时,可以明确告知咨询者,父亲精液不会将 HBV 传给子女。

评价与展望

HBV 母婴传播的预防是围产医学的一个热点。随着医学的发展和社会对健康需求的提高,产科学已与其他多个医学专业交汇,构成了多个交叉亚学科。面对大量的专业基础知识和新的进展,产科学医务人员很难牢记各亚专科和交叉学科的知识细节,因此,本《指南》的最后部分将预防 HBV 母婴传播的主要内容归纳为 10 个要点;一方面这些要点易于掌握,另一方面,也可以将这 10 个要点两面打印在纸上,然后塑胶封闭后做成卡片,既可以置放在工作场所,也便于携带,随时用于查阅参考。

预防 HBV 母婴传播的许多相关知识已经建立,我国在此领域也取得了巨大的成就,但仍有值得改进和完善的地方,如孕期过度干预、不合理的措施如剖宫产、放弃母乳喂养等,尤其需要加强对身体状况不稳定的新生儿以及早产儿预防措施的及时落实,加强对农村和边远地区的免疫预防[39]。如何进一步减少 HBeAg 阳性孕妇的新生儿的母婴传播,仍需要产科、新生儿科和感染科广大医务工作者的通力合作,进行多中心、严谨对照、严格落实预防措施的大样本研究,只有这样,才能得出科学的结论。

病 案 分 析

病例 1 正确解释新生儿 HBV 血清学标志检测结果,有利于解决医疗纠纷。

患儿女,出生后 17 天因"新生儿黄疸"而入住某妇幼保健院。入院检查肝功能 ALT 和 AST 正常,总胆红素升高,以间接胆红素为主;HBV 血清学标志 HBsAg 阳性,抗 -HBs、HBeAg、抗 -HBe 和抗 -HBc 均阴性。患儿曾在该院出生,并在出生当日接种乙肝疫苗。患儿母亲无肝炎病史，HBV血清学标志均阴性，其他家庭成员也无肝炎病史。家属得知患儿的检查结果后，根据HBsAg阳性，认为感染了HBV；因该患儿在该院出生，家族中无HBV感染者，因而家属称患儿是在该院感染了HBV，必须由医院负责，造成纠纷。

后来咨询专业人员，对家属说明一部分新生儿接种乙肝疫苗后，外周血可以检测到HBsAg；根据单纯HBsAg阳性，也不能确定是HBV感染，需要间隔1个月左右复查。家属暂停对医院提出要求。患儿住院7天后黄疸明显消退出院，并在1月龄接种第2针乙肝疫苗。出院1个月后复查HBV血清学标志物，抗-HBs阳性，HBsAg和其他标志物均阴性。确定患儿无HBV感染，而且对HBV有免疫力，家属未再提出任何异议。

点评：单纯HBsAg阳性可能为HBV感染潜伏期，但如果有乙肝疫苗接种史，不能排除接种疫苗后引起短暂的HBsAg阳性。虽然检测HBV DNA有助于鉴别，但最终都需要复查HBV血清学标志物，因此暂时无需检测HBV DNA，而等待一个月左右复查：如果HBsAg仍为阳性，而且抗-HBc和HBeAg阳性或者抗-HBc和（或）抗-HBe阳性，可以确定是急性HBV感染；如果HBsAg转为阴性，抗-HBs阳性，其他标志物均阴性，说明没有感染HBV，单纯HBsAg阳性是接种疫苗的缘故。

病例2　不合理的HBV血清学标志检测，模糊地说明，造成患者额外痛苦。

某孕妇于2011年10月因临产而入住某妇幼保健院，当天晚间顺产一女婴。该产妇孕期筛查HBsAg、HBeAg和抗-HBc阳性，抗-HBs和抗-HBe阴性，肝功能正常。新生儿出生后10小时内注射1支HBIG，并接种第1针乙肝疫苗。根据该院常规，医生对该新生儿开医嘱检测外周血HBV血清学标志，结果显示HBsAg、抗-HBs和抗-HBe阴性，但HBeAg和抗-HBc同时阳性。出院时，产妇从出院小结发现自己女儿HBeAg和抗-HBc阳性，询问医生是否感染了HBV，医生未给予明确回答，也未正确说明情况，只是说有可能感染，但也不一定，需要到传染病院或综合医院感染科就诊。该产妇和家属惶恐不安，尤其是该产妇，自觉对不起女儿，出生 3 天就感染了 HBV，需要到传染病院看病，出院当天一夜未能入睡。

次日经咨询相关人员，告知 HBeAg 可以通过胎盘进入胎儿，母亲 HBeAg 阳性时，大部分新生儿 HBeAg 也阳性，母亲的抗体也能通过胎盘进入胎儿，因此新生儿抗 -HBc 阳性；这 2 项阳性都不能说明已感染 HBV。而且，该新生儿已经采取了正规的免疫预防措施，保护率可达 90%～95%，因此，不必过于紧张，但需要按时对新生儿接种第 2 针和第 3 针疫苗，并在孩子 7 月龄后复查。该婴儿在 7 月龄复查 HBV 血清学标志，抗 -HBs 阳性，其余 4 项均阴性，说明没有感染 HBV，而且已经产生免疫力。

点评：HBV 感染孕妇的新生儿，无需检测脐带血或外周血的 HBV 血清学标志，因为孕妇的病毒抗原可通过胎盘进入胎儿；也无需检测 HBV DNA，因为即使阳性，也只能说明存在暴露，不能证明存在感染。如果 HBV DNA 低于检测下限，即所谓的"阴性"，也不能排除感染，因为 HBV 感染的潜伏期较长。因此，对这类"阳性"不能诊断、"阴性"不能排除的检查，是没有临床价值的。如果对检查结果又不能合理解释和说明，只能对病人带来更多的痛苦。

病例 3 因新生儿出生时健康状况不佳而没有使用 HBIG，发生 HBV 母婴传播。

患儿男，其母亲（农民）于 2008 年 7 月"孕 37^{+2} 周"在某妇幼保健院剖宫产分娩，新生儿人工喂养。其母亲孕期筛查 HBsAg 和 HBeAg 和抗 -HBc 均阳性，确诊 HBV 感染。患儿出生后因生命体征不稳定而未注射 HBIG，生出后 40 日才接种第 1 针乙肝疫苗，70 日接种第 2 针，7 月龄接种第 3 针。近 4 岁时第 1 次检测 HBV 血清学标志物，结果 HBsAg 和 HBeAg 阳性，抗 -HBs、抗 -HBe 和抗 -HBc 均阴性，HBV DNA 2.34E+0.7IU/ml，确定为 HBV 感染。

点评：该患儿感染 HBV 与没有正规免疫预防有关。HBsAg 阳性孕妇，特别是 HBeAg 阳性，其新生儿是感染 HBV 的高危人群，出生后必须在 12 小时内注射 HBIG，并接种乙肝疫苗。生命体征不稳定的新生儿，疫苗需要延时接种，但必须尽快注射 HBIG。而医务人员对本例新生儿没有使用

HBIG，这是不妥的。HBIG 是血液制品，与普通免疫球蛋白的生产工艺相同，使用后几乎无不良反应，完全可用于生命体征不稳定的新生儿。因健康状况存在问题的新生儿第 1 针疫苗通常延迟，第 2 针疫苗也将延迟，主动产生抗体的时间推迟，因此，需在 3～4 周后再注射一次 HBIG。

病例 4 HBsAg 阳性孕妇分娩时不清楚 HBV 感染状态，其新生儿未使用 HBIG，发生 HBV 母婴传播。

患儿男，其母亲（自由职业）于 2010 年 8 月"孕 39^{+6} 周"在某医院剖宫产分娩，新生儿人工喂养。其母亲孕期没有筛查 HBV 血清学标志，既往也未曾检测，否认有肝炎家族史。本次分娩住院后，医生也开医嘱检测 HBV 血清学标志，但分娩时尚未获得检测报告，新生儿出生后 24 小时内接种了乙肝疫苗，但未使用 HBIG。住院第 3 天下午获得 HBV 血清学标志检查报告，HBsAg、HBeAg 和抗 -HBc 均阳性，但医务人员认为新生儿出生后已超过 48 小时，仍然未使用 HBIG。出院后该孩子 50 日龄才接种第 2 针乙肝疫苗，3 月龄和 6 月龄分别接种了第 3 针和第 4 针疫苗。16 月龄检测 HBV 血清学标志，HBsAg、HBeAg 和抗 -HBc 均阳性，HBV DNA 3.54E+0.6IU/ml，确诊 HBV 感染。

点评：该例儿童感染 HBV 与没有正规免疫预防有关；该例新生儿如果 12 小时内注射 HBIG，有可能不发生母婴传播。既往相关的指南中，对孕妇临产前 HBV 感染状况不明时，该如何处理，没有明确规定。在确定产妇为 HBV 感染后，对新生儿仍然没有使用 HBIG，这存在不妥。对 HBsAg 阳性母亲的新生儿，出生 12 小时内注射 HBIG，这既能预防分娩过程中已经接触的病毒，也能预防分娩后接触的病毒。在得知该产妇存在 HBV 感染时，虽然新生儿出生已经超过 48 小时，仍需要使用 HBIG，这对分娩过程中暴露的病毒效果较差或者无效，但仍可以预防分娩后接触的病毒，因此，在出生一周内使用 HBIG 仍有一定的预防效果。

考虑到孕期没有筛查 HBsAg 的人群，通常 HBsAg 阳性率更高，而且 HBV 母婴传播主要发生在新生儿娩出过程，如果根据孕妇入院后 HBV 血清学标志的检测结果再决定是否使用 HBIG，已经失去最佳时机，因此，对孕妇分娩时不清楚

HBV 感染状况时，按 HBsAg 阳性对待，其新生儿在 12 小时内注射 HBIG，同时接种疫苗。

参 考 文 献

1. Zhang S, Li RT, Wang Y, et al.Seroprevalance of hepatitis B surface antigen among pregnant women in Jiangsu, China, 17 years after introduction of hepatitis B vaccine.Int J Gynaecol Obstet, 2010, 109（3）: 194-197.

2. Sun KX, Li J, Zhu FC, et al.A predictive value of quantitative HBsAg for serum HBV DNA level among HBeAg-positive pregnant women.Vaccine, 2012, 30（36）: 5335-5340.

3. Hu Y, Zhang S, Luo C, et al.Gaps in prevention of perinatal transmission of hepatitis B virus between recommendations and routine practices in a highly endemic region: a provincial population-based study in China.BMC Infect Dis, 2012, 12: 221.

4. 戴鑫伟, 周乙华, 胡娅莉, 等 . 妇产科医务人员对预防乙型肝炎病毒母婴传播知识的掌握情况调查 . 中华围产医学杂志, 2013, 16（7）: 429-436.

5. 戴鑫伟, 袁琼, 许碧云, 等 .HBsAg 阳性孕妇对预防乙型肝炎病毒母婴传播知识知晓率的调查 . 中华疾病控制杂志, 2013, 17（10）: 875-878.

6. 中华医学会妇产科学分会产科学组 . 乙型肝炎病毒母婴传播预防临床指南 . 中华妇产科杂志, 2013, 48（2）: 151-154.

7. Zou H, Chen Y, Duan Z, et al.Virologic factors associated with failure to passive-active immunoprophylaxis in infants born to HBsAg-positive mothers.J Viral Hepat, 2012, 19（2）: e18-25.

8. Yi W, Liu M, Cai HD.Safety of lamivudine treatment for chronic hepatitis B in early pregnancy.World J Gastroenterol, 2012, 18（45）: 6645-6650.

9. Liu M, Cai H, Yi W.Safety of telbivudine treatment for chronic hepatitis B for the entire pregnancy.J Viral Hepat, 2013, 20（S1）: 65-70.

10. Gu Y, Ru T, Zhou YH, et al.Adefovir as a possible teratogen: Evidence from paternal exposure.Dig Liver Dis, 2014, 46（12）:

1134-1135.

11. Heijtink R, Paulij W, van Bergen P, et al.In vivo activity of a mixture of two human monoclonal antibodies（anti-HBs）in a chronic hepatitis B virus carrier chimpanzee.J Gen Virol, 1999, 80（6）: 1529-1535.

12. van Nunen AB, de Man RA, Heijtink RA, et al.Passive immunization of chronic hepatitis B patients on lamivudine therapy: a feasible issue? J Viral Hepat, 2002, 9（3）: 221-228.

13. 朱科伦, 马佩球, 张为民, 等 .HBV 阳性孕妇接种乙肝免疫球蛋白后免疫学反应的研究 . 广州医药, 2004, 35（1）: 1-2.

14. Yuan J, Lin J, Xu A, et al.Antepartum immunoprophylaxis of three doses of hepatitis B immunoglobulin is not effective: a single-centre randomized study.J Viral Hepatitis, 2006, 13（9）: 579-604.

15. 王志群, 张姝, 刘启兰, 等 . 常规应用免疫预防对阻断乙型肝炎病毒母婴感染效果的评价 . 中华围产医学杂志, 2011, 14（6）: 338-342.

16. 尹玉竹, 周瑾, 张培珍 . 孕晚期注射乙肝免疫球蛋白无助于阻断 HBV 母婴传播 . 中华围产医学杂志, 2012, 15（8）: 479-480.

17. 周乙华, 胡娅莉 . 有效预防乙型肝炎病毒母婴感染的策略 . 中华围产医学杂志, 2010, 13（4）: 273-276.

18. Yin Y, Wu L, Zhang J, et al.Identification of risk factors associated with immunoprophylaxis failure to prevent the vertical transmission of hepatitis B virus.J Infect, 2013, 66（5）: 447-452.

19. Zhang L, Gui X, Fan J, et al.Breast feeding and immunoprophylaxis efficacy of mother-to-child transmission of hepatitis B virus.J Matern Fetal Neonatal Med, 2014, 27（2）: 182-186.

20. Wen WH, Chang MH, Zhao LL, et al.Mother-to-infant transmission of hepatitis B virus infection: significance of maternal viral load and strategies for intervention.J Hepatol, 2013, 59（1）: 24-30.

21. Kubo A, Shlager L, Marks AR, et al.Prevention of vertical transmission of hepatitis B: an observational study.Ann Intern Med, 2014, 160（12）: 828-835.

22. Xu WM, Cui YT, Wang L, et al.Lamivudine in late pregnancy to prevent perinatal transmission of hepatitis B virus infection: a multicentre, randomized, double-blind, placebo-controlled study.J Viral Hepat, 2009, 16(2): 94-103.

23. Han GR, Cao MK, Zhao W, et al.A prospective and open-label study for the efficacy and safety of telbivudine in pregnancy for the prevention of perinatal transmission of hepatitis B virus infection.J Hepatol, 2011, 55(6): 1215-1221.

24. Greenup AJ, Tan PK, Nguyen V, et al.Efficacy and safety of tenofovir disoproxil fumarate in pregnancy to prevent perinatal transmission of hepatitis B virus.J Hepatol, 2014, 61(3): 502-507.

25. Zhang H, Pan CQ, Pang Q, et al.Telbivudine or lamivudine use in late pregnancy safely reduces perinatal transmission of hepatitis B virus in real-life practice.Hepatology, 2014, 60(2): 468-476.

26. Wu Q, Huang H, Sun X, et al.Telbivudine prevents vertical transmission of hepatitis B virus from women high viral loads: a prospective long-term study.Clin Gastroenterol Hepatol, 2015, in press.

27. Celen MK, Mert D, Ay M, et al.Efficacy and safety of tenofovir disoproxil fumarate in pregnancy for the prevention of vertical transmission of HBV infection.World J Gastroenterol, 2013, 19(48): 9377-9382.

28. Tsai PJ, Chang A, Yamada S, et al.Use of tenofovir disoproxil fumarate in highly viremic, hepatitis B mono-Infected pregnant women.Dig Dis Sci, 2014, 59(11): 2797-2803.

29. 胡娅莉, 温坚, 徐飚, 等. 替比夫定阻断 HBeAg 阳性孕妇预防 HBV 母婴传播的效果 .2013 第八次全国围产医学学术会议论文汇编, 成都, 2013 年 11 月 8-10 日 .

30. Guo Y, Liu J, Meng L, et al.Survey of HBsAg-positive pregnant women and their infants regarding measures to prevent maternal-infantile transmission.BMC Infect Dis, 2010, 10: 26.

31. Hu Y, Chen J, Wen J, et al.Effect of elective cesarean section on the risk of mother-to-child transmission of hepatitis B virus. BMC Pregnancy and Childbirth, 2013, 13: 119.

32. Beasley RP, Stevens CE, Shiao IS, et al.Evidence against breastfeeding as a mechanism for vertical transmission of hepatitis B.Lancet, 1975, 2(7938): 740-741.

33. Chen X, Chen J, Wen J, et al.Breastfeeding is not a risk factor for mother-to-child transmission of hepatitis B virus.PLoS One, 2013, 8(1): e55303.

34. Hu Y, Wu Q, Xu B, et al.Influence of maternal antibody against hepatitis B surface antigen on active immune response to hepatitis B vaccine in infants.Vaccine, 2008, 26(48): 6064-6067.

35. 梁争论, 李河民, 庄辉. 乙肝疫苗免疫效果影响因素和加强免疫策略研究. 中华流行病学杂志, 2007, 28(4): 313-314.

36. 冯振华, 毕永春, 张姝, 等. 国产抗-HBs 定性试剂评估人群对乙型肝炎病毒的免疫状态. 中国卫生检验杂志, 2013, 23(6): 1493-14945.

37. Sheffield JS, Hickman A, Tang J, et al.Efficacy of an accelerated hepatitis B vaccination program during pregnancy.Obstet Gynecol, 2011, 117(5): 1130-1135.

38. Cai QX, Zhu YY.Is hepatitis B virus transmitted via the male germ line? A seroepidemiological study in fetuses.Int J Infect Dis, 2013, 17(1): e54-58.

39. 周乙华, 胡娅莉. 我国预防乙型肝炎病毒母婴传播的成就和挑战. 中华医学杂志, 2015, 95(1): 15-18.

附录十四 乙型肝炎病毒母婴传播预防临床指南（第1版）

中华医学会妇产科学分会产科学组

乙型肝炎病毒（hepatitis B virus，HBV）感染的主要诊断依据是HBsAg阳性。母婴传播是我国慢性HBV感染的主要原因，故强调对婴幼儿的预防。所有孕妇均需产前筛查乙型肝炎血清学标志物（俗称乙肝两对半），如果孕妇HBsAg阳性，其新生儿是感染HBV的高危人群，除接种乙型肝炎疫苗外，必须在出生后12h内注射乙型肝炎免疫球蛋白（hepatitis B immunoglobulin，HBIG）。为规范我国HBV母婴传播的预防措施，合理预防新生儿HBV感染，传染病学与产科学专家根据国内外公认的研究结果，参考其他国家相关资料，共同制订本指南。

一、HBV感染的临床诊断

慢性HBV感染是指HBsAg阳性持续6个月以上。如果肝功能正常，称为慢性HBV携带；如果肝功能异常，且排除其他原因，则诊断为慢性乙型肝炎，慢性HBV携带者每6～12个月需复查肝功能和其他必要检查。

HBV母婴传播，即HBsAg阳性孕妇将HBV传给子代，主要发生在分娩过程中和分娩后，而垂直传播（分娩前的宫内感染）感染率 <3%[1]，多见于HBeAg阳性孕妇。

检测乙型肝炎血清学标志物，即HBsAg、乙型肝炎表面抗体（抗-HBs）、HBeAg、乙型肝炎e抗体（抗-HBe）以及乙型肝炎核心抗体（抗-HBc），可判断有无感染或有无免疫力，其临床诊断的意义见表1。

HBsAg阳性，表明病毒在复制，有传染性；HBeAg阳性是病毒复制活跃、病毒载量高的标志，传染性强。抗-HBs是中和抗体，血清抗-HBs水平≥10U/L即具有保护力。

荧光实时定量PCR技术检测HBV DNA水平，可反映病毒载量的高低。然而，30%左右的孕妇HBsAg阳性而HBeAg阴性者（俗称小三阳），甚至少数HBeAg阳性者（俗称大三阳），HBV DNA低于检测下限，即所谓"HBV DNA阴性"，但血液中仍有HBV，具有传染性。因此，孕妇HBsAg阳性时，无论其HBV DNA水平高低，甚至是"阴性"，其新生儿如不采取免疫预防，均有感染的可能性。

二、慢性 HBV 感染者的孕期管理

1. 妊娠时机：慢性 HBV 感染妇女计划妊娠前，最好由感染科或肝病科专科医师评估肝脏功能。肝功能始终正常的感染者可正常妊娠；肝功能异常者，如果经治疗后恢复正常，且停药后 6 个月以上复查正常则可妊娠。

抗病毒治疗期间妊娠必须慎重。干扰素能抑制胎儿生长，使用期间必须避孕。核苷（酸）类似物中，阿德福韦和恩替卡韦对胎儿发育有不良影响或致畸作用[2]，妊娠前 6 个月和妊娠期间忌用。替诺福韦和替比夫定属于妊娠用药 B 类药[2]，孕中晚期使用对胎儿无明显影响。拉米夫定属于 C 类药，但妊娠早、中、晚期用于预防 HIV 母婴传播时，不增加新生儿出生缺陷[3]。尽管如此，如在使用任何抗病毒药物期间妊娠，须告知患者所用药物的各种风险，同时请相关医师会诊，以决定是否中止妊娠或是否继续抗病毒治疗。

2. 孕妇随访：慢性 HBV 感染者妊娠后，必须定期复查肝功能，尤其在妊娠早期和晚期。首次检测肝功能正常者，如无肝炎临床症状，每 1～2 个月复查 1 次；如丙氨酸转移酶（ALT）升高但不超过正常值 2 倍（<80U/L）、且无胆红素水平升高时，无需用药治疗，但仍需休息，间隔 1～2 周复查；如 ALT 水平升高超过正常值 2 倍（>80U/L），或胆红素水平升高，需请相关专业医师会诊，必要时住院治疗，严重时需终止妊娠。

3. 孕晚期应用 HBIG 无预防母婴传播的作用：有学者提出，HBV 感染孕妇在孕晚期应用 HBIG 可预防胎儿的宫内感染，但相关研究存在以下问题：(1)对照组新生儿免疫预防后的保护率仅 55%～85%，明显低于公认的保护率，提示对照组没有正规预防；(2)诊断标准不正确，夸大了宫内感染率；(3)部分研究自身前后的结果存在矛盾。另外，孕妇使用 HBIG 后，新生儿体内并无抗 -HBs[4]；大猩猩实验和 HBV 感染者肝移植后预防再感染的研究提示，孕晚期每 4 周注射 200～400U 的 HBIG 不可能降低 HBV 病毒量[5]；我国也有报道指出该方案并不能减少母婴传播[6-7]。因此，对 HBV 感染孕妇在孕晚期不必应用 HBIG。

4. 孕期抗病毒治疗的问题：孕妇体内高水平 HBV 是发

表 1　HBV 血清学标志物及其临床诊断意义

HBsAg	抗-HBs	HBeAg	抗-HBe	抗-HBc	临床意义
+	-	+	-	+/-	HBV 感染、传染性强
+	-	-	+/-	+	HBV 感染、有传染性
+	-	-	+	-	HBV 感染、有传染性
+	+	+/-	+/-	+/-	HBV 感染、有传染性，HBV 可能有变异
+	-	-	-	-	HBV 感染潜伏期、有传染性
-	+	-	+/-	+	既往 HBV 感染已恢复、有保护力
-	+	-	+	-	既往 HBV 感染已恢复、有保护力
-	+	-	-	-	接种疫苗或既往 HBV 感染已恢复、有保护力
-	-	-	+/-	+	既往 HBV 感染已恢复、无保护力
-	-	-	+	-	既往 HBV 感染已恢复、无保护力
-	-	-	-	-	既往无 HBV 感染、易感人群

生母婴传播的主要危险因素,降低病毒量可减少母婴传播。孕妇 HBsAg 阳性但 HBeAg 阴性时,其新生儿经正规预防后,保护率已达 98%～100%[7-9]。因此,对 HBeAg 阴性的感染孕妇,无需使用抗病毒治疗以预防母婴传播。

HBeAg 阳性孕妇的新生儿经正规预防后,仍有 5%～15% 发生慢性 HBV 感染[7-9]。虽然,有报道在妊娠中、晚期用拉米夫定或替比夫定治疗可减少母婴传播[10-12],但这些研究有的病例数很少[10],有的对照组新生儿可能没有正规预防[11],也有经治疗后仍发生母婴传播的情况[10-11, 13]。因此,目前尚不能将孕妇 HBeAg 阳性进行常规抗病毒治疗手段以作为减少母婴传播的适应证。

以下因素也是孕妇抗 HBV 治疗需要慎重的理由:(1)核苷(酸)类似物不能清除病毒,停用后病毒将回复到原有水平,甚至更高,甚至诱发严重肝功能损害;(2)长期服药,会加重经济负担,且使病毒变异而产生耐药以及其他副作用;(3)85%～95% 的 HBeAg 阳性孕妇即使不抗 HBV 治疗,其新生儿经正规预防后也可得到保护;(4)抗 HBV 治疗通常从孕中、晚期开始,对孕早中期的宫内感染无效。

总之,对 HBeAg 阳性孕妇是否需抗 HBV 治疗以降低母婴传播,还有待于更多设计严谨、严格对照的大样本、多中心研究。

此外,HBV 感染者孕期肝功异常并不增加 HBV 母婴传播的风险[8-9],分娩后多数孕妇肝功能将恢复正常。因此,不能对肝功能异常者进行常规抗 HBV 治疗,应严格掌握抗 HBV 治疗的适应证。

三、剖宫产分娩不能减少母婴传播

既往认为,自然分娩时因子宫收缩"挤压"胎盘,促使母体内病毒进入胎儿,引起宫内感染,故而理论上剖宫产能减少 HBV 的母婴传播[14]。但近期的研究证明,慢性感染孕妇的新生儿经正规预防后,剖宫产与自然分娩的新生儿 HBV 感染率比较,差异无统计学意义($P>0.05$)[15],说明剖宫产并不能降低 HBV 的母婴传播。因此,不能以阻断 HBV 母婴传播为目的而选择剖宫产分娩[16]。

四、HBV 母婴传播的预防

接种乙型肝炎疫苗是预防 HBV 感染最有效的措施,乙

型肝炎疫苗的有效成分是HBsAg，诱导人体主动产生抗-HBs
而发挥作用。接种第1针疫苗后，多数抗-HBs仍为阴性或
低于检测值下限；接种第2针后1周左右，抗-HBs才转为阳
性[17]，即开始接种后35～40d对HBV有免疫力；接种第3
针可使抗-HBs水平明显升高，延长保护年限。新生儿全程
接种后抗-HBs阳转率高达95%～100%[8,18]，保护期可达
22年以上[19]。人体主动产生抗-HBs后，具有免疫记忆，即
使抗-HBs转阴，再次接触HBV，机体也能在短时间内产生
抗-HBs[19]，因此，非高危人群无需加强接种乙型肝炎疫苗。

1. 足月新生儿的HBV预防：孕妇HBsAg阴性时，无论
HBV相关抗体如何，新生儿按"0、1、6个月"方案接种疫苗，
不必使用HBIG。见表2。

孕妇HBsAg阳性时，无论HBeAg是阳性还是阴性，新
生儿必须及时注射HBIG和全程接种乙型肝炎疫苗（0、1、6
个月3针方案）。HBIG需要在出生后12h内（理论上越早越
好）使用，其有效成分是抗-HBs，肌内注射后15～30min即开
始发挥作用，保护性抗-HBs至少可以维持42～63d，此时体
内已主动产生抗-HBs，故无需第2次注射HBIG。如果孕妇
HBsAg结果不明，有条件者最好给新生儿注射HBIG。

采取上述正规预防措施后，对HBsAg阳性而HBeAg阴
性孕妇的新生儿保护率为98%～100%，对HBsAg和HBeAg
均阳性孕妇的新生儿保护率为85%～95%[7-9]。如果不使用
HBIG，仅应用疫苗预防，总体保护率仅为55%～85%。

2. 早产儿的免疫预防：早产儿免疫系统发育不成熟，通
常需要接种4针乙型肝炎疫苗。HBsAg阴性孕妇的早产儿，
如果生命体征稳定，出生体质量≥2000g时，即可按0、1、6个
月3针方案接种，最好在1～2岁再加强1针；如果早产儿生
命体征不稳定，应首先处理相关疾病，待稳定后再按上述方
案接种。如果早产儿<2000g，待体质量到达2000g后接种第
1针（如出院前体质量未达到2000g，在出院前接种第1针）；
1～2个月后再重新按0、1、6个月3针方案进行[16]。

HBsAg阳性孕妇的早产儿出生后无论身体状况如何，在
12h内必须肌内注射HBIG，间隔3～4周后需再注射一次。
如生命体征稳定，无需考虑体质量，尽快接种第1针疫苗；如
果生命体征不稳定，待稳定后，尽早接种第1针；1～2个月后

表 2　新生儿乙型肝炎免疫预防方案

类别	疫苗种类	剂量	容积	接种方案	随访
足月新生儿					
孕妇 HBsAg(−)	酵母	5μg 或 10μg	0.5ml	3 针方案：即 0、1、6 个月各注射 1 次	无需随访
	CHO	10μg	1ml		
孕妇 HBsAg(+)	酵母	10μg	1ml	注射 HBIG 100～200U；行 3 针方案：即 0、1、6 个月各注射 1 次	7～12 月龄随访
	CHO	20μg	1ml		
早产新生儿且出生体质量 <2000g					
孕妇 HBsAg(−)	酵母	5μg	0.5ml	4 针方案：即出生体质量≥2000g 时，1～2、3、6～7 个月各注射 1 次	可不随访或最后 1 针后 1～6 个月
	CHO	10μg	或 1ml		
孕妇 HBsAg(+)	酵母	10μg	1ml	出生 12h 内注射 HBIG 100～200U；3～4 周后重复 1 次；疫苗行 4 针方案：即出生 24h 内，3～4 周，2～3 个月，6～7 个月各注射 1 次	最后 1 针后 1～6 个月
	CHO	20μg	1ml		

注：HBIG, 乙肝免疫球蛋白；CHO, 中国仓鼠卵母细胞

或者体质量达到2000g后，再重新按0、1、6个月3针方案进行接种[16]。

3. HBV感染孕妇的新生儿母乳喂养：虽然，HBV感染孕妇的乳汁中可检测出HBsAg和HBV DNA[20]，而且有学者认为乳头皲裂、婴幼儿过度吸吮甚至咬伤乳头等可能将病毒传给婴幼儿，但这些均为理论分析，缺乏循证医学证据。即使无免疫预防，母乳喂养和人工喂养的新生儿的感染率几乎相同[21]。更多证据证明，即使孕妇HBeAg阳性，母乳喂养并不增加感染风险[22]。因此，正规预防后，不管孕妇HBeAg阳性还是阴性，其新生儿都可以母乳喂养，无需检测乳汁中有无HBV DNA。

4. HBsAg阳性孕妇的新生儿随访：健康孕妇的新生儿，无需定期检查乙型肝炎血清学标志物。HBsAg阳性孕妇的新生儿，需随访乙型肝炎血清学标志物，且选择适当时间，目的在于明确免疫预防是否成功，有无HBV感染，以及是否需要加强免疫。

检测脐带血或新生儿外周血中HBsAg和HBeAg，阴性也不能排除母婴传播，因为HBV感染的潜伏期较长；阳性也不能确诊宫内感染或围产期感染，因为HBsAg、HBeAg以及相关抗体可通过胎盘进入胎儿。此外，新生儿接种疫苗后2~3周内也可出现血清HBsAg阳性[23]。因此，对无肝炎症状的新生儿，不建议在6月龄前检测HBV血清标志物。

随访的适当时间是第3针疫苗后1个月（7月龄）至12月龄；如果未随访，12月龄后仍需随访。7月龄时机体对乙型肝炎疫苗的应答反应最强，抗-HBs滴度最高，检测结果有：（1）HBsAg阴性，抗-HBs阳性，且>100U/L，说明预防成功，应答反应良好，无需特别处理；（2）HBsAg阴性，抗-HBs阳性，但<100U/L，表明预防成功，但对疫苗应答反应较弱，可在2~3岁加强接种1针，以延长保护年限；（3）HBsAg和抗-HBs均阴性（或<10U/L），说明没有感染HBV，但对疫苗无应答，需再次全程接种（3针方案），然后再复查；（4）HBsAg阳性，抗-HBs阴性，高度提示免疫预防失败；6个月后复查HBsAg仍阳性，可确定预防失败，已为慢性HBV感染。

预防成功后，无需每年随访。对HBeAg阳性母亲的子女，隔2~3年复查；如果抗-HBs降至10U/L以下，最好加强接种 1 针疫苗；10 岁后一般无需随访。

5. 预防 HBV 母婴传播的其他事项：如果育龄妇女孕前筛查乙型肝炎血清学标志物均阴性，最好在孕前接种乙型肝炎疫苗（10μg 或 20μg）。若在接种期间妊娠，无需特别处理，且可完成全程接种，因为乙型肝炎疫苗对孕妇和胎儿均无明显的不良影响[24]。

对孕期没有筛查 HBsAg，或无法确定孕妇 HBsAg 阳性还是阴性时，最好对新生儿注射 HBIG；如有乙型肝炎家族史，强烈建议对新生儿注射 HBIG。

孕妇 HBsAg 阴性，但新生儿父亲 HBsAg 阳性时，通常因照料新生儿而与其密切接触，增加其感染的风险，因此，新生儿最好注射 HBIG；精液不能引起胎儿感染 HBV。同样，其他家庭成员 HBsAg 阳性，如果与新生儿密切接触，新生儿最好注射 HBIG。

HBIG 为血制品，最好在产妇分娩前完成知情同意并签名，避免延误使用。妇产科病房最好能备有 HBIG，使夜间、周末或节假日出生的高危新生儿能及时获得正规预防。

HBV 感染孕产妇的新生儿皮肤表面很可能存在 HBV，在进行任何有损皮肤的处理前，务必清洗、充分消毒皮肤，并先注射 HBIG，再进行其他注射治疗等。

HBV 感染孕妇羊水穿刺，若 HBeAg 阴性，并不增加新生儿 HBV 母婴传播的风险[25-26]，若 HBeAg 阳性，是否增加胎儿感染的风险研究较少，还有待进一步研究。

五、新生儿乙型肝炎免疫预防要点

1. 孕妇产前都需要检测乙型肝炎血清学标志物：HBsAg 阳性，说明已经 HBV 感染，有传染性；HBeAg 阳性，传染性强；抗 -HBs 阳性，对乙型肝炎有免疫力。

2. 孕妇 HBsAg 阴性：新生儿按 0、1、6 个月 3 针方案接种乙型肝炎疫苗，即出生 24h 内、1 个月和 6 个月分别接种 1 针；不必再注射 HBIG。

3. 孕妇 HBsAg 阳性：新生儿出生 12h 内，肌内注射 1 针 HBIG；同时按 0、1、6 个月 3 针方案接种乙型肝炎疫苗。

4. HBsAg 阳性孕妇的母乳喂养：新生儿正规预防后，不管孕妇 HBeAg 阴性还是阳性，均可行母乳喂养。

5. 分娩方式与母婴传播：剖宫产分娩不能降低 HBV 的

母婴传播率。

6. 早产儿：出生体质量≥2000g 时，无需特别处理。体质量 <2000g 时，待体质量达到 2000g 后注射第一针疫苗，然后间隔 1～2 个月后再按 0、1、6 个月 3 针方案执行。孕妇 HBsAg 阴性，早产儿健康状况良好时，按上述处理；身体状况不好时，先处理相关疾病，待恢复后再行疫苗注射。孕妇 HBsAg 阳性，无论早产儿身体状况如何，12h 内肌内注射 1 针 HBIG，间隔 3～4 周后需再注射 1 次；出生 24h 内、3～4 周、2～3 个月、6～7 个月分别行疫苗注射，并随访。

7. 其他家庭成员 HBsAg 阳性：如果新生儿与 HBsAg 阳性成员密切接触，就必须注射 HBIG；不密切接触，不必注射。

8. HBsAg 阳性孕妇的新生儿随访：7～12 个月时，检测乙型肝炎血清学标志物。若 HBsAg 阴性，抗 -HBs 阳性，预防成功，有抵抗力；若 HBsAg 阴性，抗 -HBs 阴性，预防成功，但需再接种 3 针疫苗方案；若 HBsAg 阳性，预防失败，成慢性感染者。

9. 其他注意事项：任何有损皮肤黏膜的操作前，必须充分清洗、消毒后再进行。

10. HBsAg 阳性孕妇是否行抗 HBV 治疗以降低母婴传播率：HBeAg 阴性时，无需抗病毒；HBeAg 阳性时，是否应抗 HBV 治疗尚无定论，需严格的多中心对照研究。

参 考 文 献

1. Shao ZJ, Zhang L, Xu JQ, et al.Mother-to-infant transmission of hepatitis B virus: a Chinese experience.J Med Virol, 2011, 83: 791-795.

2. Fontana RJ.Side effects of long-term oral antiviral therapy for hepatitis B.Hepatology, 2009, 49Suppl 5: S185-S195.

3. Dybul M, Fauci AS, Bartlett JG, et al.Guidelines for using antiretroviral agents among HIV-infected adults and adolescents. Recommendations on the panel on clinical practices for the treatment of HIV.MMWR Recomm Rep, 2002, 51: 1-55.

4. 朱科伦，马佩球，张为民，等 .HBV 阳性孕妇接种乙肝免疫球蛋白后免疫学反应的研究 .广州医药，2004, 35: 1-2.

5. 周乙华，胡娅莉 .有效预防乙型肝炎病毒母婴传播的策略 .

中华围产医学杂志，2010，13：273-276.

6. Yuan J，Lin J，Xu A，et al.Antepartum immunoprophylaxis of three doses of hepatitis B immunoglobulin is not effective：a single-centre randomized study.J Viral Hepatitis，2006，13：579-604.

7. 王志群，张姝，刘启兰，等．常规应用免疫预防对阻断乙型肝炎病毒母婴传播效果的评价．中华围产医学杂志，2011，14：338-342.

8. Zou H，Chen Y，Duan Z，et al.Protective effect of hepatitis B vaccine combined with two-dose hepatitis B immunoglobulin on infants born to HBsAg-positive mothers.PLoS One，2011，6：e26748.

9. Chen HL，Lin LH，Hu FC，et al.Effects of maternal screening and universal immunization to prevent mother-to-infant transmission of HBV.Gastroenterology，2012，142：773-781.

10. van Zonneveld M，van Nunen AB，Niesters HGM，et al.Lamivudine treatment during pregnancy to prevent perinatal transmission of hepatitis B virus infection.J Viral Hepat，2003，10：294-297.

11. Xu WM，Cui YT，Wang L，et al.Lamivudine in late pregnancy to prevent perinatal transmission of hepatitis B virus infection：a multicentre，randomized，double-blind，placebo-controlled study.J Viral Hepat，2009，16：94-103.

12. Han GR，Cao MK，Zhao W，et al.A prospective and open-label study for the efficacy and safety of telbivudine in pregnancy for the prevention of perinatal transmission of hepatitis B virus infection.J Hepatol，2011，55：1215-1221.

13. Kazim SN，Wakil SM，Khan LA，et al.Vertical transmission of hepatitis B virus despite maternal lamivudine therapy.Lancet，2002，359：1488-1489.

14. Lee SD，Lo KJ，Tsai YT，et al.Role of caesarean section in prevention of mother-infant transmission of hepatitis B virus. Lancet，1988，2：833-834.

15. Wang J，Zhu Q，Zhang X.Effect of delivery mode on maternal-infant transmission of hepatitis B virus by immunoprophylaxis.

Chin Med J（Engl），2002，115：1510-1512.

16. Mast EE，Margolis HS，Fiore AE，et al.A comprehensive immunization strategy to eliminate transmission of hepatitis B virus infection in the United States：recommendations of the Advisory Committee on Immunization Practices（ACIP）part 1：immunization of infants，children，and adolescents.MMWR Recomm Rep，2005，54：1-31.

17. Odinsen O，Owusu-Ofori S，Dompreh A，et al.Antibody detection and kinetics of antibody production during early stages of immunization with hepatitis B virus vaccine.Clin Vaccine Immunol，2007，14：1623-1628.

18. Hu Y，Wu Q，Xu B，et al.Influence of maternal antibody against hepatitis B surface antigen on active immune response to hepatitis B vaccine in infants.Vaccine，2008，26：6064-6067.

19. McMahon BJ，Dentinger CM，Bruden D，et al.Antibody levels and protection after hepatitis B vaccine：results of a 22-year follow-up study and response to a booster dose.J Infect Dis，2009，200：1390-1396.

20. 金春子，沈平虎，李萍，等.孕产妇和新生儿血清及初乳中检测 HBV-DNA.中国优生与遗传杂志，2001，9：42-43.

21. Pol S，Corouge M，Fontaine H.Hepatitis B virus infection and pregnancy.Clin Res Hepatol Gastroenterol，2011，35：618-622.

22. Chen X，Chen J，Wen J，et al.Breastfeeding is not a risk factor for mother-to-child transmission of hepatitis B virus.Plos One，2013，in press.

23. Lunn ER，Hoggarth BJ，Cook WJ.Prolonged hepatitis B surface antigenemia after vaccination.Pediatrics，2000，105：E81-82.

24. Sheffield JS，Hickman A，Tang J，et al.Efficacy of an accelerated hepatitis B vaccination program during pregnancy.Obstet Gynecol，2011，117：1130-1135.

25. Alexander JM，Ramus R，Jackson G，et al.Risk of hepatitis B transmission after amniocentesis in chronic hepatitis B carriers.Infect Dis Obstet Gynecol，1999，7：283-286.

26. Towers CV，Asrat T，Rumney P.The presence of hepatitis B surface antigen and deoxyribonucleic acid in amniotic fluid and

cord blood.Am J Obstet Gynecol，2001，184：1514-1518.

（通信作者：杨慧霞）

备注：参与"乙型肝炎病毒母婴传播预防临床指南（第1版）"执笔的专家及审稿专家：周乙华、胡娅莉、杨慧霞、董悦、王志群、时春艳、张建平、刘兴会、王子莲、漆洪波、杨孜、程蔚蔚、樊尚荣、边旭明、范玲、马润玫、张为远、苟文丽、段涛

（本文刊载于《中华妇产科杂志》2013年第48卷第2期第151-154页）

第十一章

《前置胎盘的临床诊断与处理指南》解读·病案分析

邹丽　赵茵

华中科技大学同济医学院附属协和医院

引　言

中华医学会妇产科学分会产科学组的专家们历时近 2 年，集相关文献、参考多国指南以及各方意见，并经过多次讨论，制定了《前置胎盘的临床诊断与处理指南》（以下简称《指南》），为了使广大妇产科医师更好地理解《指南》，现针对前置胎盘的临床诊断及处理做出详细解析，以期指导妇产科医师对前置胎盘的临床诊断和处理，并增加一部分案例的分析和治疗方法的探讨，希望能给临床工作者提供最贴切的帮助。

解 读 细 则

一、前置胎盘的临床分类及解读

前置胎盘的临床分类决定前置胎盘的随访、治疗方案、分娩方式和妊娠结局。因此应当明确前置胎盘的分类。

《指南》中描述：

本《指南》将前置胎盘明确分为 4 种类型：完全性前置胎盘、部分性前置胎盘、边缘性前置胎盘、低置胎盘，特别强调了低置胎盘的定义。

解读：

本《指南》前置胎盘的分类中，前三类与教科书定义一致。

由于低置胎盘在临床上可导致胎位异常、产前出血、产后出血和胎盘植入等对母儿造成危害，临床上应予重视。故本《指南》把低置胎盘明确归入前置胎盘的分类，与第 7 版《妇产科学》教材有所不同。但对于低置胎盘的定义目前国际上尚未统一，多数定义为胎盘边缘距宫颈内口的距离 <20mm。也有文献认为当胎盘边缘距宫颈内口的距离在 20～35mm 时称为低置胎盘；而将胎盘边缘距宫颈内口的距离 <20mm、而未达到宫颈内口时定义为边缘性前置胎盘。本《指南》低置胎盘的定义采用胎盘边缘距宫颈内口的距离 <20mm，其意义在于：①中孕期有利于指导临床随访，避免患者不必要的过度检查及恐慌。胎盘边缘距宫颈内口的距离 >20mm，90% 以上的孕妇妊娠晚期胎盘位置正常[1]。②晚孕期有利于分娩方式的选择。35 周后，胎盘边缘到宫颈内口的距离 >20mm，可阴道试产，且成功率高（63%～100%）；胎盘边缘到宫颈内口的距离 0～20mm，仍可考虑阴道试产（证据等级Ⅱ-2A，SOGC，2007）。

前置胎盘的附着位置可随妊娠及产程的进展而发生变化，因此，诊断时期不同，分类也不同。妊娠 28 周前超声检查提示胎盘邻近或覆盖子宫颈内口称为胎盘前置状态。妊娠 28 周后才能诊断为前置胎盘。有的指南认为前置胎盘的具体类型需要结合待产过程中宫口未扩张状态和临产后宫口开全的情况来确定，例如：宫颈内口闭合和扩张时胎盘组织均完全覆盖内口为完全性前置胎盘；宫颈内口闭合时胎盘组织部分覆盖宫颈内口、内口扩张时胎盘不覆盖宫颈内口为部分性前置胎盘（Women's & Children's Health，2008）。鉴于产前确定前置胎盘的类型对指导临床处理更有意义，本《指南》建议以临床处理前的最后 1 次超声检查显示的胎盘与宫颈内口的关系来确定前置胎盘的具体类型。

二、前置胎盘的辅助诊断及解读

辅助检查对前置胎盘的诊断有非常重要的临床意义，是前置胎盘诊断的主要手段。

《指南》中描述：

在妊娠的任何时期，如怀疑前置胎盘，推荐使用经阴道超声（TVS）进行检查。其准确性明显高于经腹超声，并具有安全性（证据等级Ⅱ-2A，SOGC，2007）。

解读:

经腹超声(TAS)对于后壁胎盘的可视性较差,并易受胎先露、过度肥胖、膀胱充盈状态等的影响,TAS 对前置胎盘诊断的假阳性率高达 25%[2]。经阴道超声(TVS)能准确地定位低置的胎盘(敏感性 87.5%,特异性 98.8%,阳性预测值 93.3%,阴性预测值 97.6%),是诊断前置胎盘的金标准[3]。当发生阴道出血时,TVS 对前置胎盘的诊断也具有安全性。亦可经直肠进行超声诊断,其价值和经阴道超声相似[4]。经会阴超声的准确性尚有争议,有研究认为经会阴超声的准确性与经腹超声相似[5],但也有研究认为经会阴超声扫描质量不高[4]。

如产时怀疑前置胎盘的病人,应通过经 TVS 明确诊断。如诊断肯定,禁止阴道检查。如必须通过阴道检查明确诊断或选择分娩方式,可在输液、备血以及可立即手术的条件下进行。

《指南》中指出:

怀疑合并胎盘植入者,可选择 MRI 检查。

解读:

MRI 的优点在于不必充盈膀胱,结果完全客观。对于胎盘定位,MRI 较 TVS 没有明显优点,但有助于前置胎盘合并胎盘植入的诊断(敏感性 77%~93%,特异性 71%~97%)[6]。需要有经验的磁共振医生进行仔细阅片报告,有利于指导临床手术路径及保护邻近器官。

产前的影像学检查结果为手术提供了指导,但假阳性也时有发生,故应根据术中所见再次确诊,以避免不恰当的治疗。

三、前置胎盘的随访及解读

随妊娠的进展,子宫增大,下段拉伸,胎盘的附着位置会发生变化,相对向宫底方向移动,即胎盘移行。这种"迁移"会一直持续到妊娠晚期及分娩期。因此,胎盘前置状态及前置胎盘的胎盘位置都会发生改变,随访尤为重要。

《指南》中提出:

妊娠中期超声检查发现胎盘前置状态者建议经阴道超声随访,并根据情况增加随访次数。

解读：

皇家妇产科医师学会（RCOG）和英国国家临床最优化研究所（NICE）指南中均建议在孕 20 周超声检查时常规确定胎盘位置（证据等级 C），所有在 20 孕周时超声发现胎盘前置状态者建议 TVS 随访（证据等级 C）。妊娠前半期胎盘前置状态很常见，但由于妊娠期的胎盘"移行"，最终的诊断取决于孕周、胎盘边缘与宫颈内口的关系。18~20 孕周时的低置胎盘（≤20mm），孕晚期随访 91% 胎盘位置正常，仅 9% 为持续胎盘低置[1]。如覆盖宫颈内口范围超过 25mm，分娩时前置胎盘的发生率为 40%~100%[7,8]。26 孕周之后胎盘覆盖宫颈内口 >20mm 则提示很可能需剖宫产结束妊娠（证据等级Ⅲ-B，SOGC，2007）[9]。

伴有阴道出血的前置胎盘根据病情需要随时进行超声检查。无症状的前置胎盘建议按以下时间复查（D 级证据，2010 年澳洲维多利亚省三中心联合指南）：

（1）无症状的边缘型前置胎盘（非瘢痕子宫），36 周复查。

（2）无症状的部分性前置胎盘，32~36 周复查。

（3）无症状的中央型前置胎盘或胎盘植入可能的孕妇，早产和严重并发症的风险高，建议 30~32 周复查以便确定围产期监护级别，分娩时机及方式。

需要注意的是，瘢痕子宫的胎盘移行性较差。中孕期超声提示胎盘前置状态的患者中，瘢痕子宫患者仅有 61% 胎盘会迁为正常胎盘，而非瘢痕子宫患者 90% 迁为正常胎盘[10]。瘢痕子宫应该高度怀疑前置胎盘合并胎盘植入的可能（特别是附着前壁的前置胎盘），随访中要明确胎盘是否种植在剖宫产瘢痕上。瘢痕子宫孕 32 周随访若为低置胎盘，73% 会持续至足月；若为完全性前置胎盘，则 90% 会持续至足月[11]。

四、前置胎盘大出血的临床预测及解读

前置胎盘的治疗分保守治疗及终止妊娠，保守治疗过程中随时有大出血的风险。而紧急手术母儿预后差，因此在保守治疗过程中，要随时警惕大出血的发生。

《指南》中描述：

保守治疗过程中阴道大出血的预测指标：①宫颈管长度、胎盘厚度；②胎盘边缘出现无回声区；③位于前次剖宫产

子宫切口瘢痕处的前置胎盘即"凶险型前置胎盘"。

解读：

约 2/3 的前置胎盘孕妇发生产前出血，但大多数病例 34 周前出血并不严重，可采用保守治疗。不必过多干预，以免造成医源性早产。产科医生的挑战在于预测可能发生大出血及早产的高危病例，以便确定围产期监护级别，分娩时机及方式。

产前出血是由宫颈的变化和子宫收缩、伸展引起，所以出血风险与宫颈长度呈负相关。妊娠 34 周前经阴道超声测量宫颈管长度，如宫颈管长度 <3cm，大出血而急诊剖宫产手术的风险明显增加（79% 比 28%）。如覆盖宫颈内口的胎盘较厚（>1cm），产前出血、胎盘粘连、植入及手术风险明显增加。结合二者其预测的敏感性、特异性、阳性预测值、阴性预测值以及精确度分别增加至 83.3%、78.4%、53.4%、79.8% 及 89.7%[12, 13]。覆盖宫颈内口的胎盘边缘出现无回声区，意味着胎盘边缘存在大血窦，出现突然大出血的风险是其他类型前置胎盘的 10 倍[14]。胎盘植入可导致产后严重出血，子宫切除率明显增高。对国内 38 家医院的 114 420 例分娩进行统计，有 43 例围产期子宫切除，其中首位危险因素为前置胎盘合并胎盘植入[15]。因此对于前置胎盘和瘢痕子宫等高危孕妇需高度怀疑胎盘植入可能。研究表明伴有 3 次以上剖宫产史的前置胎盘孕妇发生胎盘植入（3.3%～4% 比 50%～67%），子宫切除（0.7%～4% 比 50%～67%）的风险明显升高[16]。

由此可见，在保守治疗过程中，必须采用 TVS 重新评估，预测阴道大出血的风险，及早识别高危病例。

五、前置胎盘的治疗及解读

前置胎盘治疗包括期待治疗及终止妊娠，根据前置胎盘的分类、临床表现、妊娠周数等情况综合评估，给予相应治疗。

（一）止血

在母儿安全的前提下，妊娠 <36 周，一般情况良好，胎儿存活，阴道出血不多，无需紧急分娩的孕妇，在密切监测下可进行期待治疗。宫缩抑制剂的使用存在风险和益处的争议，故应严格掌握适应证，争取孕妇及胎儿的利益最大化。

《指南》中描述：

在期待治疗过程中，常伴发早产，有研究表明前置胎盘早产率高达 52%。其中 45% 在 31 周前发生过阴道出血。第一次阴道出血与终止妊娠之间平均为 28 天。34 周前的阴道出血可以预测 88% 的早产和 83% 急诊剖宫产[17]。故对于有早产风险的患者可酌情给予宫缩抑制剂，防止因宫缩引起的进一步出血，赢得促胎肺成熟的时间。常用药物有 β 受体激动剂、钙通道阻滞剂、非甾体类抗感染药、缩宫素受体抑制剂。

解读：

宫缩抑制剂的应用指征：阴道出血症状是前置胎盘患者早产风险的独立影响因素[18]。多项研究表明，对有阴道出血症状的患者给予抗宫缩治疗，可明显延长孕周，降低早产风险[19,20]。但也有研究表明前置胎盘患者发生阴道出血前、后，宫缩强度无明显改变[21]，不推荐对没有阴道出血的前置胎盘患者进行预防性抗宫缩治疗（RCOG，2011）。

β 受体激动剂：是较明确的宫缩抑制剂。早在 1985 年就报道立托君用于前置胎盘的治疗，可延长孕周并降低新生儿死亡率[22]，直到 2004 年前瞻性研究肯定立托君应用于前置胎盘的保守治疗，可以延长孕周并增加胎儿体重，对母儿无不良反应[23]。但长期应用可以引起肺水肿，产科医生注意和权衡。

在我国，钙离子拮抗剂、吲哚美辛及阿托西班也有应用于前置胎盘抗宫缩治疗的，但未见相关的文献报道。相关治疗可参看早产诊疗指南。

（二）硫酸镁

2014 年我国早产指南推荐妊娠 32 周前早产者常规应用硫酸镁作为胎儿中枢神经系统保护剂治疗（I 级 A）。ACOG 指南无明确剂量推荐，但建议应用硫酸镁时间不超过 48 小时，长期应用硫酸镁可引起胎儿骨骼脱钙，造成新生儿骨折[24,25]。也有报道对前置胎盘患者应用硫酸镁后行全麻下紧急剖宫产＋子宫切除手术时，延长了麻醉中肌松剂的肌松效果，即便是减少了肌松剂的用量，依然不能阻止神经肌肉的阻滞作用[26]，这值得产科及麻醉科医生注意。

（三）终止妊娠

随着妊娠周数的增加，前置胎盘患者阴道出血的发生率上升,对于妊娠达到36周,胎儿成熟者,应适时终止妊娠。

1. 择期剖宫产终止妊娠的时机

《指南》中描述:

择期剖宫产是处理前置胎盘的首选。对于无症状的前置胎盘伴胎盘植入者可于36周后终止妊娠。无症状的完全性前置胎盘,妊娠达37周,可考虑终止妊娠;边缘性前置胎盘满38周可考虑终止妊娠;部分性前置胎盘应根据胎盘遮盖宫颈内口情况适时终止妊娠。

解读:

避免紧急剖宫产和医源性早产是前置胎盘治疗过程中必须重点考虑的问题。在前置胎盘患者中,接受紧急剖宫产者术中平均输血量约为择期剖宫产者的两倍[27]。提前终止妊娠可降低紧急剖宫产和产时、产后出血的风险,但医源性早产则会增加新生儿的死亡率。有无阴道出血症状可作为预测前置胎盘患者接受紧急剖宫产风险的有力指标。Fishman 等人对 113 例前置胎盘患者的研究中发现,阴道出血的前置胎盘患者中,紧急剖宫产率高达 78.43%,远远高于无症状的前置胎盘患者(22.58%, $P<0.001$)[28]。因此,对于无症状或症状轻微的前置胎盘患者,适当延长孕周,更有利于母胎结局。

目前,尚缺乏足够的临床试验来评价前置胎盘患者终止妊娠的最佳时机。Zlatnik 等人对分娩孕周在 34~38 周的前置胎盘病例的母胎结局进行了分析,认为妊娠满 36 周为最佳的分娩时机[29]。Oyelese 等对相关文献的回顾性分析中也指出,在不进行羊膜囊穿刺以确定胎肺是否成熟的情况下,对于生命体征稳定的前置胎盘患者,妊娠满 38 周时行择期剖宫产术,母胎结局较理想[30]。根据前置胎盘的临床表现及分类,为避免医源性早产,《指南》对不同类型的前置胎盘的分娩时机给出了较明确的孕周,也期待在运用过程中进一步得到改进。

2. 剖宫产的手术方式

《指南》中描述:

子宫切口的选择原则上应尽量避开胎盘,以免增加孕妇和胎儿失血。对于前壁胎盘,根据产前超声胎盘定位及胎位选择切口,如子宫下段胎盘不对称性附着,可行子宫下段"J"形切口剖宫产。

解读：

根据术前 B 超和（或）MRI 检查提示的胎盘附着位置、超过宫颈内口的长度、胎位等情况，综合决定腹壁切口及子宫切口方式。若胎盘完全覆盖子宫下段，可考虑选择腹壁纵切口。

子宫切口的选择原则上应尽量避开胎盘，以免增加孕妇和胎儿失血[31]。对于前壁胎盘或附着于后壁但完全覆盖宫颈内口延伸到子宫下段前壁的胎盘，可根据产前超声或 MRI 胎盘定位及胎位，避开胎盘行子宫下段"J"形、"L"形、倒"T"形切口。术中避免胎盘"打洞"（RCOG，2011），以免造成医源性胎盘早剥、大出血、胎儿失血窒息等，影响母儿预后。由于前置胎盘子宫下段形成不良，且多合并胎位异常，胎盘附着处血流丰富，避开胎盘困难；子宫肌层厚，宫腔压力高，未成熟儿对压迫等刺激耐受性差，手术中易发生胎儿娩出前出血多，胎儿娩出困难，切口撕裂、损伤周围脏器等问题。"J"形切口手术方式，即先在子宫下段做一个 3cm 左右的横切口达宫腔，不切到胎盘，然后向无胎盘或胎盘较薄一侧的子宫体部方向延长切口，形成"J"形切口。采用"J"形切口手术方式的优势在于：①可根据胎盘位置调整切口在子宫下段的位置，避开胎盘并解决胎儿娩出困难的问题，能有效缩短胎儿娩出时间及手术时间；②避免了切口撕裂及周围组织的损伤；③在未增加手术难度的前提下，更有利于术者处理粘连及植入的胎盘；④胎盘娩出后连续缝合切口，有效控制出血，利于切口愈合[32]。

3. 阴道分娩

《指南》中描述：

边缘性前置胎盘、低置胎盘，出血少，枕先露；部分性前置胎盘，子宫颈口已扩张，估计短时间内可以结束分娩者，在有条件的医疗机构，备足血源的同时可在严密监测下行阴道试产。

解读：

多项研究表明，胎盘边缘距离宫颈内口的距离，是影响阴道试产成功的重要因素。SOGC 明确指出，35 周后 TVS 显示胎盘边缘到宫颈内口的距离对分娩方式有指导意义（证据等级Ⅱ-2A）。胎盘边缘到宫颈内口的距离 >20mm，可试产，成功率高（63%～100%）。Bronsteen R 等人的研究也发现当胎盘边缘距离宫颈内口为 10～20mm 时，阴道分娩的成功率为76.5%，而胎盘边缘距离宫颈内口为 0～10mm 时，阴道分娩的成功率仅为 27.3%[33]。外，胎盘越厚，患者在阴道试产中发生出血的风险越高，当胎盘厚度大于 10mm 时，阴道分娩成功率明显降低[34]。因此，对前置胎盘患者产前进行全面而准确的超声评价，是阴道试产成功的可靠保证。

六、前置胎盘合并胎盘植入的诊断及解读

随着剖宫产率的上升，前置胎盘合并胎盘植入的发生率也有所增高。孕妇既往剖宫产术次数越多，再次妊娠发生前置胎盘合并胎盘植入的风险也越高。因此，临床医生应熟悉胎盘植入的诊断。

（一）临床表现
《指南》中描述：

前置胎盘合并胎盘植入的诊断主要根据临床表现及术中所见。对于无产前出血的前置胎盘，更要考虑胎盘植入的可能性，不能放松对前置胎盘凶险性的警惕。术中发现胎盘与宫壁无间隙；或胎盘附着处持续大量出血，应果断作出判断。

解读：

产时的临床表现是诊断前置胎盘合并胎盘植入的主要手段。病史对于前置胎盘合并胎盘植入的诊断有重要的提示意义，但同时也容易被忽视。对于已诊断为前置胎盘的患者，应详细询问其既往妊娠情况、有无剖宫产等子宫手术史。对所有前置胎盘患者特别是前壁胎盘者，都应警惕胎盘植入可能[35]。胎儿娩出，出现徒手剥离胎盘困难，剥离面胎盘不完整，胎盘附着处大量出血等情况，都应及时判断存在胎盘植入可能，以便进行进一步采取措施。

（二）辅助检查
《指南》中描述：

超声发现胎盘内多个不规则的无回声区伴丰富血流信号和（或）膀胱壁连续性的中断，强烈提示胎盘植入可能。其他具有提示意义和诊断参考价值的超声征象包括子宫肌层变薄（厚度 <1 毫米），胎盘和子宫分界不清。

MRI 对诊断胎盘植入有很大的帮助，能更清楚地显示胎

盘侵入肌层的深度、局部吻合血管分布及宫旁侵犯情况，可提供准确的局部解剖层次，指导手术路径。

解读：

超声是诊断胎盘植入的一线方法。在多普勒超声上，胎盘腔隙内见紊乱的血流，对胎盘植入诊断的敏感性为77%～93%，特异性为71%～97%，阳性预测值为65%～88%[6]。经阴道超声（TVB）分辨率更高并能避免胎头影响，清楚显示宫颈及子宫下段，更有利诊断前置或低置胎盘伴胎盘植入。超声检查亦具有局限性，超声检查不能明确胎盘侵入子宫肌层的程度，对于后壁胎盘成像较差[36]，在超声成像不佳的病例中，可选择MRI。

MRI对组织分辨高，对血流敏感，能够清楚看到胎盘的情况。MRI还可清楚地显示出子宫与胎盘的关系，其最佳选择脉冲序列是T2W1的矢状位。根据信号强度将胎盘子宫交界面分为三层：内侧低强度信号层（蜕膜层），中间高强度信号层（子宫肌层）和外侧低强度信号层（子宫浆膜层），能够清晰地显示胎盘植入的浸润深度以及局部解剖结构关系。当发生胎盘植入时，会表现为胎盘绒毛侵入子宫肌层。子宫肌层变薄，受侵或信号不规则，有血管影穿过肌层；当发生胎盘穿透时，表现为绒毛穿透子宫肌壁达浆膜面。子宫肌层信号完全消失，胎盘位于子宫轮廓线外，膀胱比受侵等。有研究显示，MRI和多普勒超声在胎盘植入诊断敏感性和特异性方面没有明显的统计学差异，且由于价格昂贵，目前多数学者推荐MRI仅应用于超声诊断不明确的孕妇（RCOG，2011，证据等级D）。对疑似胎盘植入的病人是否常规进行MRI检查，有待进一步的循证医学证据进行评估。

七、前置胎盘合并胎盘植入的治疗及解读

（一）手术时机的选择：

《指南》中描述：

无症状的前置胎盘合并胎盘植入者推荐妊娠36周后行手术。伴有反复出血症状的前置胎盘合并胎盘植入者促胎肺成熟后（34^{+6}周以前）提前终止妊娠。

解读：

产科医生需要在早产和急诊剖宫产之间做出权衡，尽量避

免急诊剖宫产。前置胎盘合并胎盘植入是剖宫产＋子宫切除术最常见的手术指征[37]。同择期剖宫产＋子宫切除术相比，紧急剖宫产＋子宫切除术患者的死亡率明显增高（37% 比 66%）[38]。考虑到紧急剖宫产术的危险，有学者建议对前置胎盘合并胎盘植入的孕妇，应将终止妊娠的时机提前至 34 周[39]。Warshak CR 等人的研究认为 34～35 周之间的择期剖宫产术并不明显增加新生儿患病率[40]。但由于缺乏可靠的临床随机对照试验及循证医学的证据，目前仍建议对于无症状的前置胎盘合并胎盘植入者，妊娠满 36 周后行择期剖宫产术（RCOG，2011）。

（二）手术方式

子宫切除术

《指南》中描述：

适应证：胎盘植入面积大、子宫壁薄、胎盘穿透、子宫收缩差、短时间内大量出血（数分钟内出血 >2000ml）及保守治疗失败者。

解读：

术前高度怀疑前置胎盘合并植入，术中证实胎盘植入面积大、子宫壁薄、胎盘穿透者，子宫切口应尽量远离并避开胎盘，以减少术中出血。胎儿娩出后不剥离胎盘直接行全子宫切除术，这将显著降低母婴并发症[41]，而不必等到大量出血再行子宫切除术。若术前已经发生阴道出血，应尽快行子宫切除术[42,43]。有专家共识认为对不要求保留生育能力的前置胎盘合并胎盘植入者，剖宫产后常规切除子宫，以减少发生致命性产后大出血的风险[43]。另外，对要求保留生育能力的患者，切勿强行剥离胎盘，可将胎盘部分或全部留在宫腔内，术后继续保守治疗，但目前越来越多的观点提出，不推荐大面积胎盘植入者进行子宫保留处理，因术后再次大出血及切除子宫风险高。一旦保守治疗无法控制产后出血，也应立即行子宫切除术。

八、前置血管的诊断处理及解读

前置血管，虽然罕见，但与围产儿发病率和死亡率密切相关，因此首次列入诊疗《指南》。低置胎盘、帆状胎盘、副胎盘、双叶胎盘、多叶胎盘、多胎妊娠等常合并前置血管。前置血管产前可无任何临床表现，或表现为无痛性阴道出血，因此我们将前置血管也列入前置胎盘的范畴。

（一）前置血管的诊断及解读

《指南》中描述：

产前诊断前置血管有一定困难。超声检查是诊断前置血管的主要手段。应用经阴道超声多普勒检查发现脐带插入的位置较低，有助于诊断。产时识别前置血管的要点是：阴道检查扪及索状、搏动的血管；胎膜破裂时伴阴道流血，同时出现胎心率变化。

解读：

前置血管是指胎儿血管行走于子宫下段或宫颈内口处的胎膜及绒毛膜间，位于胎先露的前方前置血管应归纳为前置胎盘范畴。因前置血管发生破裂，胎儿失血，可致胎儿窘迫，胎儿死亡率极高；先露部压迫前置的血管影响胎儿血供亦可危及胎儿生命；由于出血主要来自胎儿，孕妇一般没有生命危险。诊断前置血管的主要手段有超声检查、羊膜镜检法及磁共振成像检查法。羊膜镜检法多用于人工破膜前，或胎膜早破前用以排除前置血管的可能，但此法属于有创性检查，很少用于临床。磁共振是无创诊断前置血管的可靠方法，但检查费用昂贵且检查过程较复杂，不可能对所有孕妇用此法进行诊断，仅用于临床怀疑血管前置的病例，因此，超声检查是诊断血管前置的常用方法。对产前超声难以显示脐带胎盘插入处的，高度警惕血管前置的可能性。超声检查过程中应仔细检查宫颈内口部位，并行经会阴或经阴道超声检查以排除前置血管的可能。产前超声诊断血管前置应遵循以下原则（SOGC，2009）：①若中孕期常规超声检查发现低置胎盘时，必须检查脐带的插入部位（证据等级Ⅱ-2B）；②产前检查发现有帆状胎盘、双叶胎盘、副胎盘等前置血管高危因素存在时，必须行经阴道超声，仔细检查宫颈内口（证据等级Ⅱ-2B）；③发现可疑前置血管时，必须行经阴道超声彩色多普勒检查，即使采用经阴道超声彩色多普勒检查，前置血管也有漏诊可能（证据等级Ⅱ-2B）。需要注意的是，中孕期检查有血管前置的，要在孕晚期复查。因为随着妊娠进展，15%病例在孕晚期前置血管会消失[44]。

（二）前置血管的处理及解读

《指南》中描述：

妊娠达 34～35 周，及时剖宫产终止妊娠若发生前置血管破裂，胎儿存活，应立刻剖宫产终止妊娠胎儿已死亡，则选择阴道分娩。

解读：

这里需要特别提出，如前置血管存在于主副胎盘之间，且位于子宫前壁下段手术切口位置。手术过程中，切开子宫下段时，有胎儿娩出前置血管断裂，发生胎儿失血风险。需在术前明确子宫切口处有无附着的前置血管，以其预防不良胎儿预后。

评价与展望

在《指南》中，明确地给出了前置胎盘分类、诊断、随访和治疗措施，内容具体，临床实用性强。妊娠晚期出血是临床工作中常见疾病，病情易突然加重危及母儿生命，如果缺乏对其风险的认识和预测，则可能导致严重后果。在新版的《指南》中将增加宣传教育及预防前置胎盘危险因素，如降低剖宫产率等内容，以预防为主，达到降低前置胎盘，尤其是凶险型前置胎盘的发生率，使《指南》能够更好地指导妇产科医师的诊断和处理。在临床工作中，对不同类型前置胎盘患者的处理有很好的价值，在实践工作中，将不断修订，使之更加具有实用性。

病 案 分 析

下面介绍近年来我们所处理的典型前置胎盘患者的实践经验：

"J"形切口剖官产处理前置胎盘

我们曾对比常规子宫下段手术及根据胎盘分布情况行"J"形切口进行剖宫产两种术式所需的手术时间、估计失血量、婴儿娩出时间、产后恢复等，结果发现"J"形子宫切口术式与传统术式相比，手术时间无明显差异、胎儿娩出时间短、术中出血量明显减少[32]。

病例 1

患者，女，30 岁，因"停经 33^{+4} 周天，反复无痛性阴道出血 3 次，加重 1 天"入院。现病史：平素月经规律，孕 1 月余自测尿 HCG（+）孕 4 月感胎动，定期产检，于孕 28$^+$ 周突然出现阴道大量出血，明显多于月经量，就诊于当地医院予输血、防感染、保胎治疗，住院期间曾多次少量阴道出血，今又出现活动性出血，量如月经，转入我院。既往史：体健，G4P2，顺产 1 次，自然流产 1 次，人工流产 1 次，死产 1 次，余无特殊。入院查体：生命体征平稳，心肺听诊无异常，腹软，无压痛及反跳痛。专科情况：宫高 31cm，腹围 93cm，FHR 143bpm。辅助检查：血常规：WBC 8.34G/L，Hb 87g/L，N% 80.3%，PLT 232G/L；凝血功能正常；经阴道超声提示：晚孕，单活胎，横位。胎盘由后向前覆盖宫颈内口，向前壁延伸 80mm，以右侧为主。覆盖宫颈处胎盘厚度为 50mm，胎盘内见多个低回声区，局部胎盘与肌层分界不清，宫颈长度 3cm。

入院诊断：G5P2，不良产史，孕 33^{+4} 周天，待产，中央型前置胎盘，胎盘植入？中度贫血。

处理：入院后给予 MRI 检查提示胎盘附着于后壁，覆盖宫颈内口向前壁延伸，以右侧壁为主，部分胎盘植入子宫肌层。

给予患者相关检查、备血、监测胎动、胎心、孕妇腹痛及阴道出血情况。患者偶有宫缩，阴道出血少，予以硫酸镁等保胎治疗，并少量输血、补铁，增加母体储备、改善胎儿宫内缺氧情况，孕妇情况好转、阴道出血减少。于 36 周时，血红蛋白升至 109g/L，患者仍偶有宫缩。复查超声，结果提示宫颈管长度为 1.6cm。

考虑胎儿已基本成熟、中央型前置胎盘伴部分植入在孕晚期因宫缩增多，出血风险加大，而择期进行手术。

术前讨论：与手术室、麻醉科、输血科、新生儿及 ICU 进行术前沟通，做好全面准备。充分与家属沟通，拟行剖宫产术，并做好切除子宫准备。

于孕 36^{+4} 周天以"G5P2 孕 36^{+4} 周天待产，中央型前置胎盘，胎盘部分植入"，在全麻下行剖宫产术。

术中情况：子宫增大如孕周，下段形成欠佳，子宫前壁可见明显血窦以右侧为主。取子宫"J"形切口，当切口延长到左侧宫体中下部时可见羊膜囊膨出,破膜,羊水色清,量约500ml。以臀牵引助娩一活男婴,评7～8分。立即使用止血带捆扎子宫下段,使用前列腺F2α肌注宫体促宫缩,检查发现胎盘完全覆盖宫颈内口,胎盘部分自动剥离,粘连约1/3,其中5cm×6cm胎盘与子宫下段前壁肌层致密粘连,分离困难,出血较多,尽量去除胎盘组织,明显出血部位8字缝合止血,下段仍有广泛渗血,放置宫腔球囊后快速连续缝合切口,并将宫腔球囊注水约150ml压迫止血,探查腹腔未见明显异常,关腹。术中出血约1000ml,输压积红4U,血浆200ml,尿色清,约500ml。术中取部分与前壁粘连紧密胎盘组织送病检。

术后诊断:第G5P2,36⁺⁴周天剖宫产一活男婴,评7～8分,LSA,早产,中央型前置胎盘并植入。术后生命体征平稳,予抗感染、止血、补液等支持对症治疗,并服用米非司酮。术后12小时,宫腔引流液为100ml暗红色血性物,逐渐减少宫腔压力,直至拔出球囊,无明显阴道出血。

转归:于术后查Hb 110g/L,继续予补液抗感染止血治疗,于术后5天出院。病检:提示胎盘植入。

总结:

1．患者有多次分娩刮宫史是前置胎盘的高危人群;孕晚期反复无痛性出血典型前置胎盘症状。

2．术前全面检查通过超声、MRI确认胎盘植入的诊断。

3．孕33⁺⁴周天,阴道出血少,可暂时保守治疗,并尽量使血色素上升至110g/L,以应付术中急性失血。

4．短期内大出血的风险预测:超声及MRI提示之完全覆盖宫颈内口,宫颈内口处胎盘厚度5cm;宫颈管长度由3cm缩短到1.6cm;均提示可能在短期内发生大出血。患者已治疗一段时间,妊娠已达36周以上,可终止妊娠。

5．术前仔细阅读影像学结果,计划手术方式,充分了解病情,做好全面准备。术前充分与家属及患者沟通,做好切除子宫准备。准备充足同型红细胞及血液制品,以防孕术中术后发生失血性休克危及母子生命安全。

6．超声提示胎盘附着于前壁但附着不对称,以右侧为主,左侧相对胎盘较少,为实施"J"形切口剖宫产提供可能。施行"J"形切口,可以避免胎盘打洞,在胎儿娩出前避免大量血;前置胎盘常伴胎头高浮、横位等异常胎位,"J"形切口利于胎儿娩出;切口可暴露到宫颈内口部分利于局部止血操作,如胎盘剥离创面的缝合止血、止血球囊的放置等。

7. 术中胎盘部分可自动剥离,粘连约 1/3,其中 5cm×6cm 胎盘与子宫下段前壁肌层致密粘连,面积不算大,宫缩好,故采用保子宫手术,即加强宫缩、局部缝扎、球囊压迫等多种手段止血,最终获得最佳治疗效果。

病例 2

患者,女,29 岁,因"停经 37^{+6} 周天,发现前置胎盘 2 周"入院。

现病史: 平素月经规律,孕 1 月余自测尿 HCG(+),孕 4 月感胎动,孕期不规律产检,孕 5 月余在当地医院行 B 超检查结果提示前置胎盘,未处理。患者孕期无腹痛、阴道出血等不适。今来我院产检,B 超提示中央型前置胎盘并胎盘植入可能,收入院。既往史:体健,2011 年 3 月行剖宫产术,术后半年再次妊娠,余无特殊。入院查体:生命体征平稳,心肺听诊无异常,腹软,无压痛及反跳痛。专科情况:宫高 37cm,腹围 109cm,胎心 146 次 / 分,LSA,未及宫缩。辅助检查:血常规:WBC 6.33G/L, Hb 110g/L, N% 71.3%, PLT 145G/L;凝血功能正常;经阴道超声提示:胎盘附着于前壁及左侧壁,厚 37mm,胎盘下缘由前向后完全覆盖宫颈内口,宫颈内口处胎盘厚约 28mm,胎盘与子宫前壁分界不清,未见明显肌层,与膀胱后壁分界不清,宫颈长度 20mm。CDFI:胎盘腔隙内见紊乱的血流,胎盘与前壁交界处血流信号丰富,宫颈管内见粗大血流信号。足月胎儿,体重约 3700g, LSA。羊水量正常。提示:晚孕,单活胎,中央型前置胎盘并胎盘植入可能,宫颈管血管扩张。

入院诊断: G2P1 孕 37^{+6} 周待产,凶险型前置胎盘,瘢痕子宫。

处理: 入院后给予 MRI 检查提示胎盘位于子宫偏左前侧延伸至子宫颈内口,子宫颈管上方狭窄显示不清,胎盘最厚处位于子宫体下部前壁,厚约 6.2cm,胎盘附着处子宫肌层变薄与子宫肌层分界欠清,子宫体部与膀胱紧邻,分界尚清楚。给予患者相关检查、备血、监测胎动、胎心、孕妇腹痛及阴道出血情况。

凶险型前置胎盘在孕晚期宫缩增多，宫颈管已有缩短，出血风险加大，胎儿已足月，决定择期尽快手术。

术前讨论：与手术室、麻醉科、输血科、新生儿及 ICU 进行术前沟通，做好全面准备。充分与家属沟通，拟行剖宫产术，并做好切除子宫准备。

于孕 38^{+1} 周天以"G2P1 孕 37^{+6} 周待产，凶险型前置胎盘，瘢痕子宫"在全麻下行剖宫产术＋次全子宫切除术。

术中情况：取下腹部纵切口进入腹腔内见子宫增大同相应孕周大小，呈葫芦形。子宫前壁及下段表面血管怒张，下段膨隆极其菲薄，几近穿透，紫蓝色。遂向脐上延长腹壁切口，避开子宫前壁及下段怒张的大血管及胎盘较厚部位，取子宫体部横切口切开子宫全层，部分切口见胎盘组织，部分见羊膜囊膨出，出血较少。迅速人工破后以头位助娩一活男婴，评 8～9 分。组织钳钳夹子切口渗血处，止血带加压阻断双侧子宫动静脉血管，行全子宫切除术并送病检。术毕剖视子宫见胎盘呈筒状附着于子宫前壁中段、子宫下段、前壁及左侧壁及部分后壁，由前向后完全覆盖宫颈内口，植入子宫下段浆膜层。

切除子宫过程顺利，出血约 1000ml，术中患者血压稳定，输压积红 4U，血浆 350ml。

术后诊断：第 2/2 胎孕 38^+ 周剖宫产一活男婴，评 8～9 分，LOA，凶险型前置胎盘，全子宫切除术后。术后患者转 ICU 治疗，给予输血、抗感染、补液治疗等支持对症治疗，并于术后第二天转回产科病房。

转归：于术后查 Hb 99g/L，继续予补液抗感染治疗，于术后 5 天出院。病检：提示胎盘植入。

总结：

1. 患者有前次剖宫产史，且此次妊娠间隔时间过短是凶险型前置胎盘的高危人群。

2. 产前无出血更要考虑胎盘植入的可能。患者孕 5 月已诊断为前置胎盘，我院超声再次证实为中央型前置胎盘且前壁附着，重点注意了胎盘植入的可能，发现胎盘腔隙内见紊乱的血流，胎盘与前壁交界处血流信号丰富，宫颈管内见粗大血流信号，胎盘植入的可能大且与膀胱后壁分界不清。

3. MRI进一步证实了胎盘植入的诊断,并发现与膀胱有分界,告诉我们手术难度有一定降低。

4. 无症状的前置胎盘伴植入者可在36周后终止妊娠,此患者已满38周,应尽早终止妊娠。

5. 术前已做好充分的准备,包括:术前讨论,与手术室、麻醉科、输血科、新生儿及ICU进行术前沟通,充分与家属沟通得到家属的理解与配合。

6. 手术方式及麻醉方式拟定:在全麻下行剖宫产术+次全子宫切除术,节约了术中时间,增加了母婴的安全。

7. 术中证实为凶险型前置胎盘,胎盘植入面积大、子宫壁薄、胎盘几近穿透,果断选择体部避开胎盘的横切口,胎儿娩出前失血少,保证了胎儿的安全。紧接着立即切除子宫,减少了术中出血及输血量,患者及胎儿均预后好。

参 考 文 献

1. Copland JA, Craw SM, Herbison P. Low-lying placenta: who should be recalled for a follow-up scan? J Med Imaging Radiat Oncol, 2012, 56(2): 158-162.

2. Ruparelia BA, Chapman MG. Early identification of placenta praevia. Br J Obstet Gynaecol, 1991, 98(5): 499.

3. Heer IM, Muller-Egloff S, Strauss A. Placenta praevia—comparison of four sonographic modalities. Ultraschall Med, 2006, 27(4): 355-359.

4. Adeyomoye AA, Ola ER, Arogundade RA, et al. Comparison of the accuracy of trans-abdominal sonography (TAS) and transperineal sonography (TPS) in the diagnosis of Placenta Praevia. Niger Postgrad Med J, 2006, 13(1): 21-25.

5. Hayes E, Ayida G, Crocker A. The morbidly adherent placenta: diagnosis and management options. Curr Opin Obstet Gynecol, 2011, 23(6): 448-453.

6. Taipale P, Hiilesmaa V, Ylostalo P. Transvaginal ultrasonography at 18-23 weeks in predicting placenta previa at delivery. Ultrasound Obstet Gynecol, 1998, 12(6): 422-425.

7. Becker RH, Vonk R, Mende BC, et al. The relevance of placental location at 20-23 gestational weeks for prediction of

placenta previa at delivery: evaluation of 8650 cases.Ultrasound Obstet Gynecol, 2001, 17(6): 496-501.

8. Oppenheimer L, Holmes P, Simpson N, et al.Diagnosis of low-lying placenta: can migration in the third trimester predict outcome? Ultrasound Obstet Gynecol, 2001, 18(2): 100-102.

9. Lal AK, Nyholm J, Wax J, et al.Resolution of complete placenta previa: does prior cesarean delivery matter? J Ultrasound Med, 2012, 31(4): 577-580.

10. Dashe JS, McIntire DD, Ramus RM, et al.Persistence of placenta previa according to gestational age at ultrasound detection.Obstet Gynecol, 2002, 99(5 Pt 1): 692-697.

11. Zaitoun MM, El Behery MM, Abd El Hameed AA, et al.Does cervical length and the lower placental edge thickness measurement correlates with clinical outcome in cases of complete placenta previa? Arch Gynecol Obstet, 2011, 284 (4): 867-873.

12. Stafford IA, Dashe JS, Shivvers SA, et al.Ultrasonographic cervical length and risk of hemorrhage in pregnancies with placenta previa.Obstet Gynecol, 2010, 116(3): 595-600.

13. Saitoh M, Ishihara K, Sekiya T, et al.Anticipation of uterine bleeding in placenta previa based on vaginal sonographic evaluation.Gynecol Obstet Invest, 2002, 54(1): 37-42.

14. Wei Q, Zhang W, Chen M, et al.Peripartum hysterectomy in 38 hospitals in China: a population-based study.Arch Gynecol Obstet, 2013 Aug 29.

15. Marshall NE, Fu R, Guise JM.Impact of multiple cesarean deliveries on maternal morbidity: a systematic review.Am J Obstet Gynecol, 2011, 205(3): 262 e1-8.

16. Fishman SG, Chasen ST, Maheshwari B.Risk factors for preterm delivery with placenta previa.J Perinat Med, 2011 Nov 16, 40(1): 39-42.

17. C.M.Lam, S.F.Wong Risk factors for preterm delivery in women with placenta praevia and antepartum haemorrhage: retrospective study Hong Kong Med J, 2002, 8(3): 163-166.

18. R.E.Besinger, C.W.Moniak, L.S.Paskiewicz, et al.The effect of

tocolytic use in the management of symptomatic placenta previa Am J Obstet Gynecol, 1995, 172 (6): 1770-1775; discussion 5-8.

19. D.A.Wing, R.H.Paul, L.K.Millar.Management of the symptomatic placenta previa: a randomized, controlled trial of inpatient versus outpatient expectant management Am J Obstet Gynecol, 1996, 175 (4 Pt 1): 806-811.

20. E.F.Magann, C.A.Johnson, K.S.Gookin, et al.Placenta praevia: does uterine activity cause bleeding? Aust N Z J Obstet Gynaecol, 1993, 33 (1): 22-24.

21. P.G.Tomich Prolonged use of tocolytic agents in the expectant management of placenta previa J Reprod Med, 1985, 30 (10): 745-748.

22. A.Sharma, V.Suri, I.Gupta.Tocolytic therapy in conservative management of symptomatic placenta previa Int J Gynaecol Obstet, 2004, 84 (2): 109-113.

23. American College of Obstetricians and Gynecologists Committee on Obstetric Practice Society for Maternal-Fetal Medicine.Committee Opinion No.573: magnesium sulfate.

24. U.S.Food and Drug Administration.Drug Safety Communications FDA recommends against prolonged use of magnesium sulfate to stop pre-term labor due to bone changes in exposed babies [EB/OL].[2014-02-05].http://www.fda.gov/

25. A.Yoshida, Y.Itoh, K.Nagaya, et al.Prolonged relaxant effects of vecuronium in patients with deliberate hypermagnesemia: time for caution in cesarean section J Anesth, 2006, 20 (1): 33-35.

26. S.G.Fishman, S.T.Chasen.Risk factors for emergent preterm delivery in women with placenta previa and ultrasound findings suspicious for placenta accreta J Perinat Med, 2011, 39 (6): 693-696.

27. S.G.Fishman, S.T.Chasen, B.Maheshwari.Risk factors for preterm delivery with placenta previa J Perinat Med, 2011, 40 (1): 39-42.

28. M.G.Zlatnik, S.E.Little, P.Kohli, et al.When should women with placenta previa be delivered? A decision analysis J Reprod

Med，2010，55（9-10）：373-81.

29. Y.Oyelese，J.C.Smulian.Placenta previa，placenta accreta，and vasa previa Obstet Gynecol，2006，107（4）：927-41.

30. S.E Bleeding during pregnancy：a comprehensive guide.New York：Springer，2011，15.

31. L.Zou，S.Zhong，Y.Zhao，et al.Evaluation of"J"-shaped uterine incision during caesarean section in patients with placenta previa：a retrospective study J Huazhong Univ Sci Technolog Med Sci，2010，30（2）：212-6.

32. R.Bronsteen，R.Valice，W.Lee，et al.Effect of a low-lying placenta on delivery outcome Ultrasound Obstet Gynecol，2009，33（2）：204-8.

33. S.Ghourab.Third-trimester transvaginal ultrasonography in placenta previa：does the shape of the lower placental edge predict clinical outcome？ Ultrasound Obstet Gynecol，2001，18（2）：103-8.

34. G.Garmi，R.Salim.Epidemiology，etiology，diagnosis，and management of placenta accreta Obstet Gynecol Int 2012（873929）.

35. T.M.Elhawary，N.L.Dabees，M.A.Youssef.Diagnostic value of ultrasonography and magnetic resonance imaging in pregnant women at risk for placenta accreta J Matern Fetal Neonatal Med，2013，26（14）：1443-9.

36. C.S.Shellhaas，S.Gilbert，M.B.Landon，et al.The frequency and complication rates of hysterectomy accompanying cesarean delivery Obstet Gynecol，2009，114（2 Pt 1）：224-9.

37. C.M.Briery，C.H.Rose，W.T.Hudson，et al.Planned vs emergent cesarean hysterectomy Am J Obstet Gynecol，2007，197（2）：154 e1-5.

38. B.K.Robinson，W.A.Grobman.Effectiveness of timing strategies for delivery of individuals with placenta previa and accreta Obstet Gynecol，2010，116（4）：835-42.

39. C.R.Warshak，G.A.Ramos，R.Eskander，et al.Effect of predelivery diagnosis in 99 consecutive cases of placenta accreta Obstet Gynecol，2010，115（1）：65-9.

40. X.Carcopino, C.d'Ercole, F.Bretelle.Optimal management strategies for placenta accreta BJOG, 2009, 116(11): 1538; author reply-9.

41. A.G.Eller, T.F.Porter, P.Soisson, et al.Optimal management strategies for placenta accreta BJOG, 2009, 116(5): 648-54.

42. Committee opinion no.529: placenta accreta.Obstet Gynecol, 2012, 120(1): 207-11.

43. Nelson LH, Melone PJ, King M.Diagnosis of vasa previa with transvaginal and color flow Doppler ultrasound.Obstet Gynecol, 1990, 76: 506-9.

附录十五　前置胎盘的临床诊断与处理指南

中华医学会妇产科学分会产科学组

　　前置胎盘是常见的妊娠晚期并发症,病情易突然加重而危及母儿安全。因此,早期诊断和正确处理具有重要意义。目前,国内外对前置胎盘的诊治存在差异,我国的诊断处理缺乏完善的循证医学证据。为此,根据多国关于前置胎盘的诊治指南,以及最新的循证医学证据,结合国内临床工作的实际,中华医学会妇产科学分会产科学组组织国内有关专家制定了《前置胎盘的临床诊断与处理指南》(以下简称《指南》)。本《指南》旨在规范和指导妇产科医师对前置胎盘的诊治做出合理的临床决策,在针对具体患者时,临床医师可在参考本《指南》的基础上,全面评估患者的病情,制定合理的诊治方案。随着相关研究结果和循证医学证据的完善,本《指南》将不断进行更新。

前置胎盘

一、定义及分类

　　正常的胎盘附着于子宫体部的前壁、后壁或侧壁,远离宫颈内口。妊娠28周后,胎盘仍附着于子宫下段,其下缘达到或覆盖宫颈内口,位置低于胎儿先露部,称为前置胎盘。按胎盘边缘与宫颈内口的关系,将前置胎盘分为4种类型:完全性前置胎盘、部分性前置胎盘、边缘性前置胎盘、低置胎盘[1]。妊娠中期超声检查发现胎盘接近或覆盖宫颈内口时,称为胎盘前置状态。

　　1.完全性前置胎盘:胎盘组织完全覆盖宫颈内口。

　　2.部分性前置胎盘:胎盘组织部分覆盖宫颈内口。

　　3.边缘性前置胎盘:胎盘附着于子宫下段,边缘达到宫颈内口,但未超越。

　　4.低置胎盘:胎盘附着于子宫下段,边缘距宫颈内口的距离<20mm(国际上尚未统一,多数定义为距离<20mm),此距离对临床分娩方式的选择有指导意义[2-3]。也有文献认为,当胎盘边缘距离宫颈内口20~35mm时称为低置胎盘;将胎盘边缘距宫颈内口的距离<20mm、而未达到宫颈内口

时定义为边缘性前置胎盘[1]。由于低置胎盘可导致临床上的胎位异常、产前产后出血，对母儿造成危害，临床上应予重视。

前置胎盘的程度可随妊娠及产程的进展而发生变化[4]。诊断时期不同，分类也不同。建议以临床处理前的最后1次检查来确定其分类。

二、诊断

1. 高危因素：前置胎盘的高危因素包括流产史、宫腔操作史、产褥期感染史、高龄、剖宫产史；吸烟；双胎妊娠；妊娠28周前超声检查提示胎盘前置状态[5]等。

2. 临床表现：

(1)病史：妊娠晚期或临产后突然出现无诱因、无痛性的阴道流血。

(2)体征：患者全身情况与出血量及出血速度密切相关。反复出血可呈贫血貌，急性大量出血可致失血性休克。

(3)腹部检查：子宫软，无压痛，轮廓清楚，子宫大小符合妊娠周数。胎位清楚，胎先露高浮或伴有胎位异常。

(4)阴道检查：应采用超声检查确定胎盘位置，如前置胎盘诊断明确，不必再行阴道检查。如必须通过阴道检查以明确诊断或选择分娩方式，可在输液、备血及可立即行剖宫产手术的条件下进行。禁止肛查。

3. 辅助检查：

(1)超声检查：在妊娠的任何时期，如怀疑前置胎盘，推荐使用经阴道超声进行检查。其准确性明显高于经腹超声，并具有安全性（证据等级：Ⅱ-2A）[2]。超声检查诊断前置胎盘，建议使用下述测量方法以指导临床：当胎盘边缘未达到宫颈内口，测量胎盘边缘距宫颈内口的距离；当胎盘边缘覆盖了宫颈内口，测量超过宫颈内口的距离，精确到毫米（证据等级：Ⅱ-2A）[2]。

(2)MRI检查：有条件的医院，怀疑合并胎盘植入者，可选择MRI检查。与经阴道超声检查相比，MRI对胎盘定位无明显优势[2]。

三、胎盘前置状态的随访

妊娠中期胎盘前置状态常因胎盘"移行"而发生变化，最终的诊断取决于妊娠周数、胎盘边缘与宫颈内口的关系。

妊娠中期超声检查发现胎盘前置状态者建议经阴道超声随访[1,3]。并根据情况增加超声随访次数。妊娠18～23周时胎盘边缘达到但没有覆盖宫颈内口（0mm），持续胎盘前置状态的可能性基本为零。如覆盖宫颈内口范围超过25mm，分娩时前置胎盘的发生率为40%～100%[2]。

四、治疗

治疗原则为止血、纠正贫血、预防感染、适时终止妊娠。根据前置胎盘类型、出血程度、妊娠周数、胎儿宫内状况、是否临产等进行综合评估，给予相应治疗。

（一）期待治疗

期待治疗的目的是在母儿安全的前提下，延长妊娠时间，提高胎儿存活率。适用于妊娠<36周，一般情况良好，胎儿存活，阴道流血不多，无需紧急分娩的孕妇。需在有母儿抢救能力的医疗机构进行。对于有阴道流血的患者，强调住院治疗（证据等级：Ⅱ-2C）[2]。密切监测孕妇生命体征及阴道流血情况。常规进行血常规、凝血功能检测并备血。监护胎儿情况，包括胎心率、胎动计数、胎儿电子监护及胎儿生长发育情况。

1. 一般处理：阴道流血期间绝对卧床，建议侧卧位。血止后可适当活动。

2. 纠正贫血：目标是维持血红蛋白含量在110g/L以上，血细胞比容在30%以上[6]，增加母体储备，改善胎儿宫内缺氧情况。

3. 止血：在期待治疗过程中，常伴发早产。对于有早产风险的患者可酌情给予宫缩抑制剂[7]，防止因宫缩引起的进一步出血，赢得促胎肺成熟的时间。常用药物有硫酸镁、β受体激动剂、钙通道阻滞剂、非甾体抗炎药、缩宫素受体抑制剂等。

在使用宫缩抑制剂的过程中，仍有阴道大出血的风险，应做好随时剖宫产手术的准备。值得注意的是，宫缩抑制剂与肌松剂有协同作用，可加重肌松剂的神经肌肉阻滞作用，增加产后出血的风险[8]。

4. 糖皮质激素的使用：若妊娠<34周，应促胎肺成熟。应参考早产的相关诊疗指南。

5. 宫颈环扎术：宫颈环扎术止血及改善预后的效果不肯定，无足够证据（证据等级：Ⅲ-D）[2-3]。

6. 保守治疗过程中阴道大出血的预测:

(1)宫颈管长度:妊娠 34 周前经阴道超声测量宫颈管长度,如宫颈管长度 <3cm 大出血而急诊剖宫产手术的风险增加[9]。如覆盖宫颈内口的胎盘较厚(>1cm),产前出血、胎盘粘连、植入及手术风险增加[10]。

(2)胎盘边缘出现无回声区:覆盖宫颈内口的胎盘边缘出现无回声区,出现突然大出血的风险是其他类型前置胎盘的 10 倍[11]。

(3)位于前次剖宫产子宫切口瘢痕处的前置胎盘即"凶险型前置胎盘"常伴发胎盘植入、产后严重出血,子宫切除率明显增高[12]。

(二)终止妊娠

终止妊娠的时机及方式:应根据临床判断,辅以超声检查结果。

1. 紧急剖宫产:出现大出血甚至休克,为挽救孕妇生命,应果断终止妊娠[3]。无需考虑胎儿情况。在期待治疗过程中,若出现胎儿窘迫等产科指征,胎儿已可存活,可行急诊手术。临产后诊断的部分性或边缘性前置胎盘,出血量较多,估计短时间内不能分娩者,也选择急诊剖宫产终止妊娠。

2. 择期终止妊娠:择期剖宫产,为目前处理前置胎盘的首选。

对于无症状的前置胎盘合并胎盘植入者可于妊娠 36 周后终止妊娠[3]。无症状的完全性前置胎盘,妊娠达 37 周[13],可考虑终止妊娠;边缘性前置胎盘满 38 周可考虑终止妊娠[3];部分性前置胎盘应根据胎盘遮盖宫颈内口情况适时终止妊娠。

子宫切口的选择原则上应尽量避开胎盘,以免增加孕妇和胎儿失血[14]。对于前壁胎盘,根据产前超声胎盘定位及胎位,剖宫产切口应尽量避开胎盘,灵活选择子宫切口。胎儿娩出后,立即子宫肌壁注射宫缩剂,如缩宫素、前列腺素制剂等,待子宫收缩后徒手剥离胎盘。也可用止血带将子宫下段血管扎紧数分钟,以利胎盘剥离时的止血,但需警惕结扎部位以下的出血。若剥离面出血多,应参照产后出血的处理。若采取各项措施均无效,应向家属交待病情,果断切除子宫。

3. 阴道分娩:边缘性前置胎盘、低置胎盘,出血少,枕先露;部分性前置胎盘,宫颈口已扩张,估计短时间内可以结束分娩者,在有条件的医疗机构,备足血源的同时可在严密监测下行阴道试产(证据等级:Ⅱ-2A)[2]。经阴道分娩而发生产后出血,胎盘剥离面的止血方法参考剖宫产时的处理。

(三)抗感染治疗

期待治疗过程中筛查感染与否,预防性使用抗生素。终止妊娠时在胎盘剥离后预防性使用抗生素。

(四)转诊及转运

一旦确诊完全性前置胎盘,应在二级以上医院产前检查及治疗。若阴道反复出血或大出血而当地无条件处理,在充分评估母胎安全、输液、输血的条件下,迅速转院。

前置胎盘合并胎盘植入

前置胎盘合并胎盘植入的发生率为1%~5%,并随着剖宫产次数增多而明显增高[15]。

一、诊断

1. 临床表现:前置胎盘合并胎盘植入的诊断主要根据临床表现及术中所见。对于无产前出血的前置胎盘,更要考虑胎盘植入的可能性,不能放松对前置胎盘凶险性的警惕。术中发现胎盘与宫壁无间隙,或胎盘附着处持续大量出血,应及时做出判断。

2. 超声诊断:胎盘内多个不规则的无回声区伴丰富血流信号和(或)膀胱壁连续性的中断,强烈提示胎盘植入可能。其他具有提示意义和诊断参考价值的超声征象包括子宫肌层变薄(厚度<1mm),胎盘和子宫分界不清[16]。

3. MRI诊断:MRI对诊断胎盘植入有很大的帮助,能更清楚地显示胎盘侵入肌层的深度、局部吻合血管分布及宫旁侵犯情况,可提供准确的局部解剖层次,指导手术路径[3]。

此外,病理检查有助于明确诊断。

二、治疗

1. 剖宫产手术前评估:(1)根据胎盘位置及植入情况制定合理的手术方案。(2)术前充分告知手术风险,并签好子宫切除知情同意书。(3)充分备血。(4)联合麻醉科、ICU及新生儿科共同救治。(5)确保手术期间的止血药物和用品,例如前列腺素类药物、止血海绵等。

2. 手术时机：无症状的前置胎盘合并胎盘植入者推荐妊娠 36 周后行手术[3]。伴有反复出血症状的前置胎盘合并胎盘植入者促胎肺成熟后提前终止妊娠[3]。

3. 手术方式：建议择期剖宫产终止妊娠。后壁胎盘或前侧壁胎盘植入者，可行子宫下段剖宫产术；前壁胎盘植入者，行子宫体部剖宫产术。胎儿娩出后，依据出血量、植入的程度、患者是否有生育要求及病情决定处理方式，主要包括子宫切除术及保守治疗。

（1）子宫切除术：①适应证：胎盘植入面积大、子宫壁薄、胎盘穿透、子宫收缩差、短时间内大量出血（数分钟内出血 >2000ml）及保守治疗失败者。有文献报道，立即切除子宫的患者死亡率为 5.8%~6.6%，试图保留子宫的患者死亡率为 12.5%~28.3%[17]。无生育要求可作为子宫切除术的参考指征。②子宫切除术类型：推荐子宫全切术。胎儿娩出后不剥离胎盘直接缝合切口后行子宫全切术。

（2）保守治疗：对生命体征平稳、出血量不多、植入范围小者行保守治疗[18]。包括保守性手术、药物治疗、栓塞治疗。①保守性手术：局部缝扎止血，可采用局部"8"字、间断环状缝合或 B-Lynch 法缝合、压迫止血。为减少因强行剥离胎盘而产生的出血，剖宫产时可将胎盘部分或全部留在宫腔内，术后可配合甲氨蝶呤等药物治疗或栓塞治疗[19]。产后应密切随访，抗生素预防感染，加强子宫收缩，观察阴道流血情况、有无感染征象等。②药物治疗：治疗胎盘植入的药物有甲氨蝶呤、米非司酮等。给药途径和用药剂量根据胎盘植入的部位、深浅和面积大小而异。③栓塞治疗：预防性结扎或阻塞盆腔血管对胎盘植入患者的作用不明确，需要进一步研究[3]。

前置血管

前置血管是指胎儿血管穿越胎膜位于宫颈内口。前置血管应归为前置胎盘范畴[20]。

一、诊断

前置血管的典型临床症状是妊娠晚期无痛性阴道流血，色鲜红，多发生在胎膜破裂时。前置血管发生破裂，胎儿失血，可致胎儿窘迫，胎儿死亡率极高。先露部压迫前置的血管影响胎儿血供也可危及胎儿生命。由于出血主要来自胎儿,孕妇一般没有生命危险。

产前诊断前置血管十分困难。超声检查是诊断前置血管的主要手段。应用经阴道超声多普勒检查发现脐带插入的位置较低,有助于诊断[21]。产时识别前置血管的要点是:阴道检查扪及索状、搏动的血管;胎膜破裂时伴阴道流血,同时出现胎心率变化。

二、治疗

产前已明确诊断的前置血管,应在具备母儿抢救条件的医疗机构进行待产,妊娠达34~35周,及时剖宫产终止妊娠[22]。若发生前置血管破裂,胎儿存活,应立刻剖宫产终止妊娠;胎儿若已死亡,则选择阴道分娩。

参 考 文 献

1. 乐杰.妇产科学.4版.北京:人民卫生出版社,2008:116-117.
2. Oppenheimer L, Society of Obstetricians and Gynaecologists of Canada.Diagnosis and management of placenta previa.J Obstet Gynaecol Can, 2007, 29: 261-273.
3. Royal College of Obstetricians and Gynaecologists.Placenta praevia, placenta preavia accrete and vasa praevia diagnosis and management.Green-top Guideline No.27.January 2011 [EB/OL].[2012-06-18]http://www.rcog.org.uk/womens-health/clinical-guidance/placenta-praevia-and-placenta-praevia-accreta-diagnosis-and-manageme.
4. Cho JY, Lee YH, Moon MH, et al.Difference in migration of placenta according to the location and type of placenta previa.J Clin Ultrasound, 2008, 36: 79-84.
5. Rao KP, Belogolovkin V, Yankowitz J, et al.Abnormal placentation: evidence-based diagnosis and management of placenta previa, placenta accreta, and vasa previa.Obstet Gynecol Surv, 2012, 67: 503-519.
6. James KK, Steer PJ, Weiner CP, et al. 高危妊娠. 段涛,杨慧霞译.3版.北京:人民卫生出版社,2008:1126.
7. Bose DA, Assel BG, Hill JB, et al.Maintenance tocolytics for preterm symptomatic placenta previa: a review.Am J Perinatol, 2011, 28: 45-50.

8. Sharma A, Suri V, Gupta I.Tocolytic therapy in conservative management of symptomatic placenta previa.Int J Gynaecol Obstet, 2004, 84: 109-113.

9. Stafford IA, Dashe JS, Shivvers SA, et al.Ultrasonographic cervical length and risk of hemorrhage in pregnancies with placenta previa.Obstet Gynecol, 2010, 116: 595-600.

10. Ohira S, Kikuchi N, Kobara H, et al.Predicting the route of delivery in women with low-lying placenta using transvaginal ultrasonography: significance of placental migration and marginal sinus.Gynecol Obstet Invest, 2012, 73: 217-222.

11. Oyelese Y.Placenta previa: the evolving role of ultrasound. Ultrasound Obstet Gynecol, 2009, 34: 123-126.

12. Marshall NE, Fu R, Guise JM.Impact of multiple cesarean deliveries on maternal morbidity: a systematic review.Am J Obstet Gynecol, 2011, 205: 262.

13. Blackwell SC.Timing of delivery for women with stable placenta previa.Semin Perinatol, 2011, 35: 249-251.

14. Sheiner E.Bleeding during pregnancy: a comprehensive guide. New York: Springer, 2011: 135-150.

15. Silver RM, Landon MB, Rouse DJ, et al.Maternal morbidity associated with multiple repeat cesarean deliveries.Obstet Gynecol, 2006, 107: 1226-1232.

16. Comstock CH.The antenatal diagnosis of placental attachment disorders.Curr Opin Obstet Gynecol, 2011, 23: 117-122.

17. Mishell DR, Goodwin TM, Brenner PF.Management of common problems in obstetrics and gynecology.4th Ed.Oxford: Blackwell Publishing, 2002: 137.

18. Sentilhes L, Ambroselli C, Kayem G, et al.Maternal outcome after conservative treatment of placenta accreta.Obstet Gynecol, 2010, 115: 526-534.

19. Allahdin S, Voigt S, Htwe TT.Management of placenta praevia and accreta.J Obstet Gynaecol, 2011, 31: 1-6.

20. Cunnihgham FG, Leveno KJ, Bloom SL, et al.Williams Obstetrics.22nd ed.New York: McGraw-Hill Professional, 2005: 761-808.

21. Gagnon R，Morin L，Bly S，et al.SOGC CLINICAL PRACTICE GUIDELINE：guidelines for the management of vasa previa.Int J Gynaecol Obstet，2010，108：85-89.

22. Robinson BK，Grobman WA.Effectiveness of timing strategies for delivery of individuals with vasa previa.Obstet Gynecol，2011，117：542-549.

（通信作者：邹　丽）

备注：中华医学会妇产科学分会产科学组参与执笔"前置胎盘的临床诊断与处理指南"专家：邹丽、杨慧霞、贺晶、马润玫、赵三存、常青、王谢桐、范玲。审阅专家：张为远、边旭明

（本文刊载于《中华妇产科杂志》2013年第48卷第2期第148-150页）

第十二章

《新产程标准及处理的专家共识》解读·病案分析

杨慧霞　李博雅
北京大学第一医院妇产科

引　言

　　产程是一个古老的话题,但是它同时也是产科最重要、最基础的问题。在 2014 年,特别是"单独二胎"政策放开后,随着剖宫史所带来的瘢痕妊娠、凶险型前置胎盘、胎盘植入的增多,使广大妇产科同道更加深刻地认识到降低初次剖宫产率的急迫性。因此,有关正常和异常产程的认识、管理再度成为了学术焦点和热点,特别是基于近几年发表的一些高质量的研究,让我们意识到基于这些较高强度的证据,有一些产程管理中的新理念需要更新推广并应用到临床实践中。

　　纵观人们对正常产程的理解,有两个值得关注的里程碑事件。

　　1955 年,Emanuel Friedman 将 500 例初产妇的产程图进行总结,绘制了 Friedman 曲线[1]。根据 Friedman 产程图,有 3 个要点[2]:①潜伏期到活跃期的拐点大约位于宫口扩张 3～4cm 时;②活跃期正常宫口扩张的最低速度:初产妇 1.2cm/h,经产妇 1.5cm/h;③第二产程延长的诊断分别为初产妇 3 小时和经产妇 1 小时。尽管 Friedman 曲线是通过描述性研究所得,其样本量少,同时在选取样本时存在较大的选择偏倚,但是,在过去的 60 年中,中国乃至国际妇产科界仍然依据其研究结果来定义正常及异常产程。

随着当代分娩人群中出现的一些新特点——产妇年龄增大、肥胖产妇增多、胎儿体重增加、硬膜外麻醉应用、越来越多的产科干预等，加之对 Friedman 曲线本身科学性的思索，一些研究团队重新将焦点投入了对产程的观察中，并有了令人瞩目的发现。

2010 年，Zhang J 等对美国 19 所医院中 62 415 例单胎、头位、自然临产并阴道分娩，且新生儿结局正常产妇的产程进行了回顾性研究，结果发现[3]：①无论初产妇还是经产妇，宫口从 4cm 扩张到 5cm 可能需要 6 小时以上，从 5cm 扩张到 6cm 可能需要 3 小时以上；②初产妇和经产妇的产程在宫口扩张 6cm 以前基本一致，在此之后，经产妇的产程进展明显加快；③初产妇第二产程持续时间的第 95 百分位数在应用硬脊膜外阻滞组及未应用硬脊膜外阻滞组分别为 3.6 小时和 2.8 小时。

在综合国内外相关领域文献资料的基础上，结合美国国家儿童保健和人类发育研究所、美国妇产科医师协会、美国母胎医学会等提出的相关指南及专家共识[4,5]，中华医学会妇产科学分会产科学组专家对产程的临床处理达成新共识，即《新产程标准及处理的专家共识》（以下简称《共识》）[vi]，发表在《中华妇产科杂志》2014 年第 7 期。《共识》发表以来，我们也听到了一些疑惑的声音：应用新产程标准降低剖宫产率的同时是否可以保障分娩安全？因此，深感有必要对该共识进行解读，期望对临床产科医生有所帮助，对新产程标准有更全面和深入的理解。

解 读 细 则

一、关于异常第一产程中相关定义的解读

《共识》中描述：

在新产程标准中，我们以宫口扩张 6cm 作为活跃期的标志。潜伏期延长仍定义为（初产妇 >20h，经产妇 >14h）。活跃期停滞定义为：当破膜且宫口扩张 ≥6cm 后，如宫缩正常，宫口停止扩张 ≥4h 可诊断活跃期停滞；如宫缩欠佳，宫口停止扩张 ≥6h 可诊断活跃期停滞。

解读：

首先来回顾一下传统产程中相关定义及其依据的起源。20世纪50年代，Friedman将第一产程分为潜伏期和活跃期，由潜伏期进入活跃期的标志是宫口扩张速度明显加快，在Friedman曲线中，这一转折点位于宫口开3～4cm，故以宫口扩张3～4cm作为进入活跃期标志（在国内外不同版本的教科书中，将活跃期定义为3cm或4cm各有不同）。Friedman根据第95百分位数，将潜伏期延长定义为初产妇大于20小时，经产妇大于14小时；将活跃期延长定义为宫口扩张速度初产妇<1.2cm/h，经产妇<1.5cm/h。将活跃期停滞定义为宫口扩张3～4cm以上，在宫缩正常的条件下，宫口停止扩张2小时以上。

但是在Zhang J等对美国19所医院中62 415例单胎、头位、自然临产并经阴道分娩，且新生儿结局正常产程的回顾性研究中，发现[3]（表12.1）进入活跃期后宫口扩张速度远远低于Friedman的数据，初产妇在0.5～0.7cm/h，经产妇在0.5～1.3cm/h；无论初产妇还是经产妇，宫口从3cm扩张到4cm可能需要8小时以上，宫口从4cm扩张到5cm可能需要6h以上，从5cm扩张到6cm可能需要3h以上，宫口扩张速度明显加快（斜率增加）出现在6cm以后，而当宫口扩张6cm后，4h产程无明显进展则过于缓慢了。另外，对大多数经产妇而言（图12.1），其产程在宫口扩张6cm以前与初产妇基本一致，在此之后，经产妇的产程进展明显加快。

基于以上研究，此《共识》将宫口扩张6cm作为活跃期的标志。由于新产程的研究中对潜伏期的研究较少（数据从宫口开3cm而非规律宫缩开始，这实际上从一定角度排除了确定规律宫缩开始时间的偏倚），故仍将潜伏期延长仍定义为（初产妇>20h，经产妇>14h）。活跃期停滞定义为：当破膜且宫口扩张≥6cm后，如宫缩正常，而宫口停止扩张≥4h可诊断活跃期停滞；如宫缩欠佳，宫口停止扩张≥6h可诊断活跃期停滞。

值得注意的是，以上异常产程制定的标准是根据这些单胎、头位、自然临产并经阴道分娩，且新生儿结局正常产妇的产程的第95百分位数所得，并不意味着每一个产程都会如此缓慢。因此，还有必要注意到宫口扩张速度的中位数，对于

50% 的产妇，经过 1.8 小时宫口可以从 3cm 扩张到 4cm，经过 1.3 小时宫口可以从 4cm 扩张到 5cm，经过 0.8 小时宫口可以从 5cm 扩张到 6cm，而在此之后将会更快。产科医生及助产士应该对此有所了解，以免忽略了相关情况。

表 12.1　不同产次组自然临产后的产程时间

[**中位数**（第 95 百分位数）]

宫口扩张（cm）	产次 0 N=25,624	产次 1 N=16,755	产次 2+ N=16,219
3～-4	1.8(8.1)	-	-
4-～5	1.3(6.4)	1.4(7.3)	1.4(7.0)
5-～6	0.8(3.2)	0.8(3.4)	0.8(3.4)
6-～7	0.6(2.1)	0.5(1.9)	0.5(1.8)
7-～8	0.5(1.6)	0.4(1.3)	0.4(1.2)
8-～9	0.5(1.4)	0.3(1.0)	0.3(0.9)
9-～10	0.5(1.8)	0.3(0.9)	0.3(0.8)
第二产程（硬膜外麻醉组）	1.1(3.6)	0.4(2.0)	0.3(1.6)
第二产程（无硬膜外麻醉组）	0.6(2.8)	0.2(1.3)	0.1(1.1)

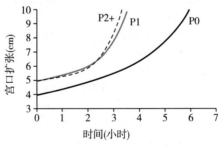

图 12.1　自然临产的单胎、头位、自然临产、最终顺利阴道分娩且新生儿结局正常的孕妇的产程曲线及产次的关系。图中 P（parity）为产次

二、关于异常第一产程的处理

《共识》中描述：

应用新产程标准后，潜伏期延长不作为剖宫产指征；在

除外头盆不称及可疑胎儿窘迫的前提下，缓慢但仍然有进展（包括宫口扩张及先露下降的评估）的第一产程不作为剖宫产指征；活跃期停滞可以作为剖宫产指征。

解读：

大多数潜伏期延长的产妇通过期待最终可以进入活跃期，在此期间可以适当地进行干预，例如进行人工破膜术和点滴催产素加强子宫收缩。因此，潜伏期延长并不作为剖宫产的指征。有一些同道提出疑问，潜伏期延长不作为剖宫产的指征，那是否意味着潜伏期可以无限制的延长？在进入活跃期之前绝对不做剖宫产？当然不是，必须注意的是，对于这部分产程进展缓慢的产妇（特别是在人工破膜术和点滴催产素来调整子宫至收缩满意后，经过4~6小时以上宫口扩张及先露下降仍完全无进展者），必须予以密切注意，再次评估胎儿大小、胎方位（必要时可应用彩超来提高准确性）、先露下降、产瘤及产妇骨盆情况，积极寻找产程进展缓慢的原因，警惕头盆不称而导致的产程无进展；另外，从Zhang J等的研究[3]中可以了解见到，对于95%的产妇，经过8.1小时宫口可以从3cm扩张到4cm，经过6.4小时宫口可以从4cm扩张到5cm，经过3.2小时宫口可以从5cm扩张到6cm，当潜伏期的进展慢于以上第95百分位数时，更需要充分警惕头盆不称。除此之外，还需同时注意胎心情况，如胎心听诊异常，积极行胎心监护，排除胎儿宫内窘迫；如患者已破水，还需同时注意羊水性状以进一步评估胎儿宫内状态。《共识》中强调的是"在除外头盆不称及可疑胎儿窘迫的前提下"，缓慢但仍然有进展（包括宫口扩张及先露下降的评估）的第一产程不作为剖宫产指征，并且注意产程的进展应包括评估"宫口扩张及先露下降"两个方面，而不仅仅是宫口的扩张，在保障母儿安全的前提下促进阴道分娩、降低剖宫率。

值得注意的是，时间较长的第一产程与绒毛膜羊膜炎的风险升高相关，但是究竟是时间较长的第一产程导致了绒毛膜羊膜炎，还是绒毛膜羊膜炎是产程时间延长的预测指标并不明确。在高度怀疑宫内感染时，短期内不能结束分娩应考虑剖宫产。

除此之外，还需注意Zhang J等的研究只是为临床医师提供了一个整体人群的产程图形，具体到不同个体，其内在因素包括产妇年龄、体重、引产（非自然临产）、无痛分娩、胎儿性别、体重等均会对产程有所影响。Norman SM 等对 5204 名足月单胎头先露产妇的第一产程进行了回顾性队列研究发现[3]肥胖（BMI≥30）的妇女第一产程的进展相对缓慢。Harper LM 等对 5388 名产妇的回顾性队列研究[8]显示（图 12.2）在纠正了种族、肥胖、巨大儿、Bishop 评分等混杂因素后，无论是初产妇还是经产妇，与自然临产组相比，引产组的潜伏期（宫口扩张 <6cm）明显要经历更长的时间。Cahill AG 等通过一个大型的回顾性队列研究发现[9]当胎儿性别为男性时其活跃期（该研究定义为宫口扩张 4~10cm）较女性胎儿进展更为缓慢。来自 2011 年 Cochrane 数据库的综述显示硬膜外阻滞的应用在缓解疼痛的同时也延长了第二产程的时间，并且增加阴道助产率。由此可见，在产程的管理过程中，也应该充分考虑到这些因素对产程的影响。

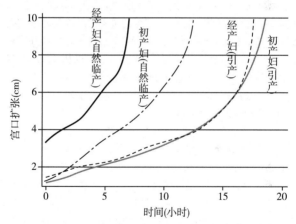

图 12.2 自然临床组与引产组平均产程曲线对比

三、关于异常第二产程相关定义的解读

《共识》中描述：

在新产程标准中，第二产程延长的诊断标准：①对于初产妇，如行硬脊膜外阻滞，第二产程超过 4h，产程无进展（包括胎头下降、旋转）可诊断第二产程延长；如无硬脊膜外阻滞，第二产程超过 3h，产程无进展可诊断。②对于经产妇，如

行硬脊膜外阻滞,第二产程超过3h,产程无进展(包括胎头下降、旋转)可诊断第二产程延长;如无硬脊膜外阻滞,第二产程超过2h,产程无进展则可以诊断。

解读:

第二产程定义为从宫口开全到胎儿娩出。由于产次、硬膜外阻滞的应用、产妇BMI、胎儿体重、胎方位、宫口开全时的先露高低、是否存在可疑胎儿窘迫等因素都可以对第二产程的时间产生影响。因此,就第二产程而言,不应仅仅关注其中位数,还应注意其第95%位数。从Zhang J等的研究[3]中可发现,初产妇、既往分娩1次、既往多次分娩的产妇应用硬膜外阻滞后第二产程时间的中位数(第95百分位数)分别是1.1(3.6)、0.4(2.0)、0.3(1.6)小时,而无硬膜外阻滞者数据分别为0.6(2.8)、0.2(1.3)、0.1(1.1)小时。与无硬膜外阻滞组相比,应用硬膜外阻滞组第二产程平均时间延长30分钟左右,而第95百分位数则延长了1小时以上!因此,对于初产妇,如行硬脊膜外阻滞,第二产程超过4h,产程无进展(包括胎头下降、旋转)可诊断第二产程延长;如无硬脊膜外阻滞,第二产程超过3h,产程无进展可诊断。对于经产妇,如行硬脊膜外阻滞,第二产程超过3h,产程无进展(包括胎头下降、旋转)可诊断第二产程延长;如无硬脊膜外阻滞,第二产程超过2h,产程无进展则可以诊断。

一些同道会有这样的疑问:这么长的第二产程胎儿可以耐受吗?事实上,在定义一个合适的第二产程时间之前,首先考虑的就是近期和远期的母婴结局。许多研究对第二产程时间及不良母婴结局之间的关系进行了评估发现:在电子胎心监护的广泛应用下,新生儿结局和第二产程时长并无直接关系。在一项对1862例初产妇进行的多中心随机研究的二次分析发现[10]产妇用力时间延长(>3小时)与新生儿不良结局无关。在另外一项包括15 759名初产妇回顾性的队列研究中[11],对第二产程时间>4小时的产妇,得出类似的结论。当然,这可能与当胎心监护异常时,积极进行阴道助产等干预有关。然而,许多研究显示,较长的第二产程和产妇感染、会阴Ⅲ~Ⅳ度裂伤以及产后出血之间存在一定的相关性。另外,随着第二产程时间延长,自然阴道分娩率是呈下降趋势的。但是,这些风险的升高也许不仅仅与第二产程时间有关,还与医生在发现第二产程时间延长后所做的干预（例如阴道手术助产）有关[5]。

四、关于异常第二产程的处理

《共识》中描述：

由经验丰富的医师和助产士进行阴道助产是安全的，鼓励对阴道助产技术进行培训。当胎头下降异常时，在考虑阴道助产或剖宫产之前，应对胎方位进行评估，必要时进行手转胎头到合适的胎方位。

解读：

在母儿状态允许的情况下，《共识》推荐初产妇至少用力3小时、经产妇用力2小时后才诊断第二产程延长。对应用硬膜外阻滞后的产妇，推荐将上述时间延长1小时。除了在第二产程中给予产妇充分的时间外，应特别注意监测胎儿宫内状态，并对产力、胎先露下降程度进行评估，特别是当先露下降缓慢时，要注意除外宫缩乏力，必要时予催产素加强宫缩，同时还需对胎方位进行评估，是否存在持续性枕后位和枕横位，必要时进行手转胎头到合适的胎方位，这对促进阴道分娩也有很大的帮助。同时应鼓励对医护人员进行阴道手术助产培训，由经验丰富的医师和助产士进行阴道助产是安全的。

评价与展望

产程的正确处理对促进安全分娩、降低初次剖宫产率有着十分重要的影响。临床医师在产程管理时应该及时应用上述新的产程处理理念，无论是在第一产程还是在第二产程的产程中要有更多的耐心，对于引产的产妇，这一点更是尤为重要，鼓励产妇树立阴道分娩信心，在母儿安全的前提下，密切观察产程的进展，以促进阴道分娩，降低剖宫产率，最大程度地为母儿安全保驾护航。鉴于临床和基础研究的发展日新月异，本《共识》相关内容将在今后更广泛深入的临床实践和研究中加以完善和修订。另外，由于在产程的观察性研究中存在着选择偏倚和混杂，国内应进行符合伦理的随机对照试验来进一步指导临床实践。

参 考 文 献

1. Friedman EA.Primigravid labor: a graphicostatistical analysis [J].Obstet Gynecol, 1955, 6: 567-589.

2. Friedman EA.Primigravid labor: a graphicostatistical analysis [J].Obstet Gynecol, 1955, 6: 567-589.

3. Contemporary patterns of spontaneous labor with normal neonatal outcomes.Obstet Gynecol, 2010, 116: 1281-1287.

4. Spong CY, Berghella V, Wenstrom KD, et al.Preventing the first cesarean delivery: summary of a joint Eunice Kennedy Shriver National Institute of Child Health and Human Development, Society for Maternal-Fetal Medicine, and American College of Obstetricians and Gynecologists Workshop.Obstet Gynecol, 2012, 120: 1181-1193.

5. American College of Obstetricians and Gynecologists (College), Society for Maternal-Fetal Medicine, Caughey AB, et al.Safe prevention of the primary cesarean delivery[J].Am J Obstet Gynecol, 2014, 210: 179-193.

6. 中华医学会妇产科学分会产科学组.新产程标准及处理的专家共识(2014),中华妇产科杂志,2014,49:486.

7. Norman SM, Tuuli MG, Odibo AO, et al.The effects of obesity on the first stage of labor Obstet Gynecol 2012; 120: 130-5.

8. Harper LM, Caughey AB, Odibo AO, et al.Normal progress of induced labor[J].Obstet Gynecol 2012; 119: 1113-8.

9. Cahill AG, Roehl KA, Odibo AO, et al.Impact of fetal gender on the labor curve[J].Am J Obstet Gynecol 2012; 206: 335.e1-5.

10. Le Ray C, Audibert F, Goffinet F, et al.When to stop pushing: effects of duration of second-stage expulsion efforts on maternal and neonatal outcomes in nulliparous women with epidural analgesia[J].Am J Obstet Gynecol, 2009; 201: 361.e1-7.

11. Cheng YW, Hopkins LM, Caughey AB.How long is too long: does a prolonged second stage of labor in nulliparous women affect maternal and neonatal outcomes? [J].Am J Obstet Gynecol, 2004; 191: 933-8.

附录十六　新产程标准及处理的专家共识
（2014）

中华医学会妇产科学分会产科学组

产程正确处理对减少手术干预，促进安全分娩至关重要。目前，针对分娩人群的特点，如平均分娩年龄增高，孕妇和胎儿的平均体质量增加，硬脊膜外阻滞等产科干预越来越多，审视我们沿用多年的 Friedman 产程曲线[1]，一些产程处理的观念值得质疑和更新。

近年来，越来越多的产科研究再次回到了对正常产程曲线的描述中，并且有了许多与以往不一样的发现。Zhang 等[2]对美国 19 所医院中 62 415 例单胎、头位、自然临产并阴道分娩，且新生儿结局正常产妇的产程进行了回顾性研究，结果发现：（1）无论初产妇还是经产妇，宫口从 4cm 扩张到 5cm 可能需要 6h 以上，从 5cm 扩张到 6cm 可能需要 3h 以上；（2）初产妇和经产妇的产程在宫口扩张 6cm 以前基本一致，在此之后，经产妇的产程进展明显加快；（3）初产妇第二产程中位持续时间的第 95 百分位数在应用硬脊膜外阻滞组及未应用硬脊膜外阻滞组分别为 3.6h 和 2.8h。由此可见，即使产程进展比较缓慢，最终仍然可以顺利经阴道分娩。

在综合国内外相关领域文献资料的基础上，结合美国国家儿童保健和人类发育研究所、美国妇产科医师协会、美国母胎医学会等提出的相关指南[3]及专家共识，中华医学会妇产科学分会产科学组专家对新产程的临床处理达成以下共识（见表1）。以指导临床实践。

临床医师在产程管理时应该及时应用上述新的产程处理理念，在母儿安全的前提下，密切观察产程的进展，以促进阴道分娩，降低剖宫产率，最大程度为孕妇的安全提供保障。鉴于临床和基础研究的发展日新月异，本共识相关内容将在今后广泛深入的临床实践和研究中加以完善和修订。

新产程标准及处理的专家共识（2014）**专家组成员：** 杨慧霞（北京大学第一医院）、董悦（北京大学第一医院）、边旭明（北京协和医院）、漆洪波（重庆医科大学附属第一医院）、刘兴会（四川大学华西第二医院）、贺晶（浙江大学医学院附属妇产科医院)、胡娅莉(南京大学医学院附属鼓楼医院)、段涛(上海市第一妇婴保健院)、张为远(首都医科大学附属北京妇产医院)、时春艳(北京大学第一医院)、李博雅(北京大学第一医院)

表1　新产程标准及处理的修订

类别	诊断标准及处理
第一产程	
潜伏期	潜伏期延长(初产妇>20h,经产妇>14h)不作为剖宫产指征
	破膜后且至少给予缩宫素静脉滴注12~18h,方可诊断引产失败
	在除外头盆不称及可疑胎儿窘迫的前提下,缓慢但仍然有进展(包括宫口扩张及先露下降的评估)的第一产程不作为剖宫产指征
活跃期	以宫口扩张6cm作为活跃期的标志
	活跃期停滞的诊断标准:当破膜且宫口扩张≥6cm后,如宫缩正常,而宫口停止扩张≥4h可诊断活跃期停滞;如宫缩欠佳,宫口停止扩张≥6h可诊断活跃期停滞。活跃期停滞可作为剖宫产的指征
第二产程	第二产程延长的诊断标准:(1)对于初产妇,如行硬脊膜外阻滞,第二产程超过4h,产程无进展(包括胎头下降、旋转)可诊断第二产程延长;如无硬脊膜外阻滞,第二产程超过3h,产程无进展可诊断。(2)对于经产妇,如行硬脊膜外阻滞,第二产程超过3h,产程无进展(包括胎头下降、旋转)可诊断第二产程延长;如无硬脊膜外阻滞,第二产程超过2h,产程无进展则可以诊断
	由经验丰富的医师和助产士进行的阴道助产是安全的,鼓励对阴道助产技术进行培训
	当胎头下降异常时,在考虑阴道助产或剖宫产之前,应对胎方位进行评估,必要时进行手转胎头到合适的胎方位

参 考 文 献

1. Friedman EA.Primigravid labor: a graphicostatistical analysis [J].Obstet Gynecol, 1955, 6: 567-589.

2. Zhang J, Landy HJ, Branch DW, et al.Contemporary patterns of spontaneous labor with normal neonatal outcomes[J].Obstet Gynecol, 2010, 116: 1281-1287.

3. Spong CY, Berghella V, Wenstrom KD, et al.Preventing the first cesarean delivery: summary of a joint Eunice Kennedy Shriver National Institute of Child Health and Human Development, Society for Maternal-Fetal Medicine, and American College of Obstetricians andGynecologists Workshop [J].Obstet Gynecol, 2012, 120: 1181-1193.

第十三章

《剖宫产手术的专家共识》
解读·病案分析

邹丽颖　张为远

首都医科大学附属北京妇产医院

引　言

　　剖宫产手术作为产科的重要手术,被产科广泛应用,目前已经成为常见的分娩方式之一。剖宫产手术的应用和不断完善,为解决难产及产科一些严重的并发症及合并症,挽救母婴生命,改善母婴预后发挥了巨大的作用。随着剖宫产手术的广泛开展,剖宫产率逐渐增加并呈现畸形的发展态势,部分地区剖宫产手术已经由解决难产及产科部分严重的并发症、合并症的方式,变成一种单纯可选择的、替代自然分娩的分娩方式。

　　近年来,剖宫产率在全球范围内呈现逐渐增高的趋势,自 20 世纪 90 年代以来,世界各地的剖宫产率均不断上升。自 1996 年至 2009 年美国剖宫产率提高了近 60%,2013 年美国的剖宫产率为 32.7%,远高于 WHO 要求的 15% 的剖宫产率。我国剖宫产率的上升更为明显,从 1993 年的 6.73% 一跃增加到 2011 年的 54.47%,增加了近 9 倍。研究显示,近年来剖宫产率增加的主要原因为非医学指征剖宫产,即孕妇要求的剖宫产(cesarean delivery on maternal request,CDMR),而对四川省 CDMR 的原因分析显示,不能忍受自然分娩疼痛、认为剖宫产安全、对自然分娩感到恐惧、择时生产和珍贵胎儿是 CDMR 的前 5 位原因,而其中前 3 位原因所占比例即可达到所有 CDMR 的 90.54%,害怕疼痛和恐惧是 CDMR 的主要的影响因素。孕妇产前焦虑也是 CDMR 的极为重要的危险因素。另外，从医生的角度，医务人员为减少医疗纠纷、胎心监护的广泛开展而判读监护的水平差异较大，以及阴道助产技术的下降，也是导致剖宫产率增加的原因。

随着剖宫产手术的不当应用，给孕产妇及新生儿带来的问题也逐渐表现出来。世界卫生组织对全球剖宫产术的调查显示，阴道助产组和剖宫产组产妇的严重并发症发生率和死亡率明显高于阴道自然分娩组；而且剖宫产分娩也增加新生儿的近、远期并发症。随着剖宫产率的逐年升高，母亲和胎儿的并发症屡见报道。剖宫产术的近期并发症主要包括产时及产后的出血、邻近脏器的损伤、术后感染、伤口延期愈合等。术后远期并发症包括：盆腔粘连、慢性盆腔疼痛、肠粘连、肠梗阻、腹壁子宫内膜异位症等，若再次妊娠，有发生剖宫产瘢痕妊娠、前置胎盘、胎盘植入等风险。新生儿的并发症主要包括：新生儿呼吸窘迫综合征、肺透明膜病、湿肺、暂时呼吸过速、持续肺动脉高压等；麻醉药物可导致剖宫产新生儿病理性黄疸率增加；如为异常胎位剖宫产，还有胎儿娩出过程中受到损伤的可能。

为规范剖宫产手术的指征及各方面相关内容，保障剖宫产手术安全地、有效地、有指征地实施，英国、美国等国家先后出台了剖宫产相关的指南或专家共识，对剖宫产相关问题，如手术指征、术前准备、术后处理等进行了规范，成为改善产科质量的重要内容。2014年3月，美国妇产科医师学院（American Congress of Obstetrics and Gynecologists，ACOG）以及美国母胎医学会（Society of Maternal-Fetal Medicine，SMFM）联合发布了《安全避免初次剖宫产》的产科医疗共识，又一次引发了全球医学界对剖宫产的关注。我国对于剖宫产手术相关问题有较多研究，但缺乏本国有效的指南，很多地方仅能参考国外的相关指南，而我国有关分娩方式有自己的国情及特点，使产科剖宫产手术有欠规范。为规范剖宫产手术的相关问题，中华医学会妇产科学分会产科学组参考国外相关指南，并结合我国有关剖宫产相关问题的大量研究，制定了我国《剖宫产手术的专家共识》（以下简称《共识》），为我国剖宫产手术的指征、术前准备、手术步骤、术后处理等问题在全国范围内的规范化提供了依据，希望能对我国剖宫产手术的规范开展、降低剖宫产率及降低剖宫产手术带来的母婴并发症起到一定的作用。

解 读 细 则

一、《共识》背景解读

阴道分娩是一个正常的生理过程,是人类延续的主要方式。以往阴道分娩失败,常常威胁到母儿两条生命,是以往人类自我选择、自我淘汰的方式之一。最早应用剖宫产解决难产始于大概 100 多年前,但由于当时条件所限,剖宫产手术死亡率极高,人们对剖宫产手术也极为恐惧。随着各方面技术的不断完善,剖宫产手术的安全性逐渐提高,死亡率逐渐下降。现代产科技术下,剖宫产手术和麻醉技术均较为成熟,并相对安全,剖宫产手术被越来越多的人所认识并接受。当孕妇自身存在严重的病理状态,如妊娠合并症或并发症、产道异常、产力异常等,或胎儿异常等情况时,剖宫产手术成为挽救母儿生命的重要手段。随着剖宫产手术在挽救患者生命中发挥作用的体现,以及剖宫产手术及麻醉的逐渐完善,使更多的孕妇及家属以及部分医务人员陷入误区,认为剖宫产对母儿更为安全,出现了越来越多 CDMR。而部分医务人员为减少纠纷、规避风险或助产技术的欠缺也越来越接受剖宫产,使得近年来剖宫产率逐年攀高。随着剖宫产率的攀升,剖宫产手术对母婴健康的影响也突显出来。WHO 建议,当剖宫产率在 15% 左右时,较为恰当,过高、过低都有可能对母儿安全带来伤害。而我国近年多数医院的剖宫产率在 40%～60% 之间,个别医院甚至高达 70% 以上。CDMR 干扰了孕妇正常的分娩过程,给孕产妇及新生儿的生理和心理的健康带来了一定的危害。提高对剖宫产临床价值的正确认识,规范剖宫产术的适应证和产科行为,降低剖宫产率,促进阴道分娩,是提高产科质量应高度重视的问题。本《共识》顺应以上要求应运而生。

二、剖宫产手术指征解读

(一)胎儿窘迫

《共识》中描述:

妊娠晚期因合并症或并发症所致的急、慢性胎儿窘迫和分娩期急性胎儿窘迫短期内不能经阴道分娩者。

解读：胎儿窘迫是指胎儿在子宫内因急性或慢性缺氧危及其健康和生命的综合症状。胎儿窘迫是剖宫产手术的主要指征。胎儿窘迫常常提示胎儿缺氧，应尽快终止妊娠，但由于诊断胎儿窘迫的辅助手段有限且有一定的局限性，常常使诊断不够完善。目前针对胎儿窘迫的诊断主要依赖胎心监护、B超等的手段，参考孕妇胎动情况，胎儿头皮血气分析并不能试用于所有孕产妇。而胎心监护结果的判读具有一定的主观性，且与读图医生的水平密切相关，因此，临床工作中，常常出现对于胎儿窘迫过度诊断的情况。我国某医院对诊断胎儿窘迫行剖宫产手术的 528 例孕妇的研究显示，仅有 9% 发生了新生儿窒息。因此建议在采用此标准作为手术指征时，若诊断不明确，可结合多种指标综合判断，如胎动、超声胎儿脐血流情况、生物物理评分、胎儿头皮血气分析等，提高诊断准确性。

（二）头盆不称

《共识》中描述：

绝对头盆不称或相对头盆不称经充分阴道试产失败者。

解读：头盆不称是头位难产的一个常用术语，指的是胎先露部分与骨盆大小不相称，从而阻碍了宫颈的扩张和胎先露的下降，造成难产。头盆不称又分为绝对头盆不称和相对头盆不称；绝对头盆不称少见，常见于骨盆畸形、严重发育不良等，一般在临产前可以做出判断；相对头盆不称通常是由于产力不足或骨盆异常导致胎头位置异常如持续性枕后位、持续性枕横位、前不均倾、高直位、额位和颜面位等，常常伴随产程异常。有学者对 1450 例以头盆不称为指征剖宫产的孕妇进行分析，得出结论，头盆不称大多需试产才能明确，轻度头盆不称经过恰当处理有可能转化为正常产。因此，本《共识》中提出相对头盆不称作为手术指征需要经过充分阴道试产失败方可诊断。有些地区对于孕妇要求剖宫产手术（CDMR）在临产前直接冠以"相对头盆不称"的指征进行手术，显然是不适当的。

（三）瘢痕子宫

《共识》中描述：

2 次及以上剖宫产手术后再次妊娠者；既往子宫肌瘤剔除手术穿透宫腔者。

解读：剖宫产术后或子宫肌瘤剔除术后，由于在子宫上形成瘢痕，故称瘢痕子宫。瘢痕子宫再次妊娠之后的分娩方式包括再次剖宫产（planed repeat cesarean delivery，PRCD）和剖宫产术后阴道分娩（vaginal birth after cesarean delivery，VBAC）。两种方式各有利弊，PRCD 可以降低子宫破裂风险以及新生儿缺血缺氧性脑病的风险，在一定程度上降低了新生儿死亡率，但是增加了患者术后疼痛，且延长了住院天数，患者的经济负担加重，以及术后并发症发生率提高，包括产后出血、产褥期感染、子宫内膜异位症、术中周围脏器损伤（如肠道、输尿管、膀胱等）、盆腔粘连等。另有研究表明，多次剖宫产术会增加胎盘异常风险（如前置胎盘、胎盘植入等），以及因产时大出血而切除子宫的风险。相比 PRCD，VBAC 更经济，产后疼痛较少，产后感染率降低，再次妊娠时胎盘植入及前置胎盘的风险更低等。但是一旦试产失败，子宫不全破裂和子宫破裂的风险可能增加，直接威胁到母儿安全。为规范 VBAC 行为，美国及欧洲一些国家先后出台了关于 VBAC 的指南，提出了瘢痕子宫再次妊娠阴道试产的条件：①试产孕妇健康，无阴道分娩禁忌证；②前次剖宫产非古典式或是 T 形切口；③仅有 1 次剖宫产史，且为子宫下段横切口。④前次剖宫产术距此次分娩时间间隔 2 年以上，前次剖宫产的指征在此次妊娠中不复存在；⑤无子宫破裂史；⑥医院有足够的有资质的医务人员进行急诊手术的条件，以及开展急诊手术所需的器材设施和场地；⑦孕妇在充分了解VBAC 的优点及风险下同意且要求试产。

我国目前对于剖宫产术后瘢痕子宫再妊娠孕妇的分娩方式，多以剖宫产为主，但近年来对于 VBAC 的研究逐渐深入，亦有较多 VBAC 安全分娩的报道，因此，在《共识》中对于 1 次剖宫产手术后再次妊娠者，不作为剖宫产的必需指征，给医患双方留出更多的空间，医生和（或）孕妇可以根据本次妊娠的情况、医疗机构的条件、孕妇的意愿等因素综合考虑后做出决定。但对于 2 次及以上的剖宫产手术后再次妊娠者，出于安全考虑，目前建议作为剖宫产的指征，以剖宫产终止妊娠为宜。

对于子宫肌瘤剔除术史的孕妇，由于肌瘤剔除可以发生在子宫的任何部位，当穿透子宫全层时，对子宫的损伤较大，发生子宫破裂的风险增加。因此穿透子宫全层的肌瘤剔除术史，即使只有一次，从安全的角度考虑，还是建议剖宫产终止妊娠。而对于未穿透子宫肌层全层的肌瘤剔除术史孕妇妊娠时的分娩方式的选择，建议结合手术部位，手术深度以及是否存在其他剖宫产指征或对于分娩的监测条件、病人的意愿等因素来综合考虑后决定。

（四）胎位异常

《共识》中描述：

胎儿横位，初产足月单胎臀位（估计胎儿出生体质量 > 3500g 者）及足先露。

解读： 胎儿横位，通常是头盆不称的表现之一，如狭窄骨盆、中央型前置胎盘等，即使检查过程中未发现以上异常，行外倒转术的成功率亦不高，且一旦临产发生脐带脱垂、子宫破裂等风险极大，严重威胁母儿健康，故本《共识》建议将横位直接列为剖宫产手术指征。

臀位分娩，主要面临的风险为后出头困难，造成胎儿窒息或死亡、孕妇软产道损伤、产后出血等，因此，对于臀位分娩方式应在孕期进行评估，若胎头过大或胎儿体重过大，和（或）孕妇骨盆过小，均有分娩困难可能。由于臀位分娩时一旦发生胎头娩出困难，对母儿双方均是灾难性的后果。因此，为母儿安全考虑，本《共识》建议：将单胎臀位，估计胎儿体重 >3500g 作为剖宫产指征。但当单胎臀位、单臀先露、胎儿体重 <3500g 时，对于骨盆正常的孕妇若有阴道分娩要求，可经阴道试产，但一定要对风险有充分评估，并与孕妇及家属充分沟通，且有臀位助产经验丰富的医务人员在场。若为足先露，先露部位空虚，宫颈不能充分受压，且有肢体脱出、脐带脱垂等风险，严重威胁母婴健康，建议直接剖宫产。

（五）前置胎盘及前置血管

《共识》中描述：

胎盘部分或完全覆盖宫颈内口者及前置血管者。

解读： 妊娠 28 周后，胎盘仍附着于子宫下段，其下缘达到或覆盖宫颈内口，位置低于胎儿先露部，称为前置胎盘。按胎盘边缘与宫颈内口的关系，将前置胎盘分为 4 种类型：完全性前置胎盘、部分性前置胎盘、边缘性前置胎盘、低置胎盘。当胎盘部分或完全覆盖宫颈内口时（即完全性及部分性前置胎盘），由于产道受阻，且分娩过程中随着子宫下段的形成和拉伸，可发生前置胎盘的剥离，导致凶险的出血危及母儿健康，因此，应行剖宫产终止妊娠。

对于边缘性前置胎盘、低置胎盘，出血少，枕先露；极少数部分性前置胎盘，宫颈口已扩张，阴道出血不多，估计短时间内可以结束分娩者，在有条件的医疗机构，备足血源的同时可在严密监测下行阴道试产，但若出血增多，短时间不能阴道分娩应即刻转为剖宫产。

前置血管是指胎儿血管穿越胎膜位于宫颈内口。也有人将前置血管归为前置胎盘的范畴。前置血管的典型临床症状是妊娠晚期无痛性阴道流血，色鲜红，多发生在胎膜破裂时。前置血管发生破裂，胎儿失血，可致胎儿窘迫，胎儿死亡率极高。先露部压迫前置的血管影响胎儿血供也可危及胎儿生命。因此，前置血管孕妇应行剖宫产终止妊娠。若发生前置血管破裂，胎儿存活，应立刻行剖宫产；胎儿若已死亡，则选择阴道分娩。

（六）双胎或多胎妊娠

《共识》中描述：

第 1 个胎儿为非头位；复杂性双胎妊娠；连体双胎、三胎及以上的多胎妊娠应行剖宫产手术。

解读： 随着辅助生殖技术的普及，双胎（或多胎）妊娠比例在上升，关于双胎妊娠的分娩方式问题，国内外学者进行了较多的研究。目前多数专家认为双胎妊娠的分娩方式应根据双胎的绒毛膜性、两胎儿的胎方位、估计胎儿体重、孕产史、孕期合并症及并发症、宫颈成熟度及胎儿宫内情况等因素综合判断，制定个体化的指导方案。目前没有足够的证据支持剖宫产优于阴道分娩。通常情况下，以第一胎胎儿为头先露的孕妇，可考虑阴道分娩；第二胎儿的胎方位不作为分娩方式选择的主要依据。若第一胎儿非头位，可放宽剖宫产手术指征。单绒毛膜单羊膜囊双胎建议剖宫产分娩。对于复杂性双胎妊娠、连体双胎及三胎及以上的多胎妊娠，本《共识》出于安全考虑建议剖宫产终止妊娠。

（七）脐带脱垂

《共识》中描述：

脐带脱垂：胎儿有存活可能，评估结果认为不能迅速经阴道分娩，应行急诊剖宫产手术以尽快挽救胎儿。

解读：当胎膜破裂，脐带脱出于胎先露部下方，经宫颈进入阴道内，甚至经阴道显露于外阴部，称为脐带脱垂。当脐带脱垂时，脱出的脐带极易受到胎先露部压迫，或因脱出阴道外成角使血流受阻，进而使胎血流受阻从而引起胎儿窘迫，甚至胎死宫内。脐带血循环阻断超过 7 分钟，则发生胎死宫内。因此，一旦发现脐带脱垂，评估很重要，若胎儿有存活可能，且不能经阴道迅速分娩，应即刻急诊行剖宫产、尽快挽救胎儿。若有阴道助产机会或能从阴道迅速分娩，则阴道分娩为挽救胎儿的更快的途径。

（八）胎盘早剥

《共识》中描述：

胎盘早剥：胎儿有存活可能，应监测胎心率并尽快实行急诊剖宫产手术娩出胎儿。重度胎盘早剥，胎儿已死亡，也应行急诊剖宫产手术。

解读：妊娠 20 周后或分娩期，正常位置的胎盘在胎儿娩出前，部分或全部从子宫壁剥离，称为胎盘早剥。胎盘早剥常常起病急、进展快，若不及时处理可危及母儿生命。因此，若发现胎盘早剥，胎儿有存活可能，应尽快实施剖宫产手术娩出胎儿，手术准备过程中严密监测胎心变化。即使胎儿已死亡，若为重度胎盘早剥，仍有危及孕妇生命可能，也应行急诊剖宫产手术以挽救孕妇生命；若为轻中度胎盘早剥，孕妇生命体征平稳，有条件的医疗机构可在严密监测下阴道分娩，监测过程中发现病情恶化，应转为剖宫产，以保障孕妇安全。

（九）孕妇存在严重合并症和并发症

《共识》中描述：

孕妇存在严重合并症和并发症：如合并心脏病、呼吸系统疾病、重度子痫前期或子痫、急性妊娠期脂肪肝、血小板减少及重型妊娠期肝内胆汁淤积症等，不能承受阴道分娩者。

解读：阴道分娩的过程，是对孕妇身体状况的考验，每次宫缩均会引起孕妇血流动力学的改变，且消耗孕妇大量的体力。若孕妇存在严重的合并症和并发症，不能耐受分娩带来的各种考验，应行剖宫产终止妊娠。

（十）巨大儿

《共识》中描述：

巨大儿：妊娠期糖尿病孕妇估计胎儿出生体质量 >4250g 者。

解读: 不论是糖尿病合并妊娠还是妊娠期糖尿病,若血糖控制不满意,受高血糖状态的影响,其巨大儿风险增加,且有特殊的体脂分布,即肩部脂肪堆积导致双肩径增宽,因此,发生难产及肩难产的可能性增加。出于胎儿安全考虑,妊娠期糖尿病孕妇在妊娠满 39 周并估计胎儿体质量 >4250g 者,可选择剖宫产术终止妊娠。

(十一) 孕妇要求的剖宫产

《共识》中描述:

(1) 仅是孕妇个人要求不作为剖宫产手术指征,如有其他特殊原因须进行讨论并详细记录。

(2) 当孕妇在不了解病情的情况下要求剖宫产,应详细告知剖宫产手术分娩与阴道分娩相比的整体利弊和风险,并记录。

(3) 当孕妇因恐惧阴道分娩的疼痛而要求剖宫产手术时,应提供心理咨询,帮助减轻其恐惧;产程过程中应用分娩镇痛方法以减轻孕妇的分娩疼痛,并缩短产程。

(4) 临床医师有权拒绝没有明确指征的剖宫产分娩的要求,但孕妇的要求应该得到尊重,并提供次选的建议。

解读: CDMR 虽然是个社会问题,但也是个医学问题,不能回避,因此,《共识》将其正式列入剖宫产指征,但一并提出了详细的说明。面对 CDMR,要求产科医师加强与孕妇的沟通,充分说明剖宫产手术与阴道分娩相比的整体利弊与风险,减轻孕妇对阴道分娩的恐惧和痛苦,鼓励其阴道分娩;如果孕妇坚持剖宫产术,医师应有详细记录。

我国 CDMR 占总剖宫产数的 1/4 左右,严格控制 CDMR 可明显降低剖宫产率。但如何落实《共识》及加强对 CDMR 人群的管理是产科面临的严峻挑战。应加大宣传力度,向孕产妇及其家属和全社会大力宣传阴道分娩的优点,争取家庭和社会的理解和支持,同时严格掌握剖宫产指征,提高阴道助产水平,最大限度地保证母儿安全。

(十二) 产道畸形

《共识》中描述:

产道畸形:如高位阴道完全性横膈、人工阴道成形术后等。

解读: 产道畸形,使产道受阻,且产时经简单处理,不能使产道通畅者,需选择剖宫产手术终止妊娠。但若产道畸形不影响产道的通畅性或经简单处理可使产道通畅,均可阴道试产，如阴道纵隔、不完全阴道横膈，或低位阴道完全性横膈，产时可切开者，可阴道试产，产时给予相应处理。

（十三）外阴疾病

《共识》中描述：

外阴疾病：如外阴或阴道发生严重静脉曲张者。

解读：外阴静脉曲张是孕期常见的症状，通常不影响阴道分娩，多数孕期出现的静脉曲张在分娩后盆腔压力降低后自愈。但静脉曲张严重时，可在阴道内迂曲成团，或在外阴部位会阴体两侧（两侧侧切部位）迂曲膨出，当发生此类严重的静脉曲张，分娩时易破裂致出血，故应行剖宫产终止妊娠。

（十四）生殖道严重的感染性疾病

《共识》中描述：

生殖道严重的感染性疾病：如淋病、严重的尖锐湿疣等。

解读：轻度的生殖道感染不是剖宫产指征，阴道分娩通常不增加新生儿感染率，有些疾病即使感染，对治疗的效果很好，如衣原体、无活动性的生殖器疱疹等。但当出现严重的感染时，如单纯疱疹病毒（HSV）感染所致的生殖器疱疹，若临产时有活动生殖器疱疹者，未破膜或破膜在 4 小时内者，可行剖宫产结束分娩。尖锐湿疣患者，剖宫产不能阻断母婴间的垂直传播，因此，尖锐湿疣通常不作为剖宫产指征，但当生殖道巨型疣梗阻产道时，可作为剖宫产指征。严重的淋病感染孕妇，新生儿在阴道分娩过程中接触产妇的分泌物，有感染淋菌性结膜炎、新生儿淋菌性咽炎及新生儿急性淋病的可能，因此，剖宫产是相对安全的分娩方式。

（十五）妊娠合并肿瘤

《共识》中描述：

妊娠合并肿瘤，如妊娠合并子宫颈癌、巨大的子宫颈肌瘤、子宫下段肌瘤等。

解读：当妊娠合并恶性肿瘤，经阴道分娩有使肿瘤扩散的可能时，如宫颈癌，需经剖宫产手术终止妊娠。或巨大的肿瘤阻挡产道出口时，如子宫颈肌瘤、子宫下段肌瘤等，则不具备阴道分娩的条件，需经剖宫产终止妊娠。

三、剖宫产手术时机解读

把握好剖宫产手术时机是确保母儿安全的关键。《共识》

中用"择期剖宫产术"取代了以往常用的"选择性剖宫产术"的说法,更为准确地描述了临床实际,并强调了择期剖宫产术不应在妊娠 39 周前实施。因为妊娠 39 周前的剖宫产新生儿呼吸道并发症的发生风险较高,但双胎(或多胎)妊娠及前置胎盘等除外。《共识》对于急诊剖宫产术的时机没有具体规定,但强调争取在最短的时间内结束分娩,以确保母儿安全。剖宫产手术的顺利进行需要产妇及家属配合,以及新生儿科、麻醉科医护人员的沟通和配合。

四、剖宫产手术的术前准备解读

(一)术前谈话内容解读

《共识》中描述:

术前谈话需结合孕妇及家属的文化背景、受教育程度和对分娩方式的选择意向。产科医生需充分告知孕妇及家属术中及术后可能出现的不良结局[13],对 CDMR 更应解释清楚。

解读:《共识》中强调术前谈话需结合孕妇及家属的文化背景、受教育程度和对分娩方式的选择意向,内容及谈话方式更加个体化和具体化。《共识》对术前谈话内容做了较为具体的说明,包括剖宫产手术的指征和必要性,剖宫产手术前、术中和术后母儿可能出现的并发症,并由孕妇夫妻双方及主管医生共同签署知情同意书。对于剖宫产手术对母体的影响的内容更为具体,在以往手术常见并发症的基础上,增加了"术后切口持续不适感"。随着剖宫产手术的不断完善及其他并发症的下降,以及人们生活水平的提高及对生活质量的追求,剖宫产术后切口的持续不适感成为剖宫产术后患者的不适主诉之一,在术前谈话内容中应予告知。《共识》中强调了谈话内容中应包括剖宫产对再次妊娠和生育的影响,如:再次剖宫产手术的可能,再次妊娠或分娩时子宫破裂的风险,再次妊娠时出现前置胎盘、胎盘粘连甚至胎盘植入风险,再次妊娠时子宫瘢痕部位妊娠的风险,以及远期发生子宫内膜异位症以及子宫憩室等风险,更贴近目前的临床实际,减少未来潜在的医患纠纷。

(二)术前准备解读

剖宫产手术的术前准备内容既有共性又有因孕妇不同情况提供的特殊内容,对于备皮根据情况酌情进行,对于腹壁体毛较多者应进行备皮；备血可根据孕妇的病情决定备血量，对于出血风险极高且术前即有贫血的孕妇，如胎盘早剥、子宫破裂、中央性前置胎盘可疑植入者，可带血如手术室。"《共识》"中建议抗菌药物的使用应为预防性用药，应在术前0.5～2.0小时内给药，或麻醉开始时给药，使手术切口暴露时局部组织中已达到足以杀灭手术过程中入侵切口细菌的药物浓度。如果手术时间超过3小时，或失血量>1500ml，可在手术中再次给抗生素预防感染。对重症孕妇应在术前充分评估，做好术前讨论并记录。

五、麻醉方式的选择及其注意事项解读

麻醉方式的选择为腹部手术的常用麻醉方式，包括椎管内麻醉、全身麻醉、局部浸润麻醉等。不管采取何种麻醉方式，均应考虑到孕妇的特殊性，并关注胎儿的宫内状态。术中严密监测产妇生命体征，对于特殊病人，如双胎妊娠、羊水过多等，应考虑到胎儿娩出后回心血量增加对生命体征的影响；关注术中出血情况，剖宫产手术有其特殊性，一旦出血，通常较为凶猛，补液量除满足麻醉需求外，还应考虑到手术中的失血量。

六、子宫下段剖宫产手术中的重要步骤解读

腹壁的横切口与纵切口各有优缺点，在条件允许的前提下，应征求孕妇本人意见。子宫切口以子宫下段中上1/3处为宜，既可避免距离宫口过近的感染，又可避免下段与肌层厚薄不均影响伤口愈合，下段形成良好时，建议钝性分离打开子宫，可减少术中出血。子宫切口应根据胎儿大小，通常10cm为宜。胎盘娩出方式建议采取控制性持续牵拉胎盘而非徒手剥离娩出胎盘，可减少出血量和子宫内膜炎的风险。若有较明显的活动性出血或胎儿娩出5min后仍无胎盘剥离迹象，应行手剥胎盘，不建议胎儿娩出后立即徒手取胎盘。对于子宫切口的缝合，对合良好是减少术后并发症的关键，目前建议采用双层连续缝合子宫切口，第一层全层连续缝合，第二层连续或间断褥式缝合包埋切口。覆膜是否缝合仍有争议，目前建议酌情缝合脏层及壁层覆膜，最大限度地恢复解剖关系，减少并发症的发生。

七、剖宫产术后管理解读

术后管理是保障手术后患者尽快康复的有效措施及关键因素,不容忽视。应对产妇生命体征进行监测,同时结合剖宫产手术的特点,定时监测宫缩及阴道出血情况,警惕产后出血。受妊娠及手术的双重影响,剖宫产术后产妇易发生深静脉血栓,应早做预防,鼓励产妇尽早下床活动,并可根据产妇有无血栓形成的高危因素,个体化选择穿戴弹力袜、预防性应用间歇充气装置、补充水分以及皮下注射低分子肝素等措施。术后开展人性化服务,酌情选择适当的止痛方式(如口服镇痛药物、镇痛泵等),减轻患者术后疼痛。

八、减少剖宫产手术的措施

1. 加强孕前及孕期健康教育及宣传　大力宣传自然分娩的好处和剖宫产对母婴健康的影响,强调阴道分娩是人类繁衍生息的自然生理过程,多数孕妇可以无需干预顺利分娩,剖宫产只是一种特殊情况下为保障母婴健康不得已采用的手术,而非自然分娩的捷径,使孕妇树立正确的分娩观念,并能得到家属的支持。争取社会和媒体支持和理解,通过多种方式在全社会范围内加大宣传力度,创造一个促进自然分娩的良好的社会环境;开展产前模拟分娩体验,使孕妇掌握分娩技巧和注意事项,树立自然分娩信心;多与孕妇及家属关于分娩方式进行人性化的积极耐心的沟通,减少不合理的CDMR,促进阴道分娩。

2. 加强阴道助产技术　近年来,随着剖宫产术技术的广泛应用,使产科医师及助产士阴道助产的机会减少,处理难产的能力下降。通过多种形式,如培训、模拟教学等,开展关于阴道助产技术和服务能力的培训,提高产科医师和助产士的各种阴道操作和助产技术水平,增强阴道分娩的安全性,从而改善医务人员、孕妇和家属对阴道分娩的顾虑,有利于促进阴道分娩。针对我国以往高剖宫产率和目前"单独二孩"政策下大量的瘢痕子宫妊娠,开展关于 VBAC 的临床研究,鼓励无阴道分娩禁忌的一次剖宫产术后的孕妇阴道分娩,并制定 VBAC 指南,对降低剖宫产率将发挥重要作用。

3. 产房人性化服务　分娩镇痛和导乐分娩等人性化服

务,对消除孕产妇恐惧和疼痛,树立其阴道分娩的信心,提高阴道分娩率是有效措施。目前非药物镇痛技术,如导乐陪伴分娩、穴位镇痛、水中分娩等镇痛技术,已在临床上运用多年,效果肯定;药物镇痛技术,特别是椎管内麻醉镇痛技术,在提供完善镇痛的同时保留了产妇的运动功能,已得到广泛的运用。在各个级别的医疗机构中推广分娩镇痛技术,使基层助产服务机构的医务人员掌握并运用这些技术,将有利于降低 CDMR。

4. 对有阴道分娩条件的孕妇,有引产指征,如孕 41 周,及时收入院引产,有利于减少因孕妇及家属焦急等待而导致的 CDMR,降低剖宫产率。

5. 加强行政管理和社会支持 从政策上加大对自然分娩的倾斜与支持。自然分娩的产程长,需要医护人员付出更大的工作量,且产程中变故多,承担的风险高,但目前各地的收费标准多是剖宫产手术明显高于阴道分娩,医务人员的劳动没有得到充分的体现。另外,从各级政府和社会各界对产科工作者的特殊工作性质应给予理解和支持,高度关注他们的工作和生活环境,尊重他们的劳动价值,保障他们的合法合理权益,减少医务人员为趋利避害导致的人为剖宫产。结合医疗体制改革,加强目标管理和绩效考核,完善医疗保险制度及相关的法律法规,加大监管力度,从政策上保障剖宫产手术有序地、有指征地开展,降低剖宫产率。

评价与展望

近半个世纪,随着剖宫产手术技术和麻醉技术的逐渐完善,剖宫产术在妊娠期合并症、并发症及难产的救治、降低孕产妇及围产儿死亡、改善母婴预后等方面发挥了积极的作用。但由于各种原因,近年来剖宫产率在全球范围内呈现升高的趋势,CDMR 逐渐增多,随之而来的,剖宫产带来的相关问题也逐渐增多,如子宫憩室、再次怀孕的凶险性前置胎盘等。研究显示,剖宫产率与围产儿结局呈"U"形相关,当剖宫产率上升到一定水平后,过高的剖宫产率反而使孕产妇及围产儿死亡率增高。WHO 建议,当剖宫产率在 15% 左右时较为恰当,过高或过低都有可能对母儿安全带来伤害。我国近年来多数医院的剖宫产率在40%~60%之间，个别医院甚至高达70%以上。CDMR干扰了孕妇正常的分娩过程，给孕产妇及新生儿的生理和心理健康带来了一定的危害。《剖宫产手术的专家共识》的提出，有利于规范剖宫产指征及剖宫产手术操作，为各级医院剖宫产手术的规范化开展提供了依据，有利于合理降低剖宫产率，促进阴道分娩，有利于提高产科质量。

本次《剖宫产手术的专家共识》的提出较多参考国外的指南及研究数据，我国的资料相对缺乏，尤其是关于手术术式的资料尚显不足。我国有本国的国情，如高龄孕妇较多、计划生育政策、营养改善致巨大儿增多等，我们尚需在实践中不断完善《共识》，形成结合我国国情的、具有我国特色的新的剖宫产指南。关于手术风险术前谈话的内容，以往我国较多注重严重并发症的告知，但随着人们生活水平的提高，对生活质量的要求也逐渐提高，因此，诸如术后切口不适等问题今后应加强告知，以减少由此而引发的医患纠纷。

病案分析

病例1

患者，29岁，女性，主因"停经34周，自觉头痛14$^+$小时，在家抽搐1次"于2010-1-5入院。患者平素月经规则，6~7/30天，LMP：2009-5-12，核对孕周无误，在我院定期产检，孕16周唐氏筛查低风险，孕29周糖筛未见异常，孕期平顺，自孕31周开始，血压偶有升高至130~140/80~90mmHg，尿蛋白（+），后多次复查为尿蛋白trace，无头痛、头晕等不适，未治疗。14$^+$小时前于家中情绪激动后自觉头痛，自测血压170/100mmHg，休息并自服降压药拉贝洛尔100mg后，血压降至140/80mmHg，未就诊。今晨7点（4小时前）在家中抽搐1次，口吐白沫，伴意识丧失，持续2~3分钟后自行缓解。现无头痛头晕，伴阵发性下腹痛，胎心监护示晚期减速，急诊入院。

既往于2004年行阑尾切除术，否认高血压病史，否认癫痫病史；有青霉素过敏史。既往孕0产0。

体格检查：体温36.5℃，脉搏80次/分，呼吸20次/分，血压 160/100mmHg，一般情况可，神清语明，心肺未及异常，宫高 33cm，腹围 114cm，羊水量中，可触及不规律宫缩，宫缩间歇子宫放松好，胎儿臀位，胎心 140 次 / 分，胎先露浮，估计胎儿体重 1900g。骨盆测量：坐骨结节间径 8.5cm，坐骨棘间径 10cm，其他各径线正常。

辅助检查： B 超（2009-12-15）：单活胎，头位，BPD 7.7cm，FL 5.6cm，AC 26.8cm，AFI 20.5cm，胎盘位于后壁；胎心监护（2010-1-5）：胎心基线 150bpm，变异平直，NST（−），有不规律宫缩，宫缩后可见晚期减速；尿蛋白：3+。

入院诊断： ①孕 1 产 0，孕 34 周臀位；②重度子痫前期；③子痫；④胎儿窘迫（胎心型）。

入院诊治经过： 患者来院后置于单间抢救室，予以眼罩避光，心电监护；25% MgSO$_4$ 10ml 入壶，乳酸钠林格液 250ml+25% MgSO$_4$ 60ml 静脉点滴；拉贝洛尔片 100mg，每 8 小时 1 次口服；地塞米松 5mg 肌内注射；急查血常规、凝血五项、生化全项，结果回报，血常规：Hb 140g/L，WBC 12.21×10^9/L，GR 76.8%，PLT 86×10^9/L，HCT 39.6%；凝血五项：FIB 3.51g/L，APTT 43.8S，D-D 2857ng/ml。生化全项：ALT 33IU/L，AST 54IU/L，CRE 109μmol/L，UA 667μmol/L，BUN 8.5mmol/L，LDH 466IU/L，HBDH 458.5IU/L，CK 212IU/L，TP 56g/L，ALB 25g/L，钾 4.01mmol/L，钠 133.8mmol/L，氯 106.20mmol/L，镁 1.17mmol/L。因考虑患者孕 34 周，胎儿窘迫（胎心型），重度子痫前期，院外子痫，子痫控制病情稳定且目前已给予解痉、降压等治疗，宜急诊剖宫产手术分娩。向患者及家属交待病情并签手术知情同意书，做好术前准备交叉配血 800ml，于入院后 2 小时入手术室，即刻行深静脉穿刺，开通中心静脉通路为术中术后监测与抢救做好准备。随后在硬腰联合麻醉下行子宫下段横切口剖宫术，术中见羊水 Ⅲ度粪染，量约 600ml，以 LSA 位娩一活女婴，**重 1860g**，身长 44cm，出生 Apgar 评分 1 分钟因呼吸、肤色各减 1 分评 8 分，5 分钟、10 分钟均 10 分，胎盘胎膜完整，手术过程顺利，术中血压波动于 70～110/130～170mmHg，心率波动于 85～145 次 / 分；术中共补液约 500ml（乳酸钠林格液），估计出血 300ml，尿量约 100ml，尿色清。术后安返病房，回室血压 132/82mmHg，P 80 次 / 分，R 20 次 / 分，SO$_2$ 100%，予持续心电监护，监测出入量，继续解痉及抗感染对症治疗，抢救成功。术后5天出院，患者血压平稳，波动于120~130/70~90mmHg，转入地区妇幼保健机构进一步随访。

出院诊断：①孕1产1，孕34周LSA剖宫产；②早产；③重度子痫前期；④子痫（院外）；⑤胎儿窘迫（混合型）；⑥初产臀位（单臀）。

分析：

（1）患者29岁，主因"停经34周，自觉头痛14$^+$小时，在家抽搐1次"急诊入院。入院时诊断重度子痫前期、子痫且伴有胎儿窘迫，患者孕34周，胎儿估计1900g，可存活，故应积极终止妊娠。因患者未临产，短期不能阴道分娩，且存在重度子痫前期病情不平稳、子痫、胎儿窘迫等情况，故以剖宫产手术终止妊娠为宜，手术指征为：重度子痫前期经积极治疗病情控制不稳定、子痫后、胎儿窘迫。

（2）剖宫产手术后的处理是手术的重要组成部分，直接关系到患者术后恢复情况。对于孕妇本身存在合并症及并发症者，除了对生命体征、宫缩、出血等一般监测外，还应关注并发症或合并症的情况，因此，对本患者术后应控制输液速度、监测出入量、同时给予解痉治疗。若术前生化指标或其他血液化验指标有异常，应继续监测，直至平稳。

点评：

该例患者重度子痫前期诊断明确，且入院前发生子痫，病情严重，入院后胎心监护提示胎儿窘迫，故给予解痉、保静治疗后积极终止妊娠，手术时机得当。该患者手术指征明确，且手术指征不止1个，当多个手术指征同时存在时，书写顺序应按照手术指征的强弱及对患者的危害程度而定。本例手术指征应为：胎儿窘迫，重度子痫前期、子痫。本例患者虽然同时存在臀位，但因胎儿体重不大，有阴道分娩条件，不作为手术指征。

病例2

患者，女性，27岁，主因"停经41周"于2013-11-28入院。LMP2013-2-14，核对孕周无误，孕早期无感冒、发热、腹痛及阴道出血史，无毒物及放射线接触史。于我院产前检查，孕16周唐氏筛查低风险，孕25周OGTT正常，孕期检查正常，血压平稳,无特殊不适,现孕41周无产兆,收入院。

既往体健,否认高血压、糖尿病等慢性病史,否认肝炎结核病史,无药物过敏史。生育史:孕0产0。

入院查体:T 36.4℃,P 86次/分,R 19次/分,Bp 110/70mmHg,一般情况可,神志清楚,全身无黄染,无皮疹及皮下出血点,咽无红肿,双肺呼吸音清,心律规整,心音有力,各瓣膜听诊区未闻及杂音;腹膨隆,无压痛,肝肾脾区无叩痛,双下肢水肿(-),生理反射存在,病理反射未引出。产科情况:宫高35cm,腹围110cm,LOA,浅入,胎心140bpm,子宫放松好,未及宫缩估计胎儿体重4100g。阴道检查:宫颈居中,质中,未消,长约2cm,宫口未开,S^{-2},骨盆:TO=8.5cm,各径线正常。

辅助检查:血常规:WBC 10.12×10^9/L,HB 107g/L,HCT 33.4%,PLT 198×10^9/L。生化:肝肾功能正常,TP 55g/L,ALB 26g/L。凝血五项基本正常。胎心监护:基线140bpm,窄幅,NST(+)。尿常规:(-)。心电图正常。B超:单活胎头位,BPD 9.7cm,FL 7.2cm,HC 34.7cm,AC 36.5cm,S/D=2.8,AFI 14.2cm,胎儿颈部见两环状血流信号。

入院诊断:①孕1产0,孕41周LOA;②脐带绕颈2周?

入院诊治经过:入院后拟给予患者前列腺素促宫颈成熟,同时因估计胎儿偏大,交代肩难产风险,患者及家属因胎儿偏大、脐带绕颈2周坚决要求剖宫产,故签署手术知情同意书,手术指征:头盆不称、巨大儿、脐带绕颈2周?于次日行剖宫产手术,娩出一男活婴,4000g,Apgar评分:1分钟、5分钟、10分钟均10分。手术顺利,术后恢复好,术后3天出院。

出院诊断:①孕1产1孕41周LOA剖宫产;②脐带绕颈2周(紧)。

分析:

(1)患者27岁,主因"停经41周"入院待产,入院后评估胎儿偏大,但患者骨盆各径线正常,胎儿先露部(头)浅入,因此有阴道试产条件,但患者坚决要求手术,为规避阴道分娩的风险,医生实施了剖宫产手术,此时手术指征写为头盆不称是不当的,因为患者骨盆正常,对于正常骨盆的孕妇需经充分阴道试产后方可作此诊断。

(2)巨大儿要作为手术指征,胎儿体重估计需4250g以上,且应将孕妇本人身高、是否有糖尿病等并发症或合并症等因素考虑进去,因此,本例病例中,巨大儿作为手术指征同样是不适当的。

(3)脐带绕颈在产科临床工作中较为多见,发生率20%~30%,报道不一。由于胎儿每日在脐带漂浮的子宫内有较多活动,因此,脐带缠绕较多见,脐带缠绕本身对于阴道分娩不是禁忌证,产前及产时均无特殊处理,但应加强对胎儿的监护。缠绕对胎儿分娩的影响要结合脐带长度、缠绕后剩余的脐带长度、胎盘附着部位等多种因素判断,但均需试产后方能判断是否可经阴道分娩。因此,不应以脐带缠绕作为剖宫产的手术指征。

(4)因患者有阴道分娩条件,以上剖宫产手术指征均不成立,故应按照CDMR处理,需要向孕妇及家属详细交待及沟通后,方可决定手术,并应详细记录。

点评:

目前剖宫产手术较多开展,但很多手术指征并不明确,临床医生为了规避某些风险,有时主动或被动为患者进行无指征剖宫产手术,此时,应按照CDMR的要求来书写并详细交待手术相关风险及预后。有些医生将一些日常工作中个人经验认为的高危因素作为手术指征,这类因素并无过多的循证医学证据支持,因此,不宜作为剖宫产指征,此类指征的手术也应按照CDMR处理。有些地区的政策规定,剖宫产手术需要有手术指征方可进行手术费用的报销,本意是控制剖宫产率、规范剖宫产指征,但实际工作中医生常常要面对要求剖宫产的孕妇及家属的纠缠,甚至人身伤害,不得已为患者寻找手术指征,因此,应对孕妇及家属加强促进自然分娩的好处的宣教,并完善相关政策,减少医务人员工作中的风险及压力,方有利于临床工作的规范化进行。

参 考 文 献

1. 张为远.中国剖宫产现状与思考[J].实用妇产科杂志,2011,27(3):161-163.

2. 吴方银,张燕,肖兵,等.四川省非医学指征剖宫产现状分析[J].实用妇产科杂志,2012,28(3):187-190.

3. 杨慧霞.他山之石,可以攻玉:《安全避免初次剖宫产》一文引发的思考[J].中华围产医学杂志,2014,17(4):217.

4. American College of Obstetricians and Gynecologists (the

College)，the Society for Maternal—Fetal Medicine，Caughey AB，et a1.Safe prevention of the primary cesarean delivery[J]. Am J Obstet Gynecol，2014，210：179-193.

5. Martin JA，Hamilton BE，Osterman MJ.Births in the United States，2013[J].NCHS Data Brief，2014，175：1-8.

6. 杨慧霞.剖宫产的现状与应对措施的思考[J].中华围产医学杂志，2011，14：2-4.

7. 侯磊，李光辉，邹丽颖，等.全国剖宫产率及剖宫产指征构成比的多中心研究[J].中华妇产科杂志，2014，49（10）：728-735.

8. 张为远.促进阴道分娩，降低剖宫产率——产科面临的严峻挑战[J].中华妇产科杂志，2014，49（10）：725-727.

9. Lumbiganon P，Laopaiboon M，Gtilmezoglu AM，et a1.Method of delivery and pregnancy outcomes in Asia：the WHO global survey on maternal and perinatal health 2007-08[J].Lancet，2010，375：490-499.

10. 李力，韩建.重视剖宫产并发症的预防[J].中国计划生育和妇产科，2012，4（4）：5-7.

11. 谢幸，苟文丽.妇产科学.第8版.北京：人民卫生出版社，2013，118-120，197-207.

12. 洪梅，刘倩，管晓丽.胎儿窘迫的剖宫产术指征及其相关因素分析[J].中国实用医药，2008，3（10）：121-122.

13. 章小维，杨慧霞.头位难产识别与处理[J].中国实用妇科与产科杂志，2012，28（2）：85-87.

14. 朱筱娟，杨慧云.以头盆不称指征剖宫产1450例分析.中国妇幼保健，2010，25（5）：638-639.

15. Kim J Cox.Providers' perspectives on the vaginal birth after cesarean guidelines in Florid，United States：a qualitative study [J].BMC Pregnancy Childbirth，2011，11（1）：72.

16. Harper LM，Cahill AG，Boslaugh S，et a1.Association of induction of labor and uterine rupture in women attempting vaginal birth after cesarean：a survival analysis[J].Am J Obstet Gynecol，2012，206（1）：16.51.e1—51.e5.

17. 陆宣平，陈友国，韩冰，等.剖宫产术后瘢痕子宫再次妊娠分娩方式的研究进展.实用妇产科杂志，2014，30（4）：260-262.

18. 中华医学会妇产科分会产科学组.前置胎盘的临床诊断与处

理指南.中华妇产科杂志,2013,48(2):148-150.

19. Oppenheimer L, Society of Obstetricians and Gynaecologists of Canada.Diagnosis and management of placenta previa.J Obstet Gynaecol Can,2007,29:261-273.

20. Robinson BK, Grobman WA.Effectiveness of timing strategies for delivery of individuals with vasa previa.Obstet Gynecol, 2011,117:542-549.

21. Ganchimeg T, Morisaki N, Vogel JP, et al.Mode and timing of twin delivery and perinatal outcomes in low-and middle-income countries: a secondary analysis of the WHO Multicountry Survey on Maternal and Newborn Health[J].BJOG,2014,121 (5), Suppl 1: 89-100.

22. Antsaklis A1, Malamas FM, Sindos M.Trends in twin pregnancies and mode of delivery during the last 30 years: inconsistency between guidelines and clinical practice[J].J Perinat Med,2013,41(4): 355-364.

23. American College of Obstetricians and Gynecologists; Society for Maternal-Fetal Medicine.ACOG Practice Bulletin No.144: Multifetal gestations: twin, triplet, and higher-order multifetal pregnancies.Obstet Gynecol.2014,123(5): 1118-1132.

24. 杨娜,高红梅,张海红,等.妊娠期淋病对妊娠结局的影响及治疗分析[J].解放军医药杂志,2014,26(8): 67-69.

25. 李力.人乳头瘤病毒感染对妊娠的影响及处理[J].中国实用妇科与产科杂志,2010,26(4): 243-245.

26. 包琳,张建平.妊娠合并感染性疾病患者的分娩安全[J].实用妇产科杂志,2012,28(3): 168-170.

27. 中华医学会妇产科分会感染性疾病协作组.妇产科抗生素使用指南[J].中华妇产科杂志,2011,46(3): 230-233.

附录十七 剖宫产手术的
专家共识(2014)

中华医学会妇产科学分会产科学组

近年来,剖宫产手术在处理难产、妊娠合并症和并发症、降低母儿死亡率和病率中起了重要作用[1-3]。随着围产医学的发展,手术、麻醉技术及药物治疗条件的改进,剖宫产手术的安全性不断提高,但与此同时,剖宫产率在世界各国也随之升高[3-4]。我国的剖宫产率从20世纪60年代的5%左右上升到90年代初的20%;且近20年来,呈现持续上升的状况。文献报道显示,国内多数医院的剖宫产率在40%~60%之间,个别医院甚至高达70%以上[3-5]。剖宫产率的上升可导致母体并发症及死亡率增加。WHO在全球剖宫产率的调查报告中指出,阴道助产和剖宫产的孕妇发生严重并发症及死亡的危险度明显高于阴道自然分娩的孕妇[6]。为规范剖宫产手术的实施,进一步完善剖宫产手术指征、术前准备、手术步骤及术后管理等,在参考英国、美国等国家剖宫产临床指南的基础上[7],结合我国现状制定了我国剖宫产手术的专家共识。

一、剖宫产手术指征

剖宫产手术指征是指不能经阴道分娩或不宜经阴道分娩的病理或生理状态[5]。

1. 胎儿窘迫:指妊娠晚期因合并症或并发症所致的急、慢性胎儿窘迫和分娩期急性胎儿窘迫短期内不能经阴道分娩者。

2. 头盆不称:绝对头盆不称或相对头盆不称经充分阴道试产失败者。

3. 瘢痕子宫:2次及以上剖宫产手术后再次妊娠者;既往子宫肌瘤剔除术穿透宫腔者。

4. 胎位异常:胎儿横位,初产足月单胎臀位(估计胎儿出生体质量>3500g者)及足先露。

5. 前置胎盘及前置血管:胎盘部分或完全覆盖宫颈内口者及前置血管者。

6. 双胎或多胎妊娠:第1个胎儿为非头位;复杂性双胎妊娠;连体双胎、三胎及以上的多胎妊娠应行剖宫产手术[8]。

7. 脐带脱垂：胎儿有存活可能，评估结果认为不能迅速经阴道分娩，应行急诊剖宫产手术以尽快挽救胎儿。

8. 胎盘早剥：胎儿有存活可能，应监测胎心率并尽快实行急诊剖宫产手术娩出胎儿。重度胎盘早剥，胎儿已死亡，也应行急诊剖宫产手术。

9. 孕妇存在严重合并症和并发症：如合并心脏病、呼吸系统疾病、重度子痫前期或子痫、急性妊娠期脂肪肝、血小板减少及重型妊娠期肝内胆汁淤积症等，不能承受阴道分娩者。

10. 妊娠巨大儿者：妊娠期糖尿病孕妇估计胎儿出生体质量 >4250g 者[9]。

11. 孕妇要求的剖宫产：美国妇产科医师协会（ACOG）将孕妇要求的剖宫产（cesarean delivery on maternal request，CDMR）定义为足月单胎、无医学指征因孕妇要求而实行的剖宫产[7, 10-11]。(1)仅是孕妇个人要求不作为剖宫产手术指征，如有其他特殊原因须进行讨论并详细记录。(2)当孕妇在不了解病情的情况下要求剖宫产，应详细告知剖宫产手术分娩与阴道分娩相比的整体利弊和风险，并记录。(3)当孕妇因恐惧阴道分娩的疼痛而要求剖宫产手术时，应提供心理咨询，帮助减轻其恐惧；产程过程中应用分娩镇痛方法以减轻孕妇的分娩疼痛，并缩短产程。(4)临床医师有权拒绝没有明确指征的剖宫产分娩的要求，但孕妇的要求应该得到尊重，并提供次选的建议。

12. 产道畸形：如高位阴道完全性横膈、人工阴道成形术后等。

13. 外阴疾病：如外阴或阴道发生严重静脉曲张者。

14. 生殖道严重的感染性疾病：如严重的淋病、尖锐湿疣等。

15. 妊娠合并肿瘤：如妊娠合并子宫颈癌、巨大的子宫颈肌瘤、子宫下段肌瘤等。

二、剖宫产手术的时机

剖宫产手术时机的选择十分重要，是影响母儿预后的重要因素。

1. 择期剖宫产术[12]：是指具有剖宫产手术指征，孕妇及胎儿状态良好，有计划、有准备的前提下，先于分娩发动的择期手术。因妊娠 39 周前的剖宫产手术，新生儿发生呼吸道感染并发症的风险较高，除双胎或多胎妊娠及前置胎盘等外，择期剖宫产手术不建议在妊娠 39 周前实施。

2. 急诊剖宫产手术[13]：是指在威胁到母儿生命的紧急状况下的剖宫产手术。应争取在最短的时间内结束分娩。并需要产妇与家属配合，以及产科、新生儿科和麻醉科医护人员的沟通与配合。

三、剖宫产手术的术前准备

（一）术前谈话内容

术前谈话需结合孕妇及家属的文化背景、受教育程度和对分娩方式的选择意向。产科医师需充分告知孕妇及家属术中及术后可能出现的不良结局[13]，对 CDMR 更应解释清楚。

1. 剖宫产手术的指征和必要性：向孕妇及家属详细交代病情，解释经阴道分娩的危险性，采取剖宫产手术结束妊娠的必要性，获得孕妇及家属的同意。

2. 剖宫产手术前、术中和术后母儿可能出现的并发症：（1）手术对母体的影响：①术后切口持续不适感；②切口感染、裂开，脂肪液化，皮下血肿，切口延期不愈等；③产后出血，休克，DIC；④子宫切除；⑤羊水栓塞；⑥术后血栓栓塞性疾病；⑦输尿管、膀胱等周围脏器损伤；⑧孕产妇死亡；⑨由于孕妇合并症及并发症不同，有针对性地说明相关的发生风险，如重度子痫前期孕妇在手术中、手术后可能发生子痫、心肝肾的功能衰竭等并发症，合并心脏病的孕妇在手术中可能会出现心脏骤停等。（2）手术对新生儿的影响：①新生儿呼吸窘迫综合征；②新生儿低血糖症、败血症、新生儿住院超过 5d 的风险增加；③发生新生儿产伤。（3）剖宫产对再次妊娠和生育的影响：①再次妊娠分娩时剖宫产手术的可能性增加；②再次妊娠或分娩时发生子宫破裂的风险；③再次妊娠时出现前置胎盘、胎盘粘连甚至胎盘植入的风险；④再次妊娠时子宫瘢痕部位妊娠的风险。（4）远期并发症：有子宫内膜异位症以及子宫憩室等。

3. 签署知情同意书：夫妻双方及主管医师签字。

（二）术前准备

1. 术前应具备以下化验检查项目[13]：（1）血、尿常规，血型；（2）凝血功能；（3）感染性疾病筛查（乙型肝炎、丙型肝炎、HIV 感染、梅毒等）；（4）心电图检查；（5）生化检查（包括电解质、肝肾功能、血糖）；（6）胎儿超声检查；（7）其他，根据病情需要而定。

2. 酌情备皮：手术前日先剃去腹部汗毛及阴部阴毛。注意操作要轻柔，防止损伤皮肤，发现皮肤有感染、疖肿等应先行处理后再行备皮。

3. 留置导尿管：按无菌导尿法插入保留导尿管，通常为 Foley 双腔气囊尿管。

4. 备血：手术前日为患者抽血进行血交叉检查，通过血库准备适量鲜血，以备手术中应用。如为胎盘早剥、子宫破裂、前置胎盘、多胎妊娠等可能在手术过程中出血超过 1000ml 者，需在具备充足血源的医疗单位实施。

5. 预防感染：抗菌药物使用按照卫生部抗菌药物使用规范。剖宫产手术（Ⅱ类切口）的抗菌药物使用为预防性用药，可减少手术后切口感染的发生[13]。

6. 术前评估：对重症孕妇做好充分的术前评估，做好术前讨论并记录，决定麻醉方式及手术方式（如合并严重盆腔感染孕妇是否应该做腹膜外剖宫产等）。

四、麻醉方式的选择及其注意事项

应根据孕妇与胎儿的状态、医疗机构的条件以及麻醉技术来做出决定[13]。剖宫产手术的麻醉方式包括椎管内麻醉（蛛网膜下腔麻醉＋硬膜外阻滞的联合麻醉、或连续性硬脊膜外阻滞）；全身麻醉；局部浸润麻醉等。

1. 与孕妇及家属的麻醉前谈话：介绍麻醉的必要性、麻醉方式及可能的并发症，并签署麻醉知情同意书。

2. 禁食水：麻醉前 6～8h 禁食水。

3. 麻醉前的生命体征监护：监测孕妇的呼吸、血压、脉搏，监测胎心率等。

五、子宫下段剖宫产手术中的重要步骤

1. 腹壁切口的选择：（1）腹壁横切口[14-18]：与纵切口相比，横切口手术后孕产妇切口不适感的发生率更低，外观比较美观。腹壁横切口包括：① Joel-Cohen 切口。切口位于双侧髂前上棘连线下大约 3cm 处，切口呈直线。缺点是位置偏高，外观不太美观。② Pfannenstiel 切口。切口位于耻骨联合上 2 横指（3cm）或下腹部皮肤皱褶水平略上，切口呈浅弧形，弯向两侧髂前上棘。其切口位置低较为美观，切口张力小，术后反应轻微，切口更容易愈合。（2）腹壁纵切口[19]：位于脐

耻之间腹白线处,长约 10～12cm。其优点为盆腔暴露良好,易掌握与操作,手术时间短;其不足之处为术后疼痛程度较重,切口愈合时间较长,外观不够美观。

2．膀胱的处理:一般情况下,当子宫下段形成良好时,不推荐剪开膀胱腹膜反折而下推膀胱;除非是子宫下段形成不良或膀胱与子宫下段粘连者。

3．子宫切口的选择[20-22]:多选择子宫下段中上 1/3 处的横切口,长约 10cm。子宫下段形成良好时建议钝性分离打开子宫,这样可减少失血以及产后出血的发生率。前置胎盘或胎盘植入孕妇避开胎盘附着部位酌情选择切口位置。

4．产钳的应用:当胎头娩出困难的时候,可考虑应用产钳助产。

5．缩宫素的应用:胎儿娩出后予缩宫素 10～20U 直接行子宫肌壁注射和(或)缩宫素 10U 加入 500ml 晶体液中静脉滴注。可以有效促进子宫收缩和减少产后出血。

6．胎盘娩出方式:建议采取控制性持续牵拉胎盘而非徒手剥离娩出胎盘,可减少出血量和子宫内膜炎的发生风险。不建议胎儿娩出后立即徒手剥取胎盘,除非存在较明显的活动性出血或 5min 后仍无剥离迹象。娩出后仔细检查胎盘、胎膜是否完整。

7．缝合子宫切口:单层缝合子宫方法的安全性和效果尚不明确。目前,建议采用双层连续缝合子宫切口[22-23]。注意子宫切口两边侧角的缝合,缝合应于切口侧角外 0.5～1.0cm 开始;第一层全层连续缝合,第二层连续或间断褥式缝合包埋切口;要注意针距、缝针距切缘的距离及缝线松紧度。

8．缝合腹壁:(1)要清理腹腔,检查是否有活动性出血、清点纱布和器械。(2)酌情缝合脏层和壁层腹膜。(3)连续或间断缝合筋膜组织。(4)酌情缝合皮下组织。(5)间断或连续皮内缝合皮肤。

9．新生儿的处理:断脐、保暖、清理呼吸道等常规处理。

六、剖宫产术后管理

1．术后常规监测项目[13]:(1)生命体征监测:术后 2h 内每 30 分钟监测 1 次心率、呼吸频率以及血压,此后每小时监测 1 次直至孕产妇情况稳定。如果生命体征不平稳,需增加监测次数和时间。对于应用硬膜外阻滞镇痛泵的产妇,应每小时监测 1 次呼吸频率、镇静效果和疼痛评分,直至停止用药后的 2h。(2)宫缩及出血情况:术后 15min、30min、60min、90min、120min 应监测子宫收缩情况及阴道出血量,若出血较多应增加监测次数,必要时监测血常规、尿常规、凝血功能及肝肾功能,直至出血量稳定在正常情况。

2．预防血栓形成:深静脉血栓形成的预防是必须重视的,剖宫产术后孕产妇深静脉血栓形成的风险增加,因此建议采取预防措施。鼓励尽早下床活动,可根据产妇有无血栓形成的高危因素,个体化选择穿戴弹力袜、预防性应用间歇充气装置、补充水分以及皮下注射低分子肝素等措施。

3．进食进水的时机:产妇进食进水的时机应根据麻醉方式酌情安排进食进水。

4．尿管拔除时机:剖宫产术后次日酌情拔除留置的导尿管。

5．术后切口疼痛的管理:术后给予含有阿片类镇痛药物的镇痛泵,可缓解剖宫产术后的切口疼痛。

6．术后缩宫素的应用:术后常规应用缩宫素。

7．血、尿常规的复查:常规复查血常规,酌情复查尿常规。

8．出院标准:(1)一般状况良好,体温正常;(2)血、尿常规基本正常;(3)切口愈合良好;(4)子宫复旧良好,恶露正常。

七、减少剖宫产手术的措施

1．孕期宣教:了解阴道分娩与剖宫产手术的优缺点、分娩过程及注意事项,产前模拟分娩,增强孕妇自然分娩的信心,可减少 CDMR。

2．分娩期人性化护理措施:导乐陪伴持续支持可能会降低剖宫产率。

3．引产时机:无妊娠合并症的孕妇妊娠达 41 周应给予引产处理,有利于降低围产儿死亡率和剖宫产率。

4．分娩镇痛:可减轻分娩疼痛,增强产妇阴道分娩的信心。

参与本共识制定与讨论的专家组成员:张为远(首都医科大学附属北京妇产医院)、杨慧霞(北京大学第一医院)、余艳红(南方医科大学南方医院)、刘兴会(四川大学华西第二医院)、段涛(上海市第一妇婴保健院)、贺晶(浙江大学医学院附属妇产科医院)、钟梅(南方医科大学南方医院)、胡娅莉(南京大学医学院附属鼓楼医院)、范玲(首都医科大学附属北京妇产医院)、杨孜(北京大学第三医院)、蔺莉(首都医科大学附属北京友谊医院)、王少为(北京医院)、路军丽(首都医科大学附属北京朝阳医院)、邹丽颖(首都医科大学附属北京妇产医院)

本共识撰写的执笔专家：张为远(首都医科大学附属北京妇产医院)、余艳红(南方医科大学南方医院)

参 考 文 献

1. 张为远.中国剖宫产现状与思考[J].实用妇产科杂志,2011,27:161-163.

2. 庞汝彦.我国剖宫产的现状与对策[J].实用妇产科杂志,2012,28:175-177.

3. 黄醒华.对剖宫产术的思考[J].中国实用妇科与产科杂志,2003,19:385-388.

4. 杨慧霞.剖宫产的现状与应对措施的思考[J].中华围产医学杂志,2011,14:2-4.

5. 侯磊,李光辉,邹丽颖,等.全国剖宫产率变化及剖宫产指征构成比的多中心研究[J].中华妇产科杂志,2014,49:728-735.

6. Lumbiganon P,Laopaiboon M,Gtilmezoglu AM,et al.Method of delivery and pregnancy outcomes in Asia: the WHO global survey on maternal and perinatal health 2007-08[J].Lancet,2010,375:490-499.

7. Gholitabar M,Ullman R,James D,et al.Guideline Development Group ofthe National Institute for Health and Clinical Excellence.Caesarean section: summary of updated NICE guidance[J].BMJ,2011,343:7108.

8. Hofmeyr GJ,Barrett JF,Crowther CA.Planned caesarean section for women with a twin pregnancy[J].Cochrane Database Syst Rev,2011,12: CD006553.

9. 中华医学会妇产科学分会产科学组.妊娠合并糖尿病诊治指南(2014)[J].中华妇产科杂志,2014,49:561-569.

10. American College of Obstetricians and Gynecologists.ACOG Committee Opinion No.386 November 2007: cesarean delivery on maternal request[J].Obstet Gynecol,2007,110: 1209-1212.

11. Zhang J,Liu YH,Meikle S,et al.Cesarean delivery on maternal

request in southeast China[J].Obstet Gynecol, 2008, 111:
1077-1082.

12. 周希亚,边旭明.择期剖宫产的时机选择[J].中华围产医学
杂志, 2012, 15: 300-302.

13. 刘兴会.实用产科手术学[M].北京:人民卫生出版社, 2014:
P98-135.

14. Hopkins L, Smaill F.Antibiotic prophylaxis regimens and drugs
for cesarean section[J].Cochrane Database Syst Rev, 2000, 2:
CD001136.

15. Mathai M, Hofmeyr GJ.Abdominal surgical incisions for
caesarean section[J].Cochrane Database Syst Rev, 2007, 24:
CD004453.

16. Hofmeyr GJ, Mathai M, Shah A, et al.Techniques for caesarean
section[J].Cochrane Database Syst Rev, 2008, 23: CD004662.

17. The CORONIS Collaborative Group, Abalos E, Addo V,
et al.Caesarean section surgical techniques(CORONIS): a
fractional, factorial, unmasked, randomised controlled trial[J].
Lancet, 2013, 382: 234-248.

18. Dumas AM, Girard R, Ayzac L, et al.Maternal infection rates
after cesarean delivery by Pfannenstiel or Joel-Cohen incision:
amulticenter surveillance study[J].Eur J Obstet Gynecol
Reprod Biol, 2009, 147: 139-143.

19. Wallin G, Fall O.Modified Joel-Cohen technique for caesarean
delivery[J].Br J Obstet Gynaecol, 1999, 106: 221-226.

20. Hofmeyr JG, Novikova N, Mathai M, et al.Techniques for
cesarean section[J].Am J Obstet Gynecol, 2009, 201: 431-444.

21. Song SH, Oh MJ, Kim T, et al.Finger-assisted stretching
technique forcesarean section[J].Int J Gynaecol Obstet, 2006,
92: 212-216.

22. Mathai MI, Hofmeyr GJ, Mathai NE.Abdominal surgical
incisions for caesarean section[J].Cochrane Database Syst
Rev, 2013, 31: CD004453.

23. Wood RM, Simon H, Oz AU.Pelosi-type vstraditional cesarean
delivery: a prospective comparison[J].J Reprod Med, 1999,
44: 788-795.

28检